和三元
中医演练

任保平 著

中医古籍出版社

自　　序

偶有所得，立为三元，临证备考，细化充填，历时几载，数易其稿而成册，以寒立论，百病从生。脉不易平，方不易从，心诊不一，施治不同，医之难事也。取《内经》之理论，《伤寒》之用药，划人体为三元，辨证与辨病相结合，析其根本，重证而不重病，重调而不重治，各从三元，异病同治，人为整体，不必一一治疗。脏在内，象于外，一调而他症俱失，一调则不治而治，此三元医疗之魂也。因出于临床，所论不当，在所难免，敬请斧正。

任保平

2010 年 6 月

说　明

一、“和三元中医”说明：三为三焦，元为元气，和为调理。由于本论理、法、方、药俱备，实属新中医、新体系、新疗法，故取名“和三元中医”。

二、内容说明：全书共分为五章，第一章、第二章为理论部分，其中“三元导论”依据传统中医理论归纳总结了三焦脏腑及其生理、病理，并对“三元”进行了初步定位与阐释；三元基论则以寒立论，病理上提出了“因寒致痉、因痉致瘀、因瘀致肿、因肿致痛、因痛致病”的病理机制，生理上将人体划分为气路、血路、水路、食路、胆汁路、髓路六大通道，并且详细论述了气血津液营卫流程，使某些概念进一步清晰。第三章、第四章为临床部分，其中“三元方论”依据三元理论拟定了上元散、中元散、下元散等三大主方和六个辅方，根据三元特性在三元辨治的指导下统治临床各科杂症，其特点是三元辨治、整体调理，充分体现了中医整体观念和辨证施治的两大特点。第五章是后来补充上的，目的是通过大量的临床实践资料来灵活运用三元医疗，使整个体系更完整、更详尽、更有效。后附病案引录，以便查阅。

三、写作说明：2000年确立框架，历时十年写作，章节清晰、由浅入深、中西糅和、规范方便，有感其重要价值，故成其册。

四、书中所列西治方案仅供参考，不解之处可以商榷，不对之处敬请指正！

目 录

第一章　三元导论

第一节　脏腑及其相互关系

五脏包括心、肝、脾、肺、肾，六腑包括胆、胃、大肠、小肠、三焦、膀胱，奇恒之府包括脑、脉、骨、髓、胆、女子胞。狭义的脏腑是指五脏六腑，广义的脏腑不仅包括了五脏六腑、奇恒之腑，而且还包括了精、神、气、血、津液、便、溺及与人体脏腑活动有关的各种组织器官，如肺主皮毛，开窍于鼻；心主血脉，开窍于舌；肝主筋腱，开窍于目；脾主肌肉，开窍于口；肾主骨骼，开窍于耳。

人体是一个以五脏为中心，以心为主导，通过经络联属关系，把人体各部分组成一个既分工合作又与外界环境相通的有机的整体。所必需的氧气、水、食物就像植物所需要的阳光、水、肥一样，必须从自然中摄取，为我所用，而且人体时刻处于六淫、七情当中，制则生化，亢则为害。所以脏腑内在的平稳协调，以及人体与外界环境的整体统一，是机体维持生命活动的基础。如果脏腑失衡，阴阳失调则会产生种种疾病，因此疾病、发展、形成、转归，主要与脏腑的功能状态有密切的关系。三元医疗立足于三焦元气，突出三元辨治与整体调理，使脏腑恢复自身的功能，则气自能行，血自能运，邪自可去，积自可化……从而达到复其所固有，去其所本无的目的，为此必须了解脏腑及其生理、病理关系。

一、脏腑及其生理关系

藏象表

五脏	五音	五色	五行	五味	五轮	五脉	五液	五病	四季	六淫	七情	其华	所生	所克	所藏	所合	表里	开窍	所主	喜恶
肝	角	青	木	酸	黑眼	弦	泪	语	春	风	怒	爪	心	脾	魂	筋	胆	目	主藏血 主疏泄 主运动	喜条达 恶抑郁
心	徵	赤	火	苦	血络	钩	汗	噫	夏	暑	喜	面	脾	肺	神	脉	小肠	舌	主神明 心主血 主汗液	喜宁静 恶热扰
脾	宫	黄	土	甘	眼睑	代	唾	吞	长夏	湿	思	唇	肺	肾	意	肉	胃	口	主运化 主统血 主升清	喜健运 恶湿因
肺	商	白	金	辛	白眼	毛	涕	咳	秋	燥	悲	毛	肾	肝	魄	皮	大肠	鼻	主呼吸 主通调 主声音	喜宣发 恶窍闭
肾	羽	黑	水	咸	瞳子	石	溺	欠嚏	冬	寒	恐	发	肝	心	志	骨	膀胱	耳	主骨 主藏精 主脑髓	喜封藏 恶燥亏

（一）《内经》有关藏象论述

《素问·六节藏象论》："藏象何如？岐伯曰：心者，生之本，神之变也；其华在面，其充在血脉，为阳中之太阳，通于夏气。肺者，气之本，魄之处也；其华在毛，其充在皮，为阳中之太阴，通于秋气。肾者，主蛰，封藏之本，精之处也；其华在发，其充在骨，为阴中之少阴，通于冬气。肝者，罢极之本，魂之居也；其华在爪，其充在筋，以生血气，其味酸，其色苍，此为阳中之少阳，通于春气。脾、胃、大肠、小肠、三焦、膀胱者，仓廪之本，营之居也，名曰器，能化糟粕，转味而入出者也；其华在唇四白，其充在肌，其味甘，其色黄，此至阴之类，通于土气。凡十一脏，取决于胆也。"

《素问·宣明五气篇》："五味所入：酸入肝，辛入肺，苦入心，咸入肾，甘入脾，是谓五入。""五藏所恶：心恶热，肺恶寒，肝恶风，脾恶湿，肾恶燥，是谓五恶。""五藏所化：心为汗，肺为涕，肝为泪，脾为涎，肾为唾，是谓五液。""五藏所藏：心藏神，肺藏魄，肝藏魂，脾藏意，肾藏志，是谓五藏所藏。""五藏应象：肝脉弦，心脉钩，脾脉代，肺脉毛，肾脉石，是谓五藏之脉。""五气所病：心为噫，肺为咳，肝为语，脾为吞，肾为欠、为嚏，胃为气逆、为哕、为恐，大肠、小肠为泄，下焦溢为水，膀胱不利为癃，不约为遗溺，胆为怒，是谓五病。"

（二）脏腑的基本特征

脏腑具有各自不同的生理机能及基本属性，正像人的性格不同一样，各有喜恶。《灵枢·本藏》："五藏者，所以藏精神血气魄魂者也。"《灵枢·五藏别论》："所谓五藏者，藏精气而不泻也，故满而不能实。"意思是说，五脏具有贮藏饮食物所转化的精微的功能，因其主藏精气而不输泻，所以说“藏而不泻”。至于“满而不能实”，则进一步说明了五脏只可充满精气，而不容任何饮食之物有所实的意思。

六腑的性能，《灵枢·本藏》：“六府者，所以化水谷而行津液者也。”《素问·五藏别论》：“六府者，传化物而不藏，故实而不能满。”说明六腑的基本性能是消化水谷，泌别清浊，传送糟粕，因其只可容纳饮食物，而不能藏精气，所以说“实而不能满”。《素问·五藏别论》还说：“水谷入口，则胃实而肠虚；食下，则肠实而胃虚。”更是形象地描述了胃肠在受纳传化饮食物过程中的动态变化，进一步阐明了六腑“泻而不藏”的性能，后世所说的“六腑以通为用，以降为顺”就是根据腑的这种特性提出的。

奇恒之腑从形态而言，都是中空，与腑相近；就性能而言，主藏蓄阴精，则与脏类似，所以《素问·五藏别论》“此六者，地气之所生也，皆藏于阴而象于地，故藏而不泻，名奇恒之府”，以别于其他的脏腑。这时需要说明的是，“胆”虽为六腑之一，但它在功能上并不接受水谷和传化糟粕，与其他各腑显然不同，所以又把它列入奇恒之腑的范畴。

综上所述，五脏的基本性能是“藏而不泻，满而不实”；六腑的基本性能是“泻而不藏，实而不满”。

脏腑各有喜恶，各有不同的特定的生理特性。

1. 心喜宁静而恶热，病则心悸

心主神明。祖国医学把大脑皮层的精神意识和思维活动归于心，所以《灵枢·本神》：“所以任物者，谓之心。”《素问·灵兰秘典论》：“心者，君主之官，神明出焉。”神明，既指人的精神活动和思想意识，这就进一步指出了接受外界事物而发生的思维活动是由心来完成的。心气充足则血脉充盈，心情舒畅，宁静而致远；心气不足，血不养心，则心悸而烦躁。反之，如果心情舒畅，恬淡虚无，则神不惊而心不慌，精力充沛，反应敏锐。所以心喜宁静，在治疗心脏疾患时一定要注意使用益气养阴，镇静安神，有严重失眠者，可适当用一些安眠药品，以减轻神经的兴奋性。

心主神明，为君主之官。明君宜清不宜昏，热扰则神昏；热陷心包则谵语；痰火扰心则癫狂。

胸痹（冠心病）虽属阴盛阳微，胸阳不振，但阴盛为寒闭，阳微为阳郁不展，并非真正的阳虚，阳郁则可化热，正所谓“气有余便是火”。所以治疗胸痹时以开为主，佐以清降。

如果心发生了病理变化，就可能出现心悸、心烦、失眠，甚至精神失常。

2. 肝喜条达则恶风，病则胃酸烧心

肝为刚脏，体阴而用阳。意思是说，肝主藏血而为人体运动的发源地，所以《素问·六节藏象论》:“肝者，罢极之本。”罢极，即耐受疲劳的意思。人体在劳动时，肝脏把贮藏在血液供给全身，使肢体或大脑发挥其力量与作用，而不致有疲劳的感觉，因此有“足受血而能步，掌受血而能握，指受血而能摄”等论述。肝喜条达而恶抑郁，主要表现在肝主疏泄上。

肝主疏泄，具体来说，主要表现在以下四个方面：一是指肝具有某些精神情志活动的功能。祖国医学认为人的精神情志活动除了为心所主宰外，与肝也有密切的关系。《素问·灵兰秘典论》:“肝者，将军之官，谋虑出焉。”《素问·六节藏象论》:“肝者……魂之居也。”《灵枢·本神》还进一步指出：“肝，悲哀动中则伤魂，魂伤则狂忘不精。”肝的疏泄功能正常，则精神舒畅；反之，肝的疏泄失职，则情志抑郁。这是肝脏功能对人体精神情志活动影响的一面；另一方面，外界的精神刺激，尤其是大怒或情绪过度忧郁等，又常常使肝的疏泄功能失常，而出现肝气郁结或肝气横逆等病理现象。其二是指肝具有疏通气血的功能。因为肝的疏泄功能与气机的调畅有密切关系，而气之与血，“气为血之帅，血为气之母”,“气行则血行，气滞则血凝”，故肝的疏泄功能正常，人体气血流通。如肝失疏泄，肝气郁结，气不行血，则血行不畅，可出现胸胁满，月经不调，甚则因气滞血行艰涩而淤结，形成癥瘕积聚、妇女闭经等症；如疏泄太过，则血行逆乱，气逆于上则吐血、衄血，气乱于下则月经过多、崩漏等症。临床上常用调理肝气，疏通气血的方法治疗上述疾病而获得疗效。其三是指肝脏有促进胆汁分泌与排泄，协助脾胃消化的功能。胆汁的形成，来自肝脏，所谓“借肝之余气，溢入于胆，积聚而成”。而胆汁的排泄，有赖于肝脏的疏泄。因为胆汁是参与消化饮食物不可缺少的物质，所以肝脏疏泄功能正常与否，直接关系到胆汁的分泌与排泄，而影响消化功能，又因脾为至阴之脏，“其性兼静”，必赖于肝的疏泄作用，使中焦气机升降有序，司其运化之职。若肝失疏泄，就会影响到脾胃的消化功能和胆汁的分泌与排泄，从而出现一系列病变，如临床上常用疏肝利胆法来治疗胆囊炎。若肝郁而影响脾胃功能，称为“肝脾不和”或“肝气犯胃”，治以疏肝理脾或疏肝和胃。其四，肝的疏泄功能，还表现为疏利三焦，通调水道的作用。肝的疏泄功能正常，能使上下四旁的气机调畅；如果肝失疏泄，气机郁滞，影响三焦的通利，以致水液排泄障碍，易形成水肿、臌胀等症。

肝喜条达而主疏泄，所以治疗由肝形成的疾病时应疏肝理气解郁。

肝恶风是指肝病时多表现为“风”的症状。肝藏血而主筋、主运动。筋即筋膜，包括肌腱、韧带，筋膜的主要功能是联络关节，主司运动。筋之所以能正常活动，主要依赖肝血的滋养。肝血充盈，淫气于筋，则肢体灵活，强健有力；肝血不足，筋脉失养，则筋脉拘挛，肢体麻木，屈伸不利；如邪热过盛，耗伤肝血，血不养筋，则可出现手足搐搦、震颤麻痹，甚则角弓反张。所以《素问·至真要大论》："诸风掉眩，皆属于肝。"说明拘挛抽风之症与肝有密切的关系。从血虚生风这一点讲，与其说是肝恶风，不如说是肝恶血虚，肝血不足则生风。

如果肝脏发生病理变化，疏泄不利，则会发生胃酸烧心。

3. 脾喜运而恶湿，脾病腹胀

脾主运化包括化水谷精微和运化水湿两个方面。

运化水谷精微，是指脾脏具有消化系统方面消化、吸收和运送营养物质的功能。《素问·太阴阳明论》："脾为胃行其津液。"张景岳也说："五味入胃，由脾布散，故曰五味出焉。"这里说的"行"、"布散"，都是指脾能协助胃进一步消化饮食物，并吸收其中的精微部分，运输至全身，以营养五脏六腑，四肢百骸。对于脾的这种功能，程杏轩在《医述》中说："饮食入胃，有气有质……得脾气一吸，则胃气有助，食物之精气得以尽留，至其有质无气，及纵之使去，幽门开而糟粕弃矣。"这正是对脾主运化的具体描述。正因为脾主运化水谷精微，是人体营养物质的重要来源，所以历代医家都十分强调脾在人体生理上的重要性，称它为"后天之本"。脾虚而营养缺乏，症见面黄、食少、，腹胀、便溏、四肢乏力。临床上补脾法不仅用于脾胃虚弱病证，也广泛运用于其他脏腑慢性病变之属于虚证者。

脾主运化水湿，是指体内的水液，通过脾的运输以及肺的肃降，下达于肾，在肾气的作用下，然后变成尿液由膀胱排除体外，使体内各个组织器官既得到津液的充分濡养，又不致有水湿潴留，从而维持着体内水液代谢的动态平衡。脾气健旺，则消化吸收传输功能旺盛，人体营养物质充沛，水液代谢正常；反之，若脾气虚弱，运化不健，就会出现纳减、食入难消以及营养不良等现象；或因水液代谢障碍，以致停水积饮，酿湿成痰，出现浮肿、咳嗽、泻泄等症，所谓"诸湿肿满肿皆属于脾"、"脾为生痰之源"即指此类。水湿停留反过来壅滞脾气，土壅木郁，进一步影响脾的运化功能，所以说脾喜燥而恶湿，临床上利用"脾主运化"的理论对脾虚湿盛而致泻泄者多采用燥湿健脾的方法。对脾虚水停而致水肿者多采用健脾利水的方法。

4. 肺喜开而恶寒，肺病咳喘

肺喜宣发、肃降。宣发，是宣布、发散的意思，是指肺气贵于宣通开发；肃降，肃是清肃，降是下降，指肺气以清肃下降为顺。若肺失宣发、肃降之性，就会引起肺气郁闭或上逆而出现胸闷、咳嗽、气喘等症。肺脏只有保持宣发、肃降的特性，才能完成司呼吸、通调水道等生理功能。平时所说的"开天窗"、"提壶揭盖"、"开鬼门，洁净府"都说明肺喜宣通开发的属性。

肺主宣发而喜开主要表现在以下两个方面：

（1）肺气通于天而窍于鼻。肺主气，司呼吸，所以《素问·阴阳应象大论》:“天气通于肺。”这里所说的“天气”,即指空气。人体通过肺的呼吸,自然的清气被吸入,体内的浊气被呼出,使体内气体得到交换,维持了人体清浊之气的吐故纳新。肺的呼吸功能是依靠肺气的宣散和肃降来实现的,肺有宣有肃,气就能出能入,气道通畅,呼吸平和。反之肺失宣降,则气道不畅,呼吸不利,可引起咳嗽、气喘。

(2)肺主皮毛而排汗。《素问·五藏生成篇》:“肺之合皮也,其荣毛也。”皮毛包括皮肤、汗腺、毛发等组织,是抵御外邪侵袭的藩篱。皮毛的这种功能,主要是依靠流布于体表的卫气的作用来实现的,故《灵枢·本藏》:“卫气者,所以温分内,充皮肤,肥腠理,司开合者也。”而卫气之所以能发挥这种作用,主要是依靠肺气的调节和宣发力量。《灵枢·决气》中“上焦开发,宣五谷,熏肤,充身,泽毛,若雾露之溉”就是这个意思。同时皮毛的营养也有赖于肺气宣发敷布,肺气充足则皮毛润泽,肺气虚衰则皮毛枯槁,故《素问·经脉别论》:“肺朝百脉……输精于皮毛。”根据肺输精于皮毛的关系,临床上许多皮肤病当从肺治疗,益气养阴、宣肺固表,使肺气充足,营卫调和,皮肤腠理得气血滋养而开合有度,当汗则汗,当固则固,熏肤,充身,泽毛,皮毛滋润光洁而富有弹性,皮损病理组织也因肺气宣发与肃降方能逐步得以吸收康复。

肺为娇脏,恶寒也恶热,寒主收引,寒则气闭,毛窍闭塞,则肺气呼吸不利,所以《素问·至真要大论》:“诸气膹郁,皆属于肺。”风寒袭表,腠理闭塞,肺气不得宣散而郁闭,一方面出现咳嗽气喘,另一方面由于外邪稽留不去,郁而化热,热则伤阴,热则肺焦,终成气阴两虚,所以治疗肺病时又应当予以表散,使营卫协调,营卫利则肺气利,宣降正常则咳喘自愈。

5. 肾喜蛰而恶燥,肾病腰痛

《素问·六节藏象论》:“肾者,主蛰,封藏之本,精之处也。”蛰即伏藏之意。所以《素问·上古天真论》:“肾者主水,受五藏六府之精而藏之。”说明肾的主要功能就是主藏精。这种精主要包含两层意思:一是后天之精。后天之精指的是后天之精气,来源于食物的精华部分,是营养人体各组织器官,维持人体生命活动的基本物质。二是先天之精。先天之精指的是通过肾气和天癸的作用所产生的精,如卵子、精子。它是人体生育繁殖的基本物质,既男女媾和的精气,这部分精的生成、储藏和排泄由肾主管。先天之精与后天之精是相互为用的,先天之精有赖于后天之精的充养,后天之精也依靠先天之精的作用,才能不断生化,两者是相互影响的。清代程杏轩引《怡堂散记》:“肾者,主受五脏六腑之精而藏之,故五脏盛乃能泄,是精藏于肾而非生于肾也。五脏六腑之精,肾藏而司其输泄,输泄以时,则五脏六腑之精相续不绝。”具体地论述了肾受脏腑之精而藏之,又及时地输泄给脏腑的动态关系。

肾藏精而属少阴，也体阴而用阳，《素问·灵兰秘典论》：“肾者，作强之官，伎巧出焉。”意思是说肾是作用强力的官，肾中精气充盛则身体强壮，精巧多能。所谓肾恶燥者，是指精宜足而不宣涸，肾气不足，精不化血，则肝肾阴虚，津液枯涸，血燥气滞，临床出现腰痛乏力、脑痛胫竣、遗精早泄等肝肾阴亏的症状。朱丹溪说“阴常不足，阳常有余”恐怕与肾蛰不足有关，但“有形之血不可速生，无形之气所当急固”，“善补阴者必于阳中求阴，善补阳者必于阴中求阳”，宜阴阳双补，健脾和胃，恢复气血生化之源，使后天之精旺盛，后天养先天，先天之精因后天而封藏，精血旺盛，五脏六腑俱得滋养，身体自然安康。

6. 胃喜润而恶燥，胃病呕恶

胃主腐熟水谷，不仅需要胃阳的蒸化，更需要胃阴的濡润，如果胃中缺乏津液，胃的通降就会发生障碍。另一方面，从胃的病理变化来看，因胃为阳土，容易亢而燥而之症，胃阴每多受伤，胃阴不足，则胃失濡润，胃中干燥，燥则食物滞涩下行不利，影响胃的通降功能。胃气上逆则呕恶、呃逆、嗳气。治疗这类病变时，宜于甘凉、濡润以养胃阴，使胃气得以通降，不宜用刚燥之品重伤胃津。叶天士所谓“阳明胃土，得阴自安”、“胃喜柔润”，就是针对胃在生理、病理上的这种特征提出来的。临床根据胃的这种特性，在治疗胃溃疡、慢性胃炎等疾病时，对胃阴不足者，常用一贯煎、益胃汤之类以滋养胃阴，顺其通降之性，每获良效。

7. 六腑以通为用，以降为顺。胆病口苦，三焦病水肿，肠病泄泻，膀胱不利为癃、不约为遗尿

六腑包括胆、胃、大肠、小肠、三焦和膀胱。六腑当中以胃最为重要，因饮食物首先入胃，而后消化、吸收、布散、排泄。《素问·经脉别论》：“饮入于胃，游溢精气，上输于脾，脾气散精，上归于肺，通调水道，下输膀胱，水精四布，五经并行。”所以说六腑以胃为主体，胃主降浊，以降为顺。

六腑的基本功能是消化水谷、泌别清浊、传送糟粕。所以《灵枢·五藏别论》：“六府者，传化物而不藏，故实而不能满。”饮食物在胃经过初步消化后成为食糜，而下传于小肠，经过小肠的进一步消化，绝大部分消化产物在小肠内被吸收入机体，只留下未经吸收的食物残渣，从小肠进入大肠。大肠的主要功能在于吸收水分，并作为消化后残余物质的暂时贮存所，达到一定程度时即行排便。

虽然胆囊、膀胱、大肠有暂时贮存的功能，但胆附于肝，肝之余气贮于胆而为胆汁；膀胱附于肾，肾之余气贮于膀胱而为尿液；大肠俯于胃，胃之余气贮于大肠而为粪便。根据《内经》关于六腑泻而不藏、实而不满的特点，胆、膀胱、大肠也应保持动态的通畅。六腑通则饮食能化，六腑通则五脏皆安。清肠清肠，神清气爽，也即这个道理。

胆汁味苦，逆则口苦。

三焦水道，病则水肿。

小肠病变主要表现在小便方面。病在小便。如《脏腑标本用药式》：“小肠本病，大便水谷利，小便短，小便血……”

大肠的功能主要是吸收水分、贮存糟粕。病在大便，如大肠虚寒无力吸收水分则肠鸣、腹痛、泄泻；大肠热蕴，销铄水分过多，则肠液干燥，大便秘结不通。

（三）脏腑之间的生理关系

人是一个有机的整体，人体与自然界之间，脏腑与脏腑之间，脏腑与组织之间都有着密切的关系。这种关系主要表现在以下几个方面：

1. 表里关系

胃主收纳，脾主运化，统主水谷。脾与胃以食相表里。

肝之余气泄于胆而为胆汁，胆附于肝。肝与胆以胆汁相表里。

国外文献报道“胃肠内气体，主要依靠肠壁血液循环吸收，由肺部排除”、“肠内的气体经肠壁血液循环吸收再由肺部排泄之量，较由肛门排泄之量高出约20多倍”。肺与大肠以气相表里。

小肠内的消化极其重要。在这里，食物受到胰液、胆汁和小肠液的化学作用，以及小肠运动的机械作用，绝大部分消化产物在小肠内被吸收入机体，成为血液中营养物质的重要来源，心脏把富含氧气及血液营养的血输送到全身，自身心肌也得到营养。心与小肠以血相表里。

肾主水液，现代医学认为肾是一个泌尿器官，尿液通过输尿管排入膀胱，《素问·灵兰秘典论》“膀胱者，州都之官，津液藏焉，气化则能出焉”，气化指肾的气化功能。肾与膀胱以水相表里。

2. 三元生理关系

其他脏腑之间的生理关系包括气路、血路、水路、食路、胆汁路、髓路六个方面。因在第二章三元基论中有详细论述，从略。

3. 气机关系

脏腑之间的关系实质上是气机关系。气机的表现形式是升降出入。脾主升，胃主降，肝为之枢纽。心随胃下降于肾，肾随脾上升于心，肺胃同司肃降。

升：肾为先天，为命门元阳生成之处，元气是人身生化的原动力，它的作用是激发和推动脏腑的功能活动，而五脏六腑之气的产生也根源于元气。如《难经·六十六难》：“脐下肾间动气者，人之生命也，十二经之根本也，故名曰原。”命门寓存于两肾之间，伺机而发动，饮食如胃刺激脾胃开始消化，运化一动，元阳随之升动，使脾胃得以温煦，消化功能得以运行。脾主升清并为胃行其津液，脾将胃肠消化的水谷精微上升至心肺（实质上是小肠将营养物质吸收入血至血路），然后布散到全身。所以说元气充足，则脏腑功能强盛，抗邪力强，健康少病。

降：是气机的运行方式之一，包括消化道的通降功能和心肺的肃降功能。

消化道是指包括胆、胰在内的整个胃肠道。六腑以降为顺，以通为贵，胆管、胰管均开口于十二指肠，顺行于肠道而不致上逆，胆汁反流会引起胆汁反流性胃炎或口苦，胰液分泌不足，会影响消化机能。在整个消化道的消导过程中，以胃的作用最为重要，胃是消化道的主体，饮食物经过胃的初步消化，再通过胃的通降作用使之向下传送至小肠，再经过小肠的“泌别清浊”，其浊者移于大肠，然后变为大便排出体外，所以胃气贵于通降，若胃失通降之性，饮食及残渣不能下行，就会出现胃脘胀满疼痛、大便秘结等；如果不降反而上逆，就会引起呕恶、呃逆、嗳气等。

心肺的肃降功能是建立在肺主气、司呼吸和肺主宣发的功能基础上，肺主宣发腠理开（正常疏泄开合），呼吸之气方能入，水谷之气方能布散，水道方能通调，代谢废液方能通过三焦水道得以下行。肺有宣才有降，有降才能纳气，心之血液随气之宣降，外达皮肤，内达五脏，气血调和，脏腑得养。由于心肺的特殊关系，所以有“心病治肺”的说法。

由于肺胃同司肃降，胃气降则大肠通，大肠通则肺气降；胃气不降则肺气不降，所以在治疗肺病时又当配合消导和胃的办法。

出：外出之意，指毛孔通畅，正常汗出。正常汗包括显形汗出和隐性汗出。在排汗的同时，体内新陈代谢的部分产物也可通过汗液排泄。排汗不仅是调节体温、稳定内环境的重要方式，而且是滋养皮肤、保持皮肤润泽与弹性的必要条件。《灵枢·决气》：“腠理发泄，汗出溱溱，是谓津。”《灵枢·五癃津液别》：“温分肉，充皮肤，为其津。”这里都是说汗液属于津液的一部分，对皮肤肌腠有营养和滋润的作用。临床上利用气机的“出”和汗液的排泄性、滋养性在治疗肾病尿毒症、黄疸、某些皮肤病时采取发汗、调和营卫的办法来达到排泄体内部分毒物和调节皮肤机能的作用。

气机的“出”及皮肤的排汗作用主要依靠肺的宣发和心血的充盈。肺主皮毛，汗为心之液，肺气充足则心血旺盛，营卫和顺，皮肤腠理才能维持正常才开合机能。

入：进入、纳入的意思，包括纳气、纳食两个方面。肺主气，司呼吸，吸入气，同时呼出二氧化碳，这就是肺的纳气作用，必赖毛孔的正常开合、汗腺的正常排泄。正所谓气能出方能入，能出方能降，能降方能升，出是气机升降出入的关键，临床上解肌发表治疗咳喘即利用能出方能降；《伤寒论》大承气汤急下存阴即是利用能降方能升；在治疗胃肠消化不良时往往加用一些解表除风之剂，以求表解里气自和，如藿香正气丸解表和中，痛泻要方加用防风等都说明了气机出入对升降的影响。

胃主纳食，饮食物首先经过食道进入胃，接受初步消化，而后在胃气的作用下下传小肠、大肠，完成饮食物的进一步消化与吸收。

总之，肺胃主降，脾肾主升，肝为之调节。肺虽主气，但主要是呼吸之气，是推动心血运行的血中之气。而胸腹脏腑间的气机流转，有赖于肝的调节。肝的这种调节作用，主要是由肝的疏泄功能决定的，而肝的疏泄对气机升降的调节又是通过肝胆对脾胃的影响而体现的。肝胆疏泄正常，则人体精神舒畅，胆汁排泄通畅，脾胃消化机能旺盛，则脾能升，胃能降。脾胃一升一降，则心肾亦升亦降，所以三元疗法必须顾护脾胃，脾胃健则气机升降正常，但前提是无外感，皮腠不致壅遏。

二、脏腑及其病理关系

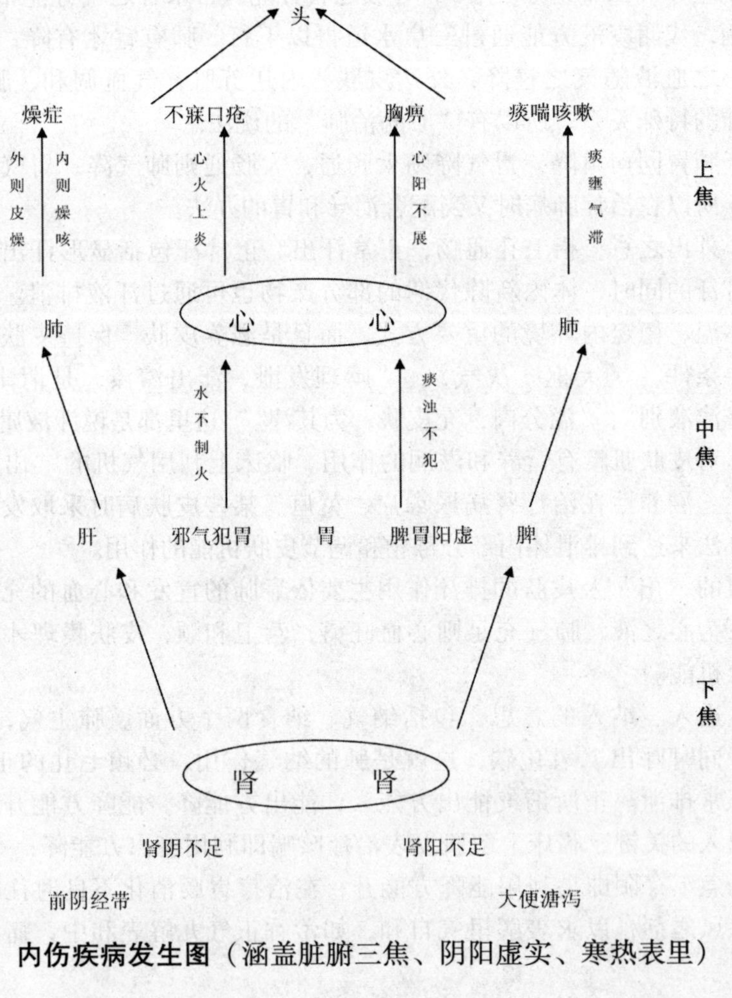

内伤疾病发生图（涵盖脏腑三焦、阴阳虚实、寒热表里）

凡用药寒热温凉当虑其升降出入；凡治外当虑其内，治内当虑其外。

（一）上元疾病

上元疾病包括：循环系统疾患、呼吸系统疾患、头颅疾患、皮肤疾患等。上元疾病的发生、发展与心肺，特别是肺有密切的关系。

心主血，肺主气，心与肺之间是血与气的关系。气行则血行，气滞则血凝。肺气不利则心血淤阻。肺气不利的主要原因是气管痉挛，引起器官痉挛的主要原因又是寒与湿，湿则过敏，寒则痉挛，缓解痉挛的原则是调和营卫和避免寒凉。肺主皮毛，皮病生于外寒内郁，肺主卫，心主营，皮病必假心肺而成。肾主脑，心主颅，脑外之头为心所主。皮毒外结，难以内消，必须外散，皮病在外，当配合外用药。

1. 上元本病

（1）呼吸系统疾病

呼吸系统疾患临床常见的有慢性支气管炎、支气管扩张、支气管哮喘、肺气肿、肺结核等。

慢性支气管炎、支气管哮喘多由于风寒袭肺，支气管痉挛，肺气不利所致，日久呼吸不利，通气障碍，导致肺气肿。支气管扩张咯血多由于木火刑金，气阴两虚。肺结核俗称痨病，是由结核杆菌通过呼吸道引起的肺部感染，最后的特点也是气阴两虚，肺失所养。支气管炎、支气管哮喘、肺气肿等以解痉为主；支气管扩张、肺结核、肺纤维化等以养肺阴为主。上元散以桂枝、白芍、甘草解痉为主，人参、麦冬、五味子益气养阴，正如《难经·十四难》所说“损其肺者益其气”，这里所说的“气”当包括“阴”。

（2）循环系统疾病

循环系统常见的疾病有冠心病心肌缺血、心肌炎、心律失常、肺心病、手足发绀等。冠心病的形成与肺有很大的关系，也就是说冠脉痉挛与气管痉挛有密切的关系，或者先有气管痉挛后有冠脉痉挛，或者同时发生痉挛。冠状动脉粥样硬化加上冠脉痉挛是产生冠脉狭窄、心肌缺血的基本因素，而不同程度甚或是不可检测到的心肌缺血是所有心脏疾患的基本病理。所以治疗心脏病应注重宣肺解痉，调和营卫。正如《难经·十四难》：“损其心者，调其营卫。”

心主血脉，血管的某些疾患与心脏有密切的关系，如血栓闭塞性脉管炎与血瘀阻有关，应是因瘀致炎。手足发绀虽与心血有关，但多由于气管痉挛、呼吸不利导致缺血缺氧所致。所以在治疗血栓闭塞性脉管炎时应通瘀加消炎，而在治疗手足发绀时应着重缓解气管痉挛，改善缺血缺氧状态。

（3）头颅疾病

把头分为颅与脑，脑为肾所主，因肾藏精而生髓脑，肾气通于脑。颅为心所主，心主血脉而上升于颅，这里的颅系指除脑组织以外的头颅部分。常见的疾病有基底动脉痉挛、脑供血不足、顽固性头痛等。临床上高血压、颈椎病、休息不好、心情紧张、上火等可能导致椎基底动脉痉挛，强心解痉，提高头颅的供血机能应是治疗的基本原则。上元散桂枝汤的温通经脉、调和营卫，对缓解椎基底动脉、脑中动脉痉挛有一定的帮助。当然依据引起基底动脉痉挛的具体原因的不同，作适当的对症处理如降压、牵引、安定等也是十分必要的。

头痛的原因很多，如三叉神经痛、血管紧张性头痛、高血压性头痛、轻度脑栓塞一起的头痛等，但不论是何种头痛、大部分头痛与五官部炎症有关，如偏头痛与同侧牙根炎症有关；前额及眉心痛与鼻窦、额窦炎症有关；耳后周阵发性跳痛与耳道炎症有关。与五官有关的炎症性头痛采用西药对症处理即可。对于不明原因的顽固性头痛，如有头痛如裂，至春而犯，五一节后自愈，CT 正常者，按上元散治疗。儿童猝发头痛者，先予安定，后用上元散或输液治疗。

（4）皮肤疾病

肺主皮毛，汗为心液。皮肤赖汗以滋养，而汗是血的一部分，“血汗同源”即指此。营卫者，体表之气也，玄府通则营卫通，营卫通则汗有源，肌肤不断得到滋养。若风寒袭表，毛窍郁闭，营卫失调，日久内生郁热，肺气不利，心血不畅，毒结皮肤而变生皮肤疾患。如《青囊秘诀·顽疮论》：“或因湿浸，或因热感，或因寒邪之交，遂致气结而不宣，血滞而不散，结于皮而皮生疮，结于肉而肉生疮……”凡皮病瘙痒者如荨麻疹、银屑病之类均为窍闭营卫不得通畅，宜宣毒发表，药用苦甘；《内经》：“风淫于内，治以辛凉，佐以苦甘；热淫于内，治以咸寒，佐以甘苦。”

2. 上元兼证

（1）心脾两虚

久病失调，慢性出血或思虑过度，导致心脾气血两伤。心主神志，心虚则神不安藏，故心悸怔忡、健忘失眠；脾主运化，脾虚则运化失职，化源不足，故面色萎黄、食少倦怠、腹胀便溏；心主血，脾统血，两脏俱虚，则经血之源不足和运化调节失常，故月经过少或闭经，甚或崩漏。舌淡、脉濡细为气血两亏之象。

（2）肺肾阴亏

久咳耗伤肺阴，进而耗损肾阴，或由于肾阴不足，不能滋养肺阴，两者都可以引起肺肾阴虚症。肺阴虚清肃失职，故咳嗽；阴虚肺燥，故痰吐不爽；肾虚气不摄纳，以致气息短促；阴虚生内热，则骨蒸潮热；虚热迫液外泄，故盗汗；肾失封藏，精关不固，故遗精；肺主声，肾脉沿喉咙，肺肾阴亏，故声音嘶哑；肾主骨，腰为肾之府，肾虚故腰膝酸软；消瘦、口干咽燥，舌红、脉细数，均为阴虚阳亢之象。如肺结核、慢性支气管炎、肺气肿等病可见上述临床表现。

（二）中元疾病

中元疾病包括肝胆疾病、肠胃疾病以及与肝脾有关的妇科疾病、奔衄漏下之症、风湿性疾病、内分泌性疾病如甲亢等。中元疾病的发生、发展与肝脾特别是肝有密切的关系。

脾主统血，脾主升清，脾主运化水湿，脾为胃行其津液。胃主收纳，胃主降浊，胃主咽、食道、小肠、大肠整个消化道。肝体阴而用阳，肝喜条达而恶抑郁，肝主疏泄，调节脾胃功能，肝主筋而司运动，肝是肾温动脾胃的桥梁，肝是解毒器官，肝是体内激素灭活的场所。

1. 中元本病

（1）消化系统疾病

这里的消化系统包括肝胆、脾胰、肠胃在内的参与消化的脏腑器官。

肝之余气泄于胆。胆汁在肝细胞生成之后，由肝管排入胆囊，再由胆囊根据胃肠道消化的情况，随时由胆管排十二指肠，参与消化道的消化。胰液也适时排入十二指肠参与消化道的消化。消化系统常见的疾病有肝炎、胆囊炎、胃炎、结肠炎等。

由于肝胆、胰腺与胃肠道直接相通，这就决定了肝胆、胰腺的发病与胃肠道有直接的关系。现代流行病学证实肝炎的传播途径主要是粪－口途径，传播方式以日常生活接触最为重要。由此说明微生物可经口从饮食消化道经由肝胆管、胰导管逆行感染，侵犯有关脏器产生疾病，如肝炎、胆囊炎、慢性胰腺炎。肝胆受侵犯后则会反过来影响肝胆的疏泄功能，产生气、血、水、胆汁的淤滞，肝炎日久会引起肝细胞组织纤维硬化；肝炎日久，胆汁黏稠沉积，有时会产生胆石症。只有饮食清洁有节，胃肠康宁，脾胃能消能化，把好“病从口入”关，保持胃肠通畅，使体内经过新陈代谢后的有余毒素，一部分由肝肾解毒后由尿排除，一部分直接从肠道经由粪便排出。只有这样才能保证正常的新陈代谢不受抑制，脏腑机能轻松有序。

反过来，肝胆系统的疾病又直接影响到胃肠道，肝胆疏泄不利，木郁克土，胃肠道动力会下降，通降不利，或便滞，或泻泄。也因此影响肠道的吸收机能，食少而消瘦。所以在治疗胃肠道疾病时，不能把胃肠与肝胆分开来看，而是作为一个相互影响的消化整体。

现在医学对脾的论述很少，认为脾可储存大量血液，并能破坏衰老的红细胞，吞噬致病的微生物和异物。胚胎时期，脾是造血器官，但在成人却只能产生淋巴细胞。脾脏的血液大部分要经肝门静脉回流，在发生肝硬化门静脉高压时，脾血液回流受阻，可产生脾肿大，临床证明肝硬化门静脉高压时，70% ~80%病例可触及脾脏。在肝硬化并发上消化道大出血时，可行脾切除术，以缓解门脉高压症。

祖国医学不仅重视脾胃，而且还把脾作为“后天之本”。李东垣专著《脾胃论》，说明脾胃的重要性。根据现代对脏象实质的研究认为：第一，脾与自主神经系统，即脾虚与交感神经紧张度相对降低，副交感神经紧张度相对偏高有关。福建省慢性气管炎防治点曾报道，脾阳虚呈副交感神经偏亢者为53.1%，交感副交感均偏亢者为34.6%，二者合计脾阳虚呈副交感神经偏亢者达87.7%。像临床脾阳虚、脾生痰、脾生涎，胃肠功能紊乱等都与脾虚副交感神经偏亢有关。第二，脾与代谢密切相关。广州中医学院研究提示脾虚与能量代谢降低有关。其中包括脾虚病人蛋白质代谢、糖代谢均降低。另据第一军医大学在慢性气管炎的研究表明脾虚越甚，排尿量越少，排痰量增多，提示脾与水液代谢有一定的关系，也说明“脾主运化水湿”是有一定物质基础的。第三，脾与内分泌的关系，脾胃机能当包括现代医学肝脏机能的一部分。肝脾与人体内分泌有一定的关系，曾有人用测定单位时间内唾液分泌量和排碘量的方法，观察脾虚慢性气管炎病人腮腺活动状态，结果提示脾虚时有碘的代谢紊乱，可能与甲状腺功能活动有一定的关系。江苏医学观察到脾虚泄泻者治疗前部分病人的尿17-羟、17-酮类固醇有降低现象，提示肾上腺皮质功能不同程度的减退。以上提示脾与内分泌有一定的关系。第四，脾与免疫机能的关系。脾虚会引起机体防御机能降低，补脾可增加白细胞的吞噬能力，提高机体的免疫机能。

（2）妇科疾病

妇科疾病包括经、带、胎、产、乳病、杂病。月经病主要包括痛经、闭经、先期后期、崩漏等；带症包括带下阴痒；乳病包括乳腺炎症、小叶增生等；妇科杂病包括妇科肿瘤、不孕不育等。

妇科以肝与卵巢为脏腑基础，以“丘脑下部-脑垂体-性腺卵巢”为分泌基础，从而调节妇科内分泌激素，保持内分泌的动态平衡。

肝主疏泄，调节情志气血，肝与内分泌有一定关系，激素不同程度的在肝脏灭活。情志失调，郁怒伤肝，肝失疏泄，会导致内分泌紊乱，临床产生青春痘、黄褐斑，甚或阴血耗伤，心肝失养而脏躁。

脾主运化水湿，而水湿是妇科盆腔疾患的重要因素，或肝脾失调，脾虚不运，肝火脾湿，湿热下注，便形成以水湿为特征的盆腔炎、盆腔积液、输卵管积水、湿热带下阴痒、痰湿不孕等。

脾主统摄，脾虚失于统摄，加之肝火血热妄行，轻则月经淋沥不断，重则崩漏不止，遇此应泻肝补脾，燥湿清热。

乳房与子宫异名实通，上则为乳房，下则为子宫，在肝与卵巢的调节下，无妊血走于下，故有经而无乳；哺乳期血走于上，故有乳而无经。乳病当调经，月经正常则乳房无恙，月经紊乱则易生乳疾，故乳病当调经。

总之，女性生殖系统位居腹腔之内，当为肝脾所主，包括乳房在内的某些妇科疾病为中元疾病。

（3）风湿性疾病

风湿性疾病又称免疫风湿性疾病。这里主要指四肢风湿，包括指趾部、膝部、肩背部。与脊柱有关的关节炎如强直性脊柱炎、脊柱风湿与肾有关归下元疾病。

风湿的发病虽与外界风寒湿有关，但脾虚导致身体免疫能力的下降是易感风湿的内在因素。《灵枢·百病始生》：“夫百病之始生也，皆生于风雨寒暑，清湿喜怒……喜怒不节则伤脏，藏伤则病起于阴也；清湿袭虚，则病起于下。风雨袭虚，则病起于上。是谓三部。”又说：“风雨寒热，不得虚，邪不能独伤人。卒然逢疾风暴雨而不病者，盖无虚，故不能独伤人。此必因虚邪贼风，与其身形，两虚相得，乃客其形。”正所谓：“邪之所凑，其气必虚。”由此可见，风湿不单纯是外在疾病，更重要的是内在虚滞。

现代医学也证实了这一点。关节炎病人在下雨或暴风雨来临前，常感到关节疼痛加剧，在季节交换，接近春分或秋分时，也会出现风湿病症状。这是因为正常人在温度增加，气压降低时，细胞内的液体渗出，尿量增加；当湿度降低，气压升高时，液体就潴留在体内的组织间隙中。这种液体的转移是体细胞对外界环境发生变化时的一种适应手段。发炎关节的病变组织不能随天气的变化而排出液体，细胞内的压力高于周围正常组织，压力升高导致疼痛加剧和局部肿胀。这种反应也见于腰背痛、瘢痕处，不像正常组织对外界环境的变化能进行及时调整。

人体之所以会发生风湿，一方面是寒湿之侵，另一方面就是脾肾阳虚，导致人体免疫能力低下。肝主筋，风气通于肝。胃主纳，脾主化，脾胃为气血生化之源，关节筋膜赖于肝脾的滋养，脾胃一方面把饮食营养通过肝输送到关节筋膜；另一方面又把关节筋膜代谢后多余的水分或关节炎症后失于调整后的水分予以转移排泄，使关节不致发生严重的肿胀疼痛。这种作用与脾运化水湿的作用密切相关。临床采用疏肝补脾的办法，不仅提高人体的免疫能力，而且输精于关节，化湿于内外，风湿虽然顽固但可渐散渐化。

少则为脾湿，多则为肾水，如同盆腔炎（湿）发展到盆腔积液一样，俱源于脾肾阳虚，水湿不化。水湿同类，程度不同而已，所以风湿严重时按水治下处理，稳定期则从湿慢化，正对肝脾。

（4）代谢、内分泌性疾病

代谢、内分泌性疾病种类较多，临床主要有糖尿病、肥胖症、甲状腺疾病、肢端肥大症、侏儒症、微量元素与维生素的缺乏如低钾血症。这些疾病的共同特点是内分泌、代谢失衡，导致过高与不足。泻肝补脾是调节内分泌、代谢平衡的基本原则。

下面简述一下各病的基本病理特点：

胖人多痰多湿多气虚，当补脾利湿化痰。

甲亢多属阴虚火旺，脾弱则碘吸收不足，肝强则甲状腺机能亢进。甲亢属肝强脾弱，亢则土壅木郁。总之以健脾益气，提高人体免疫力，双向调节人体内分泌状态，达到亢则制、低则调的目的。

糖尿病属代谢性疾病，糖尿病以空服血糖升高为主要检验指标。肝脾失调是糖代谢失调的基本因素，消炎、减肥、疏凿肝脾是调节糖代谢，促进肝糖元转化的基本原则。

缺钾和某些微量元素缺乏症，除了膳食因素外，与脾虚吸收不足有一定关系。

2. 中元兼证

（1）肝火犯肺，木火刑金

情志不遂，肝郁化火，上逆犯肺，以致肺失清肃，故见咳逆；甚则木火刑金，肺络损伤，则咳吐鲜血，或痰带血丝。胁为肝之分野，肝火横逆，故胁痛，性急易怒、烦热口苦、头晕目赤、脉弦数、舌红苔黄，均为肝火炽盛之象。

（2）肺脾两虚，土不生金。

久病咳喘。肺气虚弱，损伤及脾；或脾气久虚，精微衰少，使肺气不足，肺气虚则肃降无权，故见咳嗽气促；脾气弱则运化无力，以致纳减、腹胀、便溏；肺主通调水道，脾主运化水液，脾肺两亏，水液代谢障碍而致浮肿；至于面色不华、消瘦、神疲懒言、舌淡、脉弱，均为脾肺两亏的征象。

（三）下元疾病

下元疾病包括脑脊髓、血液、肾（包括骨、男性生殖系统）等疾病。下元疾病的发生、发展与肾有密切的关系。

肾为先天，主藏精。肾主骨生髓。肾气通于脑。肾为真脏，水火之宅，寓阴而潜阳，阴为水脏，阳为命门。阳根于阴，无阴则无阳，所以《难经·十四难》："损其肾者，益其精。"命门温动脑脊髓而指挥全身，所以《素问·灵兰秘典》："肾者，作强之官，伎巧出焉。"伎同技。伎巧，主要指智力而言，作强，即作用强力，说明肾有指挥全身脏腑组织器官的作用。

1. 下元本病

（1）肾脏疾病

肾脏疾病是常见多发病，以尿路感染和肾小球肾炎最为多见。肾脏疾病的范围广泛，除本身疾病如原发性肾小球疾病、肾小管疾病、肾间质疾病、肾血管疾病、肾盂肾炎、肾结石、肾畸形和肿瘤，在临床上均相当常见外，尚有因全身多种疾病所致的肾脏损害，如风湿性疾病（结缔组织病）、代谢性疾病、感染性疾病、血管性疾病等均可引起肾脏损害，并产生临床症状。另外，肾脏除主司尿液生成和维持水电解质平衡外，又是内分泌器官，当肾功能不全时，不仅可因本身分泌的激素异常，导致全身各器官、组织的功能发生障碍，还可因其他器官分泌的激素的代谢、排泄发生障碍，以及因水、电解质平衡失调而产生各种各样的症状。肾脏疾病的常见症状有水肿、高血压、腰痛和尿改变，严重时发生肾功能不全。

（2）脑部疾病

肾藏精而生髓，肾气通于脑，现代病理学证实，肾虚可导致血黏度增高和高血压，而高黏血症、高血压是脑血管疾病发生的主要原因。所以说有“脑病治肾”之说。

临床上脑血管疾病最常见的有短暂性脑缺血发作和脑梗塞。脑梗塞包括脑血栓、脑栓塞、微梗塞（腔隙性梗塞）和多发性梗塞性痴呆。

短暂性脑缺血发作多见于40岁以上的中老年人，反复发作眩晕、视蒙、肢体麻木无力或者平衡障碍等，每次发作症状多在数分钟至数小时内恢复，最多不超过24小时，短暂性脑缺血发作提示以后有发生瘫痪的可能。

脑血栓形成常见于中老年人，常于安静状态下发病，急起的偏瘫、失语等症状，症状常在几个小时或几天内呈进行性或阶梯式加重，病前常有高血压、冠心病或糖尿病史，脑脊液正常，头颅CT扫描可见梗塞灶。

脑梗塞多发生于有心脏病史的青壮年，起病急聚，多无前驱症状，最常见的症状为偏瘫、偏麻、偏盲、失语、癫痫痉挛发作等，意识障碍多较轻，为时短暂，如发生昏迷多为多发性梗塞，应注意心脏体征或其他栓子来源，以及身体其他部位的栓塞征象，脑脊液多正常。

短暂性脑缺血发作多因脑血管痉挛引起，发病短暂；脑血栓多因动脉硬化加脑血管痉挛引起，发病较缓，但进行性加重；脑梗塞多因栓子阻塞引起，发病较急。

脑血管疾病一般以补肾解痉，活血化瘀为治疗的基本原则。

（3）骨病

肾主骨，“齿为骨之余”，凡骨病均可从肾治，使用下元疗法。这里的骨病主要是指骨质增生，俗称“骨刺”，其好发部位为颈椎、腰椎、膝关节、跟骨等。骨刺是一种生理性退行性变，由于肾阳不足，关节骨面萎缩变薄，使得关节间隙相应加大，在关节活动时会出现不同程度的响声；另一方面人体为了消除关节腔隙增大便在关节骨面的边缘部位生长出一些“唇样”骨芽，俗称“骨刺”，使关节间隙恢复支撑，但由于骨刺并非健康“轴凹”，有时会压迫刺激关节间的神经、血管，甚至相互摩擦，产生炎性水肿，表现为压迫疼痛，如腰椎骨刺或椎间盘突出压迫神经会产生放射性腿痛，膝关节骨刺刺激局部会产生肿胀疼痛。

其他的骨病还包括骨髓炎、牙髓炎、骨坏死、骨不愈合等。由于这些涉及专业骨科疾病，下元疗法也可作为辅助治疗。

（4）血液疾病

肾藏精、精生髓、髓生血。现代医学证明人体的血液大部分由红骨髓生成。这就决定了肾与血液病的关系。

骨髓造血机能障碍所产生的血液病包括两类：一类是造血过度而正常的高黏血症和造血亢进而不正常的白血病，多与肾阴虚有关；一类是造血不足而正常的普通贫血和造血低下而异常的再生障碍性贫血，多与肾阳虚有关。

肾阴与肾阳是矛盾的对立统一体，彼此相互制约，互为依存，在一定条件下不仅可互相转化，阳生于阴，阴生于阳，阴阳互根，李士材在《医宗必读·水火阴阳论》中指出：“人身之水火，即阴阳也……无阳则阴无以生，无阴则阳无以化。”所以无论哪一种血液病，在补肾时都不可能单纯地补阴或补阳，而是阴阳双补。由于肾阴虚与肾阳虚的本质都是肾的精气不足，所以《难经·十四难》直接指出：“损其肾者，益其精。”

（5）头晕，水肿

头晕又称眩晕。临床诊断头晕的程序是：颈椎病—血压—梅尼埃氏综合征—其他。也就是说，在遇到头晕时，首先要查颈椎是否有骨质增生导致脑供血不足。如果没有骨质增生，那就量一下血压，看血压高还是低，血压的高或低都会引起头晕。如果血压正常，头晕又较显著，晕眩加呕吐，那就是内耳性眩晕，即梅尼埃氏综合征。至于其他方面引起的头晕如感冒、低血糖等，当根据具体生活起居以及临床症状确定。

颈椎病与肾主骨有关，高血压与肾虚血黏有关，现代医学认为梅尼埃氏综合征属内耳性眩晕，而肾开窍于耳，又主水，阳虚水泛则巅眩。所以肾主眩晕，眩晕治肾。

水肿主要指面目下肢浮肿，青年人肾炎多出现面目浮肿，特别是睡起眼肿，如卧蚕状。老年人由于肾功能退化多出现下肢浮肿，特别是下午脚肿。肾为水脏，是人体水液代谢的根本，阴虚火旺，则肾炎眼肿；阳虚，气化不利，则老年脚肿。

（6）前列腺及睾丸附件

根据女性生殖器官位居腹中归中焦肝脾胃。男性生殖器官居腹外，俗称“外肾”，归下焦肾。

前列腺炎、前列腺增生是中老年人常见疾病。前列腺疾病严重时往往压迫尿道，产生尿不净、尿点沥，甚则尿闭症状。肾虚导致丘脑下部，垂体与其他内分泌腺的关系紊乱，其中包括前列腺的改变，补肾填髓，活血软坚是治疗前列腺疾患的基本原则。

睾丸炎和前列腺炎一样对抗生素有抗拒治疗的现象，往往导致病程延长，甚或睾丸溃烂化脓，必须在消炎治疗的同时，采取下元疗法，中西结合，尽可能缩短病程，早日康复。

2. 下元兼证

（1）肝肾阴虚

肝藏血，肾藏精，精血互生。久病营阴内耗，肝血不足，病久及肾，或房劳过度，肾精亏损，水不涵木，终成肝肾阴亏。肝阴不足，则头晕眼花，胁肋疼痛；肾阴下亏，则耳鸣耳聋、腰膝酸软；阴虚阳亢，故颧红、唇赤、咽干、手足心热；虚火迫液外泄，故盗汗；肾虚精关不固，故遗精；冲任隶属肝肾，肝肾阴亏，冲任失调，故月经不调；服虚内热，故舌红少苔，脉细数。

（2）脾肾阳虚

命门火衰，不能温养脾土，导致脾阳也虚；也可由脾阳久虚，不能运化水谷精气，以充养肾，导致肾阳也虚，终成脾肾阳虚。命门火衰，无以温煦形体，故畏寒肢冷；脾阳虚衰，运化失职，水谷不能化生精微，反而下溃于大肠，故泄泻、完谷不化；肾阳虚，水气不化，脾阳虚，土不制水，均能引起水液停滞而形成浮肿，膨胀。少气懒言，神疲，舌淡，脉沉细，皆属阳虚之证。

（3）心肾不交

心居于上，肾居于下，一阴一阳，水火相济，肾阴必上滋于心，心火才不致亢，心火必下交于肾，肾水方不致寒，这就是所说的“心肾相交”。肾阴虚则腰膝疲软；阴精不足，不能上荣清窍，故见眩晕耳鸣；虚火扰动精关则梦遗滑精；心火亢则神不安藏，故心烦不寐，心悸健忘。潮热，盗汗，咽干，小便短赤，舌红无苔，脉细数，均为阴虚内热之证。

第二节　三焦与卫气营血

一、三焦辨证

“三焦”一词见于《内经》，发展于温病。《灵枢·营卫生会》“上焦出于胃上口，并咽以上，贯膈而布胸中”，“中焦亦并胃中，出上焦之后”，“下焦者，别回肠……注入膀胱而渗出焉”。现在习惯上把横膈以上为上焦，包括胸部，头部和心肺；膈以下至脐腹为中焦，包括脐以上的腹部以及脾胃；脐以下为下焦，包括阴部以及肾、膀胱、大小肠。

从功能上讲，三焦相当于网膜。首先出于陈无择，他认为“三焦有形如脂膜”。以后唐容川指出：三焦就是油膜（网膜），并且从油膜的解剖学分上、中、下三焦，三焦的功能是通过网膜中血管和淋巴管网来完成的。三焦无论是不是淋巴系统，三焦相当于胸膜、腹膜、大网膜的观点是值得可取得。因为网膜存在着丰富的血管、淋巴管，特别是大网膜，直接参与了吸收与代谢。《素问·灵兰秘典论》：“三焦者，决渎之官，水道出焉。”《难经》也说：“三焦者，水谷之道路，气之所始终也。”由此可以看出三焦的功能主要有三：一为气化津液而疏通水道；二为运化水谷精微；三为调整全身气化。由于三焦分布于整个人体，在生理上与各个脏器都有密切关系，三焦分工合作，各有特点。

上焦：《灵枢·营卫生会》：“上焦如雾。”所谓如雾，是形容上焦作用生化蒸腾水谷精气，像天空雾露之弥漫，散布全身，温养肌肤，其功能活动是三焦与心肺分工合作的总合——受来自中、下焦的水谷精微（营卫之气），协同心肺开发输布如雾如露，滋溉脏腑，充养全身，于是水津四布，水道能调，推动整体功能活动。所以《灵枢·决气》有“上焦开发，宣五谷味，熏肤，充身，泽毛，若雾露之溉，是谓气”的说法。

中焦：中焦的功能活动是指三焦与脾胃分工合作的总合——协助脾胃腐熟水谷，吸收转输精微。《灵枢·营卫生会》：“中焦如沤。”“沤”是长久浸渍的意思，形容水谷腐熟时泡沫浮游的情况，是指脾胃生化的状态而言。因为从中焦的范围以及它所包括脏腑的功能来看，主要是运化水谷与蒸化气血津液，从而滋养全身。故《内经》又说：“中焦亦并胃中此所以受气者，泌糟粕，蒸津液，化其精微，上注于肺脉，及化而为血。”《灵枢·决气》也说：“中焦受气取汁变化而赤是谓血。”这里说明了中焦的作用，主要是将水谷化生为具有营养作用的气血津液。中焦所以如“沤”，也正是变化、蒸、泌这些生理活动的结果。如果中焦的功能有障碍，便会导致消化不良，影响气血化生。

下焦：《灵枢·营卫生会》：“下焦如渎。”“渎”是沟渠、水道的意思，指下焦的作用，决渎疏通，犹如沟道使水浊不断下流。《类经》：“渎者水所注泄，言下焦主出而不纳，逝而不返。”所以下焦的主要功能，是水液的渗灌与清浊的泌别，以及大小便的排泄，这也就是下焦主出而不纳的意思，如《灵枢·营卫生会》：“下焦者，别回肠，注于膀胱而渗入焉。故水谷者，常并居于胃中，成糟粕，而俱下于大肠而成下焦。”《千金方》：“灌渗津液，合膀胱，主出不主入，别于清浊……”很明显，下焦的功能是指大肠、肾、膀胱与三焦分工协作的表现。

《医学入门》指出：“心肺若无上焦，何以宗主营卫，脾胃若无中焦，何以熟腐水谷；肝肾若无下焦，何以疏决津液。”这充分论述了三焦的功能实质。由此可见，三焦功能与若干的脏腑的功能是密切联系的，若离开这些脏腑就无法说明三焦的功能。值得指出的是，上、中、下三焦的这些功能是通过气化作用完成的，而三焦的气化作用又是依赖原气（肾气）、中气（脾胃之气）、宗气（呼吸之气与水谷之气相合而积于胸中者）三者相辅相成的结果。《难经》：“三焦主持诸气。”“气”是功能，是动力。“诸气”包括脏腑之气，营卫之气。“主持诸气”指脏腑功能活动，都要依赖三焦来协助推动。所以《中藏经》也说：“三焦者，……总领五脏六腑，营卫经络内外左右之气也。”

综合所述，上、中、下三焦包括五脏六腑在内，其功能是上焦主呼吸，主宣发；中焦主化，主运；下焦主分别清浊，主出。所以三焦关系着整个人体水谷精微的化生和水液代谢。

温病学家吴鞠通在《内经》“三焦”概念的基础上创立了“三焦辨证”，完善了温病的辨证体系。

上焦病候主要包括手太阴肺和手厥阴心包经的病变。吴氏认为温邪上受，内袭于肺，肺经不解，可内陷心包。叶天士也说：“温邪上受，首先犯肺，逆传心包。”不仅指明了邪犯于肺是温病初起的病变重心，也说明了肺与心包（心）病变的传变关系。

中焦病候主要是指足阳明胃和足太阴脾的病变，阳明与太阴相为表里，脾胃同居中焦，阳明主燥，太阴主湿。邪从阳明则从燥化，多呈里热燥实证；邪从太阴而从湿化，多为湿温病证。

下焦病候主要是足少阴肾和厥阴肝的病变。温邪最易伤阴耗液，如邪热稽留，耗损肾阴，则可见身热颧红、手足心热、咽干口燥、心烦不寐等症。肾水被耗，肝木失养则虚风内动，乃见手足蠕动，甚或瘛疭、神疲心动等。温病传入下焦，多为肝肾阴虚之候。

三焦辨证的一般传变规律是“始上焦，终下焦”，即温病多由上焦手太阴肺开始，为温病的初起阶段；上焦不治则传中焦，传中焦脾胃为顺传，由肺传入心包为逆传，为温病的极期阶段；中焦不治传入下焦，肝与肾也，为温病的末期阶段。正如吴氏所说：“温病由口鼻而入，鼻气通于肺，口气通于胃。肺病逆传，则为心包；上焦病不治则传中焦，胃与脾也；中焦病不治，即传下焦，肝与肾也。始上焦，终下焦。”

二、卫气营血辨证

卫气营血为叶天士首创，叶天士在长期的临床实践中，发现传变有一定的规律性，即其病理变化主要表现为人体卫气营血的功能失调或实质损害。

卫分证。多见于温病初起，其临床表现是：“发热，微恶风寒，头痛，无汗或少汗，咳嗽，口渴，苔薄白舌边尖红，脉浮数等。其发热与恶寒并见为卫分证的基本特征。”

《灵枢·本藏》：“卫气者，所以温分肉，充皮肤，肥腠理，司开合者也。”《素问》：“阳者，卫外而固也。”可见卫气主要敷布于人体肌表，有温养肌肤、司汗孔启闭、抵御外邪等作用。温病初起，邪从上受，一般多见肺卫症状。因肺与皮毛相合，卫与肺气相通，肺卫失和，故见上述诸症。邪在于表，卫气与之相争则发热，此即《内经》所说“卫气不得泄越故外热”。卫阳被邪所遏，肌肤失却温养则恶寒。温病属温邪为患，多发热重而恶寒轻。邪在于表，卫气郁阻，皮毛开合失常，则无汗或少汗。头为诸阳之会，温邪袭表，阳热上扰清空则头痛。卫气郁阻，肺气不宣则咳嗽。温热之邪易伤津液，故病初即口渴，一般多渴饮不甚。邪在于表性偏热，则脉象浮数。薄白苔舌边尖红，为表热之征。

气分证。大多继卫分后出现。卫分之邪不愈，向里传变多进入气分，由于病变所在的部位不同，其证候表现也就有所区别。其中以热盛阳明较为常见，证见身体壮热，不恶寒，但恶热，汗多，渴欲冷饮，舌苔黄燥，脉滑数或洪大等。热在气分以但发热、口渴、苔黄为基本特征。

《灵枢·决气》：“上焦开发，宣五谷味，熏肤，充身，泽毛，若雾露之溉，是为气。”气是维持人体生命活动的物质基础，同时也是全身各脏腑生理活动的动力。邪入气分，正邪剧争则发热加重；邪在里而不在表，故不恶寒；气分热盛则苔黄；热伤津液则口渴；里热蒸腾则汗多；脉滑数或洪大，为里热亢盛之象。

营分证。多由卫分、气分传变而来，但也有一发病即在营分的，邪热入营则证见：身热夜甚，口干但不甚渴饮，心烦不寐，时有谵语，斑疹隐隐，舌质红绛，脉象细数等。其中以舌质红绛和出血见症为热入血分的基本特征。

《灵枢·邪客》：“营气者，泌其津液，注之于脉，化而为血。”可知血为营气所化，运行脉中，周流不息。邪在营分，如不能及时透出气分，则必深入血分而致耗血动血，心主血藏神，故温邪侵及血分，表现为热盛动血和心神方面的见证。热伤营血，则身热灼手，一般多夜晚甚；热扰心神，则躁扰不安，甚或发狂；舌质深绛为血热炽盛之象；血行脉中，邪热入血，灼伤血络，迫血妄行，则见吐血、衄血、便血、溲血、斑疹等症。

卫气营血的传变规律是邪在卫分，轻浅属表证。邪在气分为病邪入里，邪热转盛，如此时能及时治疗，使邪外出，能使疾病趋向好转或痊愈。邪热深入营分、血分，不仅营血耗伤，而且心神也受到影响，病情最为严重。

叶天士在谈到卫气营血的传变规律及温病各期的治疗时说："大凡看法，卫之后方言气，营之后方言血。"又说："在卫汗之可也，到气方可清气，入营犹可透热转气……入血就恐耗血动血，直须凉血散血。"

营卫者，体表之气血也，至于《内经》说"营行脉中，卫行脉外，营周不休……如环无端"，不过是说营血在血脉中周流循环，气在内为气，在表为卫，统为肺主，气在表则有防御外邪，司汗孔开合的作用，即所谓"卫气者，所以温分肉，充皮肤，肥腠理，司开合者也"。

叶天士以卫气营血划分温病发生传变的阶段，只是根据临床实践对温病由轻到重四个不同阶段的命名，与实际营卫气血的概念有所不同，应区别对待。

第三节 三元初略

三元是根据脏腑、三焦、元气与气机而确立的治疗方法，三元的基本含义是：

一、三元定位

三是指三焦。一方面是上、中、下三部。上焦指横膈膜以上，包括胸部、头部及心肺。中焦指横膈以下至脐腹部分，包括肝胆、脾胰、肠胃以及咽、食道、大小肠在内的整个消化道和卵巢、子宫、附件、妇科盆腔在内的妇科生殖器官。脐以下为下焦，包括肾与膀胱及前列腺、睾丸等男性生殖器官。另一方面是指腔膜、网膜。上焦指胸膜部分，中下焦指腹膜、大网膜、肠系膜及盆腔部腹膜部分。陈无择说："三焦有形如脂膜。"

元是元气。狭义的元气指命门火，《难经·六十六难》："脐下肾间动气者，人之生命也，十二经之根本，故名曰原。"广义的元气泛指生命元真之气。上元之气为宗气，即呼吸之气与水谷之气相合而积于胸中；中元之气为中气，即脾胃之气；下元之气为原气，即肾气。

温病以三焦为辨证，分上、中、下三部，上焦主心肺，中焦主脾胃，下焦主肝肾。

陈无择《石室秘录》临证一百二十八法中有上治法、中治法、下治法。上治法治上焦疾病，中治法治中焦疾病，下治法治下焦疾病。

二、三元与三焦脏腑的关系

五脏六腑居于胸膜腔内，脏腑与三焦间又存在着密切的关系。三元是三焦元气的总括，是三焦脏腑功能的体现。在心与脑的领导下，以经络为联络，以三焦为通道完成气、血、水的运行与代谢。《素问·经脉别论》:“饮入于胃，游溢精气，上输于脾，脾气散精，上归于肺，通调水道，下输膀胱。水精四布，五经并行。合于四时五脏阴阳，揆度以为常也。”而《素问·灵兰秘典论》“三焦者，决渎之官，水道出焉”，说明三焦是主司全身津液气化和水液的通道。胃赖三焦游溢精气，脾赖三焦以散精，肺赖三焦而通调。三焦是水液运行的通道。这里的水不同于尿液，它是人体消化、吸收、代谢过程中各种理化反应的溶媒和载体，是人体新陈代谢的内环境，有了三焦水道，各种代谢产物才得以转输、吸收、利用和排泄。尿液是水液代谢的终结产物。

总之，三焦以脏腑的机能为功能体现，脏腑以三焦水道为生理基础。正如《医学入门》所说:“心肺若无上焦，何以主营卫；脾胃若无中焦，何以熟腐水谷；肝肾若无下焦，何以决津液。”这充分论述了脏腑与三焦的关系。

气、血、水、胆汁、食、髓在人体三焦脏腑组织中存在着各自生理通道，所谓相互配合，各行其道，比如：

“皮肤—营卫—肺”之间形成“气路”；

“肺—心—体循环”之间形成“血路”；

“肾—输尿管—膀胱”之间形成“水路”；

“胆—胃—肠”之间形成“食路”；

“肝—胆—十二指肠—小肠—肝”之间形成“胆汁路”；

“头—脊—脑”之间形成“髓路”。

气、血、水特别是水通过脏腑三焦互化为用，这种互化以中焦为主。如《内经》所说:“中焦亦并胃中此所以受气者，泌糟粕，蒸津液，化其精微，上注于肺脉，乃化而为血。”反过来讲，气、血、水又可相互为病，有先有气滞而后血瘀者，有先有气虚而后水停者，有先有水停而后气血不畅者。

气血津液是人体的基本物质，三焦元气均由气血所化生，三焦元气推动脏腑三焦的功能活动，从而维持了人体正常的新陈代谢。

第二章　三元基论

第一节　三元生理

一、气路

皮肤—营卫—肺

肺主皮毛而司呼吸。肺是一个呼吸器官无庸质疑，但从肺和皮毛的关系上讲，皮肤也是一个呼吸附属器。这得从皮肤的生理功能上说起。

皮肤被覆在身体表面，其总面积在成人为1.5~2.0平方米（《人体解剖组织胚胎学》），皮肤具有保护、分泌、排泄、吸收和调节体温等机能。皮肤的这些机能靠充斥于皮肤的“卫气”以及毛孔的开合来实现。《灵枢·本藏》：“卫气者，所以温分肉，充皮肤，肥腠理，司开合者也。”

肺主皮，其华在毛。肺气的宣发功能体现在卫气的正常开合上。《中藏经》：“卫出于上。”肺气旺盛则卫气充沛，卫实肌表，温养肌肉，润泽皮肤，滋养腠理，启闭汗孔，抵御外邪，所以叫“卫气”即言具有保护皮肤的作用。人体脏腑活动，特别是肌表皮肤功能是否正常与卫气强弱有密切的关系。如太阳伤寒，卫阳郁闭，肺气不利，则无汗而喘；太阳中风，营卫失调，肺气不利则鼻鸣自汗出。所以卫气开合正常与否直接关系到肺气的功能。肺主气，从而影响到气机的升降出入。气机的升降出入重点在于出与降。升为升清，指脏腑的机能；降为降浊，指机体的排泄功能，特别是指大小便；出为汗出，正常的出汗机能，包括显性汗和不显性汗，即保持毛孔正常开合与通畅；入为呼吸、饮食，主要指肺的吸入氧气功能和胃的纳入饮食功能。气机能出方能降，能降方能升。也就是说毛孔的正常开合能使肺气得以正常的宣发，肺气正常的宣发方能正常的肃降。这说明体表正常的营卫功能，对气机升降有着至关重要的关系，所以《素问·汤液醪醴论》有“开鬼门、洁净府……去菀陈莝”的治疗方法。原文虽为阳不宣畅，阳不化水，水液充斥胸廓所立，但发汗利小便、疏理气机确是正治。

肺主呼吸，吸入氧气，呼出二氧化碳，在肺泡进行气体交换。胃主收纳，脾主运化，在肠壁及肠系膜进行营养交换。人体血液在体循环中获取饮食营养，在肺循环中获取氧，使血液成为富含生命需要的有养血，供人体组织需要。脏腑组织得到源源不断的血液营养后，便迸发出勃勃生机，这种生机主要表现在脏腑组织代谢机能旺盛、脏腑组织周围韧带致密有力，使脏器保持在固定的位置，不致松弛下垂，这就是升的概念。如肺胃失常而不入，则脏腑组织缺乏营养而松弛下垂懈怠，功能低下，产生所谓的胃下垂、子宫下垂、脱肛、心脏无力下垂等。

由于皮肤与肺、气机的特别关系，所以说皮肤是一个特殊的呼吸器官。

不仅肺与皮肤营卫有直接的关系，而且临床上有许多杂病与营卫不调有关。如今人顾伯康（顾伯康．桂枝汤治疗皮肤病的临床体会．浙江中医杂志）曾用桂枝汤治疗多形红斑、湿疹、荨麻疹等多种皮肤病，只要出现舌苔薄白、脉浮缓或浮滑属于营卫不调者，均可用桂枝汤取效。而来春芪在《新中医》中报道（来春芪．桂枝汤加减治疗过敏性鼻炎）。《新中医》曾用桂枝汤加葶苈子、蝉蜕治疗鼻炎有良好的效果，来氏治鼻炎的报道也证实了“鼻炎治肺”的原则。

保持正常的营卫协调，保持毛孔的通畅和正常开合，是保持气机正常升降出入和脏腑正常机能的先要条件，所以任何影响毛孔通畅的内外因素都应避免。从养生角度讲，随天气的变化适时增减衣物，不可酒后当风，不可汗出入浴，不可大汗后空调纳凉，不可坐卧水泥湿地……一旦由于这些因素发生中风、伤寒，玄府气闭，必须采取适当的措施发表解肌、疏通毛孔，不然，轻则为感冒症状发热、恶寒，重则肺气不利，日久会产生血气郁滞，变生他症，所以保持毛孔正常开合和通畅是身体健康的第一保证。

二、血路

肺循环—心—体循环

心脏是血液循环的主体。人体血液循环分为体循环和肺循环。肺功能的好坏，直接影响到心脏的机能。当右心室收缩时，静脉血经肺动脉入肺，在肺泡主毛细血管进行气体交换，吸进氧气，排出二氧化碳，使血液富含氧气，形成动力血，再经肺静脉返回左心房。这个路径就是肺循环。

左心室收缩时，动脉血注入主动脉，又经各级动脉分支，流入全身各组织器官的毛细血管，进行物质交换，把动脉血带来的氧气和营养物质送给组织细胞，带走其新陈代谢的废物和二氧化碳。血液再经小静脉、中静脉，最后通过上、下腔静脉返回右心房，这个路径就是体循环。

体循环从规模上讲又叫大循环，肺循环又叫小循环。但从功能上讲心脏只不过是一个血泵，将血液泵向身体各个部位，以供各个组织器官之营养，而肺则是人体与自然界进行气体交换的重要场所，所以肺功能的好坏直接关系到心脏的功能和血液的质量，进而影响到各组织器官。

《灵枢·脉度》在论述血液循环时说“血之不得无行也，如水之流，如日月之行不休……如环无端，莫知其纪，终而复始”，形象地描述了血脉的网络性和封闭性，包括了肺循环和体循环在内的整个血液循环系统。

心与肺之间的关系主要是气血的关系。血液的正常运行，要靠气的推动，气也只有贯注于血脉之中，才能通行全身，故有“气为血之帅”、“血为气之母”、“气行则血行”、“气滞则血凝”的说法。所以，仅有血而无气的推动，则血凝而成瘀血；如果仅有气而无血，则气涣散而不收。可见心与肺，气与血是相互依存，相互为用的。反映病理上，若心气不足，血瘀不运，阻滞脉络，以致肺气宣降失职，可出现咳嗽、气喘（心脏性喘息）等症；另一方面，肺病咳喘日久，肺气损伤，推动心血的功能不足，就会导致心气虚而出现心悸、气短、发绀、脉结代等证候，如肺源性心脏病多属此种病理表现。

由于心肺之间的特殊关系，就决定了肺循环—心脏—体循环之间相互影响、相互致病。

心脏虽为心血管系统的中枢，但心脏病变的发生与发展与肺有至关重要的关系。这种影响主要表现在三个方面：

1. 气管痉挛，通气障碍

由于上呼吸道感染、支气管哮喘、肺部病变等都或多或少地引起气管、支气管痉挛，特别是风寒、过敏、炎症、天气突变转凉等都可能诱发气管痉挛。这种过程痉挛主要在肺与气管。气管痉挛的结果便引起通气障碍，气体交换受阻，循环血液便会缺氧，冠脉血也同样缺氧，心肌便会有不同程度的缺氧状态。这种过程如查属于普通上呼吸道感染，或不严重的支气管疾患或肺部疾患，那么在原病灶解除后，心脏也会很快解除受影响的状态，临床或许根本就没有出现心脏症状，但可能为以后心脏发病埋下了隐患，奠定了病理基础。如果以后反复出现气管微痉挛，或几种致病因素并发如既有寒冷又有食积，既有寒冷又有生气等，就会日积月累产生心脏病变，如肺心病。这是由肺及心的过程。

2. 营卫不调，心血瘀阻

内则为气血，外则为营卫。《灵枢·邪客》“营气者泌其津液，注之于脉，化而为血”，所以营之与血，异名同源。心主血，营气通于心，由于伤寒或中风，引起营卫失调，营卫失调可直接影响心脏。例如感冒可直接引起心肌炎便不是由肺及心，而是由皮肤营卫直接影响到心脏。

3. 肺主皮毛，心主营血，同主皮肤

皮肤营卫失调不仅可以影响心脏，还可影响到肺脏。而肺的功能的好坏又可影响心脏的机能。所以皮肤、肺、心脏之间可相互影响。心脏疾患可调节皮肤营卫；反之，营卫失调之皮肤疾患也可从心肺调治。

肺循环、体循环构成以心脏为主体，皮肤、肺、心相互影响的循环体系，在这个体系中，包括肺、气管、皮肤在内的呼吸系统对心脏的影响较心脏本身更为重要，这在制定上元疗法时应特别注意这一点。

三、水路

肾—输尿管—膀胱

水路狭义上讲是指现代解剖学的泌尿系统，包括肾、输尿管、膀胱。广义是指由肺、脾、三焦、膀胱等脏器共同参与的水液调节系统。

《素问·经脉别论》在论述水液代谢时说：“饮入于胃，游溢精气，上输于脾，脾气散精，上输于肺，通调水道，水精四布，五经并行。”《素问·灵兰秘典论》：“三焦者，决渎之官，水道出焉。”三焦本义应与脏腑以外的包膜系膜相附和，其中包括胸膜、腹膜、肠系膜、大网膜等，并且有较强的吸收和代谢作用，说明三焦也是一个有形可质的实质性组织。《医学入门》在论述三焦的实质功能时指出：“心肺若无上焦，何以宗主营卫；脾胃若无中焦，何以熟腐水谷；肝肾若无下焦，何以疏决津液。”

综上所述，上、中、下三焦，脾、肺、肾、膀胱相互配合，共同完成水液的吸收、输布、排泄。但在这些脏器中尤以肾脏和三焦最为重要。

肾脏是人体的一个重要的排泄器官，由它排泄的代谢产物最多，数量最大。肾脏本身有丰富的血液循环，肾动脉直接从腹主动脉分出，进入肾门后，经几次分支，最后形成入球小动脉进入肾小囊，在囊内分支成为毛细血管，然后集合为出球小动脉，离开肾小囊后又第二次分成毛细血管网缠络于肾小管和集合管的周围，在此收集肾小管重吸收的物质，最后汇集为肾静脉出肾。

肾血流量很大，约为心输出量的1/5～1/4，即每分钟约有1200ml的血液流经两个肾脏，这是生成尿的物质基础。由于肾小球的滤过作用以及肾小管、肾集合管的重吸收作用，在生成尿的同时，对人体有用的营养物质被重吸收利用。如葡萄糖全部被重吸收，水、Na^+、Cl^-等大部分被吸收，尿素仅部分被吸收，肌酐则完全不被重吸收。选择性重吸收是肾小管重吸收功能的一个重要特征。

肾为水脏，寓阴而潜阳，肾对水液的调节作用主要靠肾的气化作用来实现。一方面，肾阳有温煦蒸化脾胃的作用，肾阳充足，脾胃得其温养，运化功能如常，水液运行无滞。反之，则水液停蓄为患。另一方面，肾司二便，指大小便的排泄是受肾控制的。若肾气不足，膀胱气化受其影响，则小便不利，就会导致水液潴留；若肾阳亏虚，小便频数，或大便滑脱不禁，亦足以招致体内水液大量丢失而成阴阳俱衰的病证。

肾的这种促“气化”作用主要是肾阳的蒸腾作用。高士宗在解释《素问·阴阳应象大论》中“阳化气，阴成形”时说：“阴阳者，变化之父母，故阳化气，阴成形，言阳化而为气，阴变而为形。”清阳之气向上升腾，物质由液体变成气体，称为“化气”或“气化”，这是阳的作用，比如呼吸之气以及体内产生的动力热能；物质由气体变成液体，这称为“成形”，是阴的作用，如大小便。

阴阳是相互依存，互为化生的。有阳就有阴，事物就存在；没有阳，也就无所谓阴，事物就不存在。张景岳说：“发生赖于阳和，而长养由乎雨露，是阳生阴长；闭藏因于寒冽，而肃杀出乎风霜，是阳杀阴藏，此于对待之中而有互藏之道，所谓独阳不生，独阴不成。”

由上可以看出在阴阳互为消长的对立统一面上，阳气的气化作用是比较重要的。

肾阳的气化有赖于“命门火”。肾为成对的实质性器官，形似“猪腰子”。《医宗金鉴》引张介宾语：“肾有两枚，形如豇豆，相并而曲，附于脊之两旁。”两肾弯曲相对，大量尿在通过肾时，在两肾中间聚焦产生一个共同的“命门”。这个命门类似电磁场，具有温煦性、动力性。命门通过脑脊髓的温煦性，借脑神经、脊神经对人体各个脏腑组织的功能起调节推动作用。赵献可说：“命门即两肾各一寸五分之间，当一身之中，是谓真君真主，乃一身之太极，无形可见，两肾之中是其安宅也。”今人秦伯未也说：“命门是生命之根，包括真阴和真阳，产生动气，通过脏腑经络，达脑，通脊髓，走四末，温皮肤腠理等，在维持人体的正常生理活动上起主导作用。”

肾一方面具有温煦蒸腾作用，属于命门的作用，另一方面又具有气化作用，指的肾与膀胱的泌尿作用。《素问·灵兰秘典论》：“膀胱者，州都之官，津液藏焉，气化则能出矣。”说明膀胱是贮尿器官，水液经肾气化以后，剩余水分及废料流入膀胱，待贮存到一定量时，再由膀胱排出体外。膀胱的这种功能与肾阳有密切关系，贮存水液关系到肾阳的固摄作用，排泄小便关系到肾阳的气化作用，合起来称为肾的“开、合”作用。肾阳的一开一合，控制着尿液下注膀胱能贮存而不外流，贮存到一定程度又能及时排出；如肾阳不足，气化不利，则膀胱开合失调，可引起“膀胱不利为癃，不约为遗溺”。

临床上有肾气素亏而常尿床者，有前列腺肥大而小便不利者，常需从肾治疗。

四、食路

胃—小肠—大肠

所谓食路，狭义上讲是指饮食的通道，包括口腔、咽、食道、胃、小肠、大肠和肛门等部分。从广义上讲是包括脾脏、胆囊、胰腺在内的整个消化系统。

消化食物分两种方式：一是通过消化管肌肉的收缩运动，将食物磨碎，使食物与消化液充分混合，并不断将食物向消化道下端推送，这种方式叫机械性消化。另一种消化方式是由消化腺分泌的消化液来完成的。消化液中含有各种消化酶，能分别对蛋白质、脂肪和糖类等物质进行化学分解，使之成为可被吸收的小分子物质，这种消化方式叫化学性消化。

脾胃在整个消化系统中是最为重要的两个脏器。正常情况下，胃主收纳，脾主运化，统主水谷，皆为仓廪之官。程杏轩在《医述》中说：“饮食入胃，有气有质……得脾气一吸，则胃气有助，食物之精气得以尽留，至其有质无气，乃纵之使去，幽门开而糟粕弃矣。”脾胃为后天之本，是人体营养物质的重要源泉，所以历代医家都十分强调脾胃的重要性，李东垣专著《脾胃论》可见一斑。脾脏功能的好坏直接关系到人体消化吸收机能。脾气健旺，则消化吸收转输功能旺盛，人体营养物质充沛，水液代谢正常；反之，若脾气虚弱，运化不健，就会出现纳减、食入难消以及营养不良等现象。正如《寓意草》：“中脘之气旺，则水谷之清气上升于肺，而灌输百脉；水谷之浊气下达于小肠，从便溺而消。”

胃上接食管，下通肠道。食物从食管进入胃内后，受到胃壁肌肉的机械性消化，然后胃内容物即以粥样的食糜状态，小量地逐次通过幽门进入十二指肠。

正常胃液是一种无色而呈酸性反应（pH 值为 0.9 ~ 1.5）液体，俗称“胃酸”。正常胃酸能激活胃蛋白酶原，并供给胃蛋白酶发挥作用所需要的酸性环境；胃酸可使食物中的蛋白质变性而易于分解；胃酸还可以杀死随食物进入胃内的细菌；胃酸进入小肠后，可促进胰液、肠液和胆汁等消化液的分泌；它所造成的酸性环境还有助于小肠对铁和钙的吸收。胃酸分泌过少或胃酸缺乏，常可产生腹胀、腹泻等消化不良的症状。但若胃酸分泌过多，也会对人体产生不利影响。一般认为，过高的胃酸对胃和十二指肠黏膜具有很强的侵蚀作用，可能是消化性溃疡发病的原因之一。

六腑以通为用，胃气以降为顺。经过胃初步消化的饮食物，经过胃气的通降作用，使之向下传送到小肠，再经过小肠的“泌别清浊”，其浊者下移于大肠，然后变为大便排出体外。所以胃气贵于通降，若胃失通降之性，饮食物及残渣不能下行，就会出现胃脘胀满疼痛、大便秘结。又因脾胃居中，是人体气机升降的枢纽，所以胃气不降，不仅直接导致中焦不和，而且也影响其他脏腑的功能活动而出现病变。因此，胃气下行为顺，临床上治疗胃的疾病时用和胃降逆的方法就是这个道理。

胆汁是由肝细胞生成的，生成后由肝管流出，经总胆管而至十二指肠；或由肝管转入胆囊管而贮存于胆囊，当消化时再由胆囊排出至十二指肠。胆汁和胰液、肠液密切配合，对小肠内的食糜进行化学消化。

胆汁的作用主要是胆盐或胆酸的作用。胆盐可激活胰脂肪酶，使后者分解脂肪的作用大为加速。胆盐、胆固醇和卵磷脂等都可以作为乳化剂乳化脂肪，减低脂肪的表面张力，使脂肪乳化成微滴分散于水溶液中，这样便增加了胰脂肪酶的作用面。胆酸还可与脂肪酸结合，形成水溶性复合物，促进脂肪酸的吸收。此外，胆汁对于脂肪的消化和吸收具有重要的意义。

胰腺是兼有内分泌和外分泌功能的腺体。它的内分泌功能主要与胰岛素和糖代谢的调节有关。外分泌主要是胰液，胰液中含有胰淀粉酶、胰脂肪酶和胰蛋白酶及糜蛋白酶等四种主要食物的消化酶，它是消化液中最重要的一种。当胰液缺乏时，即使其他消化液的分泌都正常，食物中的脂肪和蛋白质也不能完全消化，但胰液缺乏的病人，糖消化不受影响。而胰腺功能障碍，胰岛分泌不足时，可引起糖尿病。

胆汁、胃液、胰液等消化液在正常情况下是向下顺行的，这就是所说的“六腑以通为用、以降为顺”。但在病理情况下如肝气横逆，腑气不通，胃酸会向食道反流，胆汁会向胃反流而形成反流性食管炎、胆汁反流性胃炎。

消化器官各部分之间，虽然有着不同的分工，在神经和体液因素的调节下，各部分活动之间，消化道的运动机能和消化腺的分泌机能以及吸收机能之间有着密切联系，它们彼此影响，彼此制约，形成一个完整的活动过程。胃在这个过程中，举足轻重。胃功能的好坏，不仅体现在脾脏、胆囊、胰腺功能的好坏，而且直接影响着其上部及下部其他消化官的机能。

食物入胃可反射性地使小肠和结肠的运动加强。胃酸进入小肠可引起胰液、胆汁、小肠的分泌和胆囊的收缩。这体现了上部消化器官对下部消化器官的影响。如回肠和结肠内容物的堆积可减弱胃的运动，使胃排空延迟；而十二指肠中食糜向下移动又促进了胃的排空。慢性萎缩性胃炎患者，由于胃酸过少缺乏，常可引起肠功能紊乱；胃大部切除后胃内容物流入肠腔过快，也可产生腹泻，但它们的病源在胃而不在肠。又如慢性胰腺炎患者，由于胰液分泌不足，使脂肪等食物的消化发生障碍，吸收随之降低。未被消化和吸收的食物，又可刺激胃肠运动，过快的胃肠运动势必又加重吸收障碍。

由此可以看出消化器官的活动是一个有机的整体，胃是这个整体中的主体，在治疗消化系统疾病时，必须首先治胃，而治胃的关键又在于脾，所以调适脾胃的运化机能，是治疗肝、胆、脾、胰、胃、咽、食管、十二指肠、结肠等消化系统疾病的关键所在。

五、胆汁路

肝—胆—肠

肝位于右上腹部，胆附于肝。肝内的胆管，逐渐汇合为左、右肝管出肝门，在肝门附近，左右肝管合为肝总管，肝总管下行与胆囊管汇合，构成胆总管。胆总管在肝十二指肠韧带内下降，经十二指肠上部的后方，向右下方斜行，在十二指肠降部和胰头之间与胰管相遇，共同斜穿十二脂肠降部的后内侧壁，在肠壁内两管合并，形成乏特氏壶腹，开口于十二指肠乳头。

肝胆为木，肠胃属土。肝生胆汁而主疏泄，《脉经》：“肝之余气，泄于胆，聚而成精。”贮藏于胆府的胆汁，由于肝的疏泄作用，使之排泄，注入肠中，以促进饮食物的消化。所以肝的功能失常，胆汁的分泌与排泄受阻，就会影响肠胃的消化功能，而出现厌食、腹胀等消化不良等症状。一些肝胆系统疾病如胆囊炎、胆石症等，常可出现上述病理变化和临床表现。

从现代生理学角度讲，胆汁是由肝细胞生成的，生成后由肝管流出，经总胆管至十二指肠；或由肝管转入胆囊而储存于胆囊，当消化时再由胆囊排出至十二指肠。胆汁和胰液、肠液密切配合，对小肠内的食糜进行化学消化。

胆汁中胆盐（或胆酸）和胆固醇之间的适当比例，是维持胆固醇成溶解状态的必要条件。当胆固醇分泌过多（可能与长期高脂肪饮食有关）或胆囊上皮因炎症而吸收过多的水分和胆盐时，胆固醇可以沉积下来，成为胆石形成的一种原因。

胆盐排到小肠后，绝大部分仍可由小肠黏膜吸收入血，再由肝内组成胆汁，这称为胆盐的“肠肝循环”。由肠肝循环回到肝脏的胆盐，又能促进胆汁的分泌。进入小肠的某些物质如脂肪、蛋白质分解产物和盐酸等都可以引起胆囊的强烈收缩，这是因为在这些物质影响下，小肠上部的黏膜内可形成一种胆囊收缩素，它通过血液循环兴奋胆囊，引起胆囊的收缩与排空。

肝肠循环从中医上讲就是木与土的关系。像“木郁克土”、“肝脾不和”、“肝胃郁热”、“胆气犯胃”都是这种关系的体现。从解剖上讲肝脏通过肝管、胆、胆管与肠道直接相连，从生理上讲胆汁通过“肝—胆—十二指肠—小肠—肝”构成肝肠循环。肝胆肠胃之间的关系，实际上就是“胆汁路”的关系，是以胆管、肝肠循环为基础建立起来的消化关系。

六、髓路

头—脊—肾

首先从现代解剖学上讲，脑髓和脊髓是连通的。脑位于颅腔内，分为大脑、间脑、小脑、中脑、脑桥和延髓六部分。脊髓位于脊髓管内，上端在枕大孔处与延髓相连。神经主要位于脑、脊髓和周围神经节内。神经系统是人体活动的主导系统，不仅协调人体各系统器官，而且能使人体随时适应外界环境的改变，保证人体与不断变化的外界环境的相对平衡。高度发达的人体神经系统使人脑具有能动的思维认知功能。《灵枢·海论》中有“脑为髓之海”，《素问·五藏生成篇》：“诸髓者，皆属于脑。”王清任在《医林改错》中写道：“灵记之性，不在心在脑一段。”说明了脑与脊髓之间的联系，并说明大脑具有思维功能。

肾与脊髓有密切的关系。肾主骨，生髓，通脑。《素问·宣明五气篇》“五脏所主……肾主骨”，《素问·六节藏象论》也说“肾者……其充在骨”，说明了肾与骨髓的生长有密切的关系。这是因为肾藏精，精能生髓，而髓又能养骨，髓藏于骨中，称为骨髓，所以肾精充足，则髓充盈，骨骼得以生长和坚实；肾精不足，则髓空骨薄，滋生骨刺、骨赘。肾既能生髓主骨，而“齿为骨之余”，所以牙齿的生长和坚固与否也取决于肾脏精气盛衰。临床上根据上述理论治疗骨折、骨质增生等骨科疾病。如吉林第四临床医院创用“骨质增生丸”，临床用于治疗肥大性脊柱炎、颈椎病、跟骨骨刺、大骨节病以及创伤性关节炎等取得很好的疗效。该方以补肾药为主，即根据“肾主骨”、“肾生骨髓”、“治肾即治骨”的理论，俾肾气充盈，骨得坚实，使骨质增生退化的骨质得到物质上的充填和修复。对某些血液病临床也采用补肾方法，如治疗白血病，采取用下元散引火归源、补肾阴的办法来抑制骨髓过度的不正常造血状况，使其恢复平衡而正常的造血机能；而治疗再生障碍性贫血则采取上元散补肾阳的办法，促进骨髓的正常造血机能。这里肾是关键，通过调补肾脏，恢复精髓化生血液的正常机能，使造血不卑不亢，阴平而阳秘，成熟而健康。

骨髓，包括脊髓，脊髓上通于脑，故称“脑为髓之海”。张景岳说：“凡骨之有髓，唯脑最巨，故脑为髓之海”。“肾生骨髓”，“脑为髓的会合”。

所以脑和髓的名称虽然不同，而实际上是同出一源的。不过肾之所以能够生髓，是由于肾气旺盛，精血充盈。而精的来源，又是靠后天水谷所化。正如《灵枢·五癃津液别》：“五谷之精液和而为膏者，内渗于骨空，补益脑髓。”因此，脑和髓的生化之源，主要是和先天的肾藏精气有关，又和后天的水谷精气有关。

由于肾和髓的特殊关系，简要说明一下肾与血液之间的关系以及临床形成贫血、高血压、头蒙双下肢困乏无力等症状的原因。

中医认为骨髓是化生血液的重要来源。营养物质滋生肾精，肾精生髓，骨髓转化为血液，这与现代医学的造血系统的观点基本一致。胎儿五个月后骨髓开始参与造血并逐渐取代肝脾转入骨髓造血期，出生后骨髓转为主要造血器官，红、粒、单核细胞，淋巴细胞及血小板均在骨髓内生成。细胞是具有一定寿命的。在正常情况下血细胞的生成与破坏保持着动态平衡，使血细胞成分维持一定的稳定性。当机体缺氧时，肾脏可产生肾性红细胞生成因子，又称红细胞生成酶，这种酶作用于肝脏所生成的红细胞生成素原，使其转变为红细胞生成素，能促进定向干细胞向原、早幼红细胞分化、发育，并加速中、晚幼红细胞的成熟与释放。

血液中含有大量的水分，水的比热较大，故能缓冲体温变化，并能将体内深部器官所产生的热量运到体表予以发散。这从另一个侧面上反映出保持营卫协调、腠理正常开合的重要性。

血液能将机体所需要的氧、蛋白质、糖类、脂类、维生素、水和无机盐等运送到身体各部的组织细胞。组织细胞的代谢产物二氧化碳、尿素、尿酸和肌酐等可经血液运送到肺、肾、皮肤和肠管而排出体外。

由于肾虚，骨髓的造血机能会发生改变。当肾阳虚时，骨髓造血机能减弱，加之肾阳不能温煦脾土，影响到饮食营养的消化吸收，导致造血原料缺乏，从而导致血液中有形成分减少，血液清稀，甚则贫血、低血压。血液稀释后部分水分会由血管内转移到血管外，产生营养不良性水肿。当肾阴虚时，骨髓造血机能相对亢进，又由于阴虚血黏，运行缓慢，人体深部器官所产生的热量不能及时排除，热则伤阴，导致血液中有形成分增多，血液变得黏稠。细胞通过淤滞的微循环时被挤压得弯曲变形，成串聚集，这就是高黏血症。

高黏血症和微循环淤滞，使血液黏着，流行不利，血中脂质及血中微粒容易沉积，天长日久，便产生动脉粥样硬化，弹性下降，不能很好地舒缩。高黏血症又使得血管外水分向血管内转移，血管内容量增加。增大的有效容积和降低的血管弹性，便形成了高血压。某种病理状态下，骨髓造血机能虽旺盛，但细胞分化很不完全，产生大量幼稚白细胞直接进入血液循环，这些幼稚白细胞不能很好地发挥作用，便易出现感染、进行性贫血和出血，形成白血病。

经常头蒙，双下肢困乏是高黏血症的临床表现，其实质就是高黏血症引起组织间隐性水肿。从中医上讲与脾虚湿盛有密切的关系。

总之，肾与大脑、脊髓有密切的关系。肾与脑脊髓之间的关系是通过命门来实现的。《内经》认为命门居于两肾中间，有名而无形。两肾系于后脊柱，两肾像一对凹面相对的豌豆。在大量尿液通过肾脏时，肾就像是一对水轮发电机一样，在两肾中间形成一个“焦点”，这个焦点就是命门。命门具有一定的电生理性、温煦性、原动力性，这就是命门火。命门火具有以下功能：①为元气的根本，是人体产生热能的发源地；②能帮助三焦的气化；③有暖脾胃助饮食消化的作用；④与人体性机能和生殖系统有密切的关系；⑤有纳气作用与呼吸系统相关。正如张景岳所说：“凡寿夭，生育及勇怯，精血病治之基，无不由此元阳足与不足，以为消长盈缩之主。”命门火衰，不能三焦气化，则产生水肿或小便不利，不能帮助脾阳化腐水谷而造成“肾泻”；在生殖方面，男子阳痿精冷，女子宫寒不孕，肾不纳气则咳喘。

命门正对第2～3腰椎间，成人脊髓在第2、3腰椎以上，命门正当脊髓下端。命门通过经络对脊髓具有直接的温煦作用，使脑脊髓保持适宜而旺盛的温性，从而具备旺盛的造血机能和灵动的神经调节机能。肾通过命门与脑脊髓和全身建立了功能联系，所以说“肾为先天之本”。

肾为先天之本，而先天无命门火，这是因为胎儿在母腹中有心跳而无呼吸，有血运而无便溺。胎儿通过胎盘脐带与母体相连，血液直接通过胎盘动静脉循环回到母体，由母体代为排泄。肺主气而司呼吸，肺为水之上源，主肃降而通调水道。胎儿出生时，随着胎儿的第一声啼哭，肺叶张开，开始了一生永不停息的呼吸。在吸入第一口自然界轻清之气开始，便建立了自己独立的血液循环，肺也开始了其宣肃的功能，水液开始下降，肾开始过滤排尿，随着呼吸、血运、排泄的开始，便有了“命门”。所以说胎儿无命门，命门即是生命的开始。

附：为什么会产生骨质增生？而椎体的骨质增生为什么常在颈椎、腰椎而不在胸椎？

椎间盘是相邻两个椎体之间的弹性软组织，对椎体起隔离和缓冲作用，使椎体间维持良好的关节活动，保持正常的脊柱生理曲线和生理活动。幼年时5块骶椎以软骨相互结合，及至成年则愈合为一块骶骨。尾骨是由4~5个退化的尾椎愈合而成。尾骨是一个基本上游离的骨性组织，尾骨借软骨和韧带与骶骨相连。据报道，尾骨并不是一个无用的组织，而是保持胸腹腔脏器在固定位置的“陀螺”。实验证明，切除尾骨，体内脏器容易松弛下垂。

骶骨耳状面与髂骨相关节，从而构成：脊椎 $\overset{\text{腰骶关节}}{——}$ 骶骨 $\overset{\text{骶耳状面}}{——}$ 髋骨 $\overset{\text{髋臼窝}}{——}$ 下肢骨，构成人体的总支架。人体头颅、躯干、上肢的大部分重量都压在骶椎（也即人体的底座）上，但骶椎由于生理需要，即因为骶椎位于脊椎的最底部，决定其最主要的作用是承重而不是活动。骶椎虽承受了最大的负荷，但因为骶椎没有椎间盘又处于相对静止状态，所以虽承重而不存在骶间盘突出现象。

腰椎与骶椎不同，既有椎间盘又是除骶椎以外所有椎体中承重最大者。另外腰椎也是所有椎体中活动量、活动幅度最大者；其次是颈椎，颈椎的活动量也比较大。由于颈椎和腰椎都是椎体活动量偏大者，所以说颈椎、腰椎会发生骨质增生，而胸椎少见。由此可见疲劳活动和生理性退化是形成骨刺的重要原因。

颈椎活动量大而承重小，所以有骨刺而无椎间盘突出；腰椎活动量既大又承重较大，所以临床既有骨质增生又有椎间盘突出；胸椎活动量很小而承重又不大，故既不会发生骨质增生又不会发生椎间盘突出；骶椎承重虽大，但不活动也无椎间盘，整体一块也无椎间关节，所以不存在椎间盘突出，也不存在骨质增生；尾骨游离，既不承重也无关节，故也不存在椎间盘突出和骨刺。

鉴于以上骨刺和椎间盘突出形成的机理，骨质增生患者应减少局部活动与刺激。而骨折临近愈合时应适时给予纵向传导刺激，比如上肢骨折可握握拳，下肢骨折在整复3~4周后可用足跟轻力着地以刺激骨痂形成。椎间盘突出患者应减少体重，避免负重和剧烈活动。外界牵引对颈、腰椎骨质增生和腰椎间盘突出来说只是为了加大原来的椎间隙，减轻神经压迫症状，适度的牵引对缓解症状是有益的，但过度的牵引会使脊柱内外韧带因过度牵引而松弛，甚至会拉伤，使以后的脊椎整体性更加松散，反而更容易产生椎体间对撞研磨，更易产生骨刺和椎间盘滑脱。所以体质的强壮性，脊柱内外韧带的紧束性、整体性以及不过度肥胖、不过度活动和负重是预防或减少发生椎体骨刺和椎间盘突出的前提。

第二节　寒　论

一、经典寒论

〇阳气者，若天与日，失其所则折寿而不彰。故天运当以日光明。是故阳因而上，卫外者也。（《素问·生气通天论》）

〇寒胜者，阳气不行，为胀满浮虚之病。（张景岳）

〇今夫热病者，皆伤寒之类也。（《素问·热论》）

〇伤寒有五，有中风，有伤寒，有湿温，有热病，有温病。（《难经·五十八难》）

〇黄帝问曰：风之伤人也，或为寒热，或为热中，或为寒中，或为疠风，或为偏枯，或为风也，其病各异，其名不同，或内至五脏六脐，不知其解，愿闻其说。

岐伯对曰：风气藏于皮肤之间，内不得通，外不得泄。风者善行而数变，腠理开则洒然寒，闭则热而闷。其寒也则衰饮食，其热也则消肌肉。故使人怢栗而不能食，名曰寒热。

风气与阳明入胃，循脉而上至目内眦，其人肥，则风气不得外泄，则为热中而目黄；人瘦，则外泄而寒，则为寒中而泣出。

风气与太阳俱入，行诸脉俞，散于分肉之间，与卫气相干，其道不利，故使肌肉愤䐜而有疡；卫气有所凝而不行，其肉有不仁也。疠者，荣气热胕，其气不清，故使其鼻柱坏而色败，皮肤疡溃。风寒客于脉而不去，名曰疠风，或名曰寒热。

风中五脏六腑之俞，亦为脏腑之风，各入其门户所中，则为偏风。

风气循风府而上，则为脑风。风入系头，则为目风，眼寒。饮酒中风，则为漏风。入房汗出中风，则为内风。新沐内风，则为首风。久病中风，则为肠风，飧泄。外在腠理，则为泄风。故风者，百病之长也，至其变化，乃为病也，无常方，然致有风气也。（《素问·风论》）

〇帝曰：愿闻人之五脏卒痛，何气使然？岐伯对曰：经脉流行不止，环周不休。寒气入经而稽迟，泣而不行，客于脉外则血少，客于脉中则气不通，故卒然而痛。

岐伯曰：寒气客于脉外则脉寒，脉寒则缩踡，缩踡则脉绌急，则外引小络，故卒然而痛，得炅则痛立止；因重中于寒，则痛久矣。寒气客于经脉之中，与炅气相薄则脉满，满则痛而不可按也。寒气稽留，炅气从上，则脉充大而血气乱，故痛甚不可按也。寒也客于肠胃之间，膜原之下，血不得散，小络急引故痛。按之则血气散，故按之痛止。寒气客于挟脊之脉，则深按之不能及，故按之无益也。寒气客于冲脉，冲脉起于关元，随腹直上，寒气客则脉不通，脉不通则气因之，故喘动应手矣。寒气客于背俞之脉，则脉泣，脉泣则血虚，血虚则痛，其俞注于心，故相引而痛。按之则热气至，热气至则痛止矣。寒气客于厥阴之脉，厥阴之脉者，络阴器，系于肝，寒气客于脉中，则血泣脉急，故胁肋与少腹相引痛矣。厥气客于阴股，寒气上及少腹，血泣在下相引，故腹痛引阴股。寒气客于小肠膜原之间，络血之中，血泣不得注之大经，血气稽留不得行，故宿昔而成积矣。寒气客于五脏，厥逆上泄，阴气竭，阳气未入，故卒然痛死不知人，气复返，则生矣。寒气客于肠胃，厥逆上出，故痛而呕也。寒气客于小肠，小肠不得成聚，故泄腹痛矣。（《素问·举痛论》）

○诸风掉眩，皆属于肝；诸寒收引，皆属于肾；诸气膹郁，皆属于肺；诸湿肿满，皆属于脾；诸热瞀瘛，皆属于火；诸痛痒疮，皆属于心；诸厥固泄，皆属于下；诸痿喘呕，皆属于上；诸禁鼓栗如丧神守，皆属于火；诸痉项强，皆属于湿；诸逆冲上，皆属于火；诸暴强直，皆属于风；诸病有声，鼓之如鼓，皆属于热；诸病胕肿，疼酸惊骇，皆属于火；诸转反戾，水液混浊，皆属于热；诸病水液，澄澈清冷，皆属于寒；诸呕吐酸，暴注下迫，皆属于热。故大要曰：谨守病机，各司其属，有者求之，无者求之，盛者责之，虚者责之。必先五胜，疏其血气，令其条达，而致和平，此之谓也。（《素问·至真要大论》）

○黄帝问曰：痹之安生？岐伯对曰：风寒湿三气杂至合而为痹也。其风气胜者为行痹，寒气胜者为痛痹，湿气胜者为著痹也。

凡痹之客五脏者，肺痹者，烦满喘而呕；心痹者，脉不通，烦则心下鼓，暴上气而喘，嗌干，善噫，厥气上则恐，肝痹者，夜卧则惊，多饮数小便，上为引如怀；肾痹者，善胀，尻以代踵，脊以代头；脾痹者，四肢懈惰，发咳呕汁，上为大塞；肠痹者，数引而出不得，中气喘争，时发飧泄；胞痹者，少腹膀胱按之内痛，若沃以汤，涩于小便，上为清涕。（《素问·痹论》）

○人有病头痛以数岁不已，此安得之，名为何病？岐伯曰：当有所犯大寒，内至骨髓，髓者以脑为主，脑逆，故令头痛，齿亦痛，病名曰厥逆。（《素问·奇病论》）

○帝曰：风雨之伤人奈何？岐伯曰：风雨之伤人也，先客于皮肤，传入于孙脉，孙脉满则传入于络脉，络脉满则输于大经脉，血气与邪并客于分腠之间，其脉坚大，故曰实，实者外坚充满，不可按之，按之则痛。

帝曰：寒湿之邪奈何？岐伯曰：寒湿之中人也，皮肤不收，肌肉坚紧，荣血泣，卫气去，故曰虚，虚者聂辟气不足，按之则气足以温之，故央然而不痛。

帝曰：经言阳虚则外寒，阴虚则内热，阳盛则外热，阴盛则内寒，余已闻之矣，不知其所以然也。岐伯曰：阳受气于上焦，以温皮肤分肉之间，今寒气独留于外，故寒栗。帝曰：阴虚生内热奈何？岐伯曰：有所劳倦，形气衰少，谷气不盛，上焦不行，下脘不通，胃气热，热气熏胸中，故内热。

帝曰：阳盛生外热奈何？上焦不通利，则皮肤致密，腠理闭塞，玄府不通，卫气不得泄越，故外热。帝曰：阴盛生内寒奈何？岐伯曰：厥气上逆，寒气积于胸中而不泻，不泻则温气去，寒独留，则血凝泣，凝则脉不通，其脉盛大以濇，故中寒。（《素问·调经论》）

○太阳之为病，脉浮，头项强痛而恶寒。太阳病，发热，汗出，恶风，脉缓者，名为中风。

太阳病，或已发热，或未发热，必恶寒，体痛，呕逆，脉阴阳俱紧者，名为伤寒。（《伤寒论》）

○寒之伤人者有三：雾露风雨，冬春霜雪，此天之寒气也；幽居旷室，砖地石阶，大江深泽，邃谷高山，此地之寒气也；日食寒物，脏冰瓜果，此人之寒气也。（柯韵伯）

○盖痰之生也，由于气之虚，而气之虚也，由于脏腑冷。（《石室秘录》）

○石瘕，生胞中，因寒气客于子门，恶血留集，日渐大，状如杯子，此气先病，血后病，月事不以时下。

肠覃，寒气客于大肠外，结瘕始如鸡卵，渐益大如怀孕，此气病血未病，故月水不断。

上二者，皆女子病，似妊娠。治法：可用辛热，如吴茱萸、桂心、附子，加入消块药。（《医碥·积聚》）

○血得寒血凝，不归经络而妄行者，其血必黑黯，面色必夭白，脉必微迟，身必清凉。扬仁斋曰：血遇热则流，故止血药多用凉药，然有虚寒致血错行者，当温中使血归经。（《医贯》）

○治血宜顺其性。善血病最忌寒凉之品，寒则凝滞不行，难以归经。（《石室秘录》）

○血循经络外行于皮毛，中行于脏腑，内行于筋骨，上行于头目，两手，下行于二便，两足，一脐，是周身无非血路。（《石室秘录》）

○寒凝血分，在表则不得汗，在里则不得下。其脉必沉细有力而不数，

须重用当归二三两，以温和其血寒，邪解则能汗，能下矣。（《王氏医存》）

○论羊癫：更有羊癫之症，忽然卧倒，作羊马之声，口中吐痰如涌者，痰迷心窍，因寒而成，感寒则发也。（《石室秘录》）

○论腰痛，腰不能俯者水湿，腰不能直者非水湿，乃风寒也。（《石室秘录》）

○肾脂枯不长：肾得水寒，则肾中阳衰，太阳之气亦衰，肾主骨髓，而髓之生长，惟悖乎气，寒湿在内，反消真阳，肾气既衰，则肾脂枯不长。（张琦）

○因寒饮食，寒气熏满，则血泣气去，故曰虚矣。（《素问·调经论》）

○寒则腠理闭，气不行，故气收，炅则腠理开，荣卫通，汗大泄，故气泄。（《素问·举痛论》）

○脾主肉，肝主筋，肉温则筋舒。今脾传寒于肝，故肉寒则卫气结聚为痈肿，筋寒则急为筋挛。（《外科理例》）

○肾寒吐泻：盖胃为肾之关，而脾为肾之海，胃气不补命门之火，则心包寒甚，何以生胃土而消其谷？脾气不补命门之火，则下焦虚冷，何以化其糟粕而生精微？（《石室秘录》）

○心寒胃弱：盖心火能生胃土也。世人一见不能饮食，动曰脾胃之病；而不知分胃之虚寒，责之心；分脾之虚寒，而责之肾也。（《石室秘录》）

○直中阴寒：直中阴寒之症，及寒邪直入于肾阴，不由皮毛而入营卫，不由营卫而入脏腑也。乃阴寒之邪，直中于两肾之中，而命门之火无可藏之地，及奔越星散，而寒邪乘其真火逃亡，趁势赶逐，于是入腹则腹痛，入肝则肝绝，入心则心亡。（《石室秘录》）

○积之始生，得寒乃生，厥乃成积也。……厥气生足悗，悗生胫寒，胫寒同血脉凝涩，血脉凝涩则寒气上入于肠胃。入于肠胃同䐜胀，䐜胀则肠外之汁沫迫聚不得散，日以成积。（《灵枢·大惑论》）

○人之所有者，血与气耳。血气者，喜温而恶寒，寒则泣而不能流，温则消而去之。（《素问·调经论》）

二、因寒致痉、因痉致瘀、因瘀致肿、因肿致炎、因炎致痛、因痛致病

（一）寒为第一病因

《素问·风论》：“风者，百病之长也，至其变化，乃为他病也，无常方，然致有风气也。”意思是说风居六淫之首，风是引起各种疾病的一个重要因

素，至于风在变化后，而发为何种疾病就没有一定的了，但其致病原因，都是由于一个风气的侵入。

风邪不能独伤人，至其变化，必携暑、湿、寒、热而为病。

皮肤腠理是人体的外在屏障，卫气充行其间，使皮肤具有保护人体、防御外邪的基本功能。《灵枢·本藏》："卫气者，所以温分肉，充皮肤，肥腠理，司开合者也。"人体脏腑活动特别是肌表皮肤功能是否正常，与卫气强弱有密切的关系。

感受风寒的先决条件是"腠理开"。腠理开即毛孔开泄汗出。毛孔是风寒诸邪入侵人的主要通道，导致毛孔外于开泄状态的情况有两种：一种是健康状态，如劳动汗出、天热汗出、房劳汗出等。动则生阳，阳胜则热，热性开泄，故汗出。一种是病理状态，如素体阳虚、病后气虚、内伤生冷而致阳陷等卫阳虚弱或相对不足，毛孔外于松弛状态。

至虚之处便是受邪之外。正如《素问·评热论》："邪之所凑，其气必虚，卫阳不足，腠理开泄，便容易招致外邪的侵袭。"

风善行而数变，无孔不入，肉腠一虚，风邪便会乘虚而入。风性开泄，令玄府更加不实。正如《素问·风论》所说："风气藏于皮肤之间，内不得通，外不得泄；风者善行而数变，腠理开则洒然寒，闭则热而闷……名曰寒热。"

天行暑热，有风则凉，如夏用电扇、空调。风与寒往往结伴而行，风为导，寒为伤。风盛则为伤风，汗出恶风、脉浮缓；寒盛则为伤寒，恶寒无汗、脉浮紧，总曰太阳风寒。

风寒湿三气杂至合而为痹，相当于现在的风湿、类风湿以及其他类型的关节、肌肉疼痛。其风盛者为行痹，寒盛者为痛痹，湿盛者为着痹。

风与湿也不可独伤人，必伴寒而成淫。寒却可独伤人，如井水冷浸、冰凉空间、寒冷湿地。有风之寒入毛孔，无风之寒冰骨节，冰骨节者关节疼，冰肌肉者肌挛缩。何韵伯说寒之伤人有三：雾霜风雨，冬春霜雪，此天之寒气也；幽居旷室，砖地石阶，大江深泽，邃谷高山，此地之寒气也；日食寒物，脏冰瓜果，此人之寒气也。由之可见，外之寒得之于六淫之风寒，内之寒行之于生冷瓜果。特别是现代生活，由于科学技术的发展，制冷技术日趋普遍，内寒不尽源于生冷瓜果，而更多地源于各种冰镇冷饮，如冰激凌、冰水、冰镇啤酒等各种冰镇饮料，直接进食胃中，图一时之快，冷热相击，伤及脾阳及他脏，日久气血凝滞，变生诸病。

所以说，风虽为百病之长，寒却为致病之首。上寒从口入，伤在胃；外寒从毛孔入，伤在肺；下寒从足入，伤在肠。胸腹受寒不能自出，必从毛孔出也。

（二）因寒致病，气血为基

阳气在人体中，好像天体与太阳的关系一样，如果阳气失去了它应处的场所，人体就会产生疾病，人的寿命就会缩短。所以说，人体的阳气也像自然界的太阳一样作用强大，起着卫外，保护人体的作用。正如《素问·生气通天论》所说："阳气者，若天与日，失其所则折寿而不彰。故天运当以日光明。是故阳因而上，卫外者也。"说明了人体阳气的重要性。

《素问·阴阳应象大论》："阴阳者，天地之道也，万物之纲纪，变化之父母，生杀之本始，神明之府也，治病必求于本。"本者，阴阳也；阴阳者，气血也。阴阳是自然界事物变化的普遍规律，可以作为分析和归纳一切事物的纲领；事物的一切变化，都是由于阴阳对立两方面的相互作用而发生的，所以阴阳既是事物发生发展的根本，也是事物毁灭消亡的由来，事物所以会产生复杂的变化，就是事物内部存在着相反相成的阴阳两方面。阴阳具体到人体就是气血，气为阳，血为阴，阴平阳秘，气血调和，人体才能健康。

在阴阳这对矛盾统一体中，阳是矛盾的主体。人之出生，必得自然之清气而始有呼吸，阳一运转，气血周流，始有命门火。阳不仅表现为脏腑的功能活动和卫气的卫外功能，而且表现在消化吸收以及化生精微上，故《素问·阴阳应象大论》："水为阴，火为阳。阳为气，阴为味。味归形，形归气。气归精，精归化。"说明人体正常的阳气不仅具有温动作用，而且可以利用饮食物化生阴精，滋养机体。如《素问·生气通天论》中"阳气者，精则养神，柔则养筋"就是这个意思。当然，过亢的阳气不仅不能化生阴精，反而会伤及阴精。所谓《素问·阴阳应象大论》："壮火之气衰，少火之气壮；壮火食气，气食少火；壮火散气，少火生气。"这也说明了亢则为害的道理。

寒则伤阳，阳气拂郁，反生郁热。外感发热乃卫气郁滞，内伤发热乃阳陷阳郁。《素问·生气通天论》："因于寒，欲如运枢，起居如惊，神气乃浮。"神气者，阳气也；寒盛者，阳气不行，浮而壅遏不得行也。阳气失常可以产生许多疾病，如《素问·生气通天论》："阳气者，烦劳则张，精绝，辟积于夏，使人煎厥。""阳气者，大怒则形气绝，而血菀于上，使人薄厥。""阳气者……开合不得，寒气从之，乃生大偻；陷脉为瘘，留连肉腠，俞气化薄，传为善畏，及为惊骇；营气不从，逆于肉理，乃生痈肿；魄汗未尽，形弱而气烁，穴俞以闭，发为风疟。"

所以风寒冷食，避之有时，常养阳气，常顺阳气，保持阳气通畅旺盛，身体才能阴阳调和，安然无恙。故《素问·生气通天论》总结道："凡阴阳之要，阳密乃固。两者不和，若春无秋，若冬无夏，因而和之，是谓圣度。故阳强不能密，阴气乃绝；阴平阳密，精神乃治；阴阳离决，精气乃绝。”

八纲者，阴阳、表里、虚实、寒热也。阴阳者，概指表里、虚实、寒热；表里乃邪之表里，虚实乃正之虚实，寒热乃发热恶寒之征也。阴阳具体到人体那就是气血，肺气即肺阳，心气即心阳，脾气即脾阳，肾气即肾阳。里之气血为气血，表之气血为营卫。脾胃为气血生化之源，肺主气，心主脉，肝藏血，脾统血，共同完成血液的调节与运行。

气血是人体最基本的物质，《素问·调经论》说：“人之所有者，血与气耳。”气是中医特有的概念：一是指体内流动着的精微营养物质，如营气、卫气、水谷之气等，是构成人体和维持人体生命活动的基本物质之一；二是指脏腑生理活动，主司呼吸，帅血运行，化行津液，温养皮肤肌腠等，如脏腑之气、六腑之气、经脉之气等。所以，从人体生理、病理角度而言，气可以概括人体脏腑组织各种不同的机能活动。

血在气的推动下，周流全身，凡皮毛、筋骨、经络、脏腑等一切组织器官，均由血液供给营养。现代生理学对血液的功能有详尽的论述：

1. 运输功能

血液能将机体所需要的氧、蛋白质、糖类、脂类、维生素、水和无机盐等运送到身体各部的组织细胞。组织细胞的代谢产物如二氧化碳、尿素、尿酸和肌酐等可经血液运送到肺、肾、皮肤和肠管而排出体外。体内各内分泌腺所分泌的激素也通过血液的运输，作用于相应的器官而发挥其功能。血液的运输机能是与心血管活动密切相关的，如果心脏停搏，血液不能流动，则其运输机能亦即丧失。正所谓：气为血之帅，气行则血行，气滞则血凝。血液运输是由心和肺来完成的，心主血，肺主气，心血有赖肺气的推动始能如环无端，周流全身。

2. 调节功能

血液中含有大量水分，水的比热较大，故能缓冲体温变化，并能将体内深部器官所产生的热量运送到体表予以发散。

血浆中的碳酸氢钠、磷酸氢二钠和磷酸二氢钠，以及血浆中的蛋白质和红细胞中的血红蛋白等都是重要的缓冲物质，具有抗酸和抗碱作用。酸性和碱性物质进入血液，通过物质的作用，血液的pH值不至于发生较大幅度的变动，从而保持血液碱度相对恒定。此外，各种体液因素（如激素等）也必须通过血液运输，才能实现对其他器官的调节作用。血液的调节是由肝来完成的，肝藏血，肝具有调节血液的作用，人体各部的血液流量，常随着不同的生理需要相应地增减，人在休息和睡眠时，人体血液的需要量就减少，多余的血液就藏于肝；在劳动或工作时，血液就分布到全身各处，以供正常活动的需要。王冰说：“肝藏血，心行之，人动则血运行诸经，人静则血归于肝。”

3. **防御和保护功能**

血液中的白细胞对于外来生物和体内的坏死组织具有吞噬分解作用，血浆中含有多种免疫物质，如抗毒素、溶菌酶等能够对抗或消灭外来的细菌和毒素，从而使肌体免于发生传染性疾病，当机体损伤而出血时，血小板和血浆凝血因子，可起到凝血和止血作用，从而防止继续出血。

血液的防御和保护功能与脾有密切关系。脾为气血生化之源，脾与免疫机能有密切的关系。实验证明，经用补脾的办法治疗后，于临床症状改善和消失的同时，白细胞吞噬能力和抗菌滴定度均有增加趋势，因此初步认为脾虚可能包括机体防御机能降低的因素，而补脾可提高人体的免疫机能。脾主统血，有使血液循行常道，不致外溢的作用，如果脾气虚弱，失于统摄之权，则血离脉道，会出现一些急慢性出血的病症。所以说奔衄漏下皆从肝脾。

由此可知，气血是人体最基本的物质。血是气的物质基础，气是血的功能体现，脏腑的正常机能又利用呼吸之气、饮食之气化生血液，不断地补充血液及血中成份。血运于心，调于肝，御于脾。

（三）血液循环

1. **体循环与肺循环**

循环系统为一密闭的管道系统，由于管道内所含成分的不同，又分为心血管系和淋巴系两部分。心血管系由心脏、动脉和毛细血管组成，其中流动着血液；淋巴系由淋巴管、淋巴结和淋巴器官组成，其管道中流动着淋巴，最后也流入静脉内。

祖国医学早在两千多年前就对心血管系有过描述，如《灵枢经》有“心主脉”的记载，就是指心有推动血液在脉管内运行以营养全身的功能。又如《灵枢·脉度》中记载：“气之不得无行也，如水之流，如日月之行不休……如环之无端，莫如其纪，终而复始。”这些记载对循环系统作了深刻的描述。祖国医学还认为心的功能可以通过脉反映出来，如《素问·六节藏象论》：“心者……其华在面，其充在血脉。”祖国医学对心血管的这些认识，至今仍指导着临床实践。

心脏是推动血液流动的动力器官；动脉是运送血液离开心脏的通道，将血液输送到全身毛细血管；静脉是血液流回心脏的通道，起于毛细血管；毛细血管是沟通动脉和静脉之间的细小血管；呈网状布于全身各组织器官（软骨、角膜、晶状体、玻璃体、指趾甲和牙釉质除外）。毛细血管是血液同组织器官间进行物质交换的场所。

血液循环分为体循环和肺循环，循行于心脏和周身之间的为体循环，循行于心脏与肺之间的为肺循环。体循环是在左心室收缩时，动脉血注入主动脉，又经各级动脉分支，注入全身各组织器官的毛细血管，进行物质交换，把动脉血带来的氧和营养物质送给组织细胞，带走其新代谢的废物和二氧化碳。血液再经小静脉、中静脉，最后通过上、下腔静脉返回右心房。肺循环是在右心室收缩时，静脉血经肺动脉入肺，在肺泡毛细血管进行气体交换，排出二氧化碳，吸进氧，再经肺静脉返回左心房。

2. 冠脉循环与脑循环

在体循环中有一些特殊的血液循环，如心、脑循环，因其血流量的调节各有特点，所以有必要予以了解。

心脏的血液供给来自左、右冠状动脉，它们发自主动脉，在走行过程中经多次分支，然后在心肌中形成极为丰富的毛细血管网，平均每一条毛细血管供一条心肌纤维。经毛细血管网汇集成静脉，绝大部分静脉都汇入冠状窦流入右心房。这一循环途径称为冠状循环。

冠状循环有以下特点：

（1）冠状动脉的小分支之间有许多吻合支，当冠脉阻塞时，血液可通过这些吻合支，起一定的代偿作用。

（2）心肌的节律性舒缩活动挤压走行心肌中的冠脉小分支，改变其外周阻力，从而对冠脉血流产生巨大影响。左心室收缩时，冠脉血流下降；舒张时，冠脉血流加速。

（3）冠状动脉受神经、体液的调节。交感神经对冠脉的直接作用是使之收缩，但在完整机体内，交感神经使心脏活动性增强，代谢产物增多，反而使冠脉扩张。迷走神经的作用与交感神经相反，它对冠脉的直接作用是扩张，但在完整机体内刺激迷走神经对冠脉血流量影响较小。

脑组织活动旺盛，代谢率高。正常人在安静状态下，脑血流量平均约为750ml/分，约占输出量的14%；氧消耗量约为45ml/分，约占全身氧消耗量的20%。脑活动的能量来源，主要靠葡萄糖氧化，而脑组织本身几乎不贮存糖，全靠血液供应。神经细胞对缺氧又非常敏感，所以脑循环片刻也不能停止。

脑血液供给来自颈内动脉和椎动脉，在颅底形成动脉环，由此分支供给各部脑组织。脑的静脉血进入颅内的静脉窦，主要通过颈内静脉回流入上腔静脉。

脑和脊髓处于容积固定的颅腔和椎管内，其中充以神经组织、血管和脑脊液。此三者容积之和相当固定，否则将引起颅内压的升高或降低，对脑机体发生不良的影响，因此，脑血管的舒缩活动范围较小。脑血管的总容量因受颅腔限制虽然变化不大，但因各部脑组织活动程度的不同，各局部血管的舒缩状态和血流量可相对的发生变化。

脑循环有如下特点：

（1）脑血流量的多少，取决于动脉血压和脑血管阻力。在血管直径变化不大的情况下，动脉血压升高时，脑血流速度和血流量增多；反之，当动脉血压降低时，则脑血流量减少。

（2）CO_2 是最强烈的脑血管舒张剂。CO_2 对脑血流的自身调节作用，现认为当血压降低时，脑血流量减少，脑组织代谢产生的 CO_2 积聚，CO_2 可直接作用于血管平滑肌，使小动脉舒张，于是血流量增多，直到恢复正常；反之，当血压升高时，脑血流加快，血流量增多，舒血管物质 CO_2 被排除，则脑血管的紧张性增强，阻力增大，血流量减少，故又恢复正常。但当动脉血压过低时（如低于60mmHg以下），则脑循环的自身调节能力丧失，出现所谓的“缺血反应”。其主要表现为全身血管收缩，外周阻力显著增大，使动脉血压回升。脑缺血反应的生理意义在于提高脑血管灌流量，改善脑的血液供给，对脑组织有重要的保护作用。

（3）脑血管的活动也受神经和体液因素调节，但神经性调节的作用不大。

（4）脑组织的毛细血管与一般毛细血管不同，它只允许某种物质（如血中葡萄糖、O_2、CO_2 及脂溶性物质等）透入到脑组织中，而对别一些物质（如青霉素、胆盐、H^+、HCO_3^- 及一些非脂溶性物质等）则不易透入脑组织。这样，在血液与脑组织间似也有一屏障，称“血－脑屏障”。

3. **微循环**

微动脉与微静脉之间的小血管床，无论是在结构上或机能上都有其特性，故将这部分微细呈网状管道的血液循环称为“微循环”。微循环的主要功能是实现血液与组织细胞间的物质交换，运送养料和排泄废物。在正常情况下，微循环的血流量与组织器官的代谢水平相适应，如果微循环机能障碍，不能满足组织代谢的需要，必将直接影响各器官的生理功能，所以微循环具有极为重要的意义。

微循环的结构随各组织器官的功能而有所不同。典型的微循环是由微动脉、中间微动脉、毛细血管前括约肌、真毛细血管、通血毛细血管、动静脉吻合支和微静脉等七部分组成。真毛细血管是微循环系统进行物质交换的主要部位。由于各器官活动水平不同，毛细血管开放数量也不同。例如肾脏毛细血管在安静时开放的数量并不比机体活动时少很多，而肌肉毛细血管安静时，只有1%开放，活动时则大量开放。

当组织处于安静状态时，大部分毛细血管呈关闭状态，流经微循环的血液，大部分经微循环直捷通路流回心脏。皮肤动静脉吻合支大量开放时，可增加皮肤血流，促进散热，具有调节体温的作用。

微循环的调节受多种因素的影响：

（1）毛细血管前阻力和后阻力变化对微循环灌流量的影响。毛细血管前括约肌的舒缩，可完全控制毛细血管的开放与关闭。而小静脉和微静脉舒缩形成的后阻力则控制着微循环的排出量。假如毛细血管后阻力异常时，可引起微循环血液的淤滞，导致局部组织缺氧和代谢障碍，并使回心血量减少。

小静脉和微静脉的舒缩状态，受交感缩血管神经支配，并对血管活性物质发生反应。一般认为，毛细血管前括约肌对肾上腺素和去甲肾上腺素敏感性较高，但对缺氧和代谢产物的耐受性较强，当机体大失血、烧伤、严重感染等引起休克时，儿茶酚胺大量释放于血中，休克早期表现为微循环的阻力血管（微动脉、中间微动脉）和毛细血管前括约肌收缩，使微循环血流减少。休克后期因缺氧和代谢产物堆积，致使毛细血管前括约肌和阻力血管舒张，微循环的灌流量增加。但微循环因血儿茶酚胺不断增加而引起收缩，同时它对缺氧和代谢产物的耐受性较高，故不易舒张，结果增加毛细管后阻力，阻碍微循环灌流量的排除，使回心血量减少，动脉血压更为降低，导致组织严重缺氧、代谢障碍、机能衰竭等严重后果。因此在治疗休克时，应用扩张血管药，其目的不仅在于解除微静脉和小静脉的痉挛，还可以降低毛细血管后阻力，消除微循环的瘀血。

（2）局部舒血管物质和跨壁压对微循环的反馈性调节。微循环的微静脉受交感神经和体液因素的调节。而中间微动脉和毛细血管前括约肌，一般认为不受神经支配而受体液因素调节。一般来说，全身性血管活性物质（如肾上腺素、去甲肾上腺素、血管加压素、血管紧张素Ⅱ等）是收缩性的；而局部产生的血管活性物质是舒张性的，包括组织胺、缓激肽和组织代谢产物（如乳酸、二氧化碳、核苷酸、腺苷化合物等）。毛细血管的开闭主要受局部舒血管活性物质的调节，并与机体的代谢水平相适应。真毛细血管的开放区与关闭区可能是交替性的。即一处开放的同时，他处正在关闭。开放区则因代谢产物排出后而关闭；而关闭区则相反，由于舒血物质积聚后而开放，如此轮换进行。

此外，微循环血管的跨壁压力（由于微血管外压力很小，跨壁压实际上等于血管内压）对微循环的血流和血压也有负反馈性调节。即当微循环血流增多使血管内压升高时，可直接刺激微血管（包括毛细血管前括约肌）使平滑肌收缩，血管口径缩小，毛细内压回降；反之，当微循环血管内压降低时，可使血管舒张，血流增多，毛细血管内压回升。血管平滑肌对跨壁压的负反馈应不依赖于神经和体液的调节，属于肌源性反应，是器官血流量自身调节机制之一。

所以说微循环的灌注主要受交感缩血神经、全身血管活性物质控制的后阻力以及受局部血管活性物质控制下的毛细血管的开闭两方面的影响。而微静脉、小静脉和毛细血管的痉挛是导致微循环淤滞、产生疾病的重要基础，扩张血管，解除痉挛，消除微循环的瘀血是治疗的关键。

（四）因寒致痉、因痉致瘀、因瘀致肿、因肿致炎、因炎致痛、因痛致病

五脏六腑，四肢百骸，皮肤组织都存在着各自的微循环，由于某种原因当彼此微循环发生障碍时，便会导致脏腑功能失调，而由于人是一个有机的整体，脏腑与脏腑之间，脏腑与组织之间，特别是皮肤与脏腑之间存在着密切的联系。所以一处微循环失调可能影响到整个血液循环，从而波及到另外脏腑组织的微循环，从而产生种种不同的病症或合并症。

因寒致痉，因痉致瘀主要是指微循环的痉挛和淤滞。如《素问·举痛论》指出“寒气入经而稽迟，泣而不行”，“寒气客于脉外，则脉寒，脉寒则缩踡，缩踡则脉绌急，则外引小络，故卒然而痛”，“寒气客于小肠膜原之间，络血之中，血泣不得注于大经，血气稽留不得行，故宿昔而成积矣”。由此说明寒邪伤人首先影响到血液循环，引起微循环淤滞，这里的络脉（小络或孙络）即是指微循环血管，“血泣不得注于大经”则是由于微循环的障碍影响了微循环的回流。

寒分内寒和外寒，外寒源于六淫，伤在皮肤；内寒源于阳虚，各有所伤。皮肤被覆于体表，卫气充行其中，为人体之藩篱。皮肤具有丰富的微循环和特殊的生理功能。皮肤的血管由皮下深部动脉分支而来，在真皮与皮下组织交界处分出与皮面平行的小动脉，组成皮肤深层动脉丛，除供给汗腺、汗管、毛乳头和皮脂腺的营养外，一些分支延伸到真皮乳头层与网状层交界处，再分支组成皮肤浅层动脉丛，由此分出毛细血管袢供给乳头、毛囊及皮脂腺的营养。各毛细血管袢后静脉段，逐渐集合成小静脉，与动脉并行分别汇成皮肤的浅层静脉丛和深层静脉丛，注入皮下深部静脉，回归大循环。

血管球体是一种动、静脉之间的特殊辅助结构，位于真皮浅层，指趾末端较多，遇冷时部分动脉血可不经毛细血管而由此直接进入静脉，能减少体温散失。

在论述风寒导致皮肤微循环痉挛方面，中医是通过营卫学说（营卫即体表之气血）来阐述的，如《素问·风论》：“风气藏于皮肤之间，内不得通，外不得泄；风者善行而数变，腠理开则洒然寒，闭则热而闷，其寒也则衰食饮，其热也则消肌肉，故使人怢栗而不能食，名曰寒热。……风气与太阳俱入，行诸脉俞，散于分肉之间，与卫气相干，其道不利，故肌肉愤䐜而有疡；卫气有所凝而不行，故其肉有不仁也。疠者，荣气热胕，其气不清，故使其鼻柱死而色败，皮肤疡溃。风寒客于脉而不去，名曰疠风，或名曰寒热。”

《素问·热论》也说“今夫热病者，皆伤寒之类也”，说明热病也源于受

寒，无论迟早，太阳病多有发热，更因寒性阴凝，不但卫阳为之束缚，而且营阴郁滞，太阳经气流行不畅。何韵伯说："太阳受病，当一二日发，故即发热者，或有至二日发，故即发热者。盖寒邪凝敛，热不遽发，非若风邪易于发热耳。然即发热之迟速，则其人所禀阳气之多寡，所伤寒邪之浅深，因可知矣。"而仲景在论述太阳中风时说："病常自汗出者，此为荣气和，营气和者，外不谐，以卫气不共荣气谐和故尔，以荣行脉中，卫行脉外，复发其汗，荣卫和则愈，宜桂枝汤。"说明外感疾病的总病机应是营卫不和。

从外感致痉，因痉致瘀的角度讲。风寒湿邪侵袭肌表，引起皮肤肌腠循环痉挛，痉挛的结果是荣卫不和，体表气血淤滞，从而影响皮肤的功能。首先影响到皮肤的调节作用，正常情况下皮肤具有自稳调节作用，以保持皮肤自身的生理状态。风性开泄，寒主闭塞，湿滞营卫。风邪侵入腠理，令毛孔开泄汗出，《内经》称为"泄风"。寒伤肌肤，腠理闭塞，恶寒发热，身痛无汗者，《伤寒论》称为"太阳伤寒"。汗出之际，毛孔疏松，淋雨入水，水湿入侵肌腠，玄府骤闭，汗污不及宣泄，阻于营卫之间，开合失和。营卫不调后，由于皮肤微循环淤滞，皮肤排泄机能受到影响，不仅不利于某些代谢产物的排泄，而且影响到人体的体温调节，人体体温的主要调节形式是皮肤浅层血管的舒缩及汗液的蒸发。当外界温度过高或疾病而发热时，皮肤及脏温度感受器传出的冲动作用下丘脑温度调节中枢，然后通过交感神经皮肤血管扩张，血管球体关闭，流经皮肤的血流量增加，因而可以加大热的辐射、对流及传导，使体温降低。当外界温度过低时，通过上述同样神经通路使毛细血管收缩或暂停活动，血管球体开放，流经皮肤的血流量减少，从而减少体温的散失。汗液（包括病汗、药汗和生理性汗，生理性汗又分为显性汗和不可见性汗）的蒸发能带走较多的热量，有利于降低体温。外界温度过高或某些发汗不良性疾病时，体温调节障碍出现不适甚或发热，如外感发热，在表者，汗之可也，麻挂之属。调节营卫也即活血化瘀。

从因瘀致肿上讲主要是影响到皮肤的水液代谢。水的代谢是皮肤代谢的重要组成部分。皮肤是人体的一个贮水库，皮肤含水量占体重的18%～20%，其中75%位于细胞外，主要在真皮中，它不仅是皮肤各种生理作用的重要内环境，而且对整体水分也可起调节作用。皮肤微循环在受到寒邪刺激时，不仅毛孔出现闭塞，汗液排泄不畅，而且皮肤毛细血管先痉后张，淤滞不畅，腠理为通会元真之处，三焦又为津液水道。《灵枢·决气》："上焦开发，宣五谷味，熏肤，充身，泽毛，若雾露之溉，是谓气。腠理发泄，汗出溱溱，是谓津。"《灵枢·本藏》："卫气者，所以温分肉，充皮肤，肥腠理，司开合者也。"说明卫气循于皮肤之中，分肉之间，具有温养肌肉，润泽皮肤，滋养腠理，启闭汗孔等作用。也说明皮肤中不仅有卫气、营血，而且有水津代谢，如《灵枢·五癃津液别》:“津液各走其道，故三焦出气，以温肌肉，充皮肤，为其津，其流而不行者为津。”寒邪客于皮肤，则皮络缩踡绌急，津液不行，不仅影响皮肤的津血代谢，而且会影响有关内脏的功能。如《灵枢·五癃津液别》:“天暑衣厚则腠理开，故汗出；寒留于分肉之间，聚沫则为痛。天寒则腠理闭，气湿不行，水下留于膀胱，则为溺与气。”沫即指受寒影响而停留在肌腠间的津液。所以在治疗某些皮肤病的时候，不仅可以采取辛温解肌，调和营卫的办法，而且可以在解痉活血的基础上，利其津液，各走其道，使营卫调和，肌肉解利，肺卫充沛，心血调和，皮病方可渐渐解除。如《灵枢·天年》:“五藏坚固，血脉调和，肌肉解利，皮肤致密，荣卫之行，六府化谷，津液布扬，各如其常，故能长久。”

因寒致痉，影响局部乃至全身血液循环，进而产生微循环痉挛；因痉致瘀是由于微循环的痉挛影响微循环的灌流，从而产生微循环的淤滞；因瘀致肿是指由于微循环的淤滞和回流障碍，影响津液的布扬，从而产生汁沫停留，形成微循环的淤滞水肿，这种微循环的淤滞水肿，只是一种病理改变，可以是肉眼看不到的，也可以是现代检查查不到的。

流水不腐，户枢不蠹。意思是说常流水不会滋生腐败，经常转动的门轴不会被虫蛀食。人体也一样，无惊无扰，气血流畅，津液布扬，细菌就不能过度繁殖而产生炎症。

自然环境中广泛存在着各种细菌，因此，人类的体表以及和外界相通的腔道如口腔、鼻咽腔、肠道、眼结膜、泌尿生殖道等，经常有微生物的存在。其中一部分由于长期适应的结果，能长期寄生在人体上述部位，称为正常菌群。例如，大肠杆菌大量存在于肠道内，甲型链球菌常见于鼻咽部，表皮葡萄球菌常见于皮肤。在一般情况下，不仅正常菌群与人体保持着动态平衡，而且菌群之间也是相互制约的，所以不会使人致病。其中有些甚至是维持人体正常健康所不可缺少的，如肠道中的大肠杆菌能合成乙族维生素和维生素K，经肠道吸收供机体利用。但是当机体防御机能减弱，如机体受凉、过度疲劳、电离辐射、大面积烧伤、恶性肿瘤及慢性消耗性疾病等情况，某些正常寄居于人的菌群，就可以引起疾病。例如鼻咽部的甲型链球菌就可以引起咽炎和气管炎；大肠杆菌进入腹腔或泌尿道，可引起腹膜炎、泌尿道感染。因此，这些细菌又叫做条件致病菌。近几年来发现，某些条件致病菌如大肠杆菌、绿脓杆菌和变形杆菌等引起的感染有增加的趋势。

由于风寒侵袭，营卫不调，久之还可影响内脏，引起某些脏腑功能失调，局部微循环障碍，津液迟缓，代谢失调。或出于治疗的需要，大量使用抗生素，导致耐药或菌群失调。这些都为细菌繁殖造成了客观或人为的因素。

邪之所凑，其气必虚。这里的邪也可以是菌，例如，寄生在健康人鼻咽部的肺炎球菌，当受凉、过度疲劳使呼吸道黏膜抵抗力减低时可引起气管炎或支气管肺炎。所以慎起居、节饮食、勿过劳。勿伤气血，勿伤其阳，内不致郁，外不致侵，则可以提高人体的免疫力，减少细菌的感染。

总之，某种病理条件下的因瘀致肿是继发细菌感染，产生炎症的基本病理条件。

外感疾病可以导致内在脏腑失常，恣食生冷、赤足涉凉、情志不畅、房劳过度等都可以引起精气亏损、气血涩滞、津液流缓，甚则淤滞为患。上气不足则为心肺疾、胸膜疾、气管疾，头痛疾、虚汗疾、颈椎疾、萎缩疾、虚损疾、结核疾；中气不足则为肝胆疾、脾胰疾、肠胃疾、妇科疾、阳痿早泄疾、病毒疾、湿疹疾；下气不足则脑血管疾、腰腿疾、前列腺睾丸疾、胆胃反流疾、尿毒疾、高脂高血压疾。

（五）因寒致病，变生诸症

1. 风寒

风为阳邪，其性疏泄，易致卫外不固。寒假风威，始得伤人，风寒侵袭人体，卫阳被束，初病即有恶寒，至于发热之迟早，则与感邪轻重，体质强弱有关。若风寒较重，卫阳郁闭，未能及时达表抗邪，则发热较迟。若风寒较轻，卫阳郁闭不重，尚能及时抗邪，故发热较早。然而不论迟早，太阳病有发热，不可不知。更因寒性阴凝，不仅卫阳为之束缚，而且营阴郁滞，太阳经气流行不畅，故伴见身体疼痛，脉阴阳俱紧等。呕逆乃阳郁不宣，胃失和降所致。所以《伤寒论》说："太阳病，或已发热，或未发热，必恶寒，体痛，呕逆，脉阴阳俱紧者，名为伤寒。"在表者，汗之可也。仲景用麻黄汤、桂枝汤发表解肌，使腠理开，风寒去。

2. 寒湿

表之湿者起于汗郁，汗之郁者起于寒闭。风寒外感，卫阳郁闭，汗之不出，郁于腠理。初起者，寒未及化热，遂成寒湿肌表，寒湿肌表则太阳经气不利，出现发热身重，骨节痛烦等症状。

内之寒湿生于阳气损伤，或进食寒凉，或坐卧湿地，寒伤胃阳，湿滞脾气，脾胃阳气损伤，运化无力，脾不能为胃行其津液，遂致水湿停留，酿湿成痰。因寒生湿，因湿生痰，形成寒痰湿邪，寒痰湿邪的最大特点就是伤阳及碍气，寒主收引，痰阻气机，最终导致气机不利，升降失常，久则阳气下陷，脏器下垂。

内湿又容易招致外湿侵袭，原因在于内寒伤阳，内湿阻遏，首先导致内气不足（此内气包括上气、中气及下气），内气不足，则易致外湿内侵，下湿上犯，正所谓同气相求，受若持虚。

3. **寒火**

“寒火”，顾名思义即由寒引起的火。寒与火相反而相承，寒极生热，热极生寒，相互依存，相互转化，寒火即是这对矛盾转化过程中的一个方面。依据临床可以把寒火分为以下几个方面：

（1）伤寒发热

风寒外感，汗不得出，卫阳郁闭而不得泄越，玄府越是不开，人体在正气未伤的情况下，卫气达表奋起抗争，更加重了体表卫气聚积，卫气郁积与邪相争的结果，便发热而恶风寒，即《伤寒论》所说的“阳浮者热自发”。所以发热是机体与邪抗争的结果，在发热温度不甚高的情况下，并不是一件坏事，而是机体初具抵抗力的标志，只有在高热的情况下，说明邪气旺盛，需要适当给予解热降温，以减轻邪气对机体的损害。具体退热的办法同治疗风寒，即调和营卫，解肌发表。

（2）内热

内热起于肺、胃。肺热起于表闭，表闭起于风寒冲凉。风寒外束，肺气不宣，上气郁而生热，如先鼻干咽痛，出气鼻热，以致一二日后便觉感冒，所谓的先上火后感冒，实质上是先感冒后上火。初感冒时，人多不觉察，毛孔有闭塞，体内阳气不得不外出，这时躯体像筒一样，郁阳聚而上升，便觉喉痛鼻干，出气也热。这种类型的上火不可一味寒凉，如三黄片、黄连上清片之类，应当在去火的基础上，适当加服发表药，如复方阿司匹林、扑热息痛之类，使毛塞顿开，肺气一展，火气自然下降，所谓“火郁者发之”。

胃热起于食积便闭或恣食寒凉，六腑以通为用，以降为顺，胃气更宜通降不滞，如暴饮暴食或反复积滞，胃气壅遏不行，短则引起食烧，久则形成疳积。食烧在儿童非常常见，因为小儿素体脾虚，中气不足，又常常食不自制，不知饥饱，饮食自倍，肠胃乃伤。食烧一般属于低热，如疳积热。如果儿童腹胀不大便或泄泻而出现高热，温度超过38℃以上便可能同时并发了感冒。儿童生病不外乎冻着、吃着、吓着，所以儿童经常感冒与吃着一前一后，或是先感冒后吃着，原因是感冒后，邪气内迫肠胃，消化机能减退，而易吃着，这样发热是既有感冒烧又有食烧，凡打退热针热退而复烧者必夹杂有食烧；或者先吃着后感冒，原因是进食寒凉或饮食倍伤，伤食泄泻，致脾虚气弱，营卫随之不济，卫外空疏，则易招致外感，这样的发热是既有食烧又有感冒发热。所以治小儿发热必虑其肚子。

无论何因，上火都暗示胃酸增多，多之少者可上火，多之多者则烧心，所以病机十九条：诸呕吐酸，皆属于火。外火源于邪气内迫，内火源于木郁克土，大黄碳酸氢钠片既去火又制酸，成为临床的常用药，并能减轻药物的刺激。

（3）上热下寒　阴盛戴阳

上热下寒是指上部有热，下部有寒，常说的胃中有热，肠中有寒即属于此类，胃热起于肝火，肠寒出于脾虚。情志不畅，木郁克土；或恣食生冷，土壅木郁，终致肝脾不调，胃热肠寒。这种肝强脾弱，肠寒胃热通常是胃肠道疾病的基本病理。

另外伤寒大下后，外邪乘机内陷，留扰胸膈，也形成上热下寒现象，即上焦有热，中焦有寒。上焦有热则身热不去，虚烦懊恼。大下之后，脾胃受损，则腹满或腹痛，或食少便溏。正如《伤寒论》所说："伤寒，医以丸药大下之，身热不去，微烦者，栀子干姜汤主之。"栀子苦寒清上，干姜辛热温中，寒温并用，相反相成。上热下寒为偏实，重在清上。

上热下寒也有不因误下而成者，即素体脾胃虚弱之人，感受外邪，热扰于上，寒在于中，也可以用栀子干姜汤治疗。

火性炎上，寒多沉降。因火生燥，因寒生湿。燥则润之，湿则利之。上燥以参麦以润，下湿用黄芪以温、以利，不独消炎为治。如心之重症输用参麦注射液、西地兰，胃之重症输用参麦、奥美拉唑，肺之重症输用参麦、喘定；关节、妇科重症输用黄芪、速尿。呼吸、关节、妇科另加消炎如青霉素等。

阴盛戴阳证是指脾肾阳衰，阴寒极盛，逼迫虚阳上越所致。脾肾阳衰，下焦不得温煦，水谷不化则下利，必见但欲寐，手足厥冷，脉细微。既为戴阳，必有面赤。干呕心烦乃阴寒极盛，逼迫虚阳上越所致。阴盛戴阳为偏虚，重在回阳，《伤寒论》用白通汤主之。

（4）真寒假热　阴盛格阳

辨别寒热真假《伤寒论》有典型的论述："病人身大热，反欲得近衣者，热在皮肤，寒在骨髓也；身大寒，反不欲近衣者，寒在皮肤，热在骨髓也。"本条根据病人的喜恶，提供了辨别寒热真假的宝贵经验。大凡在表的寒热易假易惑，在内的寒热每多真情。如病人身大热，反欲近衣者，乃阴寒之邪凝滞于内，虚阳浮越于外，故所见外热是假，内寒是真。故程效倩说："寒热在皮肤者，属表属假；寒热之在骨髓者，属本属真，本真不可得见，而标假易惑，故直从欲与不欲处断之……情则无假也。"当然，临床还需结合全部脉证，加以综合分析，如寒证多伴有口不渴，或渴不欲饮，喜近炉火，小便清长，脉沉迟，舌淡苔白等症。

《脾胃论》因而立"甘温除大热"之补中益气汤益气升阳，调补脾胃，使脾胃强健，阳复寒去，则发热自除。阴盛格阳是指阴盛于内，格阳于外的病症。如《伤寒论》："少阴病，下利清谷，里寒外热，手足厥逆，脉微欲绝，身反不恶寒，其人面色赤，或腹痛，或干呕，或咽痛，或利止脉不出者，通脉四逆汤主之。”又说：“伤寒发热，下利厥逆，燥不得卧者，死。”少阴病，下利清谷，手足厥逆，脉微欲绝，是阳气大衰，阴寒内盛所致。身反不恶寒，面色赤，是阴盛于内，虚阳浮越于外，而成阴阳格拒之势。内有真寒，外有假热，故云“里寒外热”。发热而下利仍不止，且出现燥不得卧者，是格拒之甚，虚阳欲脱之象，较补中益气汤更为严重，应急用通脉四逆汤破阴回阳，通达内外。补中益气汤甘温除大热，所主为气虚阳陷；通脉四逆汤破阴回阳，所主为阳衰阳脱。

4. 湿热

湿与热俱源于寒。湿也可生热，谓之湿热。因寒生湿，因湿生热，可谓一气呵成。湿是所有疾病的附产物，中医的湿在现代医学可以理解为包括充血、水肿、微循环淤滞等在内的过敏性皮肤病、内耳性眩晕、局部水肿性疾病等，这些疾病的共同特点是组织间液增多，故凡是因某种病理状态而引起的水液、血液、淋巴液代谢失常，导致组织液相对增多的现象，都具有某种湿的特性。轻者为湿，聚者为水。如妇科盆腔炎多属湿，盆腔积液多属水。另外，湿与水的区别还在于湿泛表走外，水走中聚内，所以湿疹、白带为湿，积液关节为水。

脾主运化水温。水指人体正常的水液代谢，脾运水是脾对人体的生理作用；湿是指水液代谢失常后而产生的湿邪。常水赖脾以运，湿邪也赖脾以化，脾运而能化湿的机理仍然是脾对水液的正常运化，水道行而自然湿回化水，邪又复常。因为水和湿，湿和水可以互相转化，而这种转化过程的根本在于脾健与否，脾失健运则水泛为湿；脾气健运，水不化湿而湿又化水。由于脾对湿的特殊作用，故常常水湿并称，曰“脾主运化水湿”。

寒主收引，湿易碍气，寒久化火为寒火，湿久生热为湿热。湿性下注，热性上升，湿盛于热则走下而成湿热下注，如睾丸湿疹、妇女白带；热重于湿则走上而湿热上蒙，湿热上蒙则首如裹、头沉耳闷，中耳炎也乃湿热上攻也。

湿性黏滞缠绵，最易留着不去，湿与热合，宜利尿化湿，使湿不与热合，而热自清矣！去湿从中，去水从下，但终不离白术健脾以运，故中耳炎治肾，阴囊炎治肾，虽从肾所主，但不违背脾矣。

5. 凉燥

燥为六淫之一，分为凉燥、热燥，凉燥如秋冬之燥，天寒地冻，干涸燥裂；热燥如风热灼津，天热无雨。一般地讲，人体饮食如常，本不缺津，如《素问·经脉别论》：“饮入于胃，游溢精气，上输于脾，脾气散精，上归于肺，通调水道，下输膀胱，水精四布，五经并行，合于四时五脏阴阳，揆度以为常也。”但在某种病理状态下，或风寒外束，太阳经气不利，津液不能上承，表现口干舌燥，项强不利；饮食不节不洁或腹部受凉而腹痛不利，泻下伤阴，机体处于脱水状态，会出现口干皮燥，组织干瘪艰涩……使肌体处于寒凉偏燥的状态，遇此情况西医补水是最有效的办法，如急性肠胃炎，一般采取输液的办法。中医治疗经气不利，津液不能上承者宜解肌升津；泄泻不止者宜温中健脾止泻；确属热病腑实者又当急下存阴。

总之，寒多变故，往往随机体变化而变化，但一般的规律是风为向导，寒为害，以寒生湿，以湿生热，以热生燥，所以说所治者寒，所保者阴。温以解痉，以补为通，气以流转，水精四布。阴津足则脏腑滑润，运转正常，生命无恙。

变证再多，初生病时，无非分为以风为标志的风寒、风热和以湿为标志的寒湿、湿热。前者以风为主，治表带里；后者以湿为主，治里带表。这里想区分感冒项强肌肉痛和坐卧凉地湿困关节胀的区别与施治的不同，坐卧湿地，赤足寒凉致肌肉酸沉、关节胀痛，治从风湿（现代意义上的风湿），治利佐开（肌注氨基比林2支、速尿1支，严重者静推速尿40mg），并抗风湿（口服消炎痛、当归片、安络痛、泼尼松，严重者输用大剂量青霉素）。另外根据症状发生的程序判断风寒、风热的性质，先喉咙痛后感冒者为上呼吸道感染，邪从上受，治从风热，治清佐开（青霉素配双黄连）；先冷热后咳嗽者为伤风感冒，邪从表受治从风寒，开了又开，勿输双黄连、鱼腥草等寒凉之品（发热、喉痛、咳嗽为起炎症，需消炎；发冷、清涕、困痛为寒在表，不可用凉药）；始终不流鼻子，而不烧又烧，定为食烧，导下则愈。

出痘出疹需要有一点温度，不要给它退干净，更不能用冰块；腮腺炎、带状疱疹、脑中风等病势正旺盛的时候（头三天）治疗不治疗都可能继续加重或病势不减，需提前告诉病人或家属，以免担心和着急，如腮腺炎发热，第一天治疗后夜间患者还可能会发热，但过两天就好了。外感发烧可用氨基比林、APC等发散退热，而非外感的痘疹、腮腺炎、疮疡、食积、风湿热、结核等发热需适当给服消炎痛，并治疗原发病。

第三节　气血津液营卫流程及其说明

人在胎孕期间没有呼吸，也没有独立的循环系统，而是通过脐带、胎盘与母体血液循环直接相连。只有在出生第一声啼哭起，肺开始呼吸，脐带断开，婴儿才有了真正独立的血液循环。心血走肾，谓心交于肾，两肾中间产生命门，卫出于下焦命门，卫气循脊上脑，脑脊神经指动心肺，谓肾交于心，重复完成心跳与呼吸，使血循全身，从而完成生命信息的大循环。即肺—心—肾—命门—卫—脊脑—心肺。

气血、津液、营卫流程图

组织液（津）—— 组织液积聚到一定程度进入淋巴管，形成浊而稠厚的淋巴液（液），淋巴多聚集于关节空窍部位，如下颌、腑窝、腹股沟等，所以淋巴液（液）流行、浸润于骨节、脑脊之间，有润养空窍利关节、填补精髓的作用。组织液的营养和淋巴液的吞噬作用是肌肤卫外作用的物质基础——静脉——心脏。

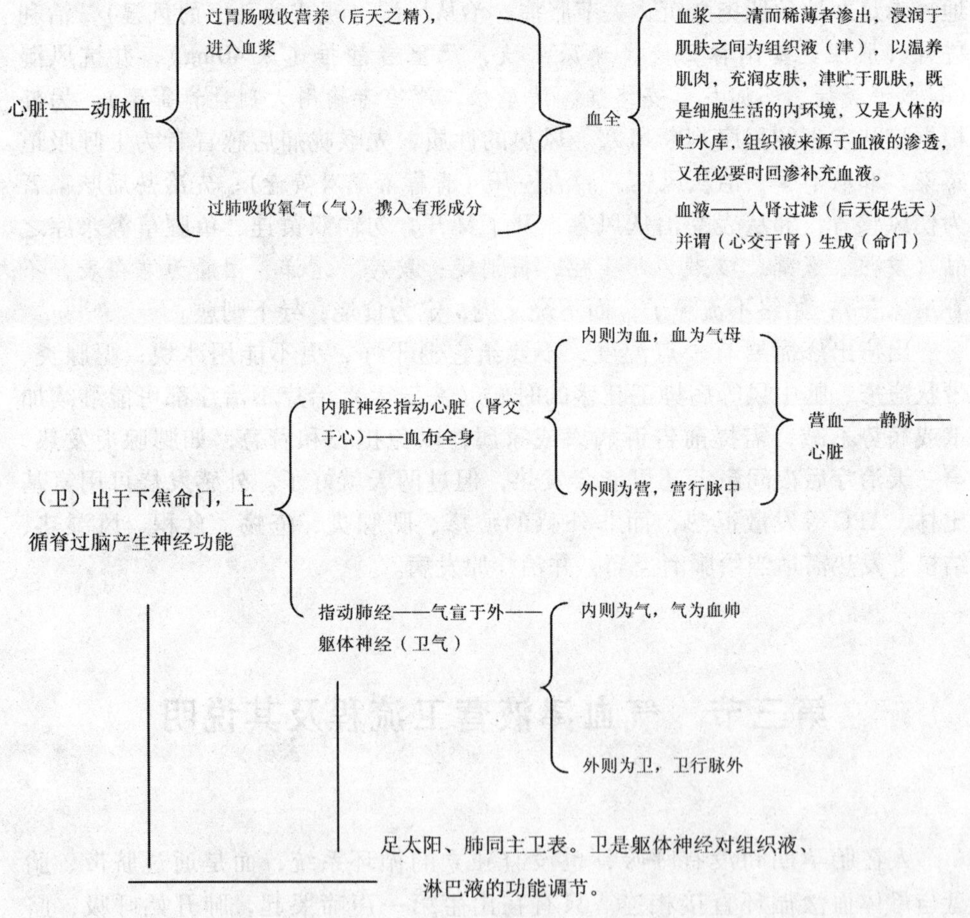

由于肌肤的卫外功能是卫气和津液共同完成的，所以都具有“温分肉，充皮肤”的作用。

一、“心者，君主之官，神明出焉”

《素问·灵兰秘典论》说：“心者，君主之官，神明出焉。”心血，特别是动脉血是人体所有功能活动的物质基础。血液是一种红色、混浊，并具有一定腥味和黏滞性的液体组织。血液由有形成成分和血浆两部分组成。血浆是血液的液体部分，其中除水外，还含有多种化学物质，如无机盐和蛋白质。

心脏是推动血液流动的动力器官，动脉是运送血液离开心脏的通道，将血液输送到全身毛细血管，静脉是血液流回心脏的通道，起于毛细血管；毛细血管是沟通动脉和静脉之间的细小血管，呈网状布于全身各组织器官（软骨、角膜、晶状体、玻璃体、指趾甲和牙釉质除外）。毛细血管是血液同组织器官进行物质交换的场所。人体通过血液循环，将肠吸收的营养和肺吸入的氧运往全身各个组织，同时将全身各个组织新陈代谢产生的二氧化碳和废物运至肺、肾、皮肤排出体外。由于其他脏器及组织有赖于心血的调节与滋养，所以说“心者，君主之官”。

《灵枢·本神》：“所以任物者，谓之心。”说明心与精神思维活动有关系。按现代医学讲，心就是一个推动血液流动的器官。

而实际上，动脉血在流经肾脏时，由于涡旋滤尿的同时，在两肾相对中间形成命门，命门火对髓脑产生温煦作用，便产生了神经功能，在神经、体液的调节下，心脏适时调配血流量，以维持机体内环境的相对恒定。机体机能的体液性调节、机体防御机能等各项血流的体现都有赖于循环系统的机能。

总之，心脏离不开内脏神经的调节与支配，而大脑有赖于心血的供应与濡养，二者相互为用，密不可分。只有在正常的生命体征下（T、R、BP、P）才会有正常的大脑活动，如果呼吸、心跳停止，原有的神经系统即无法行使活体神经的传导与调节功能。所以说心主神明，与精神思维活动有密切的关系。

一位美籍法裔的脑神经外科专家说，通过现代脑神经生理学了解到，人的脑和心脏间有极多神经网络的连接，甚至在心脏内部也有大量神经元网络的联合，就像心脏有自己的“脑”一样。北京著名心理学家李子勋教授认为，通常，大脑是管理人的理性，心是管理人的感性。心和脑如果协调一致，就变得舒服。有时候，心更代表人的本能，是人的情感中心，而大脑是理性的中心。神经心理学谈到脑是中心还是心是中心的时候，倾向于人的情感、性格、脾气都来源于心。

心脑一体，协调作用，故常常“心脑血管”并称。心肌缺血时常常可以表现一过性眩晕，脑血管痉挛时又可并发心肌缺血。脑是更高级的中枢，在治疗心脏病时配合镇脑安神、调节神经往往可以收到更好的效果。而治疗颅脑疾病时配合一点强心之品也可以促进疾病的康复。上元散心脑并治，促进大小循环，具体表现在“头痛为寒治上”、“脑血管痉挛合并心肌缺血（心急）治上”、“颈椎治上”、“心从肺（脑）治”等，即在上元散的基础上，适当配合“心病治脑、脑病治心”的西学成分，能使包括颈椎在内的心脑血管病早日康复。

二、营出于中焦，卫出于下焦

《灵枢·营卫生会》说：“人受气于谷，谷入于胃，以传于肺，五脏六腑，皆以受气，其清者为营，浊者为卫，营在脉中，卫在脉外，营周不休，五十而复大会，阴阳相贯，如环无端。”不仅说明了人体血管、神经是完整而密闭的管网系统，而且说明了营卫俱源于饮食水谷。

营，含有营养的意思，也指血，即富含营养成分的血液。《灵枢·邪客》“营气者，泌其津液，注之于脉，化而为血”，故常常“营血”并称。血之行于内者为血，血之行于外者为营。血液经过胃肠道时获得各种营养物质如脂肪、蛋白质、糖类以及外源摄取的各种氨基酸、维生素及微量元素。血与气相对，营与卫相应。

营为阴而有形，卫属阳而无形。血液流过肾脏时，在排出多余水分和代谢终产物的同时，在两肾相对中形成“命门火”，卫从命门而出，是命门火温煦功能的体现。张景岳说：“肾两者，两以包一，是命门总主乎两肾，而两肾皆属命门，故命门为水火之府，为阴阳之宅，为精气之海，为死生之窦。”又说：“命门居两肾之中，即人体之太极，由太极以生两仪，而水火具焉。”说明命门火的形成与两肾有直接的关系，它是温暖肌体，充实腠理肌肤，推动五脏六腑气化功能，保持生命活动的原动力。与卫气那种温养肌肉，润泽皮肤，滋养腠理，启闭汗孔的作用不谋而合，所以说“卫出于下焦”，是命门原动力的体现。

三、卫气与神经系统密切相关。内脏神经通过心来实现功能，躯体神经通过肺来实现功能

气在内为气，在外为卫。以血脉而论，脉内为气，脉外为卫；以人体而论，体内为气，体表为卫。

肺为上元之君，没有呼吸就没有永恒的心跳，没有肺循环就没有动态的体循环。

呼吸的全过程包括三个互相联系的环节：

①外呼吸：指外界环境与血液在肺部进行气体交换。它包括肺通气（肺内与外界大气之间的气体交换）和肺换气（肺泡与血液之间的气体交换）这两个过程。②气体在血液中的运输。③内呼吸：指血液与组织间的气体交换。通过这三个环节，氧达到组织内以供利用，组织代谢所产生的二氧化碳则被排出体外。

气体在血液中运输的主要是氧和二氧化碳。正常人于安静的情况下，每100毫升血液流经组织时，约释放5毫升氧供组织利用，同时从组织吸收4毫升二氧化碳运送到肺。血液中的氧和二氧化碳以物理溶解和化学结合两种形式同时存在。正常人动脉血液含氧量约为20.30毫升/100毫升，此数值中的绝大部分以氧合血红蛋白的形式而存在于红细胞中，至于存在血浆中的溶解氧，为量极微，只有0.30毫升/100毫升。物理溶解形式的呼吸气体量虽少，但在气体交换过程中，却是化学结合形式所必须借助的中间步骤。

气为血之帅，血为气之母。形象地概括了气在血液的运输状态。唐容川说"运血者即是气"，说明了血液的运行，有赖气的推动，气旺则血充，气虚则血少，气行则血流，气滞则血瘀，气不摄血则血溢脉外。

新陈代谢是生命存在的基本方式。人体内各种营养物质的分解代谢过程，主要是各种营养物质被完全氧化的过程。人体只有不断地从外界环境中吸入所需要的氧，并随时排出氧化代谢所产生的二氧化碳，才能保证机体重要脏器不受伤害，才能推动血液正常运转，如脑组织血流停止5~6分钟，肝及肾缺血10~20分钟，就会因缺氧气而损害其机能和结构，甚至危及生命。所以氧气对人体至关重要。人们通常把血红蛋白氧容量称为血氧容量，把血红蛋白氧含量称为血氧含量，把血红蛋白氧饱和度称血氧饱和度。从某种意义上讲，血氧即气，血氧饱和度即为气虚气实，血红蛋白氧饱和时为气充，血氧饱和度过低时，即为气虚。

在组织间，动脉血液血浆中溶解的氧分压高于组织液（或组织细胞）的氧分压，溶解的氧依其分压差弥散出毛细血管，进入组织液（或组织细胞）而为卫气，其主要功能是协同组织液"充皮肤，温分肉，肥腠理"，说明皮肤肌腠间确实存在着气，这也是肌肉关节有时会扭住气或产生气肿疼痛的道理。

再者卫出于下焦。命门位于两肾中间，成年人正对第2~3腰椎下脊髓下端，相当于针灸学中的命门穴处，命门火像釜底之薪，煦煦而上，过脊上脑，使脑脊髓产生灵动的中枢神经功能，这就是"卫出于下焦"。秦伯未在论述命门的功能时说："命门是生命之根，包括真阴和真阳，产生动气，通过脏腑经络，达脑，通骨髓，走四末，温皮肤腠理等，在维持人体的正常生理活动上起着主导作用。”这种“动气”即“命门火”。“通过脏腑经络，达脑，通骨髓，走四末，温皮肤腠理”的过程即是“卫出于下焦”神经反射过程的真实写照。

神经系统分内脏神经和躯体神经。内脏神经主要由延髓副交感神经发出，首先支配心脏，其次是喉、气管、支气管、肺、食管、胃、腹腔血管、肝胆和导管、胰、小肠、大肠（直肠归副交感盆丛支配）；躯体神经由脊髓交感神经发出，主要支配汗腺、竖毛肌、骨骼肌、皮肤血管等。而实际上大多数器官接收交感和副交感的双重神经支配，而有一些器官如肾上腺髓质、汗腺、竖毛肌、皮肤和肌肉的血管等只接受交感神经支配。

卫出下焦，得命门火温煦，上脊通脑，行使神经功能。所以，陈士铎在《石室秘录》里说：“心得命门而神明有主，始可以应物，肝得命门而谋虑，胆得命门而决断，胃得命门而受纳，脾得命门而转输，肺得命门而治节，大肠得命门而传导，小肠得命门而布化，肾得命门而作强，三焦得命门而决渎，膀胱得命门而收藏，无不借命门之火以温养也。”这充分印证了自主神经系统对脏腑组织的调控作用。

《素问·灵兰秘典论》：“心者，君主之官也，神明出焉。肺者，相傅之官，治节出焉。”“神明”指人的精神思维活动，“治节”是治理调节的意思。心肺相互配合，相互辅佐，共同完成生命活动的神经调节作用。

由延髓发出的副交感神经主要支配内脏，神经以最短途径直入心、肺，心主血，在神经和体液的调节下，心血将从肠道获得的营养物质和从肺部获得的氧气运送至全身各组织器官。所以其他内脏器官不仅直接受内脏神经支配，而且受心脏功能的影响，病理状态下由于供血不足，组织缺血缺氧或导致体液成分的改变，会通过神经和体液的反射而反过来影响内脏神经及心脏功能。所以说，内脏神经通过心来实现功能。

肺主呼吸，吸入氧气，呼出二氧化碳，是机体与外界交换的重要器官。言肺主卫即是指由肺布散之津液及弥散到组织液间的氧气。另外，肺主皮毛，与躯体神经支配一致，这种支配包括皮肤、毛发及肌肉组织，躯体神经通过肺卫的温养作用对这些组织实行支配和营养，正如《灵枢·决气》“上焦开发，宣五谷味，熏肤，泽毛，若雾露之溉”，形象地概括了在躯体神经调节下肺对皮肤、肌肉、血管、毛发的支配和营养作用。所以说，躯体神经通过肺来实现功能。

四、气血营卫

祖国医学中“气”的含义有二：一是指体内流动着的精微物质，如营气、卫气、水谷之气等，是构成人体和维持人体生命活动的基本物质之一；二是指脏腑生理活动，主司呼吸，帅血运行，化行津液，温养皮肤肌腠等，如五脏之气、六腑之气、经脉之气等。所以，从人体生理、病理角度而言，气可概括为人体脏腑组织各种不同的机能活动。

根据气在人体分布的部位以及它所反应出来的作用不同，故又有不同的名称，如呼吸之气、水谷之气、五脏之气等等。但就其生成与作用来说，不外元气、宗气、营气、卫气四种。综上所述，广义的气涵盖了人体脏腑组织各种不同的机能活动。

但具体来讲，气应当是气体在血液中的运输，并包括血液与组织之间的气体交换。通过肺换气，O_2 和 CO_2 在肺泡和血液之间进行交换，O_2 进入血液后以物理溶解和化学结合两种形式同时存在。物理溶解形式的呼吸气体量虽少，但在气体交换过程中，却是化学结合形式所必须借助的中间步骤。例如肺泡 O_2 分压高于静脉血 O_2 分压，O_2 弥散过呼吸膜首先溶解于血浆。随着血浆中物理溶解的 O_2 分压的增高，氧气弥散入红细胞转变成化学结合形式的量也增多，直到达到新的平衡。在组织间，动脉血浆中溶解的 O_2 分压高于组织液（或组织细胞）的 O_2 分压，溶解的氧依其分压差弥散出毛细血管。随着血浆中 O_2 分压的降低，红细胞中结合形式的 O_2 解离而弥散入血浆成为溶解状态，直至达成新的平衡。也就是说 O_2 的物理溶解形式和化学结合形式之间可以互动转化，在不断的组织换气的情况下，依其饱合度的不同彼此达到动态平衡。

正常人动脉血液含氧量约为 20.30 毫升/100 毫升，此数值中绝大部分以氧合血红蛋白的形式而存在于红细胞中，至于存在血浆中的溶解氧，其量极微，只有 0.30 毫升/100 毫升。因此与化学结合的 O_2 量相比，物理溶解的 O_2 量甚少，可以忽略不计。所以血液中的气主要是以化学结合形式存在的 O_2，而血即指氧合血红蛋白。血红蛋白只有与 O_2 结合形成氧合血红蛋白，血红蛋白才具有营养和动力，故气为血帅；那么血红蛋白便成了 O_2 基，O_2 只有借助血红蛋白才能运送全身，与组织进行气体交换，故血为气之母。由于气体在血液的运输过程主要是内在的大、中血管及血管的分支，外在的组织及毛细血管只是运送的目的地，所以，气血在内，营卫在外。

血红蛋白携带 O_2（氧合血红蛋白）到达组织毛细血管时，血液与组织细胞间开始气体交换，组织换气是通过物理弥散方式实现的，因为组织毛细血管极其菲薄，可以允许脂溶性的 O_2、CO_2 自由弥散。如果说肺换气是呼吸膜与红细胞通过血浆进行交换的过程，那么组织换气就是毛细血管膜与组织细胞借助组织液进行换气。所以组织液中弥散有一定数量的氧气，这就是卫气。循行于动脉毛细血管当中的血液就是营气。故有“营行脉中，卫行脉外”的说法。组织液具有营养与润滑的作用，弥散入组织液中的 O_2 为组织细胞提供了动力，所以组织液与卫气不仅共同具有“温分肉，充皮肤”的作用，而且组织肌肉之间总是流动着“气”（O_2），这种气也为神经细胞提供了营养，使神经发生正常的传导功能。临床上闪腰岔气、肌肉扭伤都是由外伤或不正当的姿势导致局部组织液 O_2 的聚积，从而产生肿痛，如损伤严重，进一步伤及毛细血管或较大血管，则会产生淤紫肿胀，甚或血肿。

五、津液

津与液，是指人体内正常的水液而言，严格说来，则是指饮食经过脾胃作用而化生的液状营养物，即水谷精微。它们在经脉内为组成血液的部分；在经脉外遍布于组织间隙之间，其中还包括唾液、胃液、肠液等机体需要的分泌液。其清而稀薄的叫津，浊而稠厚的叫液。津，是渗透、浸润于肌肤之间，以温养肌肉，充润皮肤的功用为主；液，是流行，浸润于骨节、脑脊之间，有润养空窍、滑利关节、填补精髓的作用。由于津与液同为水谷精微所化生，在环流周身以充养五脏六腑、四肢百骸的过程中，两者互相为用，互相转化，所以，习惯上往往“津液”并称。

血液运行到组织毛细血管时，由于毛细血管管壁极薄，通透性很高，除较大的分子（如高分子蛋白质）和血细胞外，血浆中水分和溶解于血浆的小分子物质，如营养物质、代谢产物、无机盐等都能透过，进入组织间隙形成组织液。这种由血浆中水分和溶解于血浆中的小分子物质通过毛细血管壁渗出于组织间隙的稀薄液，简称组织液，就是中医所说的“津”。

组织液是细胞生活的内环境，是细胞与血液之间进行物质交换的场所。血浆可透出毛细血管形成组织液为组织提供营养（包括血中 O_2 弥散入组织液），组织液也能透过毛细血管壁，再进入血液中，补充血液，成为血液的一部分（其中包括组织液中 CO_2 向血液的弥散）。通过组织液的生成和重吸收，组织细胞可以不断获得营养物质，并将代谢产物及时排除，从而保证新陈代谢的顺利进行。

祖国医学认为津的作用有二：一是营养和滋润组织器官，为汗液的主要成分，所以《灵枢·五癃津液别》说：“腠理发泄，汗出溱溱，是谓津。”二是补充血液中的水分，以使血液能周流全身，故《灵枢·痈疽》说：“津液和调，变化而赤为血。”因为津在脉中是血液的组成部分，汗又为津液所化，所以汗多不仅伤津，也会伤血，因此有“血汗同源”的说法。《内经》中所说的“夺血者无汗，夺汗者无血”，就是根据这一道理提出的。

组织间隙中存在着毛细淋巴管，其通透性比毛细血管更大，当组织液积聚到一定程度时，即透进毛细淋巴管内，成为淋巴。淋巴来自组织液，而组织液又来源于血浆，因此，淋巴成分与血浆相似，只是蛋白含量较少，平均约为血浆蛋白的六分之一。但淋巴液的浓度要较组织液稠厚：其一，组织液中有些高分子化合物，如分子较大的蛋白质不能透入毛细血管，但很容易进入毛细淋巴管。大部分物质包括血细胞、脂肪微粒、细菌、异物等，甚至直径25微米以下的微粒，都能进入毛细淋巴管。其二，淋巴流经淋巴结、小肠及肝脏以后，就含有淋巴细胞、脂肪微粒和较多的蛋白质。进入淋巴管的组织液浊而稠厚，具有中医“液”的性质，液的作用主要是填精补髓，滑利关节，濡润皮肤，所以《灵枢·五癃津液别》“五谷之津液和合而为膏者，内渗入于骨空，补益脑髓”。《灵枢·决气》也说“谷入气满，淖泽注于骨，……皮肤润泽是谓液”。由于淋巴结多聚集于关节空窍之间，并有吞噬细菌的作用，淋巴液与组织液的濡润形成“液”的填精补髓、滑利关节的作用。

津与液的关系就是组织液和淋巴间的关系。正常人每日淋巴生成和回流的总量为2~4升，大致相当于全部的血浆量。淋巴循环虽慢，每小时回流入血约120毫升，但有重要的生理意义。它能调节血浆和细胞间的液体平衡。在正常情况下，血浆、组织液和淋巴三者之间经常保持着动态平衡，从而保证了体液的正常分布。但在某种异常情况下，组织液和淋巴生成过多或淋巴回流障碍，结果潴留在组织间隙中，形成水肿。淋巴循环还有回收蛋白质和脂肪的作用，组织液中的蛋白质主要经淋巴系统回收入血，每日机体从淋巴系统回收的蛋白质，约为血浆蛋白的1/4~1/2。假如没有这种回收作用，不仅可以引起水肿，甚至可导致严重后果。除回收蛋白质外，消化道的毛细淋巴管（中央乳糜管）是吸收中性脂肪的重要途径。

综上所述，津指组织液，液相当于淋巴。血浆、组织液和淋巴间的动态平衡，保持了津液的正常敷布。津液的代谢是维持人体内体液平衡的重要环节。汗、吐、下后，或热病伤津，会导致组织液生成不足，津液亏损，产生口舌干燥、皮肤皱缩、小便短少、大便秘结等一系列燥症；反之，如果组织液生成过多，或淋巴回流障碍，津液运行失常，代谢废物不能正常排泄，则水液停滞而发生水肿、痰饮等病。

六、先天与后天

先天之精为阴阳合之受精卵，后天之精为水谷精气及呼吸氧气；先天之府为肾脏，后天之府为脾胃。

《素问·上古天真论》：“女子二七而天癸至，任脉通，太冲脉盛，月事以时下，故有子，……丈夫二八肾气盛，天癸至，精气溢泻，阴阳和，故能有子。”《灵枢·天年》：“人之始生……以母为基，以父为楯，……血气已和，营卫已通，五脏已成，神气舍心，魂魄毕具，乃成为人。”《灵枢·决气》更直接地说：“两神相搏，合而成形，常先身生，是谓精。”这种精即指构成新形体之前的那种原始物质，即天癸。先天之精禀承于父母，精子和卵子结合形成受精卵，受精卵移行于子宫着床，接受母体血液的滋养逐步发育而成人形，这就是先天之精。

卵子受精后，2周内称受精卵，受精后3周，胚胎形成三个胚层时，即为最早的胚胎。由于胚体的三个胚层继续发育，向头、尾两个方向生长，并向腹侧卷折，使胚胎由原来的圆盘状变成圆柱形，并逐渐形成头、颈、躯干和四肢。胚盘的外、中、内三层以后发育成为人体的各器官。外胚层发育为神经系统、皮肤、毛发、指甲和五官；中胚层发育为肌肉、骨骼、结蹄组织、循环系统、泌尿（肾、输尿管）及生殖系统；内胚层发育成消化系统、呼吸系统的上皮及有关腺体等。

从遗传角度讲，受精卵蕴含着父母的某些基因，在胚胎发育过程中，这种记忆烙印在人体的每一个细胞中，并集中体现在肾藏精上，由于肾与分泌尤其是性腺有密切的关系，所以肾主宰人体的生长发育和生殖机能。也就是说，父母之精传于吾身而为吾肾，吾肾发育而复为生殖。这就是肾藏精，肾藏精包含遗传在内的繁衍生殖。

后天之精是由脾胃运化水谷而得来的水谷之精气。胃主收纳，脾主运化，与饮食的消化、吸收和营养物质的运送有密切的关系。血液经过消化道时获得各种营养物质，经过肺时吸收氧并排出二氧化碳，流过肾脏时排出多余的水分和代谢终产物。《素问·经脉别论》：“饮入于胃，游溢精气，上输于脾，脾气散精，上归于肺，通调水道，下输膀胱。水精四布，五经并行。”正好说明了这种吸收、排泄的过程与胃、肺、肾有密切的关系。如果说脾胃为后天之本的话，这种后天之本也应当包括肺主呼吸在内，所以说脾为后天之精，肺为后天之气，二者皆为后天之本。

先天促后天，后天养先天。人禀父母之精而身生，五脏六腑赖肾以激发，特别是肺、胃。陈杏轩引《怡堂散记》：“肾者，主受五脏六腑之精而藏之，故五脏盛乃能泄；是精藏于肾而非生于肾也。五脏六腑之精，肾藏而司其输泄，输泄以时，则五脏六俯之精相续不绝。”说明了先天与后天之间的动态关系，即肾受脏腑精气，又及时地再输泄给脏腑。

就肺、胃而言，肺主呼吸，胃主消化。血液从肺吸入氧，从胃肠道吸收饮食营养，形成营养血。血液流经肾脏时，一方面为肾脏本身提供营养，另一方面，在两肾中间形成命门。命门具有温煦作用，能温暖脾土，帮助消化；卫出于下焦命门，指动心、肺，完成心跳、呼吸，旺盛血液循环。

肺主呼吸，肾主纳气，肾能帮助肺进行呼吸。肾精充足，吸入之气，经过肺的肃降，才能使之下纳于肾；若肾精亏损，不能助肺吸气，就会出现呼吸短促之症，故有“肺为气之主，肾为气之根”之说。肺与肾的关系还表现在水液代谢方面。肺主气，通调水道，下输膀胱，而肾主水，司水液的开合，因此，水液代谢的功能障碍，常与肺肾两脏病变有关。临床上阳虚水泛则咳喘，治则温阳降逆；肺气不利则尿少水肿，治在提壶揭盖。

脾主运化，一表现为运化水谷，脾脏本身不能腐化水谷，只是胃肠对饮食水谷的消化吸收，赖于脾肾阳气的温煦，而脾阳又赖于肾阳蒸腾。张聿青说：“脾胃之腐化，尤赖肾中一点真阳蒸变，炉薪不熄，釜爨方成。”唐容川也说：“脾……体阴而其用阳，不得命门之火以生土，则土寒不化，食少虚羸……”二表现为运化水液，脾主升清，与人体的吸收机能有密切关系；胃主降浊，消化吸收后的饮食物残渣，由胃通降至大肠变为粪便。脾为胃行其津液，即由胃肠吸收入血的营养与水分，由脾升散至肺，肺居最高，如同水塔，再由肺敷布全身。肺对津液的敷布作用具体表现在肺气推动心血运转全身，通过血液与组织的交换而完成肺的敷布作用。多余的水分和代谢产物则通过组织液的交换及淋巴回流，进入血液，复通过肾的过滤而排出。可以说，肾的滤尿过程是一个变废为宝的过程，在排出代谢废物的同时，肾小管的重吸收作用及命门的产生是肾过滤的重要方面。

肾为胃之关，胃为脾之关。肾虚关门不开，则聚水而从其类，胃为之呕哕；胃虚则府门不开，腑气壅滞则脾也难运，所谓气机不出则不人，不降则难升。脾胃俱得命门之温煦，方可升清降浊，斡旋有力。赵羽皇在《名医方论》中释真武汤时说：“盖水之所制者脾，水之所行者肾也。肾为胃关，聚水而从其类，倘肾中无阳，则脾之枢机虽运，而肾之关门不开，水虽欲行，孰为之主。”《石室秘录·逆治法》在论述肾虚大吐时说：“盖肾为胃之关，胃中之火，必得肾中之水以润之。肾水耗，不能上润脾胃，则胃火沸腾，涌而上出……”《石室秘录·双治法》又说：“盖胃为脾之关，关门之沸腾，由于关中之溃乱。”说明治胃必先治脾，而调理脾胃时又需要适当地给予补肾之品，以提高人体的免疫能力，只有这样，才有利于脾胃疾病的早日恢复。

七、命门

（一）命门的位置

命门有生命之门的含义，命门学说是藏象学中一个比较突出的部分，始于《内经》和《难经》。《内经》：“七节之旁，中有小心。”七节指从尾椎上数第七节，中指两肾中间，小心即命门。

肾位于脊前两侧，紧贴腹后壁，居腹膜后方，左肾较右肾高，上端平第11胸椎下缘，下端平第2腰椎下缘；右肾上方因有肝脏，位置比左肾略低半个椎体。

肾为成对的实质性脏器，形似“猪腰子”，前后略扁，肾的外缘隆凸，内缘中部凹陷，称为肾门，是血管、淋巴管、神经和输尿管等出入的部位。这些出入肾门的结构被结蹄组织包裹，合称为肾蒂。《素问》：“脏各有一，肾独有二。”《医宗金鉴》引张介宾语：“肾有两枚，形如豇豆，相并而曲，附于脊之两旁，相去各一寸五分，外有黄脂包裹，各有带两条。”

命门为两肾间之动气，有名而无形。赵献可说：“命门即两肾各一寸五分之间，当一身之中，是为真君真主，乃一身之太极，无形可见，两肾之中是其安宅也。”命门空位于第2~3腰椎脊突之间，正与命门相对。成人第一腰椎下也无脊髓，命门正在脑脊髓下端，如釜底之火，从而维持整个神经系统的功能。

（二）命门的功能

1. 命门乃生命之门

命门是人体生命活动的原动力，五脏六腑，经络气血，全赖命门的灵化机动。《难经·三十六难》说命门“诸精神之所舍，原气之所系也。男子以藏精，女子以系胞”，并说“十二经脉者，皆系于生气之原。所以生气之原者，为十二经之根也，谓肾间动气，此五脏六腑之本，十二经脉之根”。陈士铎在《石室秘录》中也说：“心得命门而神明有主，始可以应物，肝得命门而谋虑，胆得命门而决断，胃得命门而受纳，脾得命门而转输，肺得命门而治节，大肠得命门而传导，小肠得命门而布化，肾得命门而作强，三焦得命门而决渎，膀胱得命门而收藏，无不借命门之火以温养之也。”

2. 命门乃卫气之源

《灵枢·营卫生会》：“营出于中焦，卫出于下焦。”卫出于下焦即指下焦命门，肾精为阴，命门火为阳，以阳化精，精化为气，这种循脊膂蒸腾而上，具有某种卫外及神经功能的气就叫卫气，命门的根本功能是温煦，它是温暖机体，充实腠理肌肤，推动五脏六腑气化功能，保持生命活动的原动力。而命门的功能就是卫的功能，所以《灵枢·本藏》：“卫气者，所以温分肉，充皮肤，肥腠理，司开合也。”指出了卫气的功能也是温养肌肉，润泽皮肤，滋养腠理，启闭汗孔等，其功能与命门的功能是一致的，也就是说卫出于命门，命门的功能是通过卫气来实现的。

3. 命门乃神经之根

命门与神经的关系取决于脊髓与命门的相对位置关系及其命门的功能。

脊髓上端的枕大孔处与延髓相连，其下端在成人第1腰椎下延伸成终丝而止于尾骨后面的骨膜，而腰、骶、尾神经前后根在合成脊神经及出椎间孔之前，在椎管内约呈垂直下降，围绕终丝聚集成束，仿其形状称为马尾。所以成人椎管内第一腰椎下已无脊髓。

人的神经系统分为以脑和脊髓为主的中枢神经系统以及包括与脑相连的12对脑神经和与脊髓相连的31对脊神经在内的周围神经系统。

命门位于两肾中间，正对第2~3腰椎间，也就是说命门形成在脑脊髓下端。命门火就像釜底之薪，命门火旺则神经机能旺盛，五脏六腑机能也随之受到影响。秦伯未在描述命门与神经机能的关系时说："命门是生命之根，包括真阴和真阳，产生动气，通过脏腑经络，达脑通骨髓，走四末，温皮肤腠理等，在维持人体的正常生理活动上起着主导作用。"这与现代解剖学所认为的高度发展的人的神经系统在人体生命活动中居于主导地位的认识不谋而合。

4. 命门的根本作用在"温煦"

命门之所以是生命的根本"动力"，原因在于它是一轮肾间"动气"。这种动气处于不断产生与消耗当中，命门生成于双肾，而运作于脑脊髓。命门火在正常情况下处于一个动态平衡之中，命门火不仅具有"动"性，而且具有"温"性，这种动性是建立在温的基础上的，因温属阳，阳主动。《内经》之所以说"卫出于下焦"，就是由于命门火的温动性而动出卫气。赵献可把命门的这种温动性形象的比喻作走马灯中的火，走马灯全靠灯中一个火，火旺则动速，火微则动缓，火熄则寂然不动。

5. 命门形成的机理

为什么其他脏各一，肾独有二？为什么两肾弯月相对？为什么肾居于成人脊髓下端？为什么肾是泌尿器官，中医却说肾为先天之本，又是生命门？

祖国医学之所以重视肾，不仅认为肾是水脏，与水液代谢、排尿有密切的关系，而且认为两肾中间可生成命门。命门是推动人体生命活动继续的根本，其中也包括肾本身。所以，中西医对肾认识的根本区别就在于命门。

不妨把肾看作是一个"水轮发电机"，那么血液流经肾脏时所形成的尿流就是"水轮"的动力。肾血流量很大，约为心输出量的1/5~1/4，即第分钟约有1200毫升的血液流经两个肾脏，两侧肾脏一昼夜从肾小球滤过的血浆总量可高达180升，约为体重的3倍。单位时间内由肾小球滤过的血浆量称为肾小球滤过率，据测定每分钟为120~130毫升，如此大的肾血流量及滤过率必然有其特别的作用，除了排出体内部分代谢产物外，健全的肾单位加上充足的肾血流使得肾组织细胞产生足够大的生物电，正像心电、肌电、脑电一样，只不过两肾特殊的形态及其相对的位置关系，使得肾电不像其他脏器生物电一样，其聚焦而不散漫。

两个肾脏弯凹相对，就像两个特型聚焦的太阳能，在肾有效滤过的同时，两肾所产生的生物电同时聚焦于两肾中间，形成一个无形的生物电磁能，这就是命门火。由于命门是人体生命的根本，一刻都不能停息，所以人类在进化过程中便有两个肾，以示备用，如太极之鱼，孤阴不生，独阳不长。命门形成于脑脊髓下端，正是为了自下而上激发人体神经系统的机能。肾的功能可谓一举两得，变废为宝，正是在泌尿的同时生成命门，体现了人体的完美之处。

由此可见，命门是人体活动的需要，命门的生成是人体生理结构的必然产物，即有效滤尿 + 肾电 + 聚焦 = 命门。

6. 肾气包括肾阴、肾阳，肾阳不等于命门

肾气是肾功能活动的总称，既包括肾阴，也包括肾阳，是阴阳互化过程的真实写照。肾气的根本在于气化。

肾有两者，两肾各有阴阳，不可谓左肾为阴，右肾为阳。肾阴与肾阳是矛盾的对立统一体，彼此相互制约，相互依存，在一定条件下又可以相互转化，阳生于阴，阴生于阳，阴阳互根。《医宗金鉴》："人身之水火，即阴阳也……无阳则阴无以生，无阴则阳无以化。"《景岳全书》："阴阳原同一气，火为水之主，水即火之源，水火原不相离也……"由于肾阴虚与肾阳虚的本质都是肾的精气不足，肾阴虚与肾阳虚之间又有内在联系，故肾阴虚至一定程度时，可以累及肾阳，转化成阴阳两虚，这个过程称作"阴损及阳"；而肾阳虚至一定程度，也能转化为阴阳两虚，称为"阳损及阴"。这种联系体现在治疗就是"补气以生精"和"生精以化气"。

肾阳指肾的各种功能活动，包括分泌机能、生殖机能以及生成命门的功能。这种功能是建立在旺盛的肾血流的基础上。动脉血流经肾脏时，在滤过和重吸收的基础上，血液中富含的营养物质及氧气对肾组织本身也起着濡养作用，使肾组织细胞保持旺盛的功能，这就是阳生于阴，气生于精。所以说，肾阴与肾阳的关系就是肾血流与泌尿机能、生殖机能、命门火之间的关系。肾阳不足相当于肾的机能不足，肾阳衰竭相当于肾功能衰竭，临床上表现为腰膝酸冷，小便不利或反多，甚或尿闭、浮肿、四肢厥逆。肾阳不足会导致命门火衰，卫出不足，脑脊失于温煦，心肺功能受到影响，再则肾不化水，阳虚水泛，水凌心肺，出现心悸、咳喘；命门火衰，胃肠功能紊乱（自主神经紊乱）则出现腹痛泄泻、完谷不化。正如陈士铎说："胃得命门而能受纳，脾得命门而能转输。"

命门出于肾阳，肾阳根于肾阴。补阳以温为主，佐以阴药，以阴中求阳。而补命门要求在阴阳双补的基础上加强膀胱气化功能，利尿以加快尿流的势能，使命门火趋于旺盛。

八、心肾相交

心居上焦，肾属下焦，一阴一阳，肾阴必上滋于心，心火才不亢；心火必下交于肾，肾水始不寒，从而维持两脏的对立统一，此即“心肾相交”、水火既济”。

血液流经胃肠吸收营养物质，流经肺脏时吸收氧气，形成富含营养的动脉血。心脏通过搏动把动脉血运送到肾，一方面营养肾脏，一方面通过肾脏滤出为尿，这就是“心交于肾”。

血液流经肾脏，在滤尿的同时，两肾中间产生命门，卫出于下焦命门，卫气循脊上脑，从而产生神经功能。神经系统分为内脏神经和躯体神经，内脏神经通过心实施功能，躯体神经通过肺实施调节，所以心、肺功能的好坏与肾脏有密切的关系，这种肾生命门，命门生卫，卫动神经，神经动心的传导过程就是“肾交于心”。

心肾不交者俱生于气血乖乱，脾虚者血虚，后天之精不足，先天之精也不足，肾失濡润；肺气不利则血氧不足，心血不畅，肾失动力。肾气不足反而影响心肺，如肾阳不足，阳不化气，气不化水，阳虚水泛，水凌心肺，出现惊悸咳喘。肾阴不足则阴虚火旺，虚火上炎，出现眩晕耳鸣、失眠多梦。

交通心肾者，黄芪补肺，白术补脾，旺盛血液，血旺肾也旺，遂可洞出卫气，反旺心肺与脾。泽泻利阴气，泻上泛之水；桂附助气化，使溺流通畅。当归活血化瘀，瘀去而新生，血活而神明，方名下元散（丹）。

九、卫和津名不同，为什么却都有“温分肉，充皮肤”的作用？

《灵枢·本藏》：“卫气者，所以温分肉，充皮肤，肥腠理，司开合者也。”指出了卫气有温养肌肉，润泽皮肤，滋养腠理，启闭汗孔的作用。《灵枢·五癃津液别》：“温肌肉，充皮肤，为其津。”《灵枢·决气》：“腠理发泄，汗出溱溱，是为津。”说明津是渗透、浸润于肌肤腠理之间，以温养肌肉，充润皮肤的功用。

由此看来，卫气与津同具有“温分肉，充皮肤”的作用，不同的物质却具有相同的作用，中间必有其内在的联系。从“气血、津液、营卫流程图”中可以看出：津是指血液渗出、浸润于肌肤间的组织液，组织液是细胞与血液进行物质交换的场所，通过组织液的生成和重吸收，组织细胞可以不断获得营养物质，并将代谢产物及时排出，从而保证新陈代谢的顺利进行。

组织液主要分布于体表皮肤肌肉之间，这是由皮肤特殊的生理结构决定的：

（一）皮肤表面积大

皮肤覆盖于人体表面，面积约为1.5～2平方米，占人体总重量的5%～15%。

（二）皮肤微循环丰富

皮肤含有丰富的血管系统，大部分潜在微循环系统存在于皮肤肌肉当中。皮肤血管由皮下深部动脉分支而来，在真皮与皮下组织交界处发出与皮面平行的小动脉，组成皮肤深层动脉丛，除供给汗腺、汗管、毛乳头和皮脂腺的营养外，一些分支延伸到真皮乳头层与网状层交界处，再分支组成皮肤浅层动脉丛，由此分出毛细血管袢供给乳头、毛囊及皮脂腺的营养。各毛细血管袢后静脉段逐渐集合成小静脉，与动脉并行分别汇成皮肤的浅层静脉丛和深层静脉丛注入皮下层静脉，回归大循环。

（三）皮肤是个贮水库

皮肤是人体的一个贮水库，皮肤含水量占体重的18%～20%，其中75%位于细胞外为组织液，主要在真皮中，它不仅是皮肤各种生理活动的内环境，而且对整个水分也起着调节作用。如急性脱水时，皮肤可提供其水分的5%～7%以补充血循环中的水分。当体内水分增多时，皮肤水分也增多，表现为皮肤水肿，人体排泄水分的途径主要是肾、肺、肠及皮肤。皮肤的总排出量约为300～420克/24小时，比肺高出50%。在常温情况下，通过不可见汗排泄的水分，占皮肤总排出量的1/10，其余经表皮角质层排出。皮肤的润泽和弹性与表皮所含水分有关，皮脂腺分泌的皮脂在皮肤表面扩散形成一层薄膜，可防止水分的蒸发，皮脂还可润泽毛发，并有抗生物损伤的屏障作用，但正常的出汗不仅可排出体内部分的代谢产物，而且是皮肤水分和皮脂不断更新的需要，汗液中某些代谢物质，在通过汗腺、毛孔排泄的过程中对皮肤又具有滋养和灌溉作用，这就是津对皮肤的温养作用。

卫除了具有神经功能之外，另一方面就是指血液弥散入组织液的O_2。组织细胞与血液之间通过组织液不仅进行物质交换，而且进行气体交换，体循环毛细血管血液不断供给组织O_2并接收来自组织的CO_2，如此随时满足机体组织细胞新陈代谢的需要。

卫出于下焦，循脊上脑，指动心肺，完成血液循环，即血液在通过肠道时吸收营养，通过肺脏时吸入O_2，形成富含营养的动脉血。所以肾气盛则命门旺，命门旺则卫气足，卫气足则脑脊充，脑脊充则心肺强，心肺强则血运良，血运良则津液畅，津液畅则血与组织细胞交换无障，皮肤腠理也因而获得营养，开合有度。从这一点讲，皮病也责于肾，通过调理肾脏而调理组织液，使血与皮肤组织细胞之间有一个健康的通道，在皮肤缺乏营养时可通过组织液从血液中获取，在皮肤代谢失常有病理毒素时，又可通过组织液从血液逐步吸收消化，特别是一些顽固性的病理皮损，如银屑病、硬皮病、红斑狼疮等，属于外病内治的办法。

总之，出于命门而具有神经功能之叫卫，由血液逸入组织液（津）之 O_2 为气，卫之与气合而叫卫气。神经之卫对津有调节作用，而津之正常与否对气有直接的影响，三者协调一致，共同完成“温分肉，充皮肤”的作用。

十、为什么肺与足太阳同主卫表？

肺主卫，卫主表，故《素问·五藏生成篇》说：“肺之合皮也，其荣毛也。”肺主皮毛，其华在毛，皮毛包括皮肤汗腺、毛发等组织，是抵御外邪侵袭的藩篱。而太阳为六经之首，统摄营卫，主一身之表，以固护于外，故为诸经之藩篱。外邪侵袭人体，太阳首当其冲，以致营卫不和，卫外失司，正邪交争，故出现恶寒发热、头项强痛、脉浮等，此为太阳病的主要病证。肺与太阳归经不一，但却同主卫表，那是为什么呢？

这还得从卫气的循环说起。足太阳起于目内眦，上额交巅，下项挟脊抵腰至足，循行于人体之背部。卫洞出命门后，循脊上脑，指动心肺。由于足太阳循行头脑腰脊部位，正是卫循脊上脑的路线，督脉总督一身之阳气。经络根源于脏腑，网络于全身，是神经传导、脉络气血的高度概括。卫循脊上脑温动神经的功能是通过督脉（督脉和任脉是按人体前后、三阴三阳而虚设的，督脉总督一身之阳，任脉总督一身之阴）和足太阳经脉来实现的。其具体表现为，内脏神经指动心脏以行血，躯体神经指动肺脏以行气，通过对气血的调节而对组织液产生调节作用。气血运行至皮肤肌腠后，毛细血管营血中的 O_2 弥散入管外组织液中形成卫气，与组织液一起对组织细胞产生营养作用，以保证皮肤肌腠包括颈项腰脊组织的正常代谢。

总之，抵御外邪，藩篱卫外是卫表皮肤的基本功能。如果说足太阳是卫出命门实现功能的路线，那么肌表就是卫出命门实现功能的目的地。卫出命门，循足太阳而上，通过对心肺的调节，进而对营卫实施调节，从而完成对皮肤、汗腺、毛发的营养与代谢。也就是说，足太阳与肺只是这个过程中两个不同的阶段，最后所形成的结果是“同主卫表”。

第三章 三元方论

第一节 三元基本方

根据因寒致痉、因痉致瘀、因瘀致肿、因肿致炎、因炎致痛、因痛致病的发病机理，解痉为第一要。

《素问·举痛论》："寒气客于脉外，则脉寒，脉寒则缩踡，缩踡则脉绌急，则外引小络，故卒然而痛，得炅则痛立止。"这里脉缩踡绌急就是血脉痉挛之意，炅即热也，温散之意，温能解痉。

解痉首选《伤寒论》芍药甘草汤，温药引之。

［方药］芍药　甘草

［功效］解痉止痛。

［主治］加味治疗三元疾病。加人参、麦冬、五味子，桂枝引之，名上元散（丹），主上元疾病；加白术、儿茶、车前子，柴胡引之，名中元散（丹），主中元疾病；加黄芪、肉桂、白术，附子引之，名下元散（丹），主下元疾病。

［药物分析］

白芍

苦、酸、微寒。归肝经。

平肝抑阳，养血敛阴，柔肝止痛。

《本经》："主邪气腹痛，……止痛，利小便，益气。"

《珍珠囊》："白补赤散，泻肝补脾胃。其用有六：安脾经，一也；治腹痛，二也；收胃气，三也；止泻痢，四也；和血脉，五也；固腠理，六也。"

现代药理：水煎剂对痢疾杆菌、溶血性链球菌、肺炎双球菌、大肠杆菌、绿脓杆菌、金黄色葡萄球菌等有抑制作用。1:3 水浸液对多种皮肤真菌有抑制作用。

对动物离体肠管、子宫平滑肌有抑制作用。芍药苷对中枢神经系统有抑制作用。

赤芍

苦、微寒。归肝、心经。

清热清血，祛瘀止痛。

《本经》："主邪气腹痛，除血痹，破坚积、寒热疝瘕，止痛，利小便。"

《滇南本草》："泻脾火，降气，行血，破瘀，散血块，止腹痛，攻痈疮。"

《药品化义》："泻肝火。"

现代药理：芍药苷具有较好的解痉作用，甘草之甲醇提取成分 Fm100 与芍药苷表现协同作用。还有镇痛、镇静、解热及抗惊厥、抗炎、抗溃疡和降血压等作用。芍药煎剂对某些病毒及皮肤真菌有抑制作用。

甘草

甘，平。归心、肺、脾、胃经。

益气补中，清热解毒，祛痰止咳，缓急止痛，调和药性。

甘草有对抗乙酰胆碱的作用，并能增强肾上腺素的强心作用。有解毒作用，其机制包括葡萄糖醛酸的结合解毒作用，甘草次酸的肾上腺皮质激素样作用，甘草甜素的吸附作用等。甘草又有抗炎症、抗过敏作用。能保护发炎的咽喉和气管的黏膜，减轻刺激，有助于止咳，故也可以作为保护性祛痰药。甘草次酸有明显的中枢性止咳作用，对 5－羟色胺等引起的支气管痉挛有保护作用。甘草浸膏能缓解胃肠平滑肌痉挛，抑制组织胺所引起的胃酸分泌，用于胃溃疡时，对溃疡面还有保护作用；所含黄酮类化合物有解痉和抗溃疡病的作用。甘草甜素能促进实验动物的胆汁分泌，并能降低胆红素；能使高血压患者血中胆固醇含量下降。现代实践在治疗甲状腺肿时，海藻与甘草同用，未见不良反应。

［参考资料］

一、芍药甘草合用解痉

徐叔云在"治疗胆道系统疾病中草药研究概况和展望"（安徽医学院《急腹症资料》）中谈到，芍药甘草配伍确有显著增强二者在解痉、止痛、抗炎等方面的作用。有人用动物实验证明：芍药甘草中的一些成分均有镇静、解热、抗炎和松弛平滑肌等作用，当二者合并给予时，许多药理作用都有所增强，物别是镇痛和抗炎的协同作用显著增强。徐氏指出芍药甘草在药理上的共同点是：一缓急止痛；二敛津液、养阴血。徐氏引述日本细野史郎1953年对本方进行的动物实验结果：对病态的异常兴奋状态有强力的抑制和镇静作用——对横纹肌、平滑肌的挛急，不管是中枢性的，或末梢性的，均有镇静作用；对身体的挛急，不仅对表在性的躯体和四肢的平滑肌，就是对深在的平滑肌性的脏器，比如胃、肠、胆囊、输卵管、子宫、膀胱、尿管或血管等也能缓解其挛急，制止其疼痛。

二、芍药量≥甘草量解痉

《伤寒论》芍药甘草汤原方芍药与炙甘草各四两，等量使用，临床实践证明，芍药与炙甘草等量或芍药大于甘草量使用有其临床实际意义。

（一）芍药、甘草相反相激

芍药甘草虽不在“十八反”之列，但其作用对立，相反相激，颇类似甘遂、甘草之相反而相激，有助于提高芍药甘草汤的解痉效果，从而达到对立而统一。

肖友山在译日本细野史郎的《现代汉方医学大观》时，对芍药和甘草分别进行动物试验，首先将甘草煎剂注入动物胃中，发现量少时，对胃仅有轻微抑制作用，量大时抑制作用增强。因而说甘草是直接作用于平滑肌和骨骼肌的末梢神经，使其弛缓，消除其挛急。再用芍药煎液进行同样试验，发现胃肠反呈兴奋状态，使其紧张力上升，说明芍药对末梢神经有兴奋作用。但作者又进行一系列实验，证明芍药的镇痛作用和止挛急作用是中枢性的，甘草镇静和抑制神经的作用是末梢性的。总之，甘草抑制，芍药兴奋；甘草弛缓，芍药紧张；甘草是末梢性的，芍药是中枢性的。

（二）芍药量≥甘草量解痉

原方芍药、炙甘草各四两，主脚挛急。后世依据其解挛急作用，用于各种因寒致痉的病症。如头痛、胸痛、胃脘痛、腹痛泄泻、咳喘等等，成为解痉的基本方药。

由于芍药与炙甘草一弛一张，一兴奋一抑制，一中枢一末梢，其解痉作用处于相互协调，相互弥补，相互为用的对立统一之中，非常符合人体的生理活动。

机体对刺激的反应是多种多样的，归纳起来，反应有两种形式：一种由相对静止状态转变为活动状态，或活动由弱变强；另一种是活动由强变弱，或由活动转变为相对静止状态。前一种状态称为兴奋，后一种状态称为抑制。兴奋和抑制是相互依存、相互转化的对立的统一体。抑制对外虽无表现，但在内部却进行着一系列理化反应，如细胞膜对某些离子通透性的改变。抑制是兴奋的相反过程，并不是消极的静息。机体对刺激的反应是兴奋还是抑制，一般说来，决定两方面的情况：一方面取决机体当时所处的机能状态，这是主要的方面；另一方面取决于刺激的质和量。

兴奋性和兴奋是生学上重要的概念。兴奋性是产生兴奋的前提，而兴奋则是兴奋性的一种表现，如肌肉组织兴奋时收缩，神经组织兴奋时传导，腺体兴奋时分泌。维持兴奋性的物质基础是新陈代谢过程，而新陈代谢有赖于人体各脏腑器官的活动，具体表现为劳动、摄食、消化、吸收、呼吸、血液循环、排泄、生殖等。

正常情况下兴奋与抑制总是处于一种动态平衡状态，彼进我退，彼退我进，通过神经体液的调节，使这种动态平衡不致于打破而偏离自身可调范围。但某种病理状态会使这种动态平衡打破，或由于病理状态下自身调节能力降低，无以调节和保持这种动态平衡，从而产生疾病。

“十九畏”和“十八反”诸药，有一部分同实际应用有些出入，历来医学也有所论及，并以古方为据，证明某些药物仍然可以合用。如甘草、甘遂两种药合用时，毒性的大小主要取决于甘草的用量比例，甘草的剂量若相等或大于甘遂，毒性较大。芍药（白芍）虽然无毒，但也属于“十八反”之例，如诸参辛芍反藜芦。因白芍含苯甲酸，大量服用对肝脏不利，所谓小剂量养肝柔肝，大剂量反而抑肝伤肝，这就是许多中药的双向调节作用。所以，芍药、甘草合用时，甘草用药比例也应掌握在甘草量不大于白芍用量，《伤寒论》除芍药甘草汤方芍药甘草等量外，其他各方甘草、芍药同用时甘草量均小于芍药量，临床实践证明，芍药量≥甘草量，其解痉效果最好，并在温以解痉的前提下维持兴奋与抑制的动态平衡。

（三）芍药甘草双向调节

生理状态下，兴奋与抑制过程维持着一定的动态平衡，即阴阳平衡。这种平衡的破坏不仅有兴奋性过高引起的失衡，如阴不胜阳，阴虚阳亢。也有抑制性过强引起的紊乱，如阳不胜阴，阴盛阳衰。

芍药甘草汤方芍药甘草等量同用，其意有三：一曰解痉，缓急止痛；二曰养血，敛阴和营；三曰调节，双向平衡。芍药得甘草兴奋而不致过亢，甘草得芍药镇静而不致于抑制，使亢者平，抑者兴，脏腑肌肉组织特别是血脉循环平调舒缩适度，不卑不亢的状态。

当然，芍药甘草汤的双向调节作用是建立在机体的综合免疫能力基础上的，也就是说，只有肺气利，心血旺盛，肾气充实，命门火旺，卫气升腾，脑脊灵动，心肺互化，肾心相交，才能有效地进行调节，即使阴阳失调，气血乖戾，也必须建立在正气尚可的情况下，如脏器衰败，形弊血尽，荣卫不可收复，芍药甘草汤便失去了可调节的基础。正如张景岳所言："凡病之道，攻邪在乎针药，行药在乎神气。……若以药剂治其内而脏气不应，针艾治其外而经气不应，此其神气已去而无可使矣，虽竭力治之，终成虚废已尔，是即所谓不使也。"所以三元基本方芍药甘草汤在解痉的前提下必须配合温补之品，但要求温而不热，整体调理。例如上元散配合桂枝以温，人参以补；中元散配合柴胡以温，白术以补；下元散配合肉桂以温，附子以补。目的在于温复正气，旺盛血气，使芍药甘草有可调之基。

三元疗法取散为剂，因其居于汤丸之间，汤虽速而不便，丸虽便而力过缓，散剂服用方便而不速不缓，杂症多年，正宜徐缓，使其效速而不急，意缓图而不慢。

既然因寒致痉、解痉为第一要义，那么三元治疗的同时适当配合具有特定解痉作用的药品可以提高治疗效果。肠痉则痛、耳痉则鸣、膈痉则呃、气管痉则哮喘、血管痉则压高。引申之，关节痉则关节痛，肌肉痉则肌肉痛，冠脉痉则心供血不足，脑脉痉则脑供血不足……解痉之品各有所长，山莨菪碱善解肠痉，地巴唑善解耳鸣，藿香正气水善解膈痉，喘定、扑尔敏善解气管痉，硝苯地平善解心血管痉，氟桂利嗪善解脑血管痉，吲哚美辛善解胆绞痛及输尿管结石绞痛，安乃近善解关节肌肉痛。三元治疗，还需各解其痉。

三、白芍的运用

有形之质皆属于阴。白芍对所有阴质（包括津液、精、血、水、便等）均具有增强其凝聚性、静性的作用，所以欲去阴者去白芍，欲留阴者用白芍。凡阳微阴盛痹阳（阳虚或阳被郁闭）当去白芍。如仲景治心阳不足心悸胸闷者，诸方皆去白芍，后世治心阳不振心营淤阻的各方多以赤芍易白芍，如王清任的血府逐瘀汤，近人的冠心Ⅱ号方等。又如仲景在《金匮要略》中治疗"清谷""亡血""遗精"的桂枝龙骨牡蛎汤，则不去白芍。

四、甘草的运用

甘草甘、平。归心、肺、脾、胃。

益气补中，清热解毒，祛痰止咳，缓和药性。

从生理上讲，上焦属阳，下焦属阴，中焦亦阴亦阳。从上到下，渐次于阴；从下到上，渐次于阳。

甘草在临床上有以下特点：①甘草归心、肺、脾而不入肾，所以古方补肾药中如六味地黄丸、左归饮、右归饮基本不用甘草。下元散也从其类，去甘草而不用。②甘草味甘、平，下元散甘草配桂枝辛甘化阳，中元散甘草配芍药酸甘化阴。③甘草味甘，长期或大量应用助湿满中，引起水肿及高血压，上元散偏补，主“心动悸，脉结代”，用炙甘草；下元散偏泻，利水降血压，远甘草。④白芍纯阴无阳，炙甘草阴中有阳，上焦属阳，用芍、甘以阴配阳，或曰阴中求阳；中焦亦阴亦阳，遂减甘草用量，以免助湿满中；下焦属阴，或曰阳中求阴，去甘草而不用。

第二节　三元正方

一、上元散（丹）

［方药］人参　麦冬　五味子　桂枝　赤芍　炙甘草

［制用］制为散剂，每日6克，分三次服，或为丸服，名上元丹。

［配合］一般心脑血管疾病（脑萎缩除外）可配服硝苯地平、复方四嗪利血平片。只有房颤服用胺碘酮。

［生理］阳主上，上焦以阳为主，主要是胸阳。胸阳者，胸中之大气也，包括心阳和肺气。《名医方论》：“上焦属阳而主心肺。”

［病理］肺气不利，心阳郁闭，形成上气不足。

［《难经》］《难经·十四难》：“损其肺者益其气”；“损其心者调其营卫”。

［治则］益气复脉，调和营卫。

［简义］取各药最小常用量三分之一为比例制药，阴药大其半，阴中求阳。上元以肺为君，心从肺治，重用赤芍入肺走心。炙甘草治心动悸、脉结代取稍大量符合三焦自上而下渐次于阴的规律。上元散麦冬治心，桂枝引之。人参专补上气不足。

［主脏］头、心、肺（包括鼻、皮）。上焦以肺为君。

［主病］冠心病虚证，鼻炎及鼻窦炎、额窦炎引起的前额疼痛、颈椎病、胸膜炎，头后不适之属于脑血管痉挛者以及与心肺有关的而适于上元疗法的其他病证。

［药物分析］

桂枝

辛、甘、温。归于心、肺、膀胱经。

发汗解表，温经通阳。

《本经》："主上气咳逆，结气，喉痹吐吸，利关节。"

《别录》："心痛，胁风胁痛，温筋通脉，止烦出汗。"

《本经疏证》："和营、通阳、利水、下气、行瘀、补中，为桂枝六大功效。"

现代药理：桂枝的乙醇浸出液对炭疽杆菌、金黄色葡萄球菌、霍乱弧菌、沙门氏菌属等有抑制作用。水煎剂对金黄色葡萄球菌、伤寒杆菌及人型结核杆菌等有抑制作用。桂皮醛可刺激汗腺分泌，扩张皮肤血管，通过发汗，加速体温散失而引起解热作用。桂皮油有健胃、解痉、镇痛及强心作用。

赤芍

苦、微寒。归肝、心经。

清热凉血，祛瘀止痛。

《本经》："主邪气腹痛，降血痹，破坚积，寒热疝瘕，止痛，利小便。"

《滇南本草》："泻脾火，降气，行血，破瘀，散血块，止腹痛，攻痈疮。"

《药品化义》："泻肝火。"

现代药理：芍药苷有较好的解痉作用，甘草之甲醇提取物成分 Fm100 与芍药苷表现协同作用。还有镇痛、镇静、解热及抗惊厥、抗炎、抗溃疡和降血压等作用。芍药煎剂对某些病毒及皮肤真菌有抑制作用。

人参

甘、微苦，平。归脾、肺、心经。

大补元气，补脾益肺，生津安神。

《本经》："主补五脏，安精神，定魂魄，止惊悸，除邪气，明目，开心益智。"

《别录》："调中，止消渴，通血脉……"

《本草纲目》："治男妇一切虚证：发热、自汗、眩晕、头痛、反胃吐食、痎疟、滑泄久痢、小便频数淋漓、劳倦内伤、中风中暑、痿痹、吐血、咳血、下血、血淋、血崩、胎前产后诸病。"

现代药理：人参能兴奋中枢神经系统，加快神经冲动的传导，缩短神经反射的潜伏期，并引起抑制过程的加强与集中，促进大脑皮层兴奋和抑制过程的平衡，故能增强条件反谢，提高分析能力，能减少疲劳。又能兴奋垂体－肾上腺皮质系统，增强肾上腺皮质功能，提高机体对外界不良条件刺激的抗力，能使机体对疾病抵抗力增强。小量、适量能使心肌收缩力增强，作用特点与强心苷相似，但过量使用有中毒反应。有促性腺激素样作用，能促进男女性腺机能。对代谢也有影响，能降低血糖，并与胰岛素有协同作用，又能调节胆固醇代谢，抑制高胆固醇血症的发生，能改善消化吸收功能，增进食欲。有促进蛋白核酸合成的作用。还有抗利尿作用，与去氧皮质酮相似。有抗过敏作用，能减弱由于马血清引起的过敏性休克；对过敏性水肿有显著抑制作用。能刺激造血器官，能使造血机能旺盛。能增强机体免疫力；能促进免疫球蛋白的形成；促进白细胞的生成，防治多种原因引起的白细胞下降；能使淋巴细胞数量增加，促进淋巴母细胞转化；增强网状内皮系统功能。

麦冬

甘、微苦、微寒。归心、肺、胃经。

养阴益胃，润肺清心。

《别录》："虚劳客热，口干燥渴，止呕吐，愈痿蹶，强阴益精，消谷调中，保神，定肺气，安五脏。"

现代药理：动物实验，麦冬可阻止血管内瘢痕的形成。

《新医学杂志》报道，用本品的汤剂、针剂对冠心病患者进行疗效观察，其结果在缓解症状方面有较好疗效，对于心电图方面的疗效次之。麦冬注射液对实验动物在低压低氧条件下能明显提高耐氧能力。

五味子

酸、甘、温。归肺、心、肾经。

益肾生津，补肾养心，收敛固涩。

《本经》："主益气，咳逆上气，劳倦羸瘦，补不足，强阴，益男子精。"

《用药法象》："生津止渴，治泻痢，补元气不足，收耗散之气，瞳孔散大。"

现代药理：北五味能增强中枢神经系统的兴奋与抑制过程，并使之趋于平衡，故提高工作效能，减轻疲劳。能调节心血管系统而改善血液循环。对蛙心有强心作用，使心脏收缩有力，舒张完全而显著；对呼吸有兴奋作用。其醚提取物口服、注射均有明显的止咳、祛痰作用，其酚性部分有明显祛痰作用。又能调节胃液的分泌，以及兴奋子宫，降低血压。药理实验证明：五味子乙素等四种成分能明显降低四氯化碳引起的动物谷－丙转氨酶升高，并对肝细胞有一定保护作用。临床上常以之作丸、散剂，用于无黄疸性肝炎及迁延性慢性肝炎。

五味子煎剂对人型结核杆菌、福氏痢疾杆菌、伤寒杆菌、金黄色葡萄球菌有较强的抑制作用。

［方义详释］寒主收引，寒气入经而稽迟，泣而不通，不通则痛，风寒袭

肺，腠理闭塞。如气管经常处于痉挛状态，便会产生慢性气管炎的病理变化。营卫不调，肺舍于心，在动脉硬化的基础上发生冠脉痉挛，便会造成冠脉狭窄，出现心肌供血不足，从而产生心脏疾患。中医认为胸痹的产生是因为胸阳闭塞，阴盛阳微。这里的阴盛指寒凝痰浊血瘀，阳微指郁闭胸阳不展。头痛虽与五官有关，但顽固性头痛仍然与风寒、精神紧张、思虑过度、失眠、高血压等诸多因素有关，致使脑部血管先痉挛后扩张，从而导致脑供血不足，而产生头痛。

至于其他与心肺有关的疾患如脑血管痉挛合并心肌缺血、鼻炎、肺结核以及更年期综合征和某些皮肤疾患等都与营卫不调，气阴两虚有关。

桂枝辛温，能宣通卫阳，芍药酸苦微寒，能敛阴和营，一散一收，功专调和营卫。人参补肺益气，麦冬养阴清热生津，五味子敛肺止汗。桂枝温通心阳，炙甘草益气复脉，功专治疗心血管疾患。全方益气复脉，调和营卫，着重行肺令之气，恢复人与自然界的正常气体交换功能，即上元宗气。宗气足则邪去痉除，心血通行。胸中大气一行，则心脑血足，头痛可除。营卫调和，气阴充足则鼻炎、皮炎渐愈。阴复虚火自降，则结核、更年期综合征等症有望得以康复。

［上元第一症］冠心病

冠心病全称冠状动脉粥样硬化性心脏病，中医称胸痹。其基本病理改变为心肌缺血。临床分为隐性冠心病、心绞痛和急性心肌梗塞。主要症状为以实证为主的胸闷短气，或胸骨前、心前区出现阵发性针刺样疼痛，甚或胸骨前持续紧缩感、压榨感，遇寒尤甚；和以虚证主为的房颤、早搏、心律不齐、易惊怕声。

从实际临床观察，冠心病有如下特点：

1. **冠心病大部分属于冠脉痉挛，少部分属于动脉硬化。**因为临床上有许多30岁左右的患者出现心肌缺血，此年龄应不存在明显的动脉硬化，即使有动脉硬化也是在动脉硬化的基础上复发生冠状动脉痉挛的结果。动脉硬化与冠脉痉挛使冠状动脉管腔狭窄，导致心肌供血不足。而临床上引起冠脉痉挛的原因除精神因素外，寒邪直中或内生阴寒，寒主收引，冠脉因寒而痉挛。在发生冠脉痉挛的同时，其他循环血脉也可能同时发生痉挛，如脑血管痉挛。动脉硬化、脑血管痉挛又容易形成高血压，这就是高血压、冠心病经常同时存在的原因。动脉硬化的发生与高脂血症、高黏血症、高血压、吸咽、肥胖、糖尿病、肾病、衰老等有一定的关系。

2. **冠心病属于心脏疾病，但与肺、呼吸道有直接关系。**临床上有许多冠心病起初并非由单纯的高血压、动脉硬化引起，因为有许多冠心病起病比较突然而检查又不属于心肌梗塞，那与什么有关呢？临床观察，外感风寒，营卫不调（相当于现代医学的上呼吸道感染），即可引起肺气不利，心血瘀阻，如急性心肌炎。心主血，肺主气，心主营，肺主卫。在外为营卫，在内为气血。营之与血，同源异名，《灵枢·邪气》："营气者，泌其津液，注之于脉，化而为血。"所以说上呼吸道感染不但能引起支气管痉挛，导致气管通气障碍，而且可同时引起冠状动脉痉挛，导致心肌供血不足。祛除风寒，调和营卫，缓解支气管痉挛，改善气体交换，吸入更多新鲜氧气，排出因气管痉挛而瘀积的二氧化碳，从而改善和解除冠状动脉的痉挛状态。

3. **冠心病心肌供血不足往往并发脑供血不足，反之也然。**冠心病心肌缺血临床上常常出现头晕，特别是不明原因的一过性眩晕已被认为是冠心病心肌缺血的先兆，而临床上头痛头晕被彩色普勒检测为脑基底动脉、脑中动脉痉挛，脑供血不足的病例又非常多见。事实上"脑血管痉挛合并心肌缺血"平时基本上处于无症状状态，而因为饮酒、熬夜、疲劳、精神紧张等因素间断性出现（这种复发可持续几个小时到几天，也可间隔数十天后再次出现）。临床上常表现为心系如悬、焦躁不安、头晕失眠等，这种状况基本上也是由于心脑血管痉挛所致。治疗以活血解痉为主。

4. **冠心病也是一种炎症，而且具有风湿性质。冠心病的发生、发展与心肌炎有一定的关系。**感冒引起的心肌炎心慌在中医上叫"直中"。由于炎症刺激引起的局部痉挛，如同胃肠炎症引起胃肠痉挛，胆囊炎引起的胆囊、胆道痉挛一样，风为百病之长，风寒湿三气合而杂至为痹，痹即为现代医学所指的风湿、类风湿疾患。况且现代医学有风湿性心脏病，此病发病前1～3周，约半数病人有咽峡炎或扁桃体炎病史，说明心脏病的发生与感冒上呼吸道感染有一定的关系。

临床上运用具有抗风湿性质的消炎镇痛药于心脏病的治疗获得了一定的效果。

另外，由于局部炎症使心肌代谢加快，心肌耗氧量增加，加之冠状动脉供血不足，便导致心肌呈缺血缺氧状态，产生心悸、胸闷、口唇发绀等症状。

5. **冠心病发生与复发加重往往与不显著感冒有关系。**冠心病的发生与风寒直中，冠脉痉挛有一定的关系。但实际临床上亚稳定性冠心病患者在治疗过程中往往有复发性加重现象，当胸闷刺痛加重并发身困头蒙低热时，即使没有明显的感冒症状，也应适当考虑是否有不显著感冒，适当给予解表解痉，调和营卫可能会收到更好的效果。

6. **另外，冠心病受寒冷、生气、饱食、劳累、高血压等多种因素影响，应注意适时增减衣物、避免寒冷；减轻压力，保持心情舒畅；节制饮食，不可暴饮暴食；适当服用降压药，保持血压相对稳定等。**

根据冠心病的病因、病机以及发生发展的具体特点分析一下上元散的方药组成：人参、麦冬、五味子为《内外伤辨惑论》生脉散方。动物实验证明：生脉散有旺盛大小循环和冠脉循环血行，增强冠脉流量的作用，并对血压有调整作用，能提高实验动物在低压缺氧条件下的耐氧能力（《中西医结合资料》北京军区后勤部卫生部）。另据报道，麦冬可阻止实验动物血管内瘢痕的形成，有利于冠状动脉粥样硬化的缓解，对冠心病症状有较好的改善。生脉散的补气、活血、回阳、救逆、补虚、固脱、生津、止渴、调营、养卫作用，对冠心病患者能起到整体调节，提高人体免疫机能，应激机能的作用。生脉散益气生津，敛阴止汗对冠心病心律不齐证属气阴两虚者有治疗作用，桂枝甘草通心助阳，益气复脉；芍药甘草解痉缓急迫。全方共奏调和营卫，开宣肺气，基本上体现了"心病治肺"的原则，宣通肺气，改善肺循环，使气行则血行，气血调顺，心肌得养，冠心病之胸闷心痛，或心动悸、脉结代会逐步得到纠正和解除。

由于冠心病是一种慢性心脏疾患，轻则冠脉痉挛、心肌缺血；重则血管堵塞，心肌出现广泛性缺血性改变，而导致心肌梗塞，要想短时间内得到解决比较困难，要树立信心，积极配合，一般经过2~6个月的治疗，会使疾病得到根本性好转，长期保持稳定状态。

附：冠心病心肌缺血的征象：

（1）时有饥饿感。

（2）一过性眩晕。

（3）左胸部不时扎扎刺痛。

（4）心慌胸闷，动则喘气，甚或胸骨压榨疼痛。

（5）顽固性失眠。

（6）头蒙心急，坐卧不宁为脑血管痉挛合并心肌缺血。

（7）更年期综合征。

［参考资料］

一、桂枝汤（《伤寒论》）

［方药］桂枝9克　白芍9克　炙甘草6克　生姜9克　大枣4枚

［功效］解肌发表，调和营卫。

［主治］外感风寒表虚证。症见发热头痛、汗出恶风，或鼻鸣干呕、舌苔薄白、脉浮缓。

［方解］风寒客表，营卫不和。邪正相搏而头痛发热脉浮，卫外不固则恶风，营不内守则汗出脉缓。邪气阻滞，肺胃不利则鼻鸣干呕。故用解表，调和营卫之法治疗。方中桂枝散风寒以解肌表；辅以芍药敛阴和营，使桂枝辛散而不致伤阴，二药合用，一散一收，调和营卫，使表邪得解，里气以和；生姜助桂枝以散表邪，大枣助白芍以和营卫，炙甘草调和诸药。全方共奏解

肌发表，调和营卫之功。

［临床］临床上除太阳中风外，还可用于杂病、皮肤、病后、产后等因营卫不调者。

［特点］

1. 桂枝汤既能发汗，又能止汗，具有双向调节作用。

2. 柯琴："此方为仲景群方之冠，乃滋阴和阳，解肌发汗，调和营卫第一方也。凡中风、伤寒、杂症、脉浮弱、汗自出而表不解者，咸得而主之；其但见一二证即是，不必悉具矣。"

二、生脉散（生脉饮）（《内外伤辨惑论》）

［方药］人参 10 克　麦冬 15 克　五味子 6 克

［功效］益气生津，敛阴止汗。

［主治］气阴不足。证见体倦气短懒言、口喝汗多、咽干舌燥、脉虚弱及久咳伤肺、气阴两伤，干咳短气、自汗者。

［方解］本方治证乃因热伤气阴所致。气阴两伤，故见气短体倦无力、口渴；肺主气，外合皮毛，肺气虚则卫外不固，故多汗；多汗则津液更伤，故咽干舌燥等气阴不足之症接踵而来；气阴不足，故脉亦虚弱无力。治宜益气生津；敛阴止汗。方用人参补肺益气生津为主；辅以麦冬养阴清热以生津，五味子敛肺止汗而生津。三药合用，一补、一清、一敛，共成益气养阴、生津止渴、固表止汗之功，使气复津回，汗止而阴存。

至于久咳伤肺而气阴两伤者，用本方使之气复津回，润燥止咳。

［临床］临床上对于肺结核病、慢性支气管炎、神经衰弱引起的心烦失眠，以及心脏病的心律不齐等证属气津不足者，均可用本方加减治疗。

［特点］

1. 补气、活血、回阳、救逆、补虚、固脱、生津、止渴、调营、养卫。

2. 旺盛大小循环及冠脉血行，调整血压。（《中西医结合资料》）。

三、桂枝甘草汤（《伤寒论》）

［方药］桂枝 12 克　炙甘草 6 克

［功效］辛甘化阳，缓解急迫。

［主治］主证：心下悸动，或空虚或空悬感。脉微缓或结，苔白。副证：短气，或略有心痛。

［方解］桂枝辛甘化阳，甘草缓解急迫，共同升高胸中阳气以达到平调阴阳，心阳得复则心悸可愈。

［特点］仲景桂甘同用的方剂，都与心血管疾病有关。

四、炙甘草汤（《伤寒论》）

［方药］炙甘草 12 克　人参 6 克　干地黄 30 克　阿胶 6 克　麦冬 10 克

麻仁20克　生姜10克　大枣10枚

[功效] 益气养血，滋阴复脉。

[主治] 气虚血少。证见虚羸少气、心悸心慌、虚烦失眠、大便干结、舌质淡红少苔、脉结代或虚数。

[方解] 本方治疗心动悸、脉结代，乃因气虚血少所致。因劳累过度，或久病之后，故见身体羸瘦困乏、少气短气；气虚血少，心失所养，故心悸心慌、虚烦失眠；舌为心苗，不得气血以奉养，故舌质淡红少苔；脉结代或虚数，此所谓无阳以宣其气，无阴以养心，亦心血不足，心气不振的症象。治宜益气养血，滋阴复脉。方中炙甘草甘温益气，缓急养心为主；配人参、大枣益气补脾养心，生地、麦冬、麻仁、阿胶甘温之品，滋阴养血，合主药以益心气而养心血，共为辅药；佐以辛温的桂枝、生姜温阳通脉，使血气流通，则脉始复常。各药合用，有益心气、养心血、振心阳、复血脉的作用。

[临床] 本方对于冠心病、病毒性心肌炎、风湿性心脏病等而致心悸、短气、脉结代或虚数属气血两虚者，均可加减使用。

[特点] 益气复脉，主心动悸、脉结代。现代广泛用来治疗各种原因引起的心律失常。

【病案举例】

上元散慢性气管炎案

尚某，男60岁，2003年6月11日诊。述患气管炎十余年，平时有零星咳嗽，原在感冒或寒冷情况下，有咳嗽加重现象，但两年来不分季节，咳嗽痰多，多次检查治疗，输用先锋霉素、阿奇霉素，服用氨茶碱、气管炎痰喘丸等，两天前感冒后突然加重，拍片示肺纹理增粗紊乱，血象不高，听音肺部有干湿啰音，心音基本正常。舌质暗淡、苔厚腻、脉浮数。

诊断：慢性气管炎；感冒。

三元辨治：①外感引动宿疾，根据“气出以降”的原则，肌注安乃近2支；②输用：（生理盐水250毫升+青霉素钠800万U）+（5%葡萄糖注射液250毫升+黄芪注射液2支），输用3~5天；③气管归肺，为上元主脏，无逆治上，用上元散；④上呼吸道感染顽固性咳嗽不止者配服“开鬼门、去菀陈莝方”。

首先治疗感冒，消炎止咳，缓解支气管痉挛，上元散暂缓使用，待感冒痰咳缓解后，肌注300mg丙种球蛋白，以提高机体免疫力，减少感冒，并处上元散治疗慢性气管炎。

用上元散调理一个月后，病人感觉心胸顺畅，呼吸通利，咳嗽吐痰明显减少，精神也大为好转，又继续服用上元散一个月，拍片复查，粗乱的肺纹理已大部消退，停药观察，随访两年病情稳定，无明显发作。

胸骨上窝以上为上呼吸道，胸骨上窝以下为下呼吸道，上呼吸道感染（咽痛）痰咳，下呼吸道感染（及心）闷喘。气管炎咳嗽从上，气管炎哮喘从下。感冒诱发宿疾者先治心感，宿疾咳喘各从上下。故无逆治上，咳而不喘为气管炎症，用上元散；逆者治肾，上逆喘闷者，用下元散。初治严重者，输用青霉素、黄芪，并口服抗过敏方。宿疾咳喘用下方也效：新诺明 20 片、氨茶碱 20 片、舒喘灵 20 片、咳必清 20 片、泼尼松 60 片，研粉服用十天。

论痰之多少，源头为何？脾为生痰之源，肺为贮痰之器，故痰之源在脾胃。然痰量过多者，又缘于虚火沸腾，责于肾脏，所以逆有“咽炎（一般痰量为痰）治胃反在肾”，气管炎痰喘（大量痰涎为涎）治下，二者从痰。咳也有痰仅为不降而尚未逆，故从咳（气管炎咳嗽）治上，用上辅鬼门散。

由上看出，痰量多者，中药从下，西药从胃。

水湿不运，热炼湿则成痰，寒凝湿则为涎，水停聚则为饮，饮多属寒，故病痰饮者，多以温药和之。所谓热为虚热，引之，下元散引火归原；所谓寒，温之、利之，用下元散之利。下元散既能清也能温，清即引火归原，所清者虚火；温即重返阳宅而温下，所温者命门正阳。

痰涎水饮俱不可苦寒直折，三黄片、黄连上清片、承气方均为实热所设，非虚火所宜。

又短时咳嗽西治而言，鼻塞流涕咳嗽为感冒咳嗽，用扑热息痛、红霉素、维 C 银翘片、大黄苏打片、甘草片；主诉咳嗽顿痛、鼻通无涕为气管炎咳嗽，用红霉素、扑尔敏、舒喘灵、泼尼松；主诉喉痒咳嗽为过敏咳嗽，用阿莫西林、清火栀麦片、泼尼松、氢氯噻嗪、扑尔敏。

若咳嗽顽固不愈，邪气留连，激素不用，老年人肌注链霉素，并口服消咳喘；青壮人肌注卡那霉素、鱼腥草；儿科各随其症，可用川贝枇杷糖浆 100ml 加鱼腥草 10ml 配合服用。

感冒症状多种多样，嚏本自展清阳，何不顺其势汗之、散之；涕本余水不下，何不开鬼门、洁净府，用氨基比林 2 支，速尿 1 支肌注。初咳寒闭在毛窍，用氨基比林 2 支、洁霉素 1 支肌注，久咳硫酸卡那 1 支、鱼腥草 2 支肌注；初喘痉逆在支气管，喘定 1 支、扑尔敏半支、地塞米松半支肌注，久喘用下元散。

咳嗽、喉咙痛、发热为起炎症，需消炎；恶寒、困痛、清涕为外有寒，输双黄连无效。

感冒鼻塞可不流涕，流涕后必有鼻塞。先气热喉痛后鼻塞流涕者谓先上火后感冒，俗称伤风，宜用清热解毒口服液和维 C 银翘片辛凉为开，不宜用含大黄制剂苦寒直折，以免邪随气陷，感冒流连。冷烧不流涕者为玄府闭，后可上火，谓先感冒后上火，俗称伤寒，发汗即愈，如用中药宜辛温。二者还会相互诱导，最终可以并发，则引起炎症咳嗽，俗称上呼吸道感染，这时便需要消炎。消炎不下或感冒迁延，鼻塞与咳嗽并存，又称感冒后遗症，用鬼门方，单咳不流涕按气管炎咳嗽用上元散治疗，单流涕而不咳按鼻炎处理，也用上元散。感冒以喉分，喉疼以咳分，咳嗽以痰分，无论何症温度超过38℃应先行退热。感冒以喉分，喉咙疼者用氯芬黄敏片、阿莫西林、清火栀麦片、泼尼松；不疼者用速效感冒胶囊、维C片、病毒灵、安乃近。喉疼以咳分，咳者用安乃近、舒喘灵、头孢氨苄胶囊、泼尼松，不咳者用上喉咙疼方。咳嗽以痰分，黄痰者用扑热息痛、维C银翘片、红霉素、大黄苏打片、甘草片；白痰者用上治咳方，儿童咳嗽照此方减量服用。他症头疼常用APC（复方阿司匹林）、脑清片、丹参片、泼尼松；流涕少佐利尿而不用激素，如维C银翘片、速效胶囊、氢氯噻嗪半片、654－2（山莨菪碱）。

另外胆囊疼用大黄苏打1片、泼尼松2片、阿莫西林2粒、安络疼2片，一天三服良效；气管炎哮喘消炎并不好，在静推速尿支持下用下方研粉服用比较有效：新诺明20片、氨茶碱20篇、舒喘灵20片、泼尼松40片，此为十天量，一天两服。加入下元散中长服可根治老慢性支气管炎。

上元散胸膜炎案

董某，男，65岁，2003年7月17日诊。述右胸部疼痛，稍有咳嗽，前几天有感冒史，因原有冠心病，怀疑疼痛与冠心病有关而自服丹参片、心痛定，服用几天不见好转，遂到防疫站拍片，确诊为结核性胸膜炎，建议按结合治疗半年到一年，处服乙胺丁醇、鱼肝油、洋参含片等，因疗程过长，要求配合中药治疗。

诊断：结核性胸膜炎。

三元辨治：①胸膜为上元所主，无水治上；②结核治上。用上元散配合西药抗结核治疗。

服上元散半个月后，左胸部疼痛基本消失，嘱其继续服药并加强体育锻练，提高体质和疗效。后又连续服用上元散二个月，复查胸膜炎征象已经消失，嘱其再服抗结核药1~2个月。

上元散治疗慢性支气管炎、支气管扩张咯血、慢性胸膜炎、肺结核、肺纤维化等呼吸系统疾患主要突出两点：一是心肺同治，调理气血，在于生脉散；二是预防感冒，调理营卫毛孔，在于桂枝汤。上元散内外并调，益气养阴，全面提高人体的免疫力。凡慢性呼吸系统疾患，治疗前均可注射丙种球蛋白。

上元散支气管扩张咯血案

贾某，男，58岁，2004年6月30日诊。主述咯血四年。时轻时重，最近一周不断喉痒，咯痰带血，甚则咳吐纯鲜血。饮食时，钡餐透视胃正常，支气管造影显示：支气管扩张，血压105/70mmHg。左脉弦细，寸脉弱，为心肺虚；右脉细数浮，为阴虚火旺。

诊断：支气扩张咯血。

三元辨治：①气管归肺，上元主之；②上元散阴药大半，也主气津两虚。支气管扩张咯血用上元散治疗。

处上元散半月量配服维生素C，于2004年7月15日回诊述服药一周后即未再发生咯血，上元散对支气管扩张所引起的咯血有良好的止血效果，但要杜绝复发，彻底解决支气管的扩张问题，需按照下元缩减的原则用下元散巩固治疗，使扩张支气管回缩复原，治疗后随访一年无复发。

维生素C有良好的改善毛细血管脆性的作用，可广泛用于因毛细血管脆性改变破裂而引起的支气管扩张咯血、牙龈出血、咯痰带血、巩膜出血等轻度慢性出血之症。并有抗感冒和提高免疫力的作用。

上元散头汗出案

孟某，男，43岁，2005年4月15日诊。述近来经常夜间出汗，特别是夜间睡醒时总是一头汗，浸湿衣被。查病人精神良好，脉象弦而略数，别无它症。

诊断：头汗出

三元辨治：头汗出为阳明热盛，先用承气泻之，后用上元散补其气阴。

服上元散五天即述夜间已不出汗，夜寐可，嘱其继续服用，半个月后痊愈停药。

全身汗出在腠理不在阳明，职感冒后的虚汗症及临床常见的盗汗症，统一用上辅鬼门方调之。局部汗出在阳明不在腠理，如头汗出及手足汗症，阴囊潮湿，除统一承气泻之外，后二者无需服药，手足汗可用复方苦参水杨酸散40克，乌洛托品50片混研补用，开水调涂也主干脚气；阴囊潮湿用哈西奈德溶液1支、庆大霉素1支、扑尔敏1支外用，也主湿脚气及鼻翼、口角、下颌湿烂。

二、中元散（丹）

［方药］焦白术　酒白芍　盐车前子　儿茶　柴胡根　炙甘草

［制用］制为散剂，每日6克，分三次服，或为丸服，名中元丹。

［配合］一般肠胃病（食管炎除外）可配服大黄碳酸氢钠、消炎利胆片。只有胃酸烧心才服用雷尼替丁。

［生理］中焦亦阴亦阳，升清降浊，为人体之枢纽。

［病理］肝强脾弱，清浊不分，形成中气不足。

[《难经》]《难经·十四难》:“损其肝者缓其中，损其脾者，调其饮食，适其寒温。”

[治则] 泻肝补脾，升清降浊。

[简义] 取各药最小常用量三分之一为比例制药，阴阳各半，泻肝补脾。中元以肝为君，肠从肝治，重用白芍入肝走肠。中元散白芍治肠，柴胡引之，白术功专补中气不足。

[主脏] 肝胆、脾胰、肠胃（包括咽、食道、结肠、女性生殖器官）。中焦以肝为君。

[主病] 结肠炎、胃炎、肝功能失常等消化系统疾患；甲状腺亢进等内分泌疾患；妇科肿瘤及行经过度；尿血、尿蛋白、乳糜尿、血精等漏下之症以及其他与肝胆、脾胰、肠胃有关而适于中元疗法者。加极少量制马前子用于阳痿早泄、消化肿瘤。

[药物分析]

白术

苦、甘、温。归脾胃经。

补脾胃气，燥湿利水，固表止汗。

《别录》:“主风眩头痛……消痰水，逐皮间风水结肿，除心下结满，及霍乱吐下不止……暖胃，消谷嗜食。”

《珍珠囊》:“除温益气，和中补阳，消痰逐水，生津止渴，止泻痢，消足胫湿肿……”得枳实消痞满，佐黄芩安胎清热。

现代药理：有促进肠胃分泌的作用，有明显而持久的利尿作用，且促进电解质特别是钠的排出。有降低血糖、保护肝脏、防止肝糖元减少的作用。煎剂给小鼠灌服（每公斤6克）一月后，能促进体重增加及肌肉增强。所含发油，小剂量有镇静作用。

车前子

甘、微寒，归肺、膀胱、小肠、肾、肝经。

利水通淋，清热明目。

《本经》:“主气癃，止痛，利水道小便，除湿痹。”

《别录》:“男子伤风，女子淋沥，不欲食，养肺强阴……明目，疗赤痛。”

《药性论》:“去风毒，肝中风热，毒风冲眼，目赤痛，瘴翳脑痛，泪出。压丹石毒。去心胸烦热。……能补五脏，明目，利小便，通五淋。”

《本草纲目》:“导小肠热，止暑湿泻痢。”

现代药理：车前子有显著的利尿作用，同时也能增加尿素、氯化物、尿酸等的排泄量。车前子还有止咳、祛痰和降压的作用。

柴胡

苦、辛、微寒。归心包络、肝、三焦、胆经。

透表泄热，疏肝解郁，升举阳气。

《药性论》："主时疾内外热不解。"

《本草纲目》："治阳气下陷，平肝、胆、三焦、包络相火及头痛眩晕，目昏赤痛障翳，耳聋鸣，诸疟及肥气寒热。妇人热入血室，经水不调。小儿痘疹余热，五疳羸热。"

《本草正义》："约而言之，柴胡主治，止有二层；一为邪实，则为外邪之在半表半里者，综引而出之，使达于表而外邪自散；一为正虚，则为清气陷于阳分者，举而升之，返其宅而中气自振。"

现代药理：柴胡对结核杆菌有抑制作用。其煎剂有解热作用，并能抑制疟原虫生长发育。动物实验证明，还有利胆、抗脂肪肝和抗肝损伤的作用。

柴胡所含的皂苷，有镇静镇痛的作用，并具有抗肝损伤，防止脂肪病变及纤维增生，降低转氨酶及利胆作用。现广泛用于急慢性肝炎、胆道炎症及肋间神间痛等疾患，均有一定疗效。

日人细野史郎研究指出：柴胡具有相当强的催眠作用；小剂量有相当强的利尿作用，大剂量（中毒量）则无利尿作用；小剂可增进食欲，大剂量有的食欲减退（体质健康者则增进）。

儿茶

苦、涩、微寒。

生津化痰，消食生肌，收敛止泻，止血敛疮。

现代药理：体外试验，其水煎剂对金黄色葡萄球菌及绿脓杆菌、白喉杆菌、变形杆菌、痢疾杆菌、伤寒杆菌均有一定的抑菌作用。对各种原因所致腹泻如急性肠炎、消化不良、肠功能紊乱、溃疡性结肠炎等均可使用。

[方义详释] 肝为刚脏，脾为至阴。肝为调节，脾主运化，肝的调节作用主要表现在调情志，调气血，调胆汁消化、调三焦水道。而肝脏调节作用的实施表现在脾的功能上，如在情志方面，脾与自主神经功能有密切的关系，脾虚则自主神经功能紊乱，交感神经紧张度降低，副交感神经紧张度偏高，临床上出现胃肠功能紊乱，神经衰弱，月经不调等；在气血方面，肝主藏血，脾主统血，肝主行血，脾主制约，脾胃为气血生化之源，源泉不竭，肝方能行之，肝脾相互配合，才使气血不致逆乱。胆汗生于肝，而排于肠道，帮助脾胃完成消化，所以说消化系统包括了肝脏的某些机能。现代医学认为肝脏有解毒功能，包括某些代谢产物的解毒、激素的灭活和药物的解毒等，肝脏的解毒功能实质上是通过三焦水道，通过脾的运化来达到具体的解毒功能，肝与消化系统不仅有许多直接的通路，如胆汁路、肝肠循环等，而且肝与脾

在水液代谢方面有着密切的关系，脾主运化水湿，脾健则肝之余气尽泄于胆，脾健则土不壅木不郁，肝之湿热毒邪尽从脾泄，健脾最能行水，水湿一开，而热自清、痰自消。所谓治湿不利小便，非其治也。湿与热合，但利小便，不与热合，而热自清矣！

又脾胃为气血生化之源，五脏六腑皆赖以滋养。脾主升，胃主降，肝为之调节。肝气舒畅则脾升胃降，枢机通利，心肺之阳随胃气而降，肝肾之阴随脾气而升，脏腑互济，天地交泰，生机才能洋溢活跃。

由于肝脾的特殊关系，情志不遂或郁怒伤肝，肝气郁结，木郁克土，或脾虚不运，水湿不化，肝气壅滞，形成肝气不和，临床上常表现为消化系统疾患，如胃炎、结肠炎，食少、腹痛、泄泻等；妇科疾患如月经淋沥不断、产后恶露未尽、产后乳少等；自主神经功能紊乱如胃神经官能症、神经衰弱等；肝胆系统疾患如肝炎、肝脾肿大、肝硬化、肝功能失常、胆囊炎等。所以说保持良好的肝脾功能，维持正常的肝脾间的平衡，是正常调节其他脏腑功能，平衡自主神经系统功能的必要条件，在肝脾这对矛盾统一体中，脾又占据着重要的位置，这也可以看出李东垣《脾胃论》的正确性及重要性。

中元散调理肝脾，寓含以下几个方面：

1. 泻肝补脾

中元散泻肝补脾，以补脾为主。脾胃居中，为气血生化之源，为气机升降的枢纽。《寓意草》："中脘之气旺，则水谷之清气上升于肺，而灌输百脉；水中之浊气下达于小肠，从便溺而消。"所以历代医家都十分强调脾在人体生理上的重要性，临床上补脾法不仅用于脾虚病证，也广泛用于其他脏腑慢性病变之属于虚证者。中元脏气虽以肝为君，但"见肝之病，知肝传脾，当先实脾"。故中元疗法泻脾补脾，以实脾为主。《神农本草经·上品》以白术补中气不足，俾土健湿去，气足则能流转。现代药理研究白术有保护肝脏，防止肝糖原减少的作用。

柴胡、白芍、甘草为小柴胡汤之基本方。小柴胡汤和解少阳，有良好的和胃作用，《伤寒论》云：小柴胡汤能"上焦得通，津液得下，胃气因和，身濈然汗出而解"。消化道以胃为主体，胃气和则便能正常，所以小柴胡汤既能通便，又能止泻。

泻肝补脾的代表汤剂为"痛泻要方"，痛泻要方一般用于肝木乘脾之腹痛、泄泻之症。吴鹤皋说："泻责之脾，痛责之肝，肝责之实，脾责之虚，脾虚肝实，故令痛泻。"白术补脾，白芍泻肝，脾实肝不来克，又加柴胡舒理，自然胃气和降，清升浊降，痛泻可止。

2. 分消水气

脾主升，胃主降，肝为之调节。肝主疏泄，脾主运化，肝气不利则木郁克土；脾气虚弱则土壅木郁，肝脾不调临床多表现为两胁胀痛、脘腹满闷、食欲不振、烦躁易怒、腹痛便溏，或妇女月经不调、舌苔白腻、脉弦缓。如过敏性结肠炎、溃疡病、慢性肝炎等病可见上述临床表现。

中焦疾病不仅表现在饮食消化方面如食少胀满泄泻等，而且表现在气和水方面：气最容易聚结的地方为胃脘、胁肋、咽喉，常表现为胃炎、两胁撑胀、咽炎等。愤怒伤肝，肝郁气旺，易克脾胃，或肝脾不调，或胆气犯胃。气、血、水常互相因，脾不仅运化饮食，而且为胃行其津液，如果脾因某种原因而致运化功能失常，津液失于转输，则湿停滞为患，而产生肝脏淤滞，胆汁排泄不畅，胃肠道黏膜充血、水肿，《灵枢·本神》“脾气虚则四肢不用，五脏不安，实则腹胀，经溲不利”，实则腹胀为脾虚水停，经溲不利所致。

中元散疏散利肝脾，目的在于恢复肝脾的疏凿功能，而恢复肝脾的功能除了疏肝健脾以外，必须去除原有因为肝脾失调而郁积于消化器官或其他脏腑间的水气，而排除郁积水液废料的正确方法就是“分消水气”，分消水气就是采取疏利的办法使水液各行其道，水道有三：即上焦毛孔，中焦大便，下焦小便。这里的分消水气是指利小便、实大便。

《石室秘录·论吞酸与泄泻分治》：“吞酸火也，泄渲寒也，似乎寒热殊而治法宜变。不知吞酸虽热，由于肝气之郁结；泄泻虽寒，由于肝木之克脾。然必一方以治木郁，又一方以培脾土，则土必大崩，而木必大凋矣。不若于一方之中而两治之。方用白芍五钱、柴胡一钱、茯苓三钱、陈皮五分、甘草五分、车前子一钱、六曲五分，水煎服，方名两舒散，二症皆愈。此方之奇绝，在白芍之妙，盖白芍乃肝经之药，最善舒木气之郁，木郁一舒，上不克胃，而下不克脾。方中又有茯苓、车前子，以分消水湿之气，水尽从小便出，何有余不之吞酸，剩汁以泄泻；况又有半夏、六曲之消痰化粕哉？此一治而有分治之功，世人未尽知也。”

3. 升清降浊

肝脾不和者，因气而由乎肝，因寒而在乎脾胃。恣食生冷，或露卧寒凉，先伤肠胃，后及脾阳，日久气虚不升，胃体垂弛，肠道痉缩，所谓中气下陷。

气机运转的规律是能出方能入，能降方能升。也就是说只有脾胃有健全的运化和升散机能，饮食水谷才能够正常的消化、吸收与排泄。正如《素问·经脉别论》：“饮入于胃，游溢精气，上输于脾，脾气散精，上归于肺，通调水道，下输膀胱，水精四布，五经并行，合于四时五脏阴阳，揆度以为常也。”李东垣立“补中益气汤”益气升阳，高调补脾胃。其中少加柴胡，取柴胡气味轻薄，引胃气以上腾，复其本位，以行生长之令。且柴胡透表导邪，自有“提壶揭盖”之意，一药而兼上输、布散两能。

4. **保肝护肠**

肠病治胃，胃病治胆，说明胃肠道功能紊乱与肝胆有密切关系。现代生理学认为肝与肠道之间存在着“肝肠循环”，在病理状态下，肠道内的毒素会通过“肝肠循环”影响肝脏，使肝产生中毒现象。所以肝胆与肠胃之间，也就是木和土之间，从生理上相互为用，从病理上相互影响。为此，病理状态下保肝护肠，使肝肠避免更大的伤害也是中元疗法应该注意的。

“保肝”是现代医学治疗肝脏疾病的辅助措施，具有保肝作用的药物很多，如肝泰乐、肌苷片、三磷酸腺苷等。那么中元散体现在保肝护肠方面主要包括：芍药的柔肝和儿茶的敷肠。白芍药平抑肝阳，养血敛阴，柔肝止痛。肝为刚脏，体阴而用阳，一遇拂郁，最易上亢，必得芍药之阴柔方能柔和，生发春令之气，轻漫疏理，不致克脾。又有白术、甘草之保肝作用，术、草之保肝作用主要体现在健脾方面，脾健湿化，饮食运转有力，胆汁路入肝肠循环通畅，湿与毒自不能留。甘草又有增强肝脏解毒能力和抗肝损伤作用，柴胡也有抗肝损伤、防止脂肪变及纤维增生作用。儿茶为豆科植物，儿茶的去皮枝、干的干燥浸膏，研粉内服能敷布到胃肠黏膜上对消化道黏膜有一定的保护作用。其功能生津化痰，消食生肌，收敛止泻，止血敛疮。甘草甜素的吸附作用以及所含葡萄糖醛酸的结合解毒作用对胃肠道黏膜也有不同程度的保护作用。

［中元第一症］结肠炎

结肠是指从阑尾到直肠间的大部分，因其在外观上有纵行的结肠带和横行的结肠袋，故名结肠。结肠四个部分：从盲肠到结肠肝曲为升结肠；结肠肝曲至结肠脾曲为横结肠，结肠脾曲向下至左髂嵴处为降结肠，平左髂嵴续于降结肠，向右作“乙字形”弯曲，至第三骶椎处移行于直肠，此段为乙状结肠，结肠向下至肛门为直肠部分。

结肠炎是一种慢性结肠炎症性病变，病变与感染无直接关系，故又称慢性非特异性结肠炎。临床以慢性反复发作或持续的腹痛、腹泻、解黏液、脓血便为主要表现。

一、结肠炎的病因病机

结肠炎形成一般有以下几个方面的原因：

1. 为急性肠胃炎失治或治疗不彻底，转化为慢性肠炎者。多由于恣食生冷、饮食不洁、暴饮暴食所致。

2. 频繁饮酒，酒伤肝胃，日久累及肠道所致。

3. 素体脾虚，免疫力低下，或长期情志抑郁，导致肝脾失调，导致肠道功能紊乱。

4. 过敏因素如饮食过敏、药物过敏，使胃肠道黏膜产生充血水肿，甚至糜烂，形成溃疡性结肠炎。

结肠炎病变一般从直肠及乙状结肠开始，并可逐渐扩展至降结肠、横结肠甚至升结肠，呈连续性。病理改变主要累及黏膜层及黏膜下层。病变呈弥漫性、炎症性改变，黏膜可见充血、水肿、灶性出血、糜烂及溃疡。慢性反复发作者可有肉芽组织增生及假息肉形成，肠袋腔变窄。

根据胃病分类方法结肠炎对应可分为表浅性结肠炎、糜烂性结肠炎、溃疡性结肠炎和过敏性结肠炎。但其病理改变均为慢性炎症性疾患，所不同是充血、糜烂、溃疡轻重程度的不同，发病机理与治疗实质上是大致一样的。

二、结肠炎的临床表现

结肠炎的临床症状，因个体差异而略有不同。但大致包括以下几个方面：

1. 大便次数多，不成形。
2. 腹痛肠鸣，痛即大便。
3. 遇生冷、油腻、酒后等因素，第二天腹泻明显加重。
4. 黏液便、血便或病程超过五年者为病情偏重。

三、结肠炎的治疗

由于结肠炎是肠道慢性炎症性疾患，对治疗有一定的抗拒性，所以治疗上要想取得根本疗效，一是要中西医结合或从中医中药入手，二是要坚持按疗程治疗，一般20天为一个疗程，3~4个疗程可望治愈。在治疗过程中要做到两忌两少：一忌酒，二忌生冷；少食豆制品，少食奶制品。忌嘴原则上从治疗开始起至以后半年内，忌嘴的目的是在基本治愈后给肠道一长期修复的时间，使胃肠道黏膜能够彻底修复，真正体现“三分治疗，七分调养”的原则。

治疗结肠炎服中元散之前先服7粒肥儿丸，4个小时后开始服中元散，是为了清理肠道，先清后补；配服莲蒲双清片是为了胆、胃、肠同治，提高中元散的疗效。

中元散之所以能治疗结肠炎，主要体现在白术的健脾益气和车前子的“利小便实大便”上。结肠炎的发生与发展与脾虚、清浊不分有直接的关系，正如《素问·阴阳应象大论》“清气在下则生飧泄，浊气在上则生䐜胀”，便明显指出当升不升，当降不降，清浊不分产生胀满泄泻的基本机理，而造成清浊不分的根本原因则是肝强脾弱，脾虚不升。这样，健脾益气，升清降浊便成了治疗胃肠道疾病的基本原则。“六腑以通为用”，治疗结肠炎时，不可一味地堵与塞，在健脾止泻的基础上，配合理气通滞之品，如柴胡、白术以泻肝脾之壅滞，使清阳能升，浊阴能降，泻止而不致于产生腹胀，消胀而不产生泄泻。芍药、甘草柔肝缓急止腹痛。

肠道的主要功能是消化吸收，肠黏膜就像“细筛”一样，存在许许多多极其细微的筛孔，算是分泌、消化、吸收的通道。但由于某种原因，如肠道痉挛，饮食物黏滞，黏膜充血水肿……使这些通道变得十分不通畅，小肠的吸收，大便的浓缩变得不好，水与脂类物质在肠道滞而下，便可形成泄泻或完谷不化，用中元散植物粗纤维口服，不仅起调治作用，而且有清理肠道作用，胃不好者，最好服用散剂，因散剂进胃则散，刺激性小，易于吸收。综合调理，恢复胃肠道的基本生理功能，促进正常消化、吸收机能，使食而不泻，通而不胀，五脏六腑俱得滋养。

［参考资料］

一、小柴胡汤（《伤寒论》）

［方药］柴胡12克　黄芩9克　人参9克　炙甘草6克　生姜9克　大枣4枚　半夏9克

［功效］和解少阳。

［主治］①少阳病。症见口苦、咽干、目眩、往来寒热、胸胁苦闷，默黯不欲饮食，心烦喜呕，舌苔薄白，脉弦。②妇人伤寒，热入血室，以及疟疾，黄疸等杂病见少阳症者。

［方解］小柴胡汤为和解少阳之主方。少阳位于半表半里，邪犯少阳，邪正相争，故见往来寒热；少阳胆火上炎，故见口苦、咽干、目眩、心烦之象；少阳经布胸胁，病则经气郁遏，因而出现胸胁苦满；胆病影响，胃失和降，故又伴见不食喜呕之证；至于象见弦，乃为肝胆之脉。治宜和解少阳之法。方用柴胡为主，清解少阳之邪，并疏畅气机之郁滞；黄芩为辅，协助柴胡以清少阳之邪热，二药合用，使其达到和解清热的目的；配伍人参、半夏、生姜、大枣为佐，意在补中扶正，和胃降逆，杜绝邪气全入太阳而成虚寒；炙甘草为使，既能调和诸药，又可相助扶正。诸药合用，共成和解少阳、补中扶正、和胃降逆之功，柯韵伯喻为“少阳枢机之剂，和解表里之总方”。

［临床］凡具有小柴胡汤主证的多种发热性疾病，如感冒、扁桃体炎、疟疾、流行性腮腺炎、急性病毒性肝炎、产后发热以及热性病的后期，均可用本方治疗。

［特点］

1.《伤寒论》：小柴胡汤能使“上焦得通，津液得下，胃气因和，身濈然汗出而解”。

2. 小柴胡汤双向调节，既能升又能降，既能通便又能止泻。

3. 小柴胡汤有良好的解热和降低血象的作用。

二、痛泻要方（《景岳全书》引刘草窗方）

［方药］炒白术9克　炒白芍6克　炒陈皮4.5克　防风6克

［功效］疏肝补脾。

［主治］肝郁脾虚，证见肠鸣腹痛、大便泻泄、泻必腹痛、舌苔薄白、脉弦而缓。

［方解］本方重点是治肠鸣腹痛、大便泄泻的方剂。但腹痛泄泻的成因和治法很多，本方所治，是由肝旺脾虚，木郁乘脾，或使肝脾不和，脾湿不运，形成肠鸣泄泻之候。正如《医方考》说："泻责之脾，痛责之肝，肝责之实，脾责之虚；脾虚肝实，故令痛泻。"治宜燥湿健脾疏肝为法。方用白术健脾燥湿，白芍缓急止痛，共为主药；配伍芳香之陈皮，和中化湿，助白术健脾祛湿，并用味辛性温归肝入脾之防风，助芍、术以舒肝脾，共为佐使。四药配伍，补中寓疏，泻肝补脾，调和气机，则痛泻可止。

［临床］主要用于急慢性肠胃炎肠鸣腹痛泻泄者。

［特点］泻肝补脾。

【病案举例】

中元散肝炎肝功能不正常案

赵某，男，38岁，2004年6月3日诊。述本年度例行体检时发现有肝炎情况，并肝功能不正常。乙肝五项：乙型肝炎表面抗原（+）、乙型肝炎E抗原（+）、乙型肝炎核心抗体（+）。说明病人有乙肝病毒感染。肝功能：血清谷－丙转氨酶145U/L（0～40U/L）、血清谷－草转氨酶76U/L（0～50U/L）。说明肝功能不正常。

诊断：乙型肝炎合并肝功能不正常。

三元辨治：中元主肝，肝功能不正常用中元散。治疗肝功能一个月一个疗程，并于每疗程前肌注300mg丙种球蛋白。

服中元散一个月后，于2004年7月3日复查肝功能：血清谷－丙转氨酶24U/L、血清谷－草转氨酶22U/L、血清γ－谷酰转肽酶42U/L。肝功能已经正常，疗效显著，但乙肝五项：乙型肝炎表面抗原（+）、乙型肝炎E抗原（+）、乙型肝炎核心抗体（+），无变化，嘱其继续按疗程服药。

又一个月，2004年8月3日肝功能复查有完全正常，乙肝五项其中乙型肝炎E抗原转阴。并于10月14日在市防疫站做肝炎DNA定量分析，乙型肝炎表面抗原（+）26.91，说明肝炎病毒处于稳定非复制阶段，解释为健康携带者，为病愈。

运用中元散治疗肝病时：①每月肌注300mg丙种球蛋白，可有效提高机体免疫力，促使病清转阴；②中元散同样适用于其他肝炎病种引发的有功能不正常；③中元所主偏湿，上元所主偏寒，用中元二月谷丙无明显下降者改上元散，治同阴黄；④在肝功能治疗转入正常后，无论是大三阳，还是小三阳，只要肝炎DNA检测不复制，就视为健康携带者，原则上无需再行治疗；⑤如欲三阳转阴，可散剂试服大黄60克、三七80克、人参80克、木香30

克，1天6克，分3次。如有肠炎，大黄半生半熟。

有些药物需根据其特性及其不良反应情况分年龄用药，老年人肝肾功能退化而听神经却不易受损，故可用链霉素而慎用抗真菌药；儿童听神经发育尚不完全，故一般不使用氨基糖苷类庆大、卡那、链霉素；青壮年体质强壮，可安全使用抗真菌药灰黄霉素或里素劳。用药安全第一，不治病不要紧，不能起不良反应。以毒攻毒为攻病而非攻身。

中元散肝硬化腹水案

吴某，男，53岁，2004年11月13日诊。述从山西煤矿回来后，两肋撑胀一个多月，到市第二人民医院检查：胸片示肺纹理粗紊乱。B超发现：①肝实质损害；②肝囊壁水肿、胆囊多发结石；③脾大，脾静脉增宽，副脾；④腹水量大；⑤肝外胆管回声增强。询问一个月前有感冒史，现偶有咳嗽，查无啰音，脚无明显肿胀。舌质暗红，苔略厚，脉弦细。

在医院查及大量腹水后，遂要求住院，住院后查肝功能：总胆红素50.8↑（0~25mmol/L），白蛋白31.6↓（37~55g/L），直接胆红素13.50↑（0.3~6.8mmol/L），γ-谷酰转氨酶67↑（0~50U/L），碱性磷酸酶150↑（40~145U/L），谷丙转氨酶87↑（0~40U/L），谷草转氨酶68↑（0~40U/L）。肝功能全不正常，诊断为肝硬化腹水。并拟行脾切除术。病人惧怕手术，医院临时输用克林霉素、ATP、速尿等，予以消炎、保肝、排水。由于手术及液体疗法均非本病所宜，故暂挂住院续而来门诊治疗。

来门诊时病人精神良好，自行来诊，能食而尿量少，脚不肿，血压不高，胁腹感觉撑胀。

诊断：①肝硬化腹水；②支气管炎；③胆石症。

三元辨治：中元以肝为君，肝功能不正常用中元散。并每月肌注丙种球蛋白300mg。

中元散在恢复肝功能方面有特别疗效，中元散虽也能健脾化湿利水，但由于腹水量大，运化不及，故在治疗初期配服氨体舒通，氨体舒通片的用量要足，可每次60mg（3片），每日2次。

一个月后，病人两胁已不撑胀，B超复查腹水已消退。2004年12月7日查肝功能结果：HBsAg（+）、HBeAg（+）、谷丙转氨酶59↑、谷草转氨酶74↑、谷酰转肽酶61↑，其他均恢复正常。

又处中元散一个月并肌注300mg丙种球蛋白，利尿药减为一天一次。2005年1月11日复查肝功能：谷酰转肽酶114↑（5~50）、HBAg（+）、中心抗体（+），其他均已正常，且病人饮食良好，也不撑胀，B超检查无腹水，脾不大，肝无明显实质损害。

后停注丙种球蛋白，单服中元散一个月，复查肝功能，所有指标正常，停药后嘱其加强营养，注意休息，并不定期服用软肝散二年以上：代赭石30克、青黛90克、海蛸30克、二丑30克、牡砺120克、鸡内金30克。

保肝药保不住肝，肝病严重时，只有疏凿三焦水道，方可解肝淤之围，必要时大剂静推速尿并适当补钾。大部分抗生素对肝肾功能有影响，严重肝肾不全时慎用或不用。

氨基比林解外寒外痛，氢氯噻嗪解外水外肿，凡内之病尽可不用，内脏痛用西药各解其痉，痛之甚者加用消炎痛，不痛停用；内积水用中药各从三元，水之甚者加用螺内酯，水消停用。氨基比林影响于内在于气机，气出以降，如逆喘呕；螺内酯影响于外在于水液，免钾过失，如外水肿胀。大汗伤阳，久利伤阴，中病即止，后用三元散（丹）慢调收功。

中元主脏，肝功能失常者常用中元散；肝硬化腹水者，用净府方，以磨化为主；腹水严重者，加服大剂量螺内酯。氢氯噻嗪行外水，螺内酯行内水，治外水可配螺内酯，治内水却不必用氢氯噻嗪。承气走胃，净腑走肠，螺内酯配净腑丸泻肝肠三焦流饮，故肝病（包括肝硬化腹水、两胁支饮）两胁胀急者用净腑丸配螺内酯卓效。

三、下元散（丹）

［方药］附子　肉桂　当归　黄芪　泽泻　白术

［制用］制为散剂，每日6克，分三次服，或为丸服，名下元丹。

［配合］一般腰腿泌尿疾患（梅尼埃综合征除外）可配服双氢克尿噻、安体舒通。只有头晕服用氟桂嗪。

［生理］阴主下，下焦阴（血）为主。主要指肾精、肾阴。阴生于血，血成于气，血之与气，异名同类。卫出于下焦，化血之动力。补卫之所以养阴，补气之所以生血，有形之阴（血）不可速生，无形之形所当急固。少火生气，壮火食气。

［病理］阳虚水泛，气不化精，形成下气不足。

［《难经》］《难经·十四难》：“损其肾者益其精。”

［治则］通阳化气利水，洞出卫气。

［简义］取各药最小量三分之一为比例制药，阳药大其半，阳中求阴。下元以肾为君，脑从肾治，重用黄芪入肾走脑。

下元散黄芪以治脑，肉桂引之，附子功专补下气不足。

［主脏］脑、腰、肾（包括前列腺、睾丸等男性附件）。

［主病］脑血栓、脑梗塞、脑出血后遗症等脑部疾患；肾虚腰痛、腰椎及椎间盘、骨髓炎等肾与骨髓疾患；前列腺炎、睾丸炎、睾丸鞘膜积液等男性

生殖系统疾患；乳癖及行经不足等妇科疾患；高血压、实证冠心病等心血管疾患；水肿、积液等水液疾患；白血病、尿毒症、血象高等血液疾患；喘、呕、逆、溢等厥逆疾患；肺大泡、支气管扩张等肥大增扩性疾患。

［下元散运用］下元散是三元医疗使用最广泛的方药，临床主治突出三点：一为下引，重在气，行下肠中之气，主逆症，如食逆之饱胀嗳腐、食入即吐；气逆之喘哮；血逆之高血压危象、脑溢血；水逆之眩晕、颅压高、青光眼，胃酸返流性胃炎、咽炎、复发性口腔溃疡；胆汁反流性胃炎、黄疸泛滥。二为渗利，重在水，利下三焦余水，主水肿，如不明原因脚肿、下肢浮肿、盆腔积液、关节肿痛、其他水逆病证。三为消炎，重在炎，主妇科泌尿炎症，如盆腔炎、附件炎、子宫内膜炎、附件区炎症包块、阴道炎、白带阴痒、睾丸炎、前列腺炎等。这三点利最重要，水不挡气则气易行，组织肿消则炎易清。

从养生角度讲，上元散可作为女补肾药，中元散可作为男补肾药，下元散从肾调而不言补肾，何哉？40岁之前青壮年不谈肾虚，所病多炎，下元散利水消炎，更重于治；40～60岁之间中年期，男之病病早泄，早泄在脾，中元主收，故可做男补肾药。女之病病性冷淡，冷淡在心，上元增促，故可作为女补肾药。及至60岁以后进入老年期，才会出现真正意义上的肾亏。年轻人误认为腰痛即位肾虚，殊不知此时肾气正实，只是髓路通道不畅而已，此为补肾之方圆。

下元散用于引则小剂量，如小股部队引诱敌人，用于消（消水、消炎）则稍大量，如集中优势兵力消灭敌人。

［药物分析］

附子

辛、甘、大热、有毒。归心，肾，脾经。

回阳救逆，温肾助阳，祛寒止痛。

本品味甘大热，能上助心阳以通脉，下补肾阳以益火，是一味温里回阳之要药。多与肉桂同用，用于肾阳不足，命门火衰，畏寒肢冷、阳痿、尿频等证；与白术同用，用于阴寒内盛，脾阳不振、脘腹冷痛、大便泄泻等证；与茯苓同用，用于脾肾阳虚，水气内停而见小便不利，肢体浮肿之证，用本品有助阳化气之功。

《别录》："脚疼冷弱，腰脊风寒，心腹冷疼；霍乱转筋，下利赤白，坚肌骨，强阴，又堕胎。"

《珍珠囊》："温暖脾胃，除脾湿肾寒，补下焦之阳虚。"

《本草纲目》："治三阴伤寒，阴毒寒疝，中寒中风，痰厥气厥，柔痉癫痫，小儿慢惊，风湿麻痹，肿满脚气，头风，肾厥头痛，暴泻脱阳，久痢脾泄，寒疟瘴气，久病呕哕，反胃噎膈，痈疽不敛，久漏冷疮。”

含乌头碱、次乌头碱等多种生物碱，对垂体－肾上腺皮质系统有兴奋作用，能显著降低大白鼠肾上腺内维生素C含量，增加尿中17－羟类固醇的排泄，减少末梢血液中嗜酸性白细胞数。此外，对某此肾上腺皮质功能不全的患者，具有肾上腺皮质激素样作用。还能兴奋迷走神经中枢，有强心作用，对动物甲醛性和蛋清性“关节炎”有明显消炎作用，乌头碱对小鼠有镇痛作用，乌头碱及次乌头碱均有局麻作用。

附子经过炮制与煎煮，乌头碱被分解，毒性减弱，但强心作用并不减弱。强心的有效成分为耐热的非生物碱成分。

肉桂

辛、甘、大热。归肾、脾、心、肝经。

温中补阳，散寒止痛。

少量肉桂与附子配伍，有温补命门的作用；与黄芪配伍，有鼓舞气血生长的作用；配少量肉桂有助膀胱气化的作用，可用于热蕴膀胱，尿闭不通之证。

《别录》：“主温中，利肝肺气，心腹寒热、冷疾、霍乱转筋、头痛、腰痛、出汗、止烦，止唾、咳嗽、鼻齆；能堕胎，坚骨节，通血脉，理疏不足，宣导百药。”

《本草纲目》：“治寒痹，风喑。阴盛失血，泻痢，惊痫。”

肉桂含挥发油（桂皮油）及鞣质等。桂皮油的主要成分为桂皮醛、乙酸桂皮酯、乙酸苯丙脂等。

桂皮油对胃肠有缓和的刺激作用，能增强消化机能，排除消化道积气，缓和胃肠痉挛。又有中枢性及末梢性扩张血管的作用，能增强血液循环。

当归

甘、辛、温。归肝、心、脾经。

补血调经，活血止痛，润肠通便。

《本经》：“主……妇人漏下，绝子、诸恶疮疡金疮。”

《别录》：“温中止痛，除客血内塞，中风痉、汗不出、湿痹，……补五脏，生肌肉。”

《大明本草》：“破恶血，养新血及主瘕癖。”

《本草纲目》：“治头痛、心腹诸痛，润肠道、筋骨、皮肤。治痈疽，排脓止痛，和血补血。”

现代药理：所含维生素B_{12}及叶酸类物质有抗恶性贫血的作用。对子宫有“双向性”作用，其水溶性、非挥发性、结晶性成分能兴奋子宫肌，而使子宫弛缓。当归能保护肝脏、防止肝糖原减少，另外尚有抗维生素E缺乏症的作用。有镇静、镇痛和消炎作用。当归流浸膏、当归的乙醚提取物有奎尼丁样作用，对乙酰胆碱或电流所引起的人工心房纤颤有防治作用。口服当归粉对实验性动脉硬化的大白鼠有一定疗效，能使血脂轻度下降。当归或复方当归注射液（当归、川芎、红花）能增加冠状动脉血流量，预防垂体后叶素引起的心肌缺血。当归煎剂对痢疾杆菌、伤寒杆菌、霍乱弧菌、白喉杆菌等皆有抑制作用。

黄芪

甘、微温。归脾、肺、肾经。

补气升阳，益卫固表，托毒生肌，利水退肿。

《本经》："主痈疽久败疮，排脓止痛，大风癞疾，五痔鼠瘘，补虚，小儿百病。"

《别录》："补丈夫虚损，五劳羸瘦。止渴腹痛、泻痢，益气，利阴阳。"

现代药理：能兴奋中枢神经系统，能增强网状内皮系统的吞噬功能，提高抗病能力。对正常心脏有加强其收缩的作用，对因中毒或疲劳而陷于衰竭的心脏，其强心作用更为显著。有扩张血管的作用，能降低血压，改善皮肤血液循环。口服或注射黄芪制剂均证明有利尿作用。大白鼠口服大剂量黄芪粉对血清性肾炎的发病有阻抑作用，其蛋白尿定量显著低于对照组。对氯化汞所致的大白鼠蛋白尿症，口服黄芪粉能加速尿蛋白的消失。体外实验，对葡萄球菌、溶血性链球菌、肺炎双球菌、白喉杆菌、志贺氏痢疾杆菌等均有抑制作用。

近年来发现本品所含多糖具有解毒作用，并能促进抗体形成，有促进免疫功能的作用。又据报道，黄芪能提高人体白细胞诱生干扰素的能力，用量9克~30克，如研末，用量可用其1/5。

泽泻

甘、淡、寒。归肾、膀胱经。

利水渗湿，泄热。

《本经》："主风寒湿痹，乳难，消水，养五脏，益气力，肥健，久服耳目聪明。"

《别录》："补虚损五劳，除五脏痞满，起阴气，止泄精，消渴，淋沥，逐膀胱、三焦停水。"

《大明本草》："主头眩耳虚鸣，筋骨挛缩，通小肠，止遗沥尿血，催生难产，补女人血海。"

现代药理：正常人和动物实验均证明，泽泻有显著的利尿作用，能增加尿量、尿素与氯化物的排泄，对肾炎患者，其利尿作用更为显著。泽泻浸膏给狗静脉注射，有较持久的降压作用。此外，泽泻有轻度降低血中胆固醇、血糖和抗脂肪肝等作用。

抑菌试验，对金黄色葡萄球菌、肺炎双球菌、结核杆菌有抑制作用。

［方义详释］

1. 肾为先天，以后天促先天，精气互化

下元以肾为主，肾藏真阴而寓元阳。肾藏精主水，主骨生髓，又主纳气，与人体的生殖、生长发育、衰老、水液代谢有密切的关系。所谓肾之真阴乃指精气，肾之藏精又分为先天之精与后天之精。先天之精禀于父母，曰天癸合，故能有子。经云：人始生，先成精，精成则脑髓生。后天乃身生以后，接受饮食物的精华部分，成为促进和滋养先天精气的物质。所谓肾之真阳，也称肾气，乃是肾精所化的动力之气，为两肾相对互化，体现于命门，体现于五脏六腑的功能活动。《素问·阴阳应象大论》：“水为阴，火为阳。阳为气，阴为味。味归形，形归气；气归精，精归化；精食气，形食味；化生精，气生形；味伤形，气伤精；精化为气，气伤于味。”意思是说，以水火分阴阳，则水是阴，火是阳；以饮食物和药物的气味分阴阳，则气为阳，味为阴。饮食进入人体后，经过生化，其中五味的精华以滋养形体，形体得到滋养，便能产生元气；饮食物中的气能养人体的精气，并能进行气化，换句话说，即人的精气和形体都是吸收食物的气味而获得营养，阴精也可以化生元气，反过来，人的元气通过生化过程，把食物中的营养变为人体的精气和促使形体的成长。不仅说明了先天之精和后天之精是相互为用的，先天之精有赖于后天之精的充养，后天之精也依靠先天之精的作用，才能不断生化。白术健脾益气，以后天促先天，使精气互化。

2. 两肾生命门，卫出下焦命门

肾藏真阴而寓元阳。两肾为阴，两肾中所生命门为阳，故曰寓阳。此阳者，为命门火也。血过肠而吸收水谷精微，过肺呼吸自然清气，从而形成富含营养的动脉血液，动脉血流经肾脏时，由于肾脏的结构特点，就像水轮发电机一样，在两肾间聚焦一种动能，这就是命门。附子温补命门，黄芪洞出卫气，使先天之气足，以先天促后天。

3. 下元散重在补与利

补谓补肾精。肾精为阴，谓之肾阴；以精化气，肾气为阳，谓之肾阳。肾气乃命门之气，是人体生命活动的原动力，精贮藏于肾，气化生于精，所以常说的肾虚或肾亏多指精亏。清代程杏轩引《怡堂散记》：“肾者，主受五脏六腑之精而藏之，故五脏盛乃能泄，是精藏于肾而非生于肾也。五脏六腑之精，肾藏而司其输泄，输泄以时，则五脏六腑之精相续不绝。”说明了肾受脏腑精气，又及时地再输泄给脏腑的动态关系。

人体阴阳要保持相对的平衡，也就是说，精化气，气化精要保持相对旺盛的动态平衡。由于某种病理状态会破坏这种精气互化的动态平衡，便产生所谓的肾阴虚、肾阳虚。劳累伤脾，运化失职，乏其后天之精；房劳过度，竭其先天之精。精源不足，无以化气，正所谓“巧妇难为无米之炊”，即所谓肾阴不足。精之化气，蒸腾五脏六腑，全赖命门火之温煦，而命门旺盛，又赖精之润肾与正常的泌尿功能，方能在两肾间形成无形的动力命门，如太极中间之白圈。如阴寒直中，伤及命门；或热伤阴精，肾脂干枯；或泌尿异常，势能不足。这些因素均可影响命门火的形成与伸展，即所谓肾阳不足。精不化气者，阴损及阳；直中阴寒者，阳损及阴。

精亏初起，肾脂不枯而小便通利，命门不衰而旺烧，呈现阴虚火旺的症状，如咽干烦热、头昏眼花、遗精盗汗、脉象细数等。日久精亏不复，肾枯不润，精不化气，阴虚及阳，则出现阴阳双亏的症状，如腰酸腿软，小便清利等。此时仍以补阴为主，少佐气化。及至阴竭阳衰，治疗极为困难，多出现久病衰竭。骤然阳衰者为急重之症，如直中阴寒，骤发肾病，如灯焰将熄矣。此时慢补阴精，有所不及，必须大补元气，瞬息化气于乌有之乡，顷刻生阳于命门之内。白术、黄芪补气升阳，益气固表，使卫行命门之功，如命门之钦差也。少佐桂、附以少火生气。所谓大补必大补气佐以温，而非用纯热药。少佐肉桂引火归宅也即补矣。肾强则命门强，命门强则卫强，卫强则周身强。

阴虚则血黏，水津由脉外流向脉内，形成高血压；阳虚则血稀，水津由脉内流向脉外，形成低血压、水肿，阳衰则休克。阴虚火旺则骨髓造血机能亢进而异常，形成白血病；阳虚则造血机能低下而异常，形成再生障碍性贫血。

精不化气，气不化水，水或化热，水热互结。阴虚火旺，肝气上逆，气之与血并走于上，形成脑出血、脑血栓、脑栓塞等脑血管意外；阴精不足，脑髓失养，则形成脑萎缩；阴精不足骨失滋养，髓空骨薄，滋生骨刺。及至精气不化，水气上逆于脑，则为眩晕；水气下流于睾则形成睾丸炎、睾丸鞘膜积液；水气流于关节则可引发关节炎、关节肿痛；水气结于前列腺可发生前列腺炎、前列腺增生。水气散漫，随处为患。

所谓利尿。一则排除体内多余或局部淤积的水分，通过利尿减低血容量，使病理淤积回归血管，肿消则炎也消。泽泻、白术配伍有类似甘露醇的脱水作用，这种利尿是建立在白术、黄芪健脾益气的基础上的。二则是通过利尿推动肾这个“涡轮发电机”的运转，从而生成“命门电磁场”，推动人体正常的生理机能，桂、附的旺盛命门作用正是建立在下元散的这种利尿基础之上的。

下元散六味合用，补利结合，补中有利，利中有补，阳中求阴，气化生精，共同完成气血的化生，气血流通，则百病不生。

［下元第一症］

脑血栓

脑血栓属于脑梗塞的一种（脑梗塞包括脑血栓、脑栓塞、腔隙性脑梗塞和多发性脑梗塞痴呆），是常见的脑血管疾病。脑血栓的形成是由于脑血管病变加上血流缓慢、血液凝固性改变所产生的血栓，导致血管的闭塞和脑组织软化。

脑血栓的形成和其他脑栓塞疾患一样，在高脂血症或高黏血症的基础上，脑动脉硬化再加上脑血管痉挛。使脑血管局部出现梗塞改变，最常见的为脑血栓和腔隙性脑梗塞。

脑血栓形成之前往往有反复发作的眩晕、视蒙、肢体麻木无力，或平衡障碍等，椎基底动脉系统闭塞导致前庭核缺血是眩晕的首发原因，当基底动脉主干闭塞时会出现肢体瘫痪。

脑血栓常有以下特点：

1. 病前常有高血压、冠心病或糖尿病史。

2. 病前常有眩晕、视蒙、肢体麻木等先兆症状，甚或出现过短暂性脑缺血发作。

3. 常见于中老年人，但有年轻化趋势。

4. 常与安静状态下发病，急起的偏瘫、失语等症状。

5. 症状常在几小时或几天内呈进行性或阶梯式加重。

6. 治疗越早越好，两个月之内恢复较快，半年内还可以有所恢复，半年后很少再有恢复。

7. 中西医结合，加针灸治疗有利于脑血栓的康复。

8. 包括脑血栓在内的脑栓塞不仅在病灶部位出现梗塞出血，而且在病灶周围出现浸润或弥散性水肿，脑血管痉挛和脑组织水肿，更加重了脑缺血改变。

9. 脑血栓恢复过程中，下肢比上肢快，手指精细动作恢复最慢。

10. 脑血栓常见的后遗症为肢体麻木而沉重、乏力、手足不灵活，甚则偏瘫不能自理。

脑血栓的发病与高血压、冠心病有密切关系，中医辨证属于肝肾阴虚，肝风内动，气血偏枯。阴虚则血稠，阳虚则水泛。在出现高血压的同时，气血淤滞，水津滞涩，形成因痉而瘀、因瘀致栓、因栓致肿、因肿压迫而致瘫的病理发展过程。下元散通阳化气利水，洞出卫气，使气行则血行，瘀去而新生，脑络一通，诸症悉除。脑血栓发生时往往有头晕、肢麻，甚则偏瘫不用等症状，这些症状都与病灶周围水肿压迫有关，重用黄芪、泽术利水消肿，并能改善脑细胞代谢功能，有类似甘露醇的脱水作用，对神志不清者又有一定的醒脑安神作用。不过冰冻三尺，非一日之寒，只有坚持用药，栓塞才能逐渐融化，或建立起新的侧支循环，使病灶缺血得到改善，血栓得温则化，得温则通，正合温补与利。

从液体疗法来讲，川芎嗪对脑血管疾病疗效较好，丹参对心血管疾病疗效较好，曲克芦丁对周围血管疾病疗效较好。

[参考资料]

一、金匮肾气丸（《金匮要略》）

[方药] 附子3克　肉桂3克　干熟地24克　山茱萸9克　山药9克　茯苓9克　泽泻9克

[功效] 温补肾阳。

[主治] 用于肾阳不足，腰膝酸冷，肢体浮肿，小便不利或反多，痰饮咳喘，消渴。临床上凡肺气肿、肝硬化腹水、肺源性心脏病、慢性肾炎、慢性尿路感染、前列腺肥大、尿崩症、糖尿病、更年期综合征、早期老年性白内障等属于肾气不足者，皆可随证选用。

[方解] 金匮肾气丸又名桂附八味丸，此方阴药多、阳药少，虽曰温补肾阳，也属阴中求阳。熟地滋肾而填精，山茱萸养肝而涩精，山药补脾而固精，三阴并补，佐少量桂附，激发阳气，阴阳双补，这是补的一面；又配茯苓淡渗脾湿，以助山药之益脾，泽泻消泄肾火，并防熟地之滋腻；丹皮清泄肝火，并制桂附、山萸之温，这是利的一面。补中有利，利中有补，补利结合。补在血，利在肾，命门旺，卫气升，心肺运作，生机不断。

[特点] 金匮肾气丸助阳之弱以化水，滋阴之虚以生气，既能补阳，又能补阴。

二、当归补血汤（《内外伤辨惑论》）

[方药] 黄芪30克　当归6克

[功效] 补气生血。

[主治] 劳倦内伤。症见肌热面赤、烦渴欲饮、脉洪大而虚、重按无力，以及妇人经期、产后血虚发热、头痛，或疮疡溃后，久不愈合者。

[方解] 本方所治之发热等症，乃因劳倦内伤、血虚气弱而致。劳倦内伤，元气不足，则阴血也亏，血虚阳浮，阴不维阳，故肌热面赤、烦渴欲饮、脉虽洪大而按之无力。此乃虚热之象，绝非实热证候，切忌散表、清热之剂。当以扶阳存阴，补气生血为治，使阴平阳秘，虚热自除。方中重用黄芪大补脾肺之气，以资生血之源，配以当归养血和营，则阳生阴长，气旺血生，虚热退耳。此乃李东垣用当归补血汤之旨。

至于妇人经期、产后血虚发热、头痛者，取其益气养血而退热。另如疮疡久溃不愈，用本方取其补气养血、扶正托毒、生肌收口的作用。

[特点]《名医方论》："今黄芪多数倍而补血者，以有形之血不能自生，

生于无形之气故也。”

三、泽泻汤（《金匮要略》）

［方药］泽泻15克　白术6克

［功效］利水健脾。

［主治］《金匮要略·痰饮咳嗽病脉证治》：“心下有支饮，其人苦冒眩，泽泻汤主之。”临床上梅尼埃氏综合征等属于水饮泛头，阻遏清阳者，可用泽泻汤加减治疗。

［方解］水停心下，清阳不生，浊阴上冒，故头目昏眩，泽泻利水除饮，白术补脾制水，共奏利水健脾之效，使泛饮下行，清阳上升，眩晕可平。

［特点］泽泻白术合用有类似甘露醇的脱水作用。

【病案举例】

下元散慢性尿毒症案

吴某，女，40岁，2005年3月16日诊。述面部与下肢常有浮肿，并述原有慢性尿毒症情况，经治未愈，最近一直未查，患者对治疗已不抱多大信心。此次听人介绍来此就诊，经做思想工作后，同意治疗。查B超：左肾肾内囊性占位病变，考虑肾囊肿；血NBN + Cr：尿素氮7.91mmol/L（1.78～7.14），肌酐134.9mmol/L（44～133）。

诊断：慢性尿毒症；左肾囊肿。

三元辨治：下元主通，血尿素氮、肌酐当下不下，用下元散配合食醋结肠透析。即每日用5毫升食醋灌肠，把本来是产生血氨主要场所的结肠，转变为排氨排氮的主要场所，此法适用于尿毒症、黄疸、糖尿症酮中毒、慢性食物中毒、慢性农药中毒、慢性药物中毒等。

服下元散一个月后复查结果如下：血象正常，尿中有6～8个白细胞，尿素氮：3.8mmol/L、肌酐88.3mmol/L，均降至正常，而尿中几个脓球属尿路有临时感染，询句病人旧有慢性尿路感染，俗称“小肠火”，与慢性尿毒症无关。

另处下元散一料，一方面巩固慢性尿毒症已取得的疗效，而且按照下元主通的原则解决病人的慢性尿路感染。前后服药两个月，并忌服酒与辛辣，随访二年未见复发。

下元散前列腺炎案

林某，男，52岁，2002年8月15日诊。主诉近三四年来小便一直不利，到医院检查也认为是前列腺炎，但服用三金片、竹林胺、前列康等多种药物未能取得良好效果，由于工作繁忙，也未深究再治，近半年来病情有所加重，特别夜间排尿频繁，一夜四五次，每次排尿需七八分钟，并有尿滴沥、尿不净感，严重影响休息。询问病史患者素有胃病，胃酸烧心，而且有腰椎病、腰肌劳损，经常腰病痛。舌淡、苔腻，脉弦细。

诊断：前列腺炎。

三元辨治：①前列腺为“外肾”，用下元散；②胃酸烧心，逆者治肾；③腰椎治下，用下元散。

服下元散一周，胃酸烧心好转，半个月后，夜尿减少，小便较前通利，一个月后小便顺畅，又服一个月停药观察，以后一年排尿无大异常。

临床上诸如睾丸炎、睾丸鞘膜积液等男性附件疾患依前列腺，用下元散治疗。

第三节　三元辅方

三元辅方顾名思义是根据临床需要，为了弥补三元正方之不足，而制定的有关方药。有病急腑气不通，输液不效，下之则愈，用承气方，如胃气疼痛、燥屎不下、急性胆囊炎、急性胰腺炎、急性阑尾炎等；有外感不解，三元不宜，低热咳嗽，疹出不透，汗之则愈，用开鬼门、洁净府、去菀陈莝方；有病症特别，需专门立方，如青春痘、非淋菌性尿道炎等症分别用黛维散、非淋散治之；有皮病在表、在局部，三元不及，用净皮霜、生肌散治之……

辅方一：承气方

［方药］生大黄 12 克　芒硝 12 克　生甘草 6 克

［功效］调胃通气，为中元附方。

［用法］将三药混合放入杯中，加滚开水 250 毫升，泡 10 分钟温服。只一副。

［主治］胃胀疼痛，腑气不通。常用于急性胆囊炎、急性胰腺炎、急性阑尾炎等急腹疼痛，上腹胀气疼痛，下腹燥屎不下。

［方解］此方为《伤寒论》调胃承气汤方，原文“太阳病三日，发汗不解，蒸蒸发热者，属胃也，调胃承气汤主之”，仲景三承气汤，均为苦寒攻下之剂，而组合之法各有不同。大承气汤所主之证乃痞、满、燥、实俱备，推究其病理，缘于胃肠实滞不去；实滞不去，缘于腑气不通；腑气不通，缘于燥热内扰。因硝黄虽泻热荡实，但行气破滞，消痞除满之力稍逊，故需重用枳、朴破其壅滞，复以硝、黄攻其热结，则能使痞、满、燥、实俱去，这就

是大承气汤中枳、朴之量重于小承气汤，而芒硝之量轻于调胃承气汤的道理。小承气汤所主之证以痞满为主，但邪气未至大结、大满，故减枳、朴。又因燥实不甚，故去芒硝。调胃承气汤所主之证以燥实为主，故芒硝倍重于大黄，以泻热软坚润燥，又因痞满不显，故去枳、朴而代之甘草，在于润燥而和胃气。

三承气汤中选择调胃承气方，一在荡涤燥实的同时，可调和胃气，故曰调胃承气。二则大黄、芒硝、甘草无需煎煮，开水泡沏，即时可用。三则急下效速，力挽狂澜。

【病案举例】

燥屎腹痛案

小玲，女，42岁，2005年3月15日诊。因骨折而卧床，活动少，饮食少而大便稍干，三天前饮食不慎而出现积滞，呕吐而大便不下，腹部攻撑胀痛，不能平卧，曾在医院灌肠、输液未能解决问题。

即行承气方一剂沏服，于次日早晨大泻两次，中有燥屎残食，后腹部松软乏力，适当补充液体，并处下元散半个月。以其“下元主通”、“胆胃治肾”也。

临床上有几种极为常见的皮肤小疾患，如汗泡疹、手退皮、类痱疾患等汗腺分泌不畅疾患，也属于内热外寒，当先汗后下。正因为不严重，故病人一般不会接受小题大做式的复杂治疗，那么可以用小儿氨酚黄那敏颗粒、阿加酚散汗，特别是承气茶顿服一次，即可以治愈汗泡疹、手退皮。

手退皮为实火，承气泻之则愈；足心热为实热，升之则愈，用中元散；五心烦热、心急潮汗为更年期，用上元散。承气茶预服还可以用于中元主脏原则下的无胀胃痛、肝功能失常。

辅方二：开鬼门，洁净府，去菀陈莝方

“开鬼门、洁净府，去菀陈莝”的意思是通过发汗疏导腠理，调节营卫，祛除风邪，使毛孔通气，气能出而后方能降。通过利小便而清除掉体内淤积的水液废料，引申之，去菀陈莝也包括了大便的通畅。二便通畅，体内的代谢废物才能有效地排出，从而保证人体的新陈代谢。正如恩格斯所说：“生命，即通过摄食和排泄来实现的新陈代谢。”又说：“生命是蛋白质的存在方式，这个存在方式的基本因素在于和它周围的外部自然界的不断的新陈代谢。”

这种新陈代谢表现在气机的升降出入和饮食物的摄入和排泄，但气机与饮食又相辅相承，有共同的一面又有不同的一面，相同之处在于“入”，即肺氧的吸入和胃饮食的摄入，肺通过气体交换吐故纳新，氧气弥散入血，血红

蛋白携氧流遍全身。饮食入胃，通过胃肠的消化吸收，饮食精华通过胃肠吸收进入血液，随血液流遍全身，供脏器新陈代谢。二者都为机体提供了营养。不同之处是气体交换是吸入氧气，呼出二氧化碳；饮食代谢是摄取精微，排除有形之糟粕。

人体新陈代谢大致有四个方面。一是气体代谢，二是水液代谢，三是饮食代谢，四是皮肤代谢。四者当中皮肤代谢是最重要的，其次是气体代谢，再次是水液代谢，最后是饮食代谢。

为什么这样子说呢？

1. **皮肤是人体的贮水库**，占体重的18%～20%，人体的主要代谢如糖、脂肪、蛋白质、水和电解质都同样在皮肤中进行，皮肤与内在有着密切的相互补充的作用。在生理上，当内在脱水时，皮肤中贮存的水液会有一部分进入体内补充不足；在病理上，当内在发生疾病时有时会表现在皮肤上，如糖尿病患者可发生黄色瘤、皮肤瘙痒、念珠菌病及疖病。

2. **皮肤是人体的外在屏障**，且有适应外在环境，具有一定的抵抗力，防御外邪侵袭的作用，但当衣着不适，卫阳虚弱，外邪过强时，邪气即可通过毛孔腠理侵犯人体而致病。

3. **皮肤也是一个呼吸器官**。肺主气，肺主皮毛，说明皮肤与呼吸系统的关系。毛孔的正常开合，通过汗液（显性汗或隐性汗）来实现体温的调节或人体部分代谢废料的排泄，如盐分、尿素、药物等。皮肤的正常代谢和外感情况下的毛窍闭塞对其他三种代谢如气体代谢（气）、饮食代谢（食）、水液代谢（水）都有着不可低估的影响：如对呼吸，风寒袭表，腠理闭塞会引起肺气不宣而胸闷气急咳喘，久则引起气管炎、肺气肿、肺心病等；对饮食，腠理闭塞，邪气内迫肠胃，影响肠胃的正常消化蠕动，而出现呕恶食少闷胀，久而久之影响肠胃的消化与吸收，产生慢性肠炎、结肠炎等；对水液，正常汗液的排泄是体液调节不可缺少的一部分，并可排出体内多余的水液和废物。“汗出溱溱是谓津”，说明汗是津液的一部分，水液排出方式每天尿1500毫升左右，皮肤600～700毫升，肺200～400毫升。各从其道，各得其所。如果毛孔闭塞，汗不得泄则下流小便而尿多，夏热汗多而尿少。尿毒症及水肿时，可通过发汗以减轻水肿和排泄毒物。汗出不畅或尿下不利，水流肠道则泄泻，所以治泄泻有“利小便实大便”的说法。

皮肤肌腠，关节腔隙之间俱有气机流转，在皮肤（包括皮下组织及肌肉组织）即为营卫（在里则为气血）以维持皮肤的营养和正常的新陈代谢。卫气可司毛孔之开合，并使皮肤有抵抗外邪的能力，平常所说的“闪住气了”即所谓的皮腠扭伤，如闪腰岔气，使局部皮肤肌肉间气血郁滞而疼痛。这种情况与外伤不同，外伤是严重地损伤组织血管，产生瘀紫肿胀疼痛，损伤偏重于血；而闪腰岔气是偏轻的，组织无大损伤，无肿胀瘀紫，损伤偏重于气。

经络一行循环于皮肤肌腠关节溪谷当中，内络于脏腑，所谓“经络之气”和“针灸得气”即说明皮腠之间经气的存在，这种情况只有在人身活体才会有。

总之，维持皮肤毛孔正常的开合代谢不使受邪对人体有至关重要的作用，而旺盛的气血及祛邪扶正，疏浚毛孔则是生命常备不懈的大法。

另外，其他三种代谢之间也有重要的联系。从生命存续角度看，呼吸停止2分钟可能有生命危险，不喝水三天即可能有生命危险，喝水而不吃饭一周才可能有生命危险。所以说呼吸一刻也不能停止，水液代谢也很重要，其次是饮食消化。旺盛的消化吸收机能和正常的呼吸功能是提供人体养料的重要途径，而水液代谢和皮肤代谢是生命运作的具体方式，脏腑组织是生命运作、物质氧化合成分解工厂。所以保持消化道和呼吸道通畅，保持脏腑的正常功能方能维持生命的正常。

另外补充一点：朱丹溪有“气有余便是火”之说，感冒上火是怎么一回事呢？气机正常升降出入，使气机流转正常，不致壅滞，绝对的“气有余”是不存在的，而相对的“气有余”是常存在的。主要原因是风寒气闭、阳气不得外展，人体如筒，阳气聚而上升，便是感冒上火；或局部扭伤、肿块、痉挛等使局部气机壅滞化火而红、肿、热、痛。所谓的“阳常有余，阴常不足”指的是养料阴血常有不足或缺乏（包括蛋白质、糖、脂肪、维生素、微量元素等），而气机壅塞化火时常有之。

风寒始于外，寒浸毛孔，郁闭玄府而生内热，散寒则内热易清，谓先感冒后上火；风热始于内，热出肝胃，火出喉鼻而招风，清热则外风易去，谓先上火后感冒，所以感冒不独生于外。感冒发热、咽喉疼、咳嗽三大症状为起炎症，酌情使用抗生素。

开鬼门发汗虽能发除表邪，但“大汗伤阳，久利伤阴”，过于发汗会伤及表阳，而致阳虚，使病情进一步加重，例如冠心实证适当发散可缓解病情，而冠心虚证胸阳已虚，纵需发散，也只一二矣，以透气机罢了，绝不可久散、过散，反加重病情。正如《伤寒论》桂枝汤：“遍身漐漐微似有汗者益佳，不可令如水流离，病必不除。”由此可见，大汗之后易致卫阳虚弱，风去湿存，邪气留恋或邪随阳陷，从而滋生变症或成坏病。

水液在体内甚为广泛，整个人体的70%～80%都是由水组成的，这就决定了水液代谢在人体的重要性，水液是人体的重要组成部分，又是人体各种生理活动的内环境，包括血、水、涕、唾、尿、汗等。血管内的血和血管外的水是最重要的体液部分，活血化瘀利水是疏通血管隧道的重要手段，而温化痰饮是消除水饮变故（指水聚为饮、酿湿成痰或痰饮变致怪症）的基本手法，至于痰热、湿热只不过是痰湿阻碍气机，郁积化热而言。“甘温除大热”指气虚发热而言，甘温补气，气足而自能流转，流转而热去。“热则扬之”指气郁发热而言，气得疏而热自散。外感发热者，寒滞肌肤而卫阳闭塞，其在皮者，以汗治之，寒去阳达而热自退。阴虚发热者，多半以汗下津亏，水不能制火而发热，急救其阴，壮水之主，以制阳光。

凡此种种，气和水是人体的两大物质，水是基础，气是功能。水包括血，为人体各种生理变化的内环境，气是各种脏腑功能活动的结果，所谓的气、血、水之间的关系，实质上就是气和水（血）之间的关系。

开鬼门、洁净府、去菀陈莝方解

方一：开鬼门、去菀陈莝方，又名鬼门方。

［方药］党参 15 克　麦冬 9 克　五味子 6 克　桂枝 9 克　赤芍 12 克　炙甘草 3 克　蒲公英 10 克　炙枇杷叶 10 克

［用法］散服每日 6 克，煎服每日一剂。

［功能］发汗，调节营卫。

［主治］①散剂用于过敏性皮肤病如皮肤瘙痒症、荨麻诊、紫癜等。②煎剂用于感冒后遗症。③有伤元散适应证而偏于呼吸系统炎症者如鼻炎、额窦炎、慢性支气管炎咳嗽等。

［方义］此为上元散易参加蒲公英、枇杷叶而成，为上元辅方。生脉饮（党参方）益气养阴，桂枝汤调和营卫，蒲公英、枇杷叶消炎止咳，赤芍、炙甘草为变态反应主药。感冒后遗症应掌握感冒三日后且鼻塞、咳嗽并存者，上元主开止咳消炎，以煎剂为速；过敏性皮病多具有反复性，故以散剂为宜，皮病假心肺而成，也必从心肺治，如皮肤瘙痒症、荨麻诊等，无皮损的皮肤瘙痒有时与胆胃气热有关（如胆汁、胃酸），必须制酸利胆，方能有效控制，在鬼门方配合下始不复发；低热多为虚热，此虚为气虚而非阴虚，气虚者热自发，类人参败毒，仿甘温除热，如《医方考》“培其正气，败其邪毒”。全方共奏发汗、调和营卫。

本方开鬼门为主，洁净府为辅，通过发汗达到去菀陈莝的目的。

用于感冒后遗症时可用下方煎服效果更好：柴胡 9 克、黄芩 9 克、赤芍 12 克、炙甘草 6 克、虫蜕 3 克、葶苈子 10 克。

感冒初起，先气热喉痛，后鼻塞流涕。感冒除咳嗽、喉痛起炎症外，流涕甚者内热大，鼻塞甚外寒大。内热大者清热解毒 2 支、氨基比林 1 支、头孢唑林钠 1 支肌注；外寒大者用氨基比林 2 支、清热解毒 1 支、头孢唑林钠 1 支肌注。喉痛重或哑者，重用阿米卡星 2 支、地塞米松 5mg 肌注，哑者声带水肿，并服双氢克尿噻。其他已表现出各种感冒症状诸如头痛、低热、咳嗽，依据其症状所偏、病程长短按以下治疗。

既鼻塞又咳嗽为感冒，时日短者，用扑热息痛1片、维C银翘片2片、红霉素2片、大黄碳酸氢钠片1片、甘草片2片，1天3次，饭后服；时日长者是感冒后遗症，用开鬼门、去菀陈莝方配服罗红霉素胶囊。单咳嗽而无鼻塞，时日短者，用红霉素2片、沙胺丁醇1片、泼尼松2片、扑尔敏1片，1天3次，饭后服；时日长者，按气管炎咳嗽治疗，用上元散。单鼻塞流涕而无咳嗽，时日短者，用速效感冒胶囊3粒、维C片3片、泼尼松3片、大黄碳酸氢钠片1片，1日3次，饭后服；时日长者，按鼻炎治，也用上元散，又加大黄碳酸氢钠片1片、扑尔敏半片。以咳嗽为主并发感冒头痛也用鼻塞又咳嗽方；以感冒头蒙为主并发咳嗽，用APC 1片、维C银翘片2片、广螺旋3片、甘草片2片；喉咙痛配激素，重则肌注地塞米松。

冷、热、疼、困、汗不出，用氨基比林2支肌注；咽喉干痛，用地塞米松2支、头孢唑林钠1支肌注；咳嗽不止，老人用青、链霉素（注射用水化开），年轻人用阿米卡星1支、扑尔敏半支肌注；突发感冒，鼻塞不通，为鼻黏膜出现严重过敏性水肿，可用氨基比林2支、速尿1支肌注，也应“开鬼门、洁净府”之意。慢性鼻炎用上元散治疗。

长时低热查血象，不断咳嗽拍胸片。高热在表，低热在血。低热不愈，内有积热，予服6粒肥儿丸，后治之，配服开鬼门方。老人低热，肌注柴胡1支、氨基比林1支、链霉素1支、鱼腥草2支；小儿肌注柴胡1支、鱼腥草1支、地塞米松2mg。内热体温不高，偏高必有外感。

婴儿灌肠（感冒者用清开灵1支、病毒唑1支并放退热栓，腹泻者用庆大霉素4万U、藿香正气水1ml灌肠并用中元散贴脐）；小小孩不会服药者，用安乃近2片、罗红霉素胶囊4粒、泼尼松6片、舒喘灵3片研粉灌服，体温超过38℃者配合肌注柴胡1支、鱼腥草1支、地塞米松5mg；大小孩会服药者可用维C银翘片2片、螺旋霉素2片、沙胺丁醇半片、泼尼松2片口服，1天3次，高热者肌注氨基比林1支或输液；日久不愈者，也可用开鬼门方加红糖调味口服。输用病毒唑、维生素C用于涕，输用清开灵、病毒唑用于逆。

上元主开，扶正祛邪，以扶正为主，所开在肺，故主鼻炎、气管炎；鬼门方也主开，以祛邪为主，所开在毛孔，故主感冒、虚汗、汗斑。

方二：洁净府，去菀陈挫方，又名净府方。

［方药］黑丑120克　大黄450克　荷叶450克　山楂900克　轻粉30克　黄芩300克　生甘草100克

［用法］蜜丸6克，晨起空服一丸，泻甚减量。

［功能］利便，调节津液，为下元辅方。

[主治] ①自体免疫皮肤病如玫瑰糠疹、银屑病、红斑狼疮、硬皮病、皮肌炎、神经性皮炎。②配合黛维散治疗习惯性便秘。③呼吸肿瘤。

[方义] 人类在漫长的进化过程中，形成了自身完美的防御体系，就人体而言，躯干胸腹是人体五脏六腑的重要聚集地，所以人体在与躯干胸腹相连的三个接口——颈部、腑下、腹股沟布设了许多重要的淋巴结，以避免上、下肢及头颈、口腔部炎症向胸腹腔内蔓延。其他淋巴结则多数存在于皮肤、关节及腔膜上。

正常情况下，血浆、组织液（津）和淋巴（液）三者之间保持动态平衡，从而保证了体液的分布。但在某些异常情况下，组织液和淋巴生成过多或淋巴回流障碍，结果潴留在组织间隙中，形成水肿。组织液中的蛋白质主要经淋巴系统回收入血，每日机体从淋巴系统回收的蛋白质约为血浆蛋白的1/4～1/2，假设没有这种回收作用，不仅引起水肿，甚至可导致严重后果。此外，当淋巴流经淋巴结时，其中的细菌、异物等可被淋巴结扣留，然后被吞噬。所以一直被忽略的淋巴系统可能与难以解决的自体免疫病如玫瑰糠疹、银屑病、红斑狼疮、硬皮病、皮肌炎有一定的关系。下元散虽行外水，但毕竟缺乏开鬼门环节，“在皮者，汗之可也”，所以不如用具有一定开鬼门作用的净府方重点改善淋巴循环，使皮润泽无恙。

净府方用于自身免疫皮肤病，有以下几个方面含义：

1. **洁净府，去菀陈莝** 本方以洁净府为主，开鬼门为辅，通过利便达到去菀陈莝的目的。水湿之邪化热，壅于脘腹经隧、皮腠关节，急予攻逐峻剂，洁净府、去菀陈莝，才能固守正气，荡涤攻毒。方中大黄、黑丑荡涤泻下、攻逐经隧，使水热实邪从二便分消下泄；荷叶、山楂消积导滞；又少入轻粉，取其走而不守，逐水通便，协助诸药，分消下泄；黄芩、生甘草具有免疫抑制作用。

2. **调节淋巴** 体循环血压与毛细血管压成正比，毛细血管压与组织液生成成正比，组织液生成与淋巴生成又成正比，在异常情况下如果组织液生成过多，淋巴回流又障碍，会导致淋巴聚积，产生顽固性自体免疫病。通过鬼门方的峻下逐水，可有效降低血容血压，一方面减少组织液的生成，另一方面又可促使淋巴回流，这样便起到了疏通水道、调节淋巴的作用，从而改善自体免疫病，但在症状消除稳定后又需用下元散善后调理。

3. **以毒攻毒** 以毒攻毒是中医的治疗措施之一。《景岳全书·类经》：“……如五常政大论曰：大毒治病，十去其六；常毒治病，十去其七；小毒治病，十去其八；无毒治病，十去其九。是凡可避邪安正者，均或称为毒药，故曰毒药攻邪也。”轻粉以毒攻毒。

4. **开鬼门** 本方在泻下的同时还可能有通身微汗。（《江苏中医》1958年第7期：《使用十枣汤治疗胸膜积液应注意的问题》）

【病案举例】

紫癜案

田某，男，13岁，2008年3月12日诊。其母代述患儿双下肢皮肤散在紫红色斑点，摸之不高于皮肤，有时有瘙痒感，多方治疗，反复不愈，且有运动劳累后加重的现象，化验血小板不低，诊断为过敏性紫癜。

诊断：过敏性紫癜。

三元辨治：鬼门散剂抗过敏，用鬼门散剂。服鬼门散剂半个月，腿上紫癜已消退变暗，又过半个月消失，嘱其暂时休学，并继续服药一个月，停药后观察半年未见复发。

紫癜分为过敏性紫癜和血小板减少性紫癜，无论何种紫癜，用中元散不效者，改上元鬼门散剂，以上元增促、鬼门抗过敏也，临床上多数紫癜用鬼门散剂治愈。紫癜多并发肾脏病变如尿血、尿蛋白，称紫癜性肾炎，有紫癜按紫癜从上附鬼门散剂，无紫癜者按肾炎从下。紫癜多发于儿童，治疗初期应控制活动，绝对休息。

过敏性皮肤病是皮肤科最常见的疾病，自体免疫性皮肤病是皮肤科最严重的疾病，虽然二者在发病和治疗上有所区别，但只不过是人体反应的两个不同的阶段。过敏表明人体正盛邪微，正不屑与邪合而呈拒之态势形成过敏，免疫系统基本正常，正不受邪，散之则愈，重在玄府，用鬼门散；自体免疫病则表明邪盛正虚，正趋附于邪而与邪合形成免疫复合体，免疫系统已经低下紊乱，已已受之故不易出，必利，重在净府，用净府丸。

影响机体免疫功能的药物分为免疫抑制剂和免疫增强剂，但无论增强还是抑制都是针对正气而言，邪毒不除则病终不能愈。抑制是通过降低人体的反应能力而缓解症状，实际上是灭正气之志，助邪气之威，故注定病还要复发。所以非急重病情慎用免疫抑制剂，抗生素、激素和抗组织胺药、抗肿瘤药、抗风湿药、抗真菌药都具有一定的免疫抑制作用，可作为免疫抑制剂的二线选择替代使用。

感冒后遗症案

陈某，女，56岁，2003年8月12日诊。述感冒一个多月，输水十余天未愈，来时精神极差，喜坐懒言，头蒙，憎寒冷，有咳嗽现象。苔厚脉弦。

诊断：感冒后遗症。方用“开鬼门、去菀陈莝方”，并配合青霉素、柴胡、氨基比林、地塞米松肌注，三天而愈。

散在性银屑病案

李某，男，28岁，2003年5月诊。身上有散在银屑皮损，用洁净府、去菀陈莝方而愈。对于顽固复发性银屑病慎用激素。

有皮出痘疹，必使顺出，不可急压，压则拘毒不出，或毒出复回，扶正托毒，以透为治。银屑、湿疹生于皮，为人体自寻透毒之道，所为治者，何不顺其自救而行调理扶正，杜绝毒源；外行透毒祛邪，从皮而去，是谓正治。如一见痘疹发热，急用冰块、退热，不知痘疹顺出，也需要一定的温度；一见银屑、湿疹，急用激素压制，徒抑正气，圈毒不出，图一时之快，过后反复，是谓逆治。

激素虽具有抗炎、抗毒素作用，但因其疗效是通过免疫抑制作用降低人体正气的反应能力来实现的，所以说激素对正、邪两方面都有抑制作用，在邪退症消的同时也为日后机体的衰竭埋下了祸根，为此临床上应用激素应权衡利弊，在急、重症如哮喘持续状态需要使用激素时，掌握在单次冲击量，无缓解时立即停用；时于慢性顽固性疾病如肾病、银屑病等在非用激素时应逐步减量，以免反跳。激素的使用必须配合适当抗生素，不是十分必要的情况下（指如有别的治疗措施），激素轻易不要使用，即使用也要小量、微量，特别是儿童和老年元气未充或不济，大量地使用激素，图一时之快，不仅不利于疾病的康复，反而会招致疾病的反复、拖延。

激素主要用于非外感的疼痛性疼痛、过敏性疾病；氨基比林则适用于有外感的冷热疼困、汗不出。激素虽有退烧作用，但因其能降低人体的抵抗力，故除高烧急痛外一般是不提倡使用的，故高烧（大于38.5℃）时肌注氨基比林2支、地塞米松1支，而一直低热或不热又热者用柴胡1支、氨基比林1支。有一份发热便有一份炎症，故俱配消炎药。

因肿致炎、因炎致痛。由于肾上腺皮质激素的水钠潴留作用，一般性的慢性肿痛、水肿、湿困、头蒙等与水湿淤滞有明显关系者不主张使用激素，在消炎的同时直接用氢氯噻嗪（不宜久用）、螺内酯配下元散治疗。

又银屑重笃、冥顽不下，最好不用激素，可早一粒净府丸，晚一片灰黄霉素、半片乙烯雌酚。如需外用，小范围用净皮霜，大范围用木贼30克、香附30克、苏叶30克、红花10克、板蓝根20克、大青叶10克、丹参30克、薏苡仁30克浓煎外抹。氨基蝶呤俗称白血宁，不良反应大，易引起脱发，长服影响肝肾功能，导致白细胞降低，甚则皮肤溃烂，一般不予使用。

用激素在交待病人可能出现脸红淤肿、夜寐不好，使病人遇此清楚，不必惊慌。

角化、粗糙、磷屑性疾病非真菌感染者（谓癣）可不用灰黄霉素，瘙痒不甚者（谓过敏）可不用扑尔敏，用净府丸配甲状腺片、乙烯雌酚能促进皮肤软化，以利于恢复，如苔藓类、角化类、某些鳞屑类、瘢痕类、硬化类等。

皮肤类疾患种类繁多，诊断困难，过敏性皮肤病以浸润为主，故常充血肿亮，如成熟苹果，丘疹而痒；真菌性癣疾以干燥为主，故常鳞屑灰白，如柿之霜，燥厚而痒。

皮肤的神经极为丰富，外界刺激作用于皮肤后，引起神经冲动，通过不同途径传递到中枢神经系统，产生触觉、冷觉、温热觉、压觉及痒觉。还可以有不同感受器或神经末梢的共同感知，经大脑综合分析后产生多种微妙的复合感觉，如潮湿、干燥、平滑、粗糙、柔软及坚硬等。但就内外来讲，痒的感觉主要来自皮面，痛的感觉主要来自内在。所以无论痛在内外，必从内而利，肿胀消则痛止，如类风湿关节痛；无论痒在内外，必从外而疏，毛孔通而痒止，如瘙痒症。

一些皮肤炎症，可使细胞分裂加快，表皮细胞迅速更新，这实质上是一种排异活动，如鳞屑性疾病。下元散使降低、使抑制，阳中求阴，有防治排异反应的作用，常配合用于斑秃、银屑病等。

皮肤病的发生大部分属于内热外寒（硬皮病、湿疹除外），是痒是屑、是变应性疾病（如荨麻疹、皮肤瘙痒等）还是自体免疫病（如类风湿、结体组织病）决定内外正邪的成分及其比例的不同而不同，正像三原调色一样可以千变万化，外在毛孔壅塞是大致的，更重要的是内在的因素，胃热则过敏，承气泻之，后用鬼门散；肠热则排异，净府泻之，后用下元散。硬皮病为阴证，阴中求阳，必用上元散软化；湿疹亦阴亦阳痒甚从过敏从上辅，渗出甚用中元散收之，燥甚（慢性湿疹或干性湿疹）用净府丸加下元散。

泻胃用承气一剂，泻肠用净府丸1~3周。

青壮皮病大范围干燥粗厚、苔藓鳞屑，痒者配服灰黄霉素、乙烯雌酚；从不痒者配甲状腺片、乙烯雌酚软化之。

气出以降案

吕某，男，68岁，感冒后突发喘息，不得平卧，急行注射氨基比林2支加二羟丙茶碱1支，气出以降而喘平。后输用青霉素、黄芪而愈。

阳展不痛案

任某，男，42岁，数日困乏，精力不支，不知原因，估计几天前天气突然转凉，衣着较薄，偶感风寒，因无鼻塞、流涕，又无咽痛、咳嗽，故不知感冒。

这在临床上也很常见，主要表现为一段时间困乏疲倦，皆认为肾虚，其实不然，青年少壮，一点真阳正旺，哪来肾虚，大都衣着不甚，房劳浴冷，致毛孔闭塞。半闭者困与乏，全闭者痛与热，局部闭者痛、麻、困、紧，或曰怕凉。凡此皆属卫阳郁闭而不展，不展则痛困。郁者发之，表者汗之。此案用头孢唑林钠1支，氨基比林2支、地塞米松5毫克肌注，两次痊愈。

辅方三：黛维散

［方药］青黛90克　三棱60克　莪术60克　硼砂60克　硇砂15克　轻粉3克

［用法］依上比例将三棱、莪术、硇砂块共研细末，将轻粉另外研细，然后与青黛、硼砂混合均匀，备用，每服2克，每日3次，温开水送服。前半月治疗，后半月巩固。

［功效］清肝凉血，调节内分泌。

［主治］专治青春痘、习惯性便秘。

［方解］人体内分泌系统与肝肾有密切的关系。《素问·上古天真论》说："男子二八肾气盛，天癸至，精气溢泻……""女子二七天癸至，任脉通，太冲脉盛，月事以时下……"激素生于肾（卵巢）而调于肝。肝具有解毒和对激素灭活的作用。青春痘即是由于肝肾功能失调，雄性激素的灭活不完全，皮脂淤塞毛孔而产生的。

肝与青春痘的主要关系表现在以下几个方面：

1. **肝火**　激素的灭活一般在肝脏中进行，当青春期性激素分泌旺盛，灭活不及时便产生痤疮、脂溢性皮炎、毛囊炎等皮脂溢疾病；当孕期孕激素或青春期性激素分泌旺盛，肝脏不及灭活时，便在面部形成黄褐斑、色素沉着等现象。性激素分泌旺盛或肝脏功能相对低下，肝脏为了加快激素的灭活，便出现代偿性亢进，也就出现通常说的"肝火"。

2. **血热**　肝阳上亢，肝胃郁热，形成血热。由于身体少壮而肾气实，内分泌旺盛，激素得不到有效灭活和排泄，即表现为机能亢进的状态，如青春痘、手足退皮等，一些皮脂逸入真皮内，引起毛囊周围炎症反应形成痤疮。《医宗金鉴·外科心法》认为此属肺风粉刺："此由肺经血热而成，每发于面鼻，起碎疙瘩，形如黍屑，色赤肿痛，破如白粉汁。"肺主皮毛，木火刑金，则肺风粉刺。

3. **皮毛排泄不畅**　增多的性激素可使皮脂肥大，皮脂分泌增多，淤积于毛囊内形成脂栓类，影响皮脂腺分泌排出形成粉刺。在厌氧环境下，原存于毛囊内的粉刺棒状杆菌等大量繁殖，产生溶脂酶，分解皮脂中的三酸甘油脂，产生游离脂肪酸，刺激毛囊产生炎症。以后毛囊壁损伤和破裂，淤积的皮脂逸入真皮内，引起毛囊周围炎症反应形成痤疮。

青黛咸、寒入肝，能清肝凉血解毒，重点在"清肝"。轻粉杀虫，硇砂攻毒，硼砂化痰，重点在于"杀虫"。三棱、莪术消积导滞，软坚散结，使毒从肠胃出，重点在于"软坚"。由于肝与卵巢性腺有密切的关系，本方能有效调节肝与卵巢性腺的功能关系，故对青春痘有效。

【病案举例】

青春痘案

万某，女，22岁，2005年4月19日诊。近两年来脸上不断长出痘痘，以额头、面颊为多，因常挤压，以留部分痘痕浅疤，也曾试用祛痘化妆品，效果不佳，遂来就诊，要求内调。服黛维散（并每次配服一片维生素C）半个月，面、额痘疹消退，又服半个月停药，面部光洁，随访半年未再复发。

肝强并非肝脏健康强壮，虽亢进而不正常，正像白血病骨髓造血功能亢进而不正常，造出大量幼稚不成熟的功能缺失的白细胞一样，同样降低了肝脏的正常解毒与灭活机能，如青春痘为内分泌旺盛，肝脏灭活不及，皮脂淤塞毛孔；习惯性便秘为肝火旺盛，肝肠浓缩过度，用黛维散泻肝平肝，恢复肝脏正常功能，是治疗青春痘、习惯性便秘的有效方法。用于习惯性便秘时配服净府方，净府方清肃肺气，以肺治肠，相表里也。总之，阴平阳秘，不卑不亢的肝脏机能效率是最高的，太过与不及都会使脏腑的能效降低，绝不能认为肝强机能就强，火大效果就高。

痘家月经量过少者改服下元散，因黛维散有时会使月经量减少，应予注意。

辅方四：非淋散

［方药］生大黄0.6克　僵蚕4克　四环素6片

［功效］清热解毒，利湿通淋。

［主治］男性非淋菌性尿道炎。以尿道不适刺痛，尿道口出脓性分泌物为特征。

［方解］大黄蒽醌物有较强的抗菌作用，其中以大黄酸、大黄素和芦荟大黄素作用最强。体外试验最敏感的细菌为金黄色葡萄球菌、链球菌，其次为肺炎双球菌、白喉杆菌、伤寒杆菌、痢疾杆菌、绿脓杆菌、大肠杆菌等，对多数皮肤真菌也有抑制作用。其抗菌原理是大黄蒽醌衍生物对细菌的核酸和蛋白的合成有明显抑制作用。《本经》："下瘀血，血闭寒热，破癥瘕积聚，留饮宿食，荡涤肠胃，推陈致新，通利水谷，调中化食，安和五脏。"《大明本草》："通宣一切气，调血脉，利关节。泄壅滞水气，四肢冷热不调，温瘴，热痰，利大小便，并敷一切疮疖、痈毒。"僵蚕含蛋白质、脂肪，其所含蛋白质有刺激肾上腺皮质的作用。僵蚕对金黄色葡萄球菌、大肠杆菌、绿脓杆菌等有抑制作用。四环素为广谱抗生素，对许多革兰阳性菌和阴性菌、立克次体、支原体、放线菌、阿米巴原虫等均有抗菌作用。主要用于淋巴肉芽肿、立克次体病，也可用于对本品敏感的葡萄球菌、变形杆菌、流感嗜血杆菌、百日咳杆菌等引起的感染。

全方共奏清热解毒，提高免疫力，抗菌消炎的作用。

[鉴别] 非淋菌性尿道炎病症的尿道口，表现为尿道口发红、刺痒痛、有脓性分泌性；前列腺炎病症在尿道根部，表现为尿道根部不适，小腹坠胀、尿不净感、尿滴沥、尿细、尿分岔等；热淋刺痛，痛在茎中，往往是喝水少或出现尿路感染所致；有泌尿结石史，突然出现茎中刺痛者，考虑小结石下行尿道的可能，应大量饮水，使其排出。

[注意] 由于四环素的蓄积作用，肾功能严重减退者长期使用，可引起四环素蓄积中毒。

【病案举例】

非淋菌性尿道炎案

张某，男，32岁，2003年4月26日诊。述一个多月前尿道口刺痛流脓，按性病输水吃药，花费一千余元才得到控制，时隔半月又复发，输水打针不效，介绍来此就诊。病人体质健壮，查尿道口发红，能挤出脓性分泌物，诊断为非淋菌性尿道炎，输头孢曲松钠3天，服非淋散一个月。5天后尿道口分泌物消失，半月后已无任何感觉，后半月巩固治疗，未再复发。

辅方五：净皮霜

[方药] 冰片1克　轻粉0.5克　维生素B_6片20片　甲硝唑10片　雪花膏25克　肤轻松1支

[用法] 将冰片、轻粉、维生素B_6片、甲硝唑片一并研细，后与肤轻松、雪花膏调和装瓶，临用配制。用时取少量膏体涂于皮损处，轻轻按摩，使皮肤充分吸收。

[功效] 止痒消炎，改善皮肤代谢。

[主治] 痤疮、神经性皮炎及其他干燥肥厚性皮肤疾患。

[方解] 冰片、轻粉解毒止痒。维生素B_6改善皮肤代谢。甲硝唑有消炎作用。肤轻松为肾上腺皮质激素类药。可用于过敏性皮炎、银屑病、脂溢性皮炎、神经性皮炎等。

[注意] ①因系膏质，不适宜渗出性皮肤病。②因冰片、轻粉对黏膜有刺激性，故不适宜黏膜部位。③不适合病毒性皮损如各类疣、疱疹等。④对严重性皮肤病当配合内服治疗。

辅方六：生肌散

[方药] 云南白药5瓶　链霉素粉5支　轻粉0.5克　冰片1克

［用法］研粉贮瓶备用。

［功效］生肌消炎，半蚀半长。

［主治］顽固性伤口不愈。

［方解］云南白药有抗炎愈伤作用。现代药理证明，云南白药能活血化淤，改善局部血液循环。可以加速血管的生长及结缔组织增生，达到促进伤口愈合的作用，为了预防和消除伤口感染，配入链霉素粉以加强生肌散的抗感染能力。轻粉攻毒蚀疮，冰片止痒止痛，少量冰片、轻粉对伤口有刺激生长的作用。

［注意］①如果伤口上小下大必须进行清创处理，使之成为阔口式伤口。②换药时如果伤口有“锁边”情况，应将伤口边缘附着的干燥痂皮撕掉，周围肌肉才可以顺利成长。③上药时必须将伤口填满压实。④换药不要太勤，以二日或三日换药一次为宜。⑤不适宜大范围空洞型或窦道式疮疡，如瘘管。⑥表皮伤有感染迹象者，用泼尼松 10 片、扑而敏 10 片、氯霉素 4 支研合调涂；对于深在性的空洞型创口，可用糜蛋白酶配合抗生素填塞引流。与生肌散一起形成表皮、浅在、深在伤口的层次治疗。⑦哈西奈德溶液 1 支 + 庆大霉素 1 支 + 马来酸氯苯那敏 1 支外用与泼尼松 10 片 + 扑而敏 10 片 + 氯霉素 4 支外用都用于局部皮肤疾患，但前者抗过敏，用于丘疹湿痒、湿脚气（足光粉用于干脚气），后者主要消炎，用于表浅伤口。⑧另新鲜土豆薄片外贴治疗注射硬结有特效，可试用于乳腺增生及瘢痕疙瘩。

【病案举例】

小腿溃疡案

李某，男，35 岁，于 1993 年 6 月 6 日出差来漯。述两个月前左小腿外伤，后伤口感染而形成溃疡，曾在家包扎换药，但溃疡始终不长。查：左胫外侧有一处 3cm × 4cm 深约 0.5cm 的溃疡灶，溃疡边缘老化锁边。诊断：左小腿溃疡。用生肌散治疗，前后换药 3 次，后带药回家自行换药，半个月电话告知，溃疡已完全愈合。

搭背疮切开不长案

黄某，男，65 岁，于 2003 年 9 月 14 日诊。述半个月前因后背长一疮肿，疼痛非凡，中医俗称“搭背疮”。到医院后行切开排脓术，未见过多脓液。后住院不断清洗换药，可疮口始终难以愈合。查：患者体质健实，术后疮口疼痛不甚，见切口为“十”字型，深约 2 cm，疮口底部有脓性分泌物，用生肌散外用，半月而愈。

第四章　三元辨治

三元辨治是根据三元基论及脏腑组织间的生理关系、病证结合而制订的三元治则。在具体辨治时应以临床症状为准，所谓辨证也为综合辨证，通过辨证分析各种病证的内在联系从而确定症之根本——证，这里包括了阴阳虚实、气机升降、脏腑组织间的位理关系等。并根据三元正方的基本特性选择相应的方药。一个基本的病理变化依据体质的不同和正邪消长、病理因素及病理产物的不同可以派生出各种不同的症状，一证多病，这就是为什么一个人既有胆囊炎、胃炎，又有妇科炎症，依据“胆胃治肾”、“妇科炎症治下”来辨，其实是一个问题，用下元散。赤、橙、黄、绿、青、蓝、紫颜色虽多，但都可以用红、绿、蓝三种基本色（美术上又称三原色），依据比例的不同而分别调出，如一证多症，变化无穷，但万变不离其中，按律辨证，异病同治，同病异治，充分体现了中国医学的整体观念和辨证施治。

现代医学高度分化与发展，临床检验已成为现代临床诊断不可或缺的重要手段，病人在就诊时往往已有了相应的检查和明确的诊断。在运用三元辨治参考现代检验和诊断时，应把检验结果和西医诊断作为一个症状，例如某人头颅 CT 既有脑梗塞，又有脑萎缩，在三元辨治时，不应紧盯着检查结果认为有脑梗塞就“脑病治下”，而是临床具备中风偏瘫时按“脑病治下”；不是 CT 有脑萎缩就按“缩治上”，而是临床具备痴呆、木讷、表情呆滞、走路不稳、震颤等脑萎缩症状时按“缩治上”。由于现代医学的精确性，微小的病理变化也可能被检出，如例行体检时 HBsAg 阳性，无症状的心血不足等，只有在检出并存在临床症状时可作为一个病症纳入三元辨治的范畴。例如测得血压高一点低一点并不重要，只要没有临床症状就不做为个病，但如果头晕测得血压即使正常也仍然是个病。

总之，临床检验结果可作为参考，只有在检验异常并产生相应临床症状时，既是一个病又是一个症，进行辨治，否则，以临床症状为基础。

另外，在三元辨治时，由于舌脉判断有误，或病人隐瞒部分病情，或反应病情不全面，都会导致三元辨治的偏差，影响首程治疗的效果，凡此再诊时，应全面了解病情，调整方案，再次辨治，无论是中药，还是西药，只有在达到对症时方可取效，不是我吃药了就得见效，或问我也吃过中药，怎么不见效？

三元疗法着重解决临床上复杂的慢性顽固性疾病，几乎涵盖了除必须手术以外的临床各科，用药简单方便。对于慢性复杂性疾病，病人往往经历了医院、诊所等多方投治，长期未愈，或曾愈又发，根本性的治疗在于综合辨证、综合调治，在调不在治，在证不在病，析其根本，一调而它症并愈。由于是慢性病，思想上的鼓励也是必要的，既可告诉病人应该能治好，又要告诉病人不是三五天，或十天八天能治好的，三元方药纵然有效，也大致在一周左右方可见效，半个月后有明显好转，病人要树立一段时间治疗的思想，只有对症有效的方药，加上持之以恒的治疗，才能最终达到康复。所以说“疗效＋时间＝病愈”。

俗话说：是药三分毒。药物治病正是利用药物的偏性来纠正人体的偏性。《景岳全书·类经》：药物治病，因毒为能，所谓毒者，以气味有偏也。盖气味之正者，谷食之属也，所以养人之正气。气味之偏者，药饵之属是也，所以去人之邪气。其为故也，正以人之为病，病在阴阳偏剩耳；欲救其偏，则为气味之偏者能之，正者不及也。如《素问·五常政大论》曰：大毒治病，十去其六；常毒治病，十去其七；小毒治病，十去其九。是可辟邪安正者，均可称为毒药，故曰毒药攻邪也。

药物治病，以毒为能。药物对症，则毒药无毒；药不对症，无毒也偏。

中药、西药没有严格的界限，只是应用理论的不同。中药按症，突出辨证施治；西药按病，突出对症处理。为了加强三元辨治的效果，在治疗初期，适当选择一些简单有效、针对性较强的西药或中成药也是十分必要的。如脑血栓配小肠溶，结肠炎配莲蒲双清，虚性冠心病心跳配胺碘酮，胸腹水或水肿甚者配螺内酯，内热大者用承气方或配服大黄苏碳酸氢钠片……

总之，中药按症，西药按病，病症结合，中西汇通，药之对症，慢之不慢，药不对症，“好”药不治。

第一节　三元正方的基本特性

三元正方包括上元散、中元散、下元散。依据人体生理及三元制方的不同，各有其不同的药理属性。上元主开，阴中求阳，使增强、使增大、使升高；下元主通，阳中求阴，使减退，使缩小，使降低；中元主升，泻肝补脾，平调阴阳。具体情况见下表：

三元散的基本特性表

三元	上元散		中元散		下元散	
功能主治	功能	主治	功能	主治	功能	主治
脏腑	主心	心功能不全	主肝	肝功能异常	主肾	肾功能不全
气机	上元主开	呼吸病、鼻炎	中元主	湿疹、漏下	下元主通	上消疾病、经行不足
阴阳	上焦以阳为主 上元从阴补阳	虚性冠心病	中焦泻肝补脾 平调阴阳	结肠炎	下焦以阴为主 下元以阳补阴	实性冠心病
补泻	偏补		升清降浊		偏泻	
抗病	抗结核	结核病	抗病毒	扁平疣、疱疹、肝病	抗炎	妇科炎症 高血压
血压	升血压	低血压	平调血压	血压忽高忽低	降血压	高血压
舒缩	增大	脑萎缩			缩小	乳腺增生、输卵管包块
病邪	上元主寒	头痛、背膂疼	主痰湿	失眠、头蒙	主水	关节风湿、脉管炎
部位	主颈、主上血脉	颈椎病、脑血管痉挛			主腰、主下血脉	腰椎病、脂溢疾病
内分泌	促进	更年期、卵巢早衰、闭经	平衡内分泌	甲亢	抑制	前列腺炎、脂溢疾病
代谢			主吸收	低血钾、低血脂、吸收不良	主排泄	尿病症
增促	促进	再障、色素减退			减退	白血病、色素沉着

从气机上讲，上元主开，开而不致泄；中元主升，升而不致逆；下元主通，通而不致陷。三元在调不在治，各以其生理指标为轴线，促使病理转换，向正常范围靠拢，以平为期。

上元主开，开在肺气与鼻，故主鼻炎与气管炎。胸阳闭者，也需开之，故也主阴盛阳微之胸痹；中元主升，升在肠（大便），主结肠炎泄泻。使升提、使统摄，亦主脾虚漏下之症；下元主通，通在溺（小便），主前列腺炎。消水、使下行，亦主肾炎、尿毒症。

上元散收上肠中之形治泄泻，中元散治收上肠中之气治脱肛，玄府散行下肠中之形治便滞，下元散行下肠中之气治腹胀。便秘加净府丸。

从脏腑上讲，上元主心肺，心从肺治，如冠心病。人参、麦冬、五味子益气复脉，旺盛大小循环，故上元散常用于冠心病；中元主肝脾，肠从肝治，如结肠炎。白芍、白术泻肝补脾，中元散对由肝炎、肝硬化等引起的肝功能失常有疗效；下元主肾，脑从肾治，如脑血栓。桂附、泽泻温肾泻毒，下元散对慢性肾功能衰竭、尿毒症出现血尿素氮升高、肌苷清除率降低有显著疗效。

从阴阳上讲，上焦属阳，下焦属阴，中焦亦阴亦阳，心阳必下降于肾，肾水使不寒，肾阴必上济于心，心火才不亢。从上到下，渐次于阴，从下到上，渐次于阳。

“善补阳者，必于阴中求阳；善补阴者，必于阳中求阴”。痴呆为阴症，欲精求阳，必阴中求阳，痴呆治上；躁狂为阳症，欲静求阴，必阳中求阴，躁狂治下。上元散阴药大其半，阴中求阳；下元散阳药大其半，阳中求阴；中元散泻肝补脾，平调阴阳。

从抗病性上讲，上元散抗结核，中元散抗病毒，下元散抗炎。

上元散有抗结核作用，《何氏心传》专论虚劳：“虚劳之症，无外邪相干，皆有内伤脏腑所致，如酒、色、思虑、劳倦、忿怒伤其五脏，劳其精血。阴虚则生内热，而成虚劳之症。”脏虚易受邪，阴虚生内热，总为虚证，上元散补气阴、抗结核，用于虚劳虚衰、养生调理。桂枝对人型结核杆菌有抑制作用，临床上可用于肺结核、结核性胸膜炎、气管炎咳嗽等。

中元散有抗病毒作用，病毒性疾病与肝脾失调、湿热蕴结有密切关系，中元散泻肝补脾、疏利湿热，具有良好的抗病毒作用，对于病毒性肝炎（肝功能不正常）、病毒性皮肤病（带状疱疹、扁平疣、粟丘疹、颈部多发性病毒赘生物等）有良好的治疗效果。用中元散加少量马钱子用于阳痿早泄、消化肿瘤。

下元散具有某种抗菌消炎的作用，其机理缘于因肿致炎，下元散通过利水消肿而达到流水不腐的消炎效果。对一些慢性疾病，如扁桃体炎、血象升高，可用下元散配合抗生素消除血中炎症，使血象回落，也可用妇科盆腔炎、盆腔积液、阴道炎及输卵管炎症性包块等。

从舒缩上讲，上元使增大，下元使缩小，上元散阴中求阳，能保持脏体体积，用于脑萎缩；下元散阳中求阴，能使肥大增生缩小，用于青少年扁桃体肿大、前列腺增生肥大、肥大性脊椎炎、宫颈肥大、瘢痕肉芽肿等。

从增促上讲，上元促进，下元抑制。对于色素性皮肤病，上元散能促进皮肤色素形成，如白癜风、白化病；下元散能使色素沉着渐渐消退，如色素性荨麻疹、面部黑变病、黄褐斑等。

从免疫上讲，上元散能提高人体的免疫能力，可用于养生调理，感冒预防。皮肤必假心肺，过敏性皮肤病如荨麻疹、皮肤瘙痒症用上元辅方鬼门方解决；自体免疫性皮肤病如玫瑰糠疹、银屑病、红斑狼疮、硬皮病、皮肌炎等用上元辅方洁净方解决。

从女性上讲，上元散偏重于生理性调节，如乳小、卵巢发育不全、卵巢早衰、不排卵、闭经、更年期等，其靶向在卵巢分泌机能。中、下元散则偏重于病理性治疗，如中元散的产后缺乳、行经过度、流产见红、囊肿肌瘤；下元散的乳癖胀痛、行经不足、痛经等，其靶向在于乳与宫通的血气交叉。

结缔组织性疾病如红斑狼疮、皮肌炎、硬皮病，三者有时混合成病，称为混合性结缔组织病，其主要表现为患者肢端动脉痉挛现象，关节炎、肌炎和手肿胀，典型形状为多发性关节疼和关节炎，但不发生关节畸形。结缔组织病一般认为系自身免疫疾病，当机体受到某些内源性或外因的影响，机体内环境稳定型发生改变，免疫功能发生紊乱，使正常组织细胞发生免疫过度，形成可溶性抗原、抗体复合物，沉积于各组织器官而引起炎症反应，使自身组织遭到破坏而发生疾病。斑秃以及器官移植排斥也与这种过度免疫有关。下元散可有效调节和降低这种过度反应，使组织水肿、炎症渐渐消除，至于结缔组织的不同类型以及多处关节、肌肉的风湿性疼痛只是免疫复合物沉积部位的不同而不同。

从内分泌上讲，上元散能促进内分泌，提高腺体分泌水平，故糖尿病、青年女性卵巢发育不全、闭经、更年期综合征等从上治疗。由于上元散能延缓“垂体—性腺”的衰退，所以养生调理、延缓衰老当从上；下元散能抑制内分泌，降低腺体分泌水平，可用于脂溢性脱发、胸背部脂溢性皮炎等。上元散还可用于女子性冷淡。

从代谢上讲，下元散有降脂作用，可用于减肥、血脂高、脂肪肝等。相反，中元散能促进吸收，增脂增肥。当然，这种作用是缓慢的，是针对病理性的。

从补泻上讲，上元散偏补，下元散偏泻。高血压标实治虚，先上后下；房颤本虚治实先下后上。《金匮要略·胸闷心疼短气病脉证治》：“夫脉当取太过于不及，阳微阴眩，即胸痹而痛，所以然者，责之极虚也。今阳虚知在上焦，所以胸痹、心痛者，以其阴眩故也。”说明胸痹与心痛的病机是“阳微阴眩”，本虚治实。胸闷心痛短气，阴乘阳位，以标实为主，用下元散；心跳易惊，血压不高，以本虚为主，上元散扶正祛邪，益气夫复脉，主冠心病虚证或虚实夹杂证。胸闷心痛一旦缓解即改用上元散，而房颤在稳定缓解一个月后方可用上元散。

从病邪上讲，上元主寒，中元主痰湿，下元主水，故头痛为寒治上，失眠为痰治中，头晕为水治下。以凉痛或见凉疼痛为特征的脐周凉痛、肢体凉痛、背脊凉痛用上元散治疗。有一份恶寒（怕凉），就有一份表证，故怕凉疼痛也可用氨基比林散之，而后用上元散。湿加火便炼痰，湿遇寒便聚水，故遇痰必清，遇水必温。大水穿刺，小水化解，内水治中，外水治下。

从部位上讲，颈椎治上，腰椎治下，故颈椎病，脑血管痉挛从上，腰腿痛从下。从循环系统讲，上元散主心脏，用于冠心病；中元散主静脉，主回流，用于痔疮、下肢静脉曲张、紫癜；下元散主动脉，主运血，用于大动脉炎、血栓闭塞性脉管炎。

上元散所治偏凉，如肩背凉；中元散所治偏痛，如胸腹痛；下元散所治偏肿，如四肢肿。此为大概也，具体从三元辨治。

病初起于寒也。上寒从口入，伤在胃，中元散主之；下寒从足入，伤在肠，下元散主之；外寒从毛孔入，伤在肺，上元散主之。此为大数也，具体从三元辨治。

从性与生殖角度讲，男为阳，女为阴，交媾之事，男之用事先阳后阴，以射精为标志，精者，阴也；女之用事先阴后阳，以阴道濡润，爱液为标志，故男之性欲不足者（欲与不欲与早泄不同），阴中求阳，上元主之；女之阴道干涩者，阳中求阴，下元散主之。

男子有欲，蠢蠢欲动，但若苦于阳痿早泄，不能竟事，中元主摄，治痿独取阳明，故阳痿早泄治中。若欲之亦强，又无早泄，但少精、无精，憾不射精，此乃阳中无阴也，用下元散求其精源。性事如常，精畸、死精不育者，又曰精子活力不足，阴中缺阳，当用上元散。

男子苦早泄，以中原散加少量制马钱子作为男补肾药；女之苦性冷淡，用上元散作为女补肾药。

另外，对于再生障碍性贫血、白血病、败血病三种与血液有关的疾病：

败血症	白血病	再障
有感染病灶，单纯白细胞增高，常在2万/μl，伴高热，血小板正常。	急性白血病：血小板<5万/μl可低达2万~1万/μl 慢性白血病：白细胞极度增高，常达几十万。	全血细胞减少 白细胞<2500万/μl 红细胞<200万/μl 血小板<2万/μl

败血症属于脓肿疮疖感染入血，引起脓毒血症，出现高热、血象升高的一类病征，因属于血液急性细菌感染性疾病，故采用西药抗生素输液治疗。

白血病乃白细胞异常增殖，下元散以阳促阴，能有效抑制骨髓异常增殖，促使骨髓的造血功能由异常转入正常造血。增为阳，降为阴，阳中求阴用下元散。再生障碍性贫血与白血病正好相反，骨髓的造血功能异常而低下，全血细胞减少，这时需用上元散以阴促阳，旺盛骨髓的造血功能，以达正常，无论是造血功能亢进的白血病，还是造血机能低下的再生障碍性贫血，只不过调和阴阳，使阴平阳秘，阴阳制化，骨髓的造血机能不亢不卑，所生产品白细胞成熟而功能健全，数量适中，正常循环。

败血症的骨髓造血机能是完全正常的，只是由于细胞脓毒侵入血液，激发机体的防御机能和吞噬系统，使有效的白细胞向血液转移聚集，形成血象的相对升高，与一般炎症的血象升高意义相同。

【病案举例】

下元主通　复发性口腔溃疡案

赵某，女36岁，2005年4月10日诊。主诉一年多来口腔及舌两侧反复发生溃疡疼痛，多方诊治不愈。病史：从小有慢性支气管炎，刚开始时舌边起一小黄点，吃麻辣烫后，溃疡扩大，时好时坏，反反复复，溃疡疼痛，影响饮食，甚是苦恼，西医按扁平苔癣处理，也未好转，查舌苔滑，舌两边有黄色溃疡灶，左脉滑数，右脉细数。

诊断：复发性口腔溃疡。

三元辨治：复发性口腔溃疡的发生与微酸上逆有关，逆者治肾，用下元散。配服大黄碳酸氢钠片控制胃酸反逆。

服用半个月后，舌两侧溃疡灶明显见少，一月后基本痊愈，又巩固一月停药，随访半年未见复发。

白塞氏病（口眼生殖器综合征）、舌根炎也属于某种维生素缺乏以及免疫力低下所引起，防复发性口腔溃疡用下元散治疗。

甘入脾，脾生津，故口干嘴甜，从湿从脾从中；胆为苦，肝为逆，故口苦嘴酸，从肝从逆从下；咸入肾，水上泛，故多涎嘴咸，从水从肾从下。复发性口腔溃疡酸逆从下，而舌边起刺、口中疙瘩按积病治中更为有效。

中元主吸收　低血钾症案

张某，21岁，2004年2月27日诊。述三年前因四肢酸软乏力，医院检查确诊低血钾症。每次犯病时四肢乏力，不能行走，液体补钾方能缓解，最近发作频繁，一个月2～3次，此次正在上班时，两腿感觉酸软，并逐渐加重，来时由人搀扶，行走艰难，查两腿肌肉正常，舌淡体胖，脉弦细。

诊断：低血钾症。

三元辨治：①中元主吸收；②治痿独取阳明；③脾主肌肉，用中元散。

临床上缺钾分绝对缺钾和相对缺钾两种。绝对缺钾缘于进食钾不足、胃肠液丧失、尿液丢失导致体内钾总量缺失；相对缺乏缘于碱中毒、家族性周期性麻痹发作时，注射大量葡萄糖后糖原形成是所引起的细胞外钾转移入细胞。低钾血症时，体内钾重量多数减少，血清钾浓度<3.5Eq/L。

外源性补钾是暂时的，必须在血清钾测定支持下进行，补钾切忌冒进，因滴入的钾是缓缓进入细胞内的，一般要经过12小时才能平衡，故滴入过快就有引起致死性高钾血症的危险，1～2天可改为口服。

严重性的低钾血症可适当予以补钾，但反复发作性的，特别是细胞内外钾代谢的紊乱，便需要用中元散调整。临床上无症状的缺钾也可能只表现下肢酸软无力，单纯的补钾补钙都是不全面的，也需要用中元散改善吸收，调节代谢，维持脏腑、组织、肌肉的正常兴奋性。

病人架至门诊后，根据病史和症状，急用5%葡萄糖加氯化钾1支，缓慢静滴，一小时后症状缓解。后用中元散一个月，服完后未再来，又一年见面，述自从服用中元散后未再发病。有极个别因输高渗糖而引起钾转移而低钾者，改用生理盐水。

肝管阻塞性黄疸案

张妮，女，83岁，2005年11月1日，述一月前因患黄疸到医院检查，确诊为肝管阻塞性黄疸，其他未见异常，遵医嘱输用：（5% GS150ml + 黄芪2支）+（5% GS150ml + 法莫替丁1支 + 维生素$B_6$2支）+（5% GS150ml + 能量合剂1支）+（5% GS150ml + 头胞曲松钠2支）。五天后精神好转，后坚持服用茵陈大枣茶，黄疸大部退却，一个月后在喝茵陈茶的同时又发现黄疸加重，查肝功能乙肝五项、谷丙、谷草、球白比均正常，总胆红素69.3（0～17.1μmol/L），直接胆红素39（0～4.3μmol/L），说明肝功能正常，非肝炎所为，仍然支持阻塞性黄疸，自从黄疸发生后大便五六天一次，靠服泻叶排便。

诊断：肝管阻塞性黄疸。

三元辨治：黄显小便，治黄不利小便非其治也，黄从小便去的同时，大便也需通畅，下元主通，主补与利，用下元散每日加服1克大黄粉，并用食醋灌肠作结肠透析，以加速氨及黄疸的排泄。

服药一月后黄疸明显消退，小便略黄，复查肝功能，总胆红素26.4mmol/L，直接胆红素5.1mmol/L，饮食增加，并能正常排便，病情显著好转，继服下元散一个月，复查胆红素完全正常，嘱其清淡饮食，忌食辛辣。

偏瘫多年阻塞性黄疸合并胰头实质性病变案

王某，男，73岁，于2003年10月10日诊。代述腹部撑胀疼痛，大便不畅数日，诊时面身皮肤发黄，小便深黄色，嘱其查乙肝五项，肝功能：62（0～40）mmol/L，谷草105（0～40）mmol/L、总胆红素525（0～25）mmol/L、直接胆红素260（0～7.5）mmol/L、谷酰592（0～50）mmol/L、白/球1.0（1.1～2.5），总胆汁酸45.7（0～10）mmol/L，B超提示：肝内外胆管扩张；胆囊积液；胰头癌不排除。由于偏瘫多年，年事已高，食少黄瘦，体质较差，又病情很重，癌不排除，故医院认为愈后不好，住院无望，主张维持治疗，去诊时，面色暗黄，少气懒言，腹部疼痛，饮食极少。

诊断：阻塞黄疸合并胰头实质性病变。

三元辨治：①小便治肾；②胆胰治肾；③脑病治下；④积病治中。用下元散加大黄粉口服并用食醋灌肠。

半月后病人饮食增加，黄疸有所消退，继续服药一个月，黄疸消失，小便不黄，饮食基本可以，瘫痪在床，未再复查。

下元散减退　面部血丝发红案

唐某，女，23岁，2005年5月27日就诊。述五年来遇天热或天冷即面颧发红，起红血丝，无他症状，查面部有许多表浅毛细血管充血，清晰可见，不痛不痒，舌尖红，苔薄黄。

诊断：面颧红血丝（非血管瘤，非血管痣）。

三元辨治：下元减退色素、充血。用下元散。

半月复查，面部血丝明显减退，脸红也轻，继服一月，已大部消退，面部与他处一致，有巩固半个月停药，正值夏日，也无反复。面部起红点，痒则为过敏，不痒为热毒，各从其治。

下元减退　面部黄褐斑案

阎某，女，38岁，2005年4月16日就诊，述自生了孩子以后，面部出现了较多黄褐斑点，起初较少，以后逐年增多，面颧、眉毛外上方甚至融合成片，曾在美容院做过洗面去斑但几个月后又恢复原状，有碍容颜，要求治疗。查舌暗，苔稍腻，询问其有肾炎病史，后治愈，现腰腿酸沉。

诊断：黄褐斑。

三元辨治：①下元减退色素；②肾与腰为下元主证。用下元散。

服下元散半月后述腰已不酸，最明显一点就是眉毛上黄褐斑点开始消退，嘱其继续服用，前后服用三个月，脸部黄褐斑基本消失，嘱其注意防晒，保持心情舒畅。

上元增促　股骨头坏死案

尚某，男，36岁，于2008年2月15日诊。述一年前腿痛到医院检查确诊为双侧股骨头坏死，随后不断服药却不见好转，反而有所加重，考虑到十分年轻和所置换股骨头的寿命，建议其使用中药治疗，查身体其他方面情况基本良好。

诊断：股骨头坏死。

三元辨治：上元增促，用上元散。服上元散两个月，患者述走路已不痛，到医院拍片双侧股骨头坏死已明显好转，嘱其继续服药以巩固疗效，前后服药半年复查股骨头已恢复正常。按照上元增促、下元缩减的原则，除脑萎缩外，包括骨折、股骨头坏死、顽固性伤口不愈以及某些缺损，可用上元散一方面提高全身免疫能力，一方面促使局部缺损愈合。骨折初期可先用下元散利水消肿，股骨头坏死要严禁过劳行走，更不可负重。骨病治疗以半年到一年为期。

强直性脊柱炎案

朱某，男，30岁，于2008年5月12日诊。三年前因车祸伤及双腿，术后情况尚可，但不知什么原因脊柱有所侧弯，并出现弯腰驼背现象，行走受限，站立不稳，并有严重疼痛现象，到医院印诊为强直性脊柱炎，服用多种消炎止痛药，疗效不好。

诊断：强直性脊柱炎。

三元辨治：阴中求阳，用上元散。服上元散一个月，患者腰背疼痛明显减轻，站立平稳，腰能稍稍直起，又服一个月，胸能挺起，无明显疼痛，因强直性脊柱炎属顽固病症，故嘱其继续服上元散1~2个月。

强直性脊柱炎发生部位应在胸椎而不在腰脊，胸椎多强直而不（椎间盘）突出，腰椎多突出而少强直，上元主胸，下元主腰，故以强直性脊柱炎为主诉者从上治疗，而以腰腿痛为主述者从下治疗。从阴阳角度讲，“阳气者，精则养神，柔则养筋”，所以强直为阴，柔顺为阳，治强直性脊柱炎当阴中求阳，用上元散。临床上强直性脊柱炎有风湿引起者，有外伤引起者，有结核引起者……

上元促进　白癜风案

曹某，女，50岁，2005年5月8日就诊。述两月前左唇上方有豆大白块，不痛不痒，也未在意，近来发现鼻翼左侧又有一块较大的花白斑块，左眼上方也有一小块发白。查：左鼻翼外侧又2 cm×1.5 cm花白斑块，左眉上有1 cm×1 cm白色斑块,，左上睑外侧睫毛完全变白。其他除平时容易感冒外，别无异常。

诊断：白癜风。

三元辨治：上元增促色素形成，用上元散。外用补骨脂酊涂擦。并在皮损发白处用细针点刺出血。

用药一月，唇上方皮损颜色有所加深，鼻翼外侧皮损仍呈花白状，眉上皮损有所好转。又一个月，鼻翼外侧花斑处也渐渐变黑，说明白癜风、牛皮癣等虽属皮肤疾患，但与内在失调有密切关系，外治固然重要，但要解决根本性复发问题，必须适当配合三元疗法，内外结合，方能取得稳定而持久的效果。

前后服用四个月，白癜风皮损基本消失，但初愈皮损处较健康皮肤颜色重，待停药后自行恢复。整个面部及全身大面积退白者不治。

下元降脂抗炎　多发性毛囊炎案

李某，男，29岁，2005年3月15日就诊。述头皮及后发际处经常有毛囊发炎化脓，此起彼伏，反复发作，预后遗留不同程度瘢痕，查：头顶有脂溢性脱发，致头顶毛发稀疏，头顶及头后发际仍有3处炎性灶，按之有波动感，他处愈合后遗留下来有无发瘢痕。

诊断：多发性毛囊炎

三元辨治：①下元降脂；②下元抗炎；③下元主通。用下元散。病灶波动处用刀尖点开排脓，后用碘酒涂擦，并用下元散半个月。

服药一周后，后发际炎性毛囊均回落平复，初见效果，继续服用下元散一个月，未见新的炎性灶随访一年，少有复发。

下元降脂，如肥胖、胸背部脂溢性皮炎、脂肪肝等可参照治疗。

下元降脂　脂溢性脱发案

李某，男，33岁，2003年5月7日就诊述近来脱发较多，每当洗头后水面漂浮一层，患者头顶头发较稀，已露头皮，问平时脑油较多，有时起小痒疹，其他饮食如故，无特殊症状。

诊断：脂溢性皮炎。

三元辨治：下元降脂，下元抗炎，下元抑制，用下元散。

服下元散半个月后，自述再洗头时很少掉发，也不再起痒疹，食欲旺盛，又一月，头顶细黑毛发长出，并渐长未脱，随访半年头发长出，未见明显脱发。

斑秃乃头皮局部突发免疫排斥所致，令当论处，也可用下元散配合治疗。

有些药物毒性引起的急性脱发，如氨甲蝶呤等可致头发成缕脱落，凡此刻输用葡醛酸钠解毒、氨基酸营养育发。可用下元散。

下元降脂　血脂高案

赵某，男，58岁，2004年3月18日就诊。述近来头蒙，到医院检查血脂偏高，动脉硬化，因怕生大的毛病要求治疗。血清胆固醇12.2mmol/L（成人小于5.17mmol/L)、血清甘油三酯2.73mmol/L(0.27~1.69mmol/L)。

诊断：高脂血症

三元辨治：下元降脂，用下元散，配服辛伐他汀。

服下元散一月后复查，胆固醇、甘油三酯已基本正常，继服一个月后复查，胆固醇及甘油三酯已完全正常，头也不蒙，嘱其以后锻炼减肥，少肉多素，保持心情舒畅。另外，血脂正常并不代表不存在动脉硬化，不代表不会发生心脑血管疾病，应注意血压，再有头晕、肢麻等症状时，应及时就诊。

下元散　阵发性心动过速案

李某，男60岁，2004年5月12日诊。素来血压偏高，有头晕现象，经输脉络宁等，头晕基本好转，但复出现心跳，查心电图为窦性心动过速，近一段时间，靠倍他乐克、心得安维持治疗，但有时仍过速不适，要求从根本上治疗，查心律140/分，偶有早搏，无胸闷心痛，有心慌感，脉细数，苔腻。

诊断：心动过速。

三元辨治：下元散阳中求阴，使减退，使降低。用下元散。

服下元散半月后，心率有所下降，血压也有所回落。一月后查心律接近正常，80次/分，又巩固一月，心率一直维持在80次以下。

有发早搏者，早搏并非真正的早，而是晚之后的代谢性早，故治早搏反而应阴中求阳，用上元散。

第二节　三元所主

一、心从肺治，肠从肝治，脑从肾治

心从肺治

心从肺治，主要指冠心病，心和肺都属于上元主脏，心之所以需从肺治，取决于心与肺之间的关系。

1. 从身生角度讲，胎儿在母腹中有母体血液循环的滋养，有心跳，没有呼吸，胎儿血液循环借助胎盘、脐动静脉与母体循环融为一体，并不存在自身的血液循环，只有在出生啼哭断脐，呼吸伊始才有了独立于母体之外的血液循环，所以从某种程度上讲，是先有肺的呼吸功能后有独立的血液循环。

2. 从现代生理学角度讲，心脏只是一个血液循环的总动力泵。当右心室收缩时静脉血经肺动脉入肺，在肺泡主毛细血管进行气体交换，吸进氧气，排出二氧化碳，使血液富含氧气，形成动力血，再经肺静脉返回左心房，这个路径就是肺循环。如此肺循环毛细血管血液不断从肺泡获得氧气而向肺泡放出二氧化碳；体循环毛细血管血液则不断供给组织氧气并接受来自组织的二氧化碳，随时满足机体组织细胞新陈代谢的需要。

3. 从中医脏腑角度上讲，肺主气，心主血。气为血帅，心血的运行依赖肺气的推动。这里的肺气实质上就是得到温煦而富有动力的呼吸自然之清气，也即氧气。气行则血行，气滞则血凝。凡肺与气管之疾患往往会影响肺的宣降功能，使气血滞涩不利，心肌和脑及其他脏器出现不同程度的缺血、缺氧。

综上所述，治疗心脏疾患特别是冠心病心肌缺血当从肺治。《难经·十四难》说：损其肺者益其气，损其心者调其营卫。调和营卫这在《伤寒论》中也属解肌宣肺的治法。人参、麦冬、五味子益气补肺，改善血液大小循环，桂枝、芍药、甘草调和营卫。

肠从肝治

肝从肠治，主要是指习惯性便秘。“肠从肝治”与“肠病治胃”只是矛盾的两个方面，便秘由乎肝强，肠从肝治；泄泻由乎脾弱，肠病治胃。肝强脾弱总揽消化病疾。

胆汁生于肝而排入十二指肠，随胃气通降下行于肠道而帮助消化，而肠道与肝脏之间又存在着肝肠循环。比如胆汁排到小肠后，绝大部分仍可由小肠黏膜吸收入血，再由肝内组成胆汁，这就是胆盐的肠肝循环。

肝主疏泄实际上是指肝的调理气机、疏泄胆汁和肝脏的解毒排毒功能。肝的疏泄功能正常，则气机调和，精神舒畅。如郁怒伤肝，肝气郁结，胆汁排泄不利，便可直接影响消化功能，导致胃肠功能紊乱，产生食少呕恶，腹胀泄泻等消化系统疾患。现代医学认为，当肝受损，功能发生障碍时，胆汁分泌减少，而影响食物在肠内的消化，使肠蠕动减慢，肠内细菌大量生长繁殖，使淀粉发酵、蛋白腐败，产生许多有毒物及气体，经肠管吸收进入肝脏，促使肝功能更加恶化和自家中毒现象，出现腹满、便秘或泄泻等。这也是“肝肠循环，肠从肝治”的有力证据。

所以，消化系统疾患，特别是便秘的治疗应当从治疗肝胆着手，不可见胃治胃，见肠治肠，黛维散咸寒入肝，清肝凉血解毒。三棱、莪术消积导滞，软坚散结，轻粉内服至小肠，因与胰液、胆汁、肠液相作用，分解为可溶性汞盐，能刺激肠壁增加其反射性蠕动，促进肠液分泌而发生排便，黛维散调节肝肠循环，促进肠液分泌而治便秘。

脑从肾治

脑从肾治，主要指脑血栓，肾与心脑血管疾患有密切关系。这表现在：

1. 从生理上讲。肾系于后脊，两肾之间生成命门。健康肾脏旺盛的泌尿和重吸收功能形成肾间“命门火”，命门火自下而上温熏着脊髓与大脑，使脑神经和脊神经保持了正常的神经指挥功能，这就是三元生理中的“髓路”。而旺盛的肾与命门功能能使骨髓发挥正常而旺盛的造血功能，使血质稀稠适中，细胞功能正常，具备血液正常的防御、携氧、营养等功能。

2. 从病理上讲，脑病如脑血栓、脑溢血、脑栓塞、癫痫等都与肾有密切的关系，肾虚则髓虚，加之阴虚血稠，轻则塞如脑血栓、脑梗塞、脑栓塞；重则溢如脑溢血。像沟渠浇地，疏则通，塞则溢。所以脑血栓的形成不一定都是高血压引起的，而脑溢血则是突然过高的血压加血管堵塞的结果。无阳则阴无以化，无阴则阳无以长，如釜中烧水，下必有火，方可蒸腾，盖得气润。有火无水则干烧，有水无火则寒水依然，锅盖终不得润，所以补肾必须阴阳双补，一边添水，一边加柴，水火相济，髓得温润而淖泽，则造血正常，脑得温润则饱满，灵运亨通，不堵不塞。

所以说脑病特别是脑血栓等当从肾治，但需要特别强调一点，精不易补，治当从缓，血不易活，治当从渐，药不宜过热，热则精竭，正所谓“少火生气，壮火食气”，“独阳不生，孤阴不长”。所以临床上纯补阳药必不可取，除非虚脱大失血之症急需固气者，独参揽之，也即“有形之血不可速生，无形之气所当即固，”正因为有形之血不能速生，像脑血栓、脑溢血后遗症，腰膝足跟骨质增生这些与肾有关的慢性疾病应缓缓填补，远取而不可近求，正所谓欲速则不达。

【病案举例】

心从肺治　冠心病案

郭某，女，55岁，2003年5月29日诊。述心里扑腾，心里好像掉了一样，以前曾治好过，去年干重活后又犯，春节后病情加重，有点憋气，查血压150/80mmHg，心律85次/分，没有早搏，心电图提示，心肌缺血，舌苔黄腻，脉沉细数。

诊断：冠心病虚症。

三元辨治：心从肺治，用上元散；三元判定勿虑血压。

服上元散一周后，憋气稍有好转，半月后感觉心里好受了些，但有时心里仍跳，继续服用上元散一个月，测血压平稳回落，130/70mmHg，舌苔变薄，饮食好转，心里感觉宁静而平稳，闷气基本消失，又一月后复查仍有心肌缺血，但律齐，无房颤等情况，有继续服药一个月巩固，达到临床痊愈，随访两年未见复发。

在虚证冠心病房颤心跳严重时也可先用下元散配合胺碘酮治疗，待病情稳定后再用上元散。

有胸腹中有空感，上空在心，惶惶不可终日，为心肌缺血，上元散主之；中空在胃，没有饱腹感，为胃下垂，中元散主之；下空在腹，上而不下，空甚为坠，痢疾坠在前，直肠炎坠在后，俱用下元散治疗。

心从肺治　心肌炎案

林某，女，14岁，2005年6月13日诊。述心慌闷气一个多月，心电图查窦性心动过速，询问前有感冒发烧史，愈后心慌，稍感闷气，胸片示肺纹理略显紊乱，诊断为心肌炎，在医院住院输水，口服潘南金，辅酶Q10、维生素C片等，病情得到控制，但出院未几日，患者又觉闷，抑或心跳，说明病情虽得控制，但是仍未根本治疗，听诊：心律偏快，无明显杂音，肺部正常，舌淡红，脉细数。

诊断：病毒性心肌炎。

三元辨治：①病从肺来，仍从肺去。病毒性心肌炎多从感冒引起心律加快，其治有四：一曰感冒，一曰病毒，一曰炎症，一曰心跳。故用鬼门方治感冒，清开灵病毒唑抗病毒，青霉素消炎治疗，并口服心得安。②下元抗炎降心率，用下元散巩固治疗，配服潘南金片。

输液三天，服鬼门方一周，患者感觉病情明显减轻，已不闷气，心跳很少，继服半个月下元散，复查心电图正常。由于心肌炎趋于慢性，故继续巩固服药半个月，停药后观察半年未复发，嘱其注意预防感冒。

心肌炎多发生于青少年不经意间感冒，其基本特点是轻度闷气与心律增快，但其闷气较冠心实证轻浅、间歇性叹息，而冠心胸闷多呈持续性，或伴心绞痛；心肌炎心律虽有增加，但增不太过，一般在80~100次/分之间，100~120次/分之间可不定心肌炎，可印证为心律失常性疾病心动过速，心肌炎与心动过速节律都应正常，节律失常，动数不定，并有可能超过120者，为虚冠房颤，虚冠不闷不痛。

肠从肝治　习惯性便秘案

韩某，女，32岁，2004年11月22日诊。述大便干，五六天解一次，吃青菜、香蕉也无济于事，后服过导片、泻叶也不能正常排便，心绪烦躁，面色灰暗，强烈要求治疗。查舌苔黄腻，脉弦数。血压正常，无他疾。

诊断：习惯性便秘。

三元辨治：肠从肝治，用黛维散配服净府方，服药过程中大便一天一次，无特殊不适，前后服用两个月，停药后大便基本顺畅，观察半年无严重便秘发生。嘱其多食果蔬，少食辛辣煎炸之物。

便秘与泄泻是两个截然不同的症状，但其有内在的联系，肝强脾弱是基本的病理机制，便秘重在肝强，泄泻重在脾弱，中元散主调脾弱，黛维散主调肝强，故结肠炎泄泻用中元散，习惯性便秘用黛维散。

泄泻为脾虚湿流、气虚下陷（急性肠胃炎为饮食不节不洁，积滞难化所致，与慢性肠炎、结肠炎不同）所致，生理轴线为“肠胃一体”，脾的功能具体体现在肠道上，所以脾胃也即肠胃，其治疗原则为“肠病治胃”，用中元散。

便秘为肝胃郁热，浓缩过度所致，生理轴线为“肝肠循环”，其治疗原则为“肠从肝治”，用黛维散。

至于毛孔启闭、胃酸多少对便溺的影响基本上倾向于：毛孔影响小便，胃酸影响大便，窍闭则小便不利，酸陷则大便泄泻。提壶揭盖，开鬼门以洁净府；健脾止泻，升胃酸而返中宅。

上元主开，虽有行下肠中有形粪便的作用，但气出以降重在小便，而不在大便，故直从肝调，切中主机。

脑从肾治　脑血栓案

高某，男，68岁，2002年8月26日诊。其家人述平素老人身体较好，能吃能睡，前天开始，突然右半身肢体变得不灵活，遂到医院做CT确诊为脑血栓，由于家庭原因未及时住院治疗。查病人神志尚清，言语謇塞，右侧肢体瘫痪，不能行走，舌苔厚，血压140/80mmHg，脉弦。

诊断：脑血栓形成。

三元辨治：脑从肾治，用下元散，并输用川芎嗪半个月，配服小肠溶，并隔日针灸一次。

半月后下肢功能有明显改变，能平卧抬起，但仍难以下床行走，继续针灸，服用下元散，一月后上肢功能也有明显改变，借助外力能下床慢走，但手不握，右足力差，针灸暂停，单服下元散，两月后病情基本恢复，能自然行走，右手能提起物体，言语清，继续服用一个月，未留下明显后遗症。

老年性偏瘫基本复原后，由于瘫侧下肢可能乏力，走路不稳，或遗留明显后遗症的患者，切忌摔倒引起下肢骨折，特别是股骨头骨折，形成新的活动障碍而卧床不起。

就输液改善循环来讲，心血管用丹参，脑血管用川芎嗪，周围血管用曲克芦丁。输液前三天联合使用甘露醇、清开灵、病毒唑能取得较好的效果，如头痛、心绞痛。

如果脑梗塞输用奥扎格雷钠有效的话，那么对于脑功能衰退性质的萎缩痴呆、糊涂健忘、植物昏迷输用藻酸双酯纳、丹参具有强健醒神的作用，不必拘泥脑血管川芎嗪，心血管丹参，周围血管曲克芦丁。确定性的心绞痛可慢滴硝酸甘油，并监测血压。

二、头痛为寒治上，失眠为痰治中，头晕为水治下

头有寒则痛，有湿则蒙，有水则晕。

头痛为寒治上

头痛分为内伤头痛和外感头痛。外感头痛源自风寒，前为阳明，后为太阳，顶为厥阴，侧位少阳。实质上大部分头痛与五官有直接关系。

现代医学认为头痛多与血管痉挛和神经炎刺激有关。如前额痛与鼻有关，后头痛与颈椎和寒有关，头顶痛与高血压有关，偏头痛与牙有关，耳后发际阵发性跳痛与耳有关。总属局部炎症刺激神经或寒痉血管供血不足所引起，神经受到炎症刺激后往往投射到神经的远端或另一侧支处，即使本位不痛，也不能排除五官本部的炎症。如牙根有炎症时，牙可能不痛，但炎症刺激神经会从三叉神经的上、下颌支投射到三叉神经的额支而引起太阳穴处疼痛；又比如耳道的炎症可以投射到耳后周部位阵发性跳动……

头痛为寒治上是指寒邪郁阻，脉络痉挛不通所致，需用上元疗法调和营卫，温化寒湿，疏通血脉的头痛治疗方法。风寒袭鼻，郁塞窦窍，引起前额及额顶部疼痛（由牙引起的头痛多位偏侧太阳穴痛），“鼻炎治肺”用上元散；风寒袭表，颈背虽几几，或冠脉痉挛，心血不足，引发椎基底动脉痉挛，脑供血不足，引起后头痛。“颈治上”用上元散；高血压引起的头痛多为头顶痛，也可表现在后枕部。

总之，上元主开，以桂枝汤为主，桂甘强心，芍甘解痉止痛，配合生脉散益气复阴，适用于寒痉和五官炎症刺激引起的各种顽固性头痛。由五官炎症引起者应适当配合抗生素治疗。

失眠为痰（火）治中

脾主运化而行水湿，脾胃虚弱，水谷不化，酿湿成痰。《医门法律·痰饮门》：“痰饮之患，未有不从胃起者矣。”胃不和则生痰，痰扰则气乱；痰郁则生火，火扰则神不安。故有“胃不和则卧不安”之说。

中元散治失眠表现在以下两个方面：

1. 泻肝补脾，渗利化痰

甲木克脾土则肝脾不调，乙木克胃土则胆气犯胃。治脾者必当疏肝使不来犯，治胃者必当利胆使能健运。脾虚不运，则酿成痰，所以有“脾为生痰

之源，肺为贮痰之器”之说。痰为阴邪，《金匮要略》说：“病痰饮者，当与温药和之。”以白术为主温化痰湿，并以白芍柔肝而不克脾，正所谓“泻肝补脾，渗利化痰”。利在痰郁，因痰郁日久，郁而化火，痰热内扰，则心神不宁，故温药当中少加柴胡，所谓“火郁发之”。

2. 升清降浊，交通心肾

正常情况下，脾主升，胃主降，肝主调节。《内经》：“饮入于胃，游溢精气，上输于脾，脾气散精，上归于肺，通调水道，水精四布，五精并行，揆度以为常也。”说明脾的运化是靠其升提布散来完成的，谓之“升清”；六腑以通为用，以降为顺，胃又为六腑之首，胃降则六腑俱降，胃通则六腑俱通。饮食物经过胃的初步消化，而后下传小肠，再经过小肠的“泌别清浊”，其浊物下移于大肠，然后变为大便排出体外，这就是胃的通降作用，谓之“降浊”。《医论》“脾胃居中，为上下升降之枢纽”，即指脾与胃的升清降浊作用是通过肝脏的疏泄与调节来完成的。肝的疏泄功能正常，能使上下四旁的气机调畅，协调脾胃的消化功能，使清能升、浊能降，上下交泰，心肾合一，则神清气爽，悟寐正常。朱彦修说：“脾具坤静之德而有乾健之运，故能使心肺之阳降，肝肾之阴升，而成天地交泰矣。”《名医方论》也说：“脾阳苟不运，心肾必不交。”《石室秘录·夜卧不睡》：“譬如人有心惊不寐，虽是肾气之不能上通于心，而亦有肝气之不上于心，故补肾之中，自宜添入补肝之品……愚意前方中，加入白芍三两，补肾兼补肝，相因而生心火，心有不泰然者乎?”说明肝、脾、胃对休息睡眠的影响，治疗失眠应从中元治疗，并调肝胆、脾胃，从而改善自主神经功能，使睡眠得到改善。

头晕为水治下

头晕又称眩晕。眩者，言其黑晕旋转，其状目闭眼暗、身转耳聋，如立舟车之上，起则欲倒。《万病回春·眩晕》：“大凡头晕者，痰也。”《伤寒论·阳虚水泛》：“太阳病发汗，汗出不解，其人仍发热，心下悸，头眩，身润动，振振欲辟地者，真武汤主之。”此属阳虚不能制水，水气上泛所致。《金匮要略·痰饮咳嗽病脉证并治》：“心下有痰饮，胸胁支满，目眩，苓桂术甘汤主之。”

失眠由乎痰，痰为阴邪，易滞不易动，且易化火；头晕由乎水（饮），水性流动，随处为患，饮多为寒。

就人体阴液而言，血与津液为常，血停为瘀，津停为水。通则为常，停则成邪。酿湿成痰，水停为饮，俱为邪气，痰饮之邪可以为病。

人体的水液代谢主要是由肺、脾、肾、三焦、膀胱等脏器共同完成的，但主要是脾肾两脏，肾为水之主，脾为水之制，，肾阳虚气化不利，脾阳虚水失所制，脾肾阳虚，水气不化，水饮上泛，上扰清窍，则头晕目眩。痰停迟，饮流速，故眩晕常常突然发生，如梅尼埃氏综合征即是饮邪上泛所致。至于外感头痛头晕，湿邪上蒙清窍之头蒙首如裹，晕之不甚，且无旋转，多与阳虚水泛无关。头晕为水治下者，晕之多甚，轻治无效，此时应用下元散温阳利水，纵查有颈椎病，也当按头痛治上，头晕治下论处。

《素问·至真要大论》"诸风掉眩，皆属于肝"，肾藏精，肝藏血，肾精通过肾阳的气化作用可化生为血，所以肾阳足而精血旺，肾阳虚则脾失温煦，运化失常，后天水谷不得化生先天之精，则易导致肝肾阴虚，阴虚则风动。故下元散并用当归、白芍养血柔肝，滋补肝肾。

临床上诊断头晕一般按如下程序：颈性—血压—耳性—感冒头晕。也就是遇见头晕时，应首先考虑颈椎是否有问题，因颈椎压迫椎动脉可引起脑供血不足而发生严重头晕；如果颈椎没问题，可以测一下血压，血压高、血压低都可以引起头晕，但高血压比低血压更值得注意；而内耳性眩晕即梅尼埃氏综合征，晕眩而吐，血压却可以正常，梅尼埃氏综合征与颈椎病往往比较严重，而感冒引起的头晕往往不严重，而且或多或少地并发感冒的症状。

急则治其标，即时头晕者，视其情况输液，并用下元散一周调之。经常性的颈性眩晕和反复性的梅尼埃综合征以及动脉硬化、脑萎缩引起的晕乎不稳则按缓则治其本，用上元散调理。

大晕治下，小晕治上，头晕心慌（虚冠）并举治心慌，头晕呕吐（耳性）并举治头晕。颈性小晕（无心症）治上，心性小晕（无胃症）治下。

【病案举例】

头痛为寒治上　顽固性头痛案

薛某，女，28 岁，2000 年 2 月诊。述患头痛病已三四年，每至开春后出现头痛，过五一后又逐渐痊愈，痛无定时，说犯就犯，犯时头痛如裂，哭爹叫娘，甚则往墙上撞，止痛无效，过两三个小时可自愈，愈后不痛如常人，由于家境较好，曾多次到北京、上海检查治疗，脑 CT 正常，未明确诊断，按神经性头痛治疗无效。

诊断：顽固性头痛。

三元辨治：①头痛为寒治上；②顽固性头痛必得安定方能解；③疼急喘满，先用甘露醇缓之。用上元散。头痛甚者可先冲服小儿速效感冒冲剂三包、解热止痛散一包。

头天治疗后，第二天上午未痛，晚上又痛一次，依上法处理后缓解，第三天未痛，以后半个月内也有复发，但程度大为减轻，又半月后未再复发。前后服上元散两个月，由于病情稳定，能正常工作，故停药。并嘱其次年开春时巩固服药一个月，随访三年未见复发。

一般的头痛多与五官有关。前额痛与鼻有关，滴鼻净加地塞米松滴鼻并口服上元散、大黄碳酸氢钠、扑尔敏；偏头痛与牙有关，口服大黄炭酸氢钠片、阿莫西林、炎痛喜康、泼尼松；耳后周阵发性跳痛与耳有关，口服大黄碳酸氢钠、麦白霉素、安络痛、泼尼松；两侧太阳穴痛多与感冒有关，后头痛与供血不足有关，头顶痛与血压有关，偏侧额顶掌心大痛，大部分与脑梗塞有关，需 CT 予以证实。

失眠为痰治中　顽固性失眠案

万某，男，65 岁，2004 年 8 月 2 日诊。述者两年睡不着觉，白天精神萎靡，记忆力差，靠安眠药维持休息，近来休息越发不好，患者催促儿子为其看病，舌暗红，苔黄腻，脉弦细。

诊断：顽固性失眠。

三元辨治：①失眠为痰治中，用中元散；②临困不解、初瘫偏麻、呕逆不降、闷喘不解、久不成寐，必大汗之，使气出以降。

氨基比林 3 支，临睡注射，20 分钟后，服热姜汤或热开水一碗，以助药力发散，避风两个小时，连用三次。

中元散泻肝补脾，升清降浊，晚服胃复安、谷维素、艾司唑仑调节神经、镇静安神以加强药效。

自从用药后患者夜间休息平稳，半个月后上述睡眠药逐步停用，单服中元散泻肝补脾，升清降浊，改善自主神经功能失调，服药过程中，食欲旺盛，昼精夜眠，又服半个月后停药观察，疗效稳定。

头晕为水治下梅尼埃氏综合征

王某，女，55 岁，2001 年 6 月 28 日诊。患者独自在家，早上起床时突然发生头晕，天旋地转，如坐舟车，恶心呕吐，邻居打电话前去诊治，查患者面色苍白，不敢睁眼，血压 120/90mmHg，询问患者有颈椎病和眩晕史。曾诊断为梅尼埃氏综合征。

诊断：梅尼埃氏综合征。

三元辨治：头晕为水治下；梅尼埃氏综合征属内耳性眩晕，肾主耳，用下元散。

由于病起急骤，初期当配合液体治疗。梅尼埃氏综合征往往并发严重呕吐，气出以降，先肌注氨基比林 2 支，安定半支，然后输用甘露醇 250ml；5% 葡萄糖 250ml + 清开灵 5 支、病毒唑 5 支。同时服用下元散配合大黄苏打片 3 片、氟桂嗪 1 粒、谷维素 2 片、维生素 2 片，1 天 3 次，一周后眩晕消失，巩固服药一个月，以后两年未见复发。

普通晕车、晕船，与内耳性眩晕一样，简服眩晕停一片、维生素 B_6 两片。

头蒙为湿治中当用中元散，并针灸风池、颈后以解痉，刺血印堂、两太阳穴以降火。

心脏病的最终结果都导致心供血不足；脑供血不足的最终结果导致头晕；所谓的心脑一体化，不仅包括生理上的脑与心脏间的极多神经网络和由主动脉弓直分供养大脑的椎动脉，而且是指病理上以脑供血不足为主的会影响心脏，以心供血不足为主的会影响颈脑。原则上在颈椎病的基础上如果再上火便会导致脑血管痉挛、脑供血不足，所以治晕的基本原则便是去火解痉，如大黄碳酸氢钠片、盐酸氟桂利嗪、谷维素、维生素 B_1 片。氟桂利嗪不仅用于动脉疾患，而且可用于具有偏身症状的某些疾病如偏身凉、偏身麻、偏身瘫、偏身无力、偏身不适等。

有无房颤，早上出去好好的，转一会却头晕回不来，此等症状介于小晕与房颤之间，当从小晕治上，从房颤用胺碘酮。直从眩晕、房颤治下，又不配胺碘酮，必难效。

头轰耳鸣胃热上头，用大黄碳酸氢钠 1 片、碳酸氢钠 2 片、清火栀麦片 2 片、消炎利胆片 2 片配合治疗有效。

三、皮病治上，肿病治下

皮肤病理发生图如下：

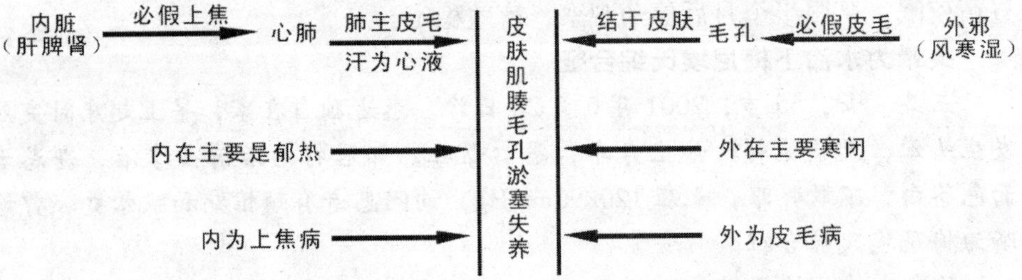

皮肤被覆于体表对人体具有保护、防御其免受侵害的作用，这种侵害包括六淫、创伤和有害物质的侵蚀，皮肤的这种作用是通过皮肤腠理的正常开合与固密来实现的，而腠理的开合有赖营卫的调节，营卫不和，则卫气开合失常，汗液代谢失常，皮肤有赖于汗的滋养，汗为津液所化，《灵枢·决气》说："腠理发泄，汗出溱溱是谓津。"津液又是血的一部分，《类经》说："心主血，汗则血之余也。"所以有"津血同源""汗为心液"之说。肺主皮毛而宣肺卫气。《灵枢·本神》说："卫气者，所以温分肉，充皮肤，肥腠理，司开合者也。"营卫者，体表之气血也，卫气通于肺，营气通于心。心营（血）赖于肺卫（气）的宣发而达于体表，除通过渗透作用直接营养皮肤外，大部分以汗的方式，一方面排出皮肤和部分体内代谢产物外，更多的以津液的方式参与皮肤的滋养和呵护。如《灵枢·决气》："上焦（心肺）开发，宣五谷味，熏肤，充身，泽毛，若雾露之溉。"由于汗与皮毛的特殊关系，如果皮毛受寒，皮肤微循环痉挛，或心肺功能失调，影响汗液的正常代谢，都可能产生皮肤的某些疾病，毛孔闭塞，汗出不畅，汗不达表则皮肤失养而枯槁，汗液淤滞皮内则微水肿，形成疱疹、湿疹等病变。如汗出过多，不能及时散失，如皮肤皱折处、阴部，汗液似水津泽皮肤，或部分汗液重被吸收，对皮肤也是一种伤害，也可形成湿疹，痱子等，所以去除表邪，恢复心肺的正常功能是治疗皮肤病的基本原则。

虽然心肺是皮肤病发病的病理基础，但由于皮肤居于体表，范围广大，在外受外界各种因素如风寒、湿雾、化学侵蚀、机械损伤等温度、湿度、化学、物理等诸多因素影响，在内心肺又受其他脏腑的影响，所以皮肤病的发生又与其他脏腑有关。

例如：急性泛发性化脓性皮肤病，多属脾胃湿热，心肝火盛或毒热织盛，气血壅滞或热入气、营、血等症；真菌性皮肤病，多属脾胃湿热，湿热下注或脾胃积热；湿疹及皮炎类皮肤病，多属脾胃湿热，气虚血燥，肌肤失养或肺胃失宣，阴血不足，感受外邪；物理性皮肤病，多属气滞血瘀，经络阻隔，寒热凝滞经脉，气血不通或者皮不运化，气血双亏等，也有外因引动心肝火盛等症；神经功能性皮肤病，多属于肝气郁滞，心脾两虚，脾胃湿热，心肾不交，血虚化燥等症；红斑磷屑性皮肤病，多数血热、血燥或脾虚湿盛，血分郁热；水疱型皮肤病，多属于脾胃湿热，肺胃蕴热或气营两燔，心火积盛等症；角化性皮肤病，多属于气滞血瘀，阴虚血燥，脾虚运化失职或气血两虚等症；营养及代谢障碍性皮肤病，多属于脾胃虚弱，运化失职，肌肤失养等症；结缔组织性皮肤病，多属于气血淤滞，毒热炽盛，气血两燔，肝肾阴虚，脾肺不足或脾、肺、肾阴阳失调（或两虚）等症；血管性皮肤病，多属于血热妄行，脾虚失统，气不摄血或脾肾不足，血虚受寒或寒湿凝滞，伤于脉络等症；色素性皮肤病，多属肾水不足，肝肾阴虚，肝郁气滞或气血失调，营卫不和等症；黏膜病多属于脾胃湿热，心肝热盛或阴虚内热，虚火上炎或阴阳失调等症。

由以上皮肤病的脏腑气血辨证可以看出脾和湿在皮肤病的发病中占有重要位置。《医论》："脾胃居中，为上下升降之枢纽。"脾胃为气血生化之源，皮肤也赖脾胃生化的营养，正如《素问·经脉别论》："饮入于胃，游溢精气，上输膀胱，脾气散精，上归于肺，通调水道，下输膀胱，水精四布，五经并行。"水谷精微通过肺的敷布作用输达于皮肤。脾虚则土不生金，肺气也弱，不仅生化之源亏乏，皮肤得不到营养，而且停湿停水，酿湿成痰，湿邪郁滞皮肤，或湿郁化热，湿热蕴蒸，不仅能形成变态反应性皮肤病，而且可以变成其他类型皮肤疾患，如神经功能性皮肤病，红斑鳞屑性皮肤病，疱疹类皮肤病等。所以说皮病治上，更需顾中，甚至直接从中焦治疗。

另外，情志所伤，心肝郁火，房劳过度，肾气游风，都可能发生皮肤疾患，如《医宗金鉴·外科心法》："粟疮作痒属心火内郁，外感风邪。"而红斑狼疮最后往往显示肝肾阴虚的症候。但总体上健脾益气，宣肺化湿是皮肤病治疗的基本原则。

肿病特指水肿，主要指面目、下肢浮肿（不包括大量胸水、腹水），水肿是水液代谢失常的一个症状。水液代谢虽与肺、脾、肾、三焦、膀胱等脏器有关，但主要责之于肾，肾主水，水也通过肾的气化作用，以泌别清浊，清者重新吸收，复上行至肺，布散到全身，浊者由膀胱排出体外，形成尿液。如果肾阳虚弱，气化功能失常，就会导致水液代谢的调节障碍，出现水肿、小便不利等症状。水性散漫，上泛头面则面目肿，水凌心肺则心悸咳嗽，水流于下则下腿脚肿，所以说肿病治下。

胸水、腹水乃内之变化，非外之症候。辨证者，以外候内也，包括舌脉，故脏象曰：病之内，候于外。胸水甚者，上肢肿，如潜水中，胸之压闷，呼吸急促；腹水甚者，下肢脚肿，按之如泥，腹大胀满。水治下者，谓之下元散治其外水，水从津液回归；胸腹水者，内不能升清降浊，疏浊不利，责之肝脾，用中元散，水从三焦腔腹下。胸水、腹水大部分是由积聚引起的，如转移性胸膜腔肿瘤血性渗出性胸腔积液、肝硬化腹水、急性尿毒症腹水等，用中元散配合利尿治之，也谓"积病治中"。无腹水或有腹水的肝功能失常，用中元散治疗。无腹水的慢性肾功能失常，如血尿素氮、血肌酐升高等，用下元散治疗。下元散行外水，外水者，谓皮节间水，如肢节肿痛、关节疼痛，其机理是通过下元散的利尿作用，减低有效血容量，使管外淤滞（水为淤，气为郁，血为瘀）之津液（其实已为邪水）回流管内，从而达到消除水肿的作用；中元散行内水，中元主收，通过泻肝补脾，调节三焦水道，使腔膜渗出之液（也为邪水）复通过腔膜吸收回归循环、组织（邪又化为正，有时正邪是可以相互专转化的），从而达到胸腹水的退却。无论是中元散，还是下元散，这种消水的作用都是建立在扶正祛邪的基础上的，如中元散之白术、柴胡，下元散之桂附、黄芪，只有这样才能杜绝水液再次泛滥，所谓标本兼治，这也是与西学单纯利尿消肿的不同之处。

肝管阻塞性黄疸撑胀腹痛，多为气郁湿邪阻隔，如临床检查肝功能不正常，为腹水欲成，按湿治中，内水行脾的原则，当用中元散。

积病治中者，谓积根与胃肠，内水治中者，谓水成于肝脾；因积成水者，总属肝、胃、肠失调，皆为中元所主。

【病案举例】

内水治中　乳癌转移胸水案

杜某，女，36岁，2004年3月15日诊。述两年前患右乳腺癌而行乳癌根治术，术后情况良好，而于两月前发现左乳也出现肿块，到医院复查，诊断为乳癌复发转移，胸片示胸腔内有积水，行胸腔保留引流术，并行化疗，由于病人对化疗反应剧烈而停用，因为转移，病人又反对再进行手术，故改用普通治疗，住院期间，病情发展迅速，左乳内侧出现大范围癌肿溃烂，且胸闷、心慌、尿量偏少，体质每况愈下，接诊时面部虚浮、上肢肿胀、心慌气短、感觉胸闷，原引流管抽出200毫升血性液体。饮食较少，夜晚不能平卧。

诊断：乳癌复发转移；胸腔积液。

三元辨治：①外在性的暂不考虑，而要解决影响心肺功能及肾功能的胸腔积液问题，首先保证生命功能不受威胁，以延长生命，并适当配合液体支持疗法。抽胸水后适当补钾。②积病治中。③内水治中。用中元散。净府方有一定的泻胸作用，也可先用净府方予以治疗。

前后引流三次，服中元散半个月，饮食明显增加，片示胸水大部消退，停服利尿剂，并拔除引流管，继服中元散疏肝健脾利水，加强乳癌换药。

用药如用兵，转移后原地必无兵。即云癌转移，原地已没有更重要的病灶，如以初查为准，照原处治疗，势必会扑空，故应治其转移，直取现病灶。比如肾癌肺转移，可用净府丸泻胸而非治肾。

四、肠病治胃，胃病治胆，逆者治肾

肠道分大肠、小肠。小肠包括十二指肠、空肠、回肠三段。大肠分为盲肠（包括阑尾）、结肠、直肠三部分。胃和小肠、大肠形成消化食路，胃是消化道的主体，食物在胃中初步消化后下传小肠，由小肠进一步消化吸收，泌别清浊，大肠则主要起浓缩排泄大便的作用，胃功能的好坏直接影响到肠道乃至整个消化道（包括咽和食道）功能的好坏，祖国医学习惯上常把小肠、大肠统属于脾胃，有"大、小肠皆属胃"之说，如肠道功能失常所引起的泄泻、便秘等病症，中医往往责之脾胃功能失职，而归于脾胃病的范畴，如《伤寒论》所说的"胃家实"就是指大肠中有燥屎秘结而言。

下元主通，中元主收。这里所说的肠病治胃主要是指饮食不节或不洁，饮食倍伤，胃中阻隔，饮食不畅，下则泄泻；或恣食生冷，冰镇之物，寒主收引，胃肠气收，甚则下陷，脾陷胃垂，无力升举，食入胃而直下肠，吸收差而痛泻。能化不能食者病在胃，能食不能化者病在脾（肠），所以上腹（胃部）常胀病在胆，胃病治胆；下腹（肠道）常胀病在脾，肠病治胃。就结肠炎而言，有泻不成形而胃无碍者，病在脾，土壅木郁，当健脾舒肝；有泄泻腹痛而并胃热烧心者，病在胃，肝气犯胃，当泻肝以和胃。无论何泻，泄泻治中，用中元散。肠泻不止者，酸治下，中下治下，胃酸不止而并泻者，可先用下元散治之，也谓“逆者治肾”。

从现代医学上讲，正常的胃内含有胃酸及胃蛋白酶，但对自身的胃及十二指肠黏膜并不起消化作用，这是因为胃黏膜本身具有防御胃酸侵袭的保护性机制，当这种机制因某些原因而削弱则可形成溃疡；另一方面，胃酸和胃蛋白酶分泌增强及某些有害胃黏膜完整性物质的增多也是造成溃疡的因素。

正常的胃酸生成在胃中，下行而不上逆，在参与食物的分解消化后，只有少量胃酸进入小肠。胃酸进入小肠后可促进胰液、肠液、胆汁等消化液的分泌，有利于小肠的消化吸收。胃酸很少进入大肠，也不应返流食管和咽，但当胃酸过高或胃肠功能紊乱时偏高的胃酸，不仅可以进入小肠，而且多余的胃酸可继续下行进入大肠，并且可以返流至食道、咽，从而引起整个消化道炎症。由于消化道黏膜的逐渐移行性，消化道各部对胃酸的耐受性各不相同，原则上是离胃越远的消化道黏膜对胃酸的耐受性越差，胃黏膜的耐受性最强，食管及十二指肠次之，小肠又次之，大肠又次之。如果胃酸过多超过相应部位黏膜的耐受性，那么胃酸就会刺激局部产生病变，如结肠炎、食管炎等，基本病理改变为充血、水肿、糜烂、溃疡等，所以健脾和胃，调适胃酸是治疗肠胃疾病的关键。

胆汁和胰液共同开口于十二指肠乳头部。正常胆汁进入肠道后对脂肪的消化和吸收具有重要意义。肝胆不利如胆囊炎，致使胆汁排泄不利，在十二指肠淤积的胆汁会反流至胃形成胆汁反流性胃炎。土壅木郁或木郁克土是导致肝胆不利，胆汁反流的重要因素。所以疏肝利胆是治疗胃病的关键。

总之，胃耐酸而不耐胆汁，肠道耐胆汁而不耐胃酸。胃酸因过高而为病，胆汁因过少而致病。

肠病治胃，胃病治胆。在《医门法律·痢疾门》中有一段精辟的论述：“凡治痢不分标本先后，盖用苦寒者，医之罪也。以肠胃论，大肠为标，胃为本；以经脉论，手足阴阳为标，少阳相火为本。故胃受湿热，水谷从少阳之火化，变为恶浊，而传入大肠。不治少阳，但治阳明，无益也。以少阳升发之气，传入中土，因而下陷，不先以辛凉举之，径以苦寒夺之，痢无止期矣。”充分论述了胆、胃、肠之间的关系以及肠病治胃、胃病治胆的重要性，并指出胆、胃、肠疾病的发生与中阳下陷有关，治欲温凉并举，而不宜苦寒伤中。日常用药也应遵循此原则，如肠病治胃，肠炎不适，用大黄碳酸钠片3片、诺氟沙星2粒，黄连素2片，泼尼松2片；胃病治胆，胃胀不适，用消炎利胆片2片、清火栀麦片2片、碳酸氢钠2片、大黄碳酸氢钠片1片。凡胃病用承气，凡肠病用氨基比林。肠胃一体，常上热下寒，若三元调理不愈，胃病加服吗丁啉，肠病加服双迪。年老急重需输液者，奥美拉唑适于慢性虚弱全胃肠道疾患，而法莫替丁用于单胃痛。

六腑以通为用，以降为顺，但由于肝胃郁热，或素来胃弱，饮食积滞，会导致胃热、烧心、口苦（苦为胆味，酸为肝味，甜为脾味，咸为肾味）。《石室秘录·论肾虚大吐》："盖胃为肾之关，胃中之火，必得肾中之水以润之。肾水耗，不能上润脾胃，则胃火沸腾，涌而上出……此胃之逆也。"

湿逆则恶、则蒙，食逆则吐，胆汁逆则吐，痰逆则咳，气逆则喘，火逆则胀，血逆则溢，水逆则晕、则眩，神经张则痛，血管缩则麻，脏病缓，腑病急，脏病重，腑病轻，腑病再重对症即愈，脏病再轻需久治。六腑以通为用，以降为顺，人身大体宜通降不宜逆，不通则生病，逆则生重疾。危急关头，极虚痰喘、动速房颤、死闭不通、内在破裂（如宫外孕破出血，肺大泡破裂气胸，外伤性肝脾破裂，脑溢血，胃穿孔，阑尾穿孔）必须急送医院，其他壮人亚急重症多为逆症或逆之并发症。湿盛化之，食逆消之、导之，胆汁逆下之，气逆汗之、开之，痰逆治胃，火逆刺之，血逆引之，水逆利之，神经痛定之，血管麻通之、活之。清开灵、病毒唑通治一切逆。

喘者肺之逆，吐者胃之逆，狂者气之逆，溢者血之逆，眩者水之逆。逆者治肾，无逆治上，无逆治中。咳乃肺气不降而尚未喘逆，咳则开鬼门，气出以降；恶心乃胃气不降而尚未呕吐逆，无逆治中；癫（痫）乃脑气不降而尚未狂逆，为脑治上；高血压乃血不降而尚未（脑）溢（血）逆，为脑治上（高血压标实治虚，先上后下）；晕乃水不降而尚未眩逆，晕乎不甚，或伴恶心，眩而甚，甚则吐，为脑治上。

逆甚病急，喘、吐、狂、溢、眩不止，急用承气茶一料泻之，并输用甘露醇、清开灵、病毒唑。

逆者治肾，以逆为征，一旦逆平，无逆治上，无逆治中。

【病案举例】

肠病治胃　结肠炎案

徐某，女，38岁，2005年7月4日诊。述大便次数多，不成形3年，大便有时一天可多达3~5次，肠鸣，晚上睡觉向左卧肚子有不适感，右侧卧则没事，舌苔薄黄，左脉沉弦略显细涩，右脉寸关滑。肠镜提示：距肛缘60㎝处直肠，乙状结肠黏膜充血、水肿，血管纹理消失，密集点片状出血灶，多发浅表溃疡形成，局部黏膜糜烂，覆盖脓苔。

诊断：结肠炎。

三元辨治：肠病治胃，用中元散。

服药前先顿服7粒肥儿丸，4小时后开始服药，以求先清后补。服药20

天后，大便次数明显减少，一般一天一次，有时两次，现半夜不再解大便，但大便急，脉弦滑。继服20天，大便成形，睡卧自如，偶有肠鸣，又服中元散20天，嘱其忌嘴半年，忌生冷冰镇，戒酒，使肠道自身彻底修复。

以便次多为主者配服地芬诺酯，以黏液便为主者配连蒲双清或盐酸黄连素，以腹痛下坠为主者用下元散，腹痛久不愈者加服雷尼替丁。痛泻坠黏症状齐全者，先下后上。急性轻度肠炎用大黄碳酸氢钠片、诺氟沙星、盐酸黄连素、地芬诺脂，腹痛加山莨菪碱，不痛加泼尼松。下空腹泻，虽经三元，久治不愈，特加服双迪片。

凡结肠炎泄泻明显且又胀痛肠鸣显著，因泄收之则胀痛肠鸣不消，因痛下之则泄泻更甚，此时中元不宜，必用下元散加地芬诺酯服之，则泄止而不壅气。中元散治结肠炎仅适用于慢性的、一般的、痛泄不严重者，或用于重症结肠炎缓解平稳后恢复治疗，所以中元散适于轻度结肠炎或结肠炎恢复期。

逆者治肾　糜烂性胃炎胃酸烧心案

娄某，男，46岁，2004年4月5日。述原有糜烂性胃炎，平时饭量可以，稍有胃痛和胃热，从上周吃了蒸面条及苹果后，发生明显的胃酸烧心，并引起食道一线不适，胃酸食少，心情烦躁，查胃脘部有压痛，苔厚，脉弦。

诊断：糜烂性胃炎胃酸烧心；反流性食管炎。

三元辨治：逆者治肾，用下元散。因同时有食管炎，配服丙谷胺、苯丙醇、红霉素、熊去氧胆酸。半月后食欲旺盛，胃不酸，为了彻底解决糜烂性胃炎，建议其按上消主通的原则继续服用下元散一段时间。

严重胃病疼痛不能进食，用奥美拉唑、参麦注射液输液治疗，并口服氯化钾。参麦注射液具有益气养阴的作用，对心胃较黄芪有更平稳的疗效，因为输黄芪较疼，参麦也适于儿童应用，所以从提高免疫力上讲黄芪更适合口服，参麦更适合注射。

血热皮毒不下，可试服大黄碳酸氢钠片、碳酸氢钠片、消炎利胆片、清火栀麦片。

胃痛一症，特别是糜烂性胃炎，烧心不甚胃痛甚，中元散不能速治，必借西药止痛，止痛必制酸，不酸也需制，止痛勿用去痛片，止痛更需治痛，用下方：雷尼替丁一粒、维生素B_6片2片、大黄碳酸氢钠1片、消炎利胆片4片。身体臭味，出自脾胃，如口臭、脚臭、腋臭、白带异味、小便腥臊、大便奇臭，用中元散。

对胃输用法莫替丁、维生素B_6，对心可输用门冬氨酸钾镁、肌酐，药物性胃炎及严重肠营养不良者输用奥美拉唑。

西药庆大霉素走胃，阿米卡星走肠；中药承气走胃，净府走肠。

逆者治肾　肺气肿哮喘案

杨某，男，65岁，2004年11月3日。述患肺气肿多年，遇凉加重，喘促胸闷，又进冬季，要求治疗。查舌红，脉浮大，边尖齿痕。

诊断：肺气肿哮喘案。

三元辨治：逆者治肾，用下元散。以咳为主者为气管炎，以喘为主者为肺气肿及痉挛。

一月后天凉稍闷不喘，两月后安然过冬未发作。严重的哮喘持续状态如果不能及时得到控制，对于七八十岁的老年人来说，可能会有生命危险，理想的办法可采取：生理盐水250毫升+硫酸阿米卡星注射液3支、二羟丙茶碱3支、地塞米松5毫克；5%葡萄糖150毫升+清开灵5支+病唑5支；5%葡萄糖150毫升+葡萄糖酸钙2支静滴。

气管哮鸣吱响，主要在痉挛而不在炎症，故可用扑尔敏、二羟丙茶碱、地塞米松肌注缓解而后消炎。先痉后病，先痉后鸣。故治高血压先解血管之痉而后活血化瘀，治耳鸣先解内耳之痉而后降火。凡声响皆为气流受到阻碍或气流通过狭窄的地方而发生，耳鸣难治，可用氟桂嗪、地巴唑、谷维素、麦白霉素联合解痉。也可输用5%葡萄糖250毫升+庆大霉素3支+维脑路通4支+辅酶A针1支+地塞米松5毫克等。

葡萄糖酸钙具有抗过敏止痒作用，支气管哮喘急性发作时，除使用抗生素及少量激素外，适量使用葡萄糖酸钙能降低毛细血管的通透性，增加毛细血管的致密性，使渗出减少，有消炎、消肿、消痰及抗过敏止痒，解痉平喘的作用。输用氨茶碱有一定的危险性，不如葡萄糖酸钙平稳安全。在治疗儿童及老人感染性疾病少量的选择参麦注射液，或黄芪针、维生素C扶助正气，有利于疾病的康复，特别对于病久体差者。

原无气管炎，而突发喘死人，多为心肌梗塞。区分感冒哮喘、心肌梗塞的要点在于：稍有感冒，应咳而不喘；哮喘与心肌梗塞的区别在于：平时是否就有气管炎宿疾。甘露醇不适于心肌梗塞引起的心性哮喘。

高龄虚人痰涎壅盛，咳吐无力，极易出现痰塞气道，窒息死亡，接诊时不可注射输液，并告知临床有痰窒息的案例，以免突发窒息惹出纠纷，当今法制社会，医生应当有自我保护的意识，要审时度势，及时向上级医疗机构转诊，以确保治疗安全。

胆结石案

王某，男，38岁，2003年5月诊。述上午腹痛到医院行B超检查确认为胆结石，因无法碎石，拟药物排石，晚十点左右腹痛加剧头汗出，B超显示胆壁毛糙，胆囊内有强回升光团，大小为3cm×4cm。叩击上腹部胀满，舌苔厚腻。

诊断：胆结石。

三元辨治：下元主通，增加胆流的下泄速度，使胆囊小结石得以肠道排除，用下元散。

由于腹痛较剧，下元散力缓不及，故在使用下元散的同时，用大柴胡汤或木香30克煎服。第二天痛止，用下元散调理治疗，治疗过程中由于不痛又不愿掏粪查石，故直服用下元散两个月，复查未发现结石，停服后药。

结石在胆囊囊腔内大部分不同，只有在结石较多或较大并刺激胆囊发炎（胆囊不一定有结石，但胆结石一定并发胆囊炎）而引起急性疼痛。胆结石偏大或经常出现疼痛可首选胆囊取石或胆囊摘除术。下元散则适用于泥沙型或稳定性的较小的胆石症，也可试用于较大结石或不愿接受手术者。对于稳定型的长期无痛性胆石症可以不作治疗。

肾结石及尿路结石用下元散治疗，而对于超过1cm的超大结石可配合现代超声碎石术。术后使用下元散治疗，不但有利于碎石排出，而且通过调理可提高人体免疫力，防止结石的再次形成。

这样，肾结石与胆石症的下元疗法，形成了胆肾治疗的统一性，也可以说“结石治下”。

五、咽炎治胃，鼻炎治肺

这里的咽炎是指以咽喉滤泡增生为基本改变，以咽喉不利，如有物梗，吐之不出，咽之不下为主要症状的慢性咽喉疾患，俗称“梅核气”。鼻炎是指以鼻黏膜充血水肿，鼻甲肥大的基本改变，以鼻塞浊涕或清涕，头闷不适为主要症状的慢性鼻黏膜、鼻窦炎症，俗称“脑漏”。

咽位于食道上端，胃是消化道的主体，胃功能的好坏直接关系到整个消化道的好坏，适量的胃酸对消化起到帮助作用，但如果胃酸过多，就会对消化道黏膜产生“内蚀”或“自蚀”作用，比如胃、十二指肠溃疡。

咽炎的形成大致有三方面的原因

1. 反复的上呼吸道感染及咽喉炎症，失治或误治，形成迁延性慢性咽喉炎症，久而久之，咽喉部滤泡增生，并可有少量分泌物，产生咽喉不利。

2. 由于某种原因，胃酸可以上逆反流，刺激食道、咽喉，产生食管炎、咽炎等。临床上也可能没有明显的胃部症状，但微量的胃酸随胃气上逆，如嘴酸口苦，也可能导致咽喉的慢性炎症。

3. 肝是中元主要脏器，肝胆对胃有直接的影响，咽炎不仅与胃有关，而且与肝有关，总属肝胃不和。气最容易郁结的部位，一曰胃口，二曰两肋，三曰脖子。经常生气，郁怒伤肝，肝气携胃酸上逆，结于咽喉，则滤泡增生，有痰不利，便形成所谓的慢性咽炎。如《素问·奇病论》："夫肝者，中之将也，取决于胆，咽为之使。"意思是说，肝与胆为表里之脏，肝为将军之官主决断，肝的经脉上咽喉，所以咽喉是肝胆的外使。

总之，胃主咽，为肝胆之外使。咽炎的基本病理改变为咽喉滤泡增生，充血发红。其形成基础多为反复感冒，咽喉发炎，加之胃酸反流，气郁痰升而形成。

咽炎治胃反在肾，下元散补和利，补则木得涵养，肝火不升。利则余水下行，酸逆不升。如是则肝不克脾，胆不犯胃，气顺则痰消，胃降则酸下，无痰则利，滤泡需慢慢消退。故中元不效者可试用下元，但无论是中元还是下元，主要是痰气不下，脾为生痰之源，肺为贮痰之器，咽炎、气管炎之痰需从胃而下，用大黄碳酸氢钠、消炎利胆片有效。

鼻为呼吸道之上端。肺开窍于鼻，风寒袭表或风热郁肺，首先表现为鼻塞流涕、咳嗽痰多；如果反复感冒，鼻黏膜反复充血、水肿，或累及鼻窦、额窦产生慢性鼻炎、鼻窦炎、额窦炎。肺主宣发与肃降，并能通调水道，利水消肿。肺气不宣则鼻塞不通，肺失肃降通调则鼻黏膜充血、鼻甲肥大，宣降失常，鼻窦、额窦中气行不利而产生慢性炎症，由于慢性炎症使得鼻窦、额窦中会出现少量黏性分泌物，便加重了鼻炎的形成。《素问·五脏别论》："故五气入鼻，藏于心肺，心肺有病，而鼻为之不利。"《石室秘录·完治法》也说："不知鼻上通于脑，脑热则必下流清水，久则必成鼻渊矣。兼治其肺，则肺气清肃，自去平胆木之旺，而清涕不致下行。"说明鼻炎与肺有极其密切的关系。仲景《伤寒论》主方桂枝汤主症有"鼻鸣干呕"条，鼻鸣是肺气不利，引起鼻塞而鸣之状。后人用桂枝汤加葶苈子、蝉蜕治疗过敏性鼻炎取得良好效果。心肺乃上元脏器，鼻炎治肺，用上元散主之。

总之，鼻炎也乃反复感冒鼻塞流涕、鼻黏膜充血水肿，日久不消而形成。慢性过敏性鼻炎，往往遇冷空气闭塞流涕，如早上、阴凉处、空调电扇等都可表现症状。这种鼻炎流涕的发生与冷热空气对流下雨机理类似，风寒郁久，肺胃热盛，内热出于鼻，在鼻处与外界寒冷相遇，即形成鼻黏膜充血、水肿，鼻塞流涕。涕者，犹雨也。所以治疗鼻炎时除了鼻炎治肺用上元散外，应注意考虑两点：一为内热，用大黄碳酸氢钠予以解决；一为过敏（特别是对冷空气过敏）用马来酸氯苯那敏予以解决。所以治鼻炎应用上元散加大黄碳酸氢钠片、马来酸氯苯那敏解决。

【病案举例】

鼻炎治肺　过敏性鼻炎案

田某，男13岁，2005年5月21日诊。其母代述儿子经常流鼻涕，特别是早起或风凉即鼻塞脓涕，因擦鼻涕常常把衣服及鼻周弄得脏兮兮的，查儿形体健实，右侧鼻甲充血肥大，脉涩数。

诊断：过敏性鼻炎。

三元辨治：鼻炎治肺，用上元散。并每次配服马来酸氯苯那敏半片、大黄碳酸氢钠片一片。

半个月后母述已不流鼻涕，效果良好，为巩固疗效，嘱其继续服用半个月，一个月后停药，疗效稳定。

鼻炎治肺　额窦炎案

尚某，女，32岁，2005年6月1日诊。述从前天起眉心向上至额头有一片疼痛不适，有时剧烈，无法正常上班及料理生活，查：双侧额窦有轻压痛，舌苔薄黄。前几天有感冒史。

诊断：额窦炎。

三元辨治：额窦炎治同鼻炎，鼻炎治肺，用上元散。因与感冒有关，故配合肌注青霉素、氨基比林。两天后处上元散一周而愈。鼻炎必用马来酸氯苯那敏，额窦炎必用青霉素。

鼻涕多者内热大，涌而出；鼻塞甚者外寒著，寒而闭。凡鼻窦炎、额窦炎头蒙头痛严重者，用APC（复方阿司匹林）一片、头孢氨苄胶囊3粒、大黄碳酸氢钠片3片、泼尼松2片口服缓之。慢性反复者，上元散主之。

感冒多引起对称太阳穴痛，伴头沉蒙。偏头痛由牙引起者多在太阳穴后耳前颞动脉处；偏头痛由鼻引起者多在额角发际处，俗称额顶部，伴鼻塞；偏头痛由轻度脑梗塞（缺血灶）引起者多在耳上颞顶部，伴血压高。

咽炎治胃　慢性咽炎案

朱某，女，37岁，2004年11月14日诊。述咽喉不利而有憋闷感，吭声不断，有时心绪烦躁，查：双侧扁桃体1度肿大不痛，舌尖红，苔薄黄。

诊断：慢性咽炎。

三元辨治：咽炎俗称"梅核气"咽炎治胃反在肾，用下元散；同时配服大黄碳酸氢钠片、消炎利胆片。憋闷甚者输用（生理盐水250ml＋青霉素800万U）＋（5%葡萄糖250毫升＋清开灵5支＋病毒唑5支）。

服药20天后，咽喉痰气明显减少，自觉痰下去了，晚上睡觉尚可，饮食基本正常。继续服用下元散20天，咽喉清利，憋闷感消失，停药观察两个月未有复发。嘱其以后饮食不要过饱，少食辛辣、过腻。

咽炎必用大黄苏打片，以导胃气下行。

咽炎治胃　声带小结嘶哑案

高某，女，24岁，2005年4月20日诊。本人系服装专卖店导购员，述两个多月来声音一直嘶哑，近几日或许由于上火，感觉咽喉有痰不利，查有声带小结，舌苔厚腻，脉细弦。

诊断：声带小结。

三元辨治：声带小结治同咽炎，下元抗炎使缩小，用下元散配异烟肼，一天三次。

服药20天后，声音逐步恢复，生带小结缩小，又巩固服药10天，嘱其忌食生冷。

声哑初起声带疲劳水肿，日久肿消毒聚形成声带小结，故初起声哑应去火消炎利水，用阿莫西林2粒，清火栀麦片4片，氢氯噻嗪半片，马来酸氯苯那敏半片，一天两次，短服2~3天。长期嘶哑者，用下元散配异烟肼。异烟肼对结节性的东西有消散作用，结节性系指身体某个部位滋生的小实质，包括内含的如胞睑痰核、乳腺增生、前列腺炎、结核灶等，或游离的如小结石等，或附着性的如声带小结、咽炎滤泡、息肉、痔核、睾丸结节、体表赘生物、瘢痕等。

六、上消主通，下消主升

消化管始于口腔，经食管、胃、小肠、大肠，终于肛门。消化道分为上消化道和下消化道。上消化道包括咽、食管、胃以及与十二指肠连同的胆与胰；下消化道包括小肠、大肠，其中包括阑尾、结肠、直肠、肛门等。这里所说的上消主要是指以气逆浊阴不降为主的食管炎、胆囊炎、胰腺炎；下消主要是指以清阳不升为主的结肠炎泄泻、脱肛痔疮。

胃主收纳，脾主运化，统主水谷，皆为仓廪之官。说明脾胃与消化道的消化机能有重要关系。脾主升，胃主降，肝为之调节。胃主消化，脾主吸收，消化在胃，吸收在肠。胃气以降为顺，消化赖其胃降；脾主升清，吸收赖其脾升。升在脾，降在胃，通在肾。胃气不降则逆，逆则呕恶倒饱返酸，亦易形成食管炎、咽炎、烂嘴。同时，胃气不降则胆汁、胰液排泄不畅，若肠内细菌逆行感染或消化液淤滞滋生感染便可发生胆囊炎、胆石症、胰腺炎等。总之，食管炎、咽炎、复发性口腔溃疡、胆汁返流性胃炎、胆胰逆行感染与胃气上逆，腑气不降有关。下元主通，胆胃治肾即指上消化道的这种返逆感染现象，逆者治肾，用下元散，寓通于补，胃为肾关，肾本司二便，使胃气和降，幽门肿消，食过通畅，胃酸自不多余，胆汁自不上返。所以说“上消主通”。

胆附于肝，胰附于脾，皆为中元主脏，何又治下？中元散功能偏升，治在肝脾，胆胰借其余气而下泻与胃肠，下而不升，肾主纳下，其泄者赖于肾，故不治中而治下。阑尾开口于盲肠有类胆胰开口于十二指肠，气宜通降，虽曰下消，也宜治下，故慢性阑尾炎或包块治下。脾主升清实际上就是指肠道的吸收功能，包括小肠的吸收和大肠的浓缩重吸收。特别是小肠的吸收，人体的各种营养物质如血脂质、微量元素、维生素、蛋白质、糖等都需要从饮食物中吸收或转化，在某种病理因素下，小肠的某种吸收功能出现障碍，遂导致某种缺乏症，如营养不良综合征、缺血性贫血、低钾血症、血脂低、血糖低、低蛋白血症（肾病大量蛋白从尿中丢失也可产生）。缺啥补啥，缺多少补多少的外源性补充只是暂时的，改善饮食结构及小肠的吸收功能才是治疗的关键，用中元散。大肠特别是结肠的重吸收作用及其粪便在肠道停留时间的长短，直接决定了大便的便质稀稠。恣食生冷，损伤脾阳；不节不洁，肠胃倍伤，肠内有害细菌大量繁殖，影响肠道的吸收功能，大量的油脂类及水分停留肠道，直趋下行，刺激直肠大便感受器，形成泄泻便次增多。中元主升，泻肝补脾，先服一次肥儿丸去其滞，后用中元散调理则愈。

如果肠道没有明显炎症，只是由于肝肠循环失调，大便浓缩过度，致使习惯性便秘。至于小儿便干如羊屎，乃稚阳之体，恣食辛辣炙煿煎炒，奶热所至，灌肠或服肥儿丸即可解决，不同于成人习惯性便秘。习惯性便秘既然属于肝肠循环失调，浓缩吸收过度，故用黛维散清肝凉血，抑其肝强，通其便秘。

下消化道在出现肠功能紊乱泄泻时，大部分由于恣食生冷，损伤脾阳；或久病体虚，中气下陷；或急性胃炎"一泻千里"，久陷不升。脾主升清，必用中元散健脾升提，重返中宅，方得升降均衡，不逆不泄。脱肛痔疮乃阳之不升，气血淤滞肠头所致，也必升清阳而化瘀，也为下病治上。

为了更好地理解以胃为中心，以胃酸为病因的消化道的病理机制及上消主通、下消主升的治疗原则，特列表如下。

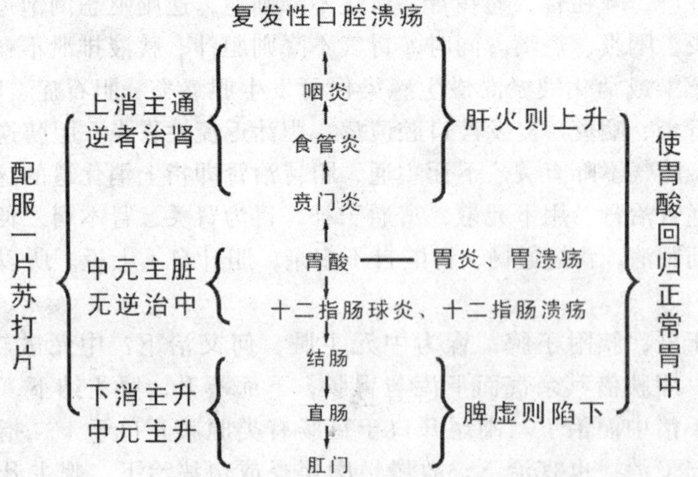

【病案举例】

上消主通　慢性胆囊炎案

张某，女32岁，2003年5月12日诊。患者述原有慢性胆囊炎，平数常有上腹胀满，食欲不强，查右上腹部及贲门处有轻压痛，舌苔厚，脉弦。

诊断：慢性胆囊炎。

三元辨治：上消主通，用下元散。

服下元散半个月后，述食欲旺盛，上腹部觉气通畅，有上腹部已无压痛感，效果良好，嘱其继续服用下元散，以求腑气通畅，胆胃顺降，则炎症渐可消除，不消炎而炎自消。对应的抗生素对急性炎症比较敏感，效果也较好；而对于慢性炎症性疾患则不敏感，有时效果很不明显。一些腔道性疾患，除胆囊炎、胰腺炎外，诸如阑尾炎、内耳性眩晕、逆行性尿路感染等都可以用下元散治疗。

上消主通　慢性胰腺炎案

马某，男，34岁，与2004年5月23日诊。述一周前酒后发现上腹部严重疼痛，后检查为胰腺炎，在医院输用塞必、西咪替丁等，四天后仍有腹痛，就诊时上腹及两胁肋部撑痛，舌苔略厚。

诊断：胰腺炎

三元辨治：上消主通，胆胰治肾，用下元散。

六腑以通为用，先服承气茶一杯，后用下元散调理治疗，一周后上腹柔软不痛，饮食基本正常，前后服药一个月，痊愈。

除脾外，肝胆胰的病变，特别是胆胰急腹症和阑尾炎疼痛转移初期，一般表现为上腹部急痛，或表现为上腹部慢性症状，除了考虑胃病以外，更重要的是首先考虑肝胆胰阑尾是否出现病变，以免误诊，延误病情。

下消主升　痔疮案

李某，男，28岁，2005年6月7日诊。一月前因痔疮肛周疼痛，输液不下，遂行手术，术后又输液3天，可是过了一个月，肛门又出现肿痛，在3点处有出现痔核，因惧怕再次手术，要求保守治疗。

诊断：外痔。

三元辨治：下消主升，清阳升而淤滞行，用中元散，配服甲硝唑、维生素 B_6，并肌注庆大霉素、地塞米松。

服用中元散20天后感觉情况良好，肛门不痛，痔核明显缩小，又服20天后观察痔核基本消失，治疗的目的在于痔疮术后或痔核消失后预防以后痔疮的复发，同时说明了下病治上的原则。

中元主升，阴挺、脱肛用中元散也为下病治上。

直肠炎后尾空痛用中元散配双挫泰栓外用。

口服甲硝唑、维生素 B_6 并肌注庆大霉素、地塞米松对外痔复发肿痛有良好的效果。但严重不效者改输青霉素和5%葡萄糖250毫升+庆大霉素4支+维脑路通4支+辅酶A针1支+地塞米松5毫克。

人体有三大静脉丛：食道静脉丛、腹壁静脉丛、直肠静脉丛，肝强时食道静脉丛、腹壁静脉丛易曲张，脾虚时直肠静脉丛、下肢静脉易曲张。前者源于门脉高压，如肝硬化；后者源于过努用力如便干、久立。保守治疗痔疮要询问便干与否，干则从下，不干从中，总归脾肾也。

肛门瘙痒为湿热下注，可服中元散，单用马来酸氯苯那敏10片、泼尼松10片、氯霉素4支调涂外用有效。

七、大便治胃，小便治肾

大便主要是在大肠中形成的。大肠的主要功能是接受小肠下注的饮食物残渣，吸收部分水液后，使之变化为粪便，最后由肛门排出体外，所以大肠是传导糟粕的通道，正如《灵兰秘典论》："大肠者，传道之官，变化出焉。"如果大肠有病，可见传导失常的种种病变，如大肠虚寒无力吸收水分则肠鸣、腹痛、泄泻；肺热下移大肠，大肠热蕴，销铄水分过多，则肠液干燥、大便秘结不通。

所以大肠功能的好坏又直接受肺胃的影响。在整个消化道中，胃是消化的主题，祖国医学常把大肠归于肺、胃，把小肠归于脾、肾。肺胃同司肃降，胃气充足则通降顺利，饮食物通过小肠的"泌别清浊"而吸收营养，又通过大肠的浓缩吸收多余的水分，由小肠消化过程中产生的气体，大部分由大肠吸收经肺排出，少部分由肛门直接排出。

脾胃的运化主要表现在以降为升，脾主升清，不仅为胃行其津液，而且为肾制化水液，所以大便治胃，小便治肾，俱治于脾，故中元散、下元散都用白术，白术原本脾药也。

大便治胃主要指胃气下陷、脾阳不升为基本病理的大便泄泻、肠风下血、脱肛、痔疮等，中元主升，健脾和胃，可有效解决陷下泄泻问题。

泄泻的另一面则是大便干燥，便秘虽与肺胃热盛有关，但不是陷下，而是肺热移热于大肠。胃与肠本一体，但胃降寓升，在脾升；肺于大肠相表里，但肺降寓通，在肺开。热则开之，提壶揭盖；虚则补之，益气养阴。鬼门开则热易清，便易下；气阴足则增水行舟，缩短便时。用上元散治疗。肺胃热盛源于肝，木火刑金，故实际临床便秘又用黛维散清肝。

尿液是人体水液代谢的主要途径，而肾又是水液代谢的主要场所，血液流经肾脏，通过肾的气化作用，一方面进行重吸收，一方面过滤而变化尿液，这就是说肾脏的气化作用，不单单是“膀胱者，州都之官，津液藏焉，气化则能出焉”，而是包含着蒸腾气化，重吸收的作用，所以说不光肠道有“泌别清浊”的作用，而且肾也存在着“泌别清浊”的作用，也就是说大、小便都是经过“泌别清浊”重吸收后，才最终排出体外。

水液是人体生命的内环境，水液通过饮食纳入，胃肠吸收，布散于人体内外。外水谓之津液，内水谓之血浆。内水和外水相互补充，相互渗透，相互影响。中元散行内水，下元散行外水。下元散行外水以利为补，然必得白术行内水而后外水方能行。

小便是水液的重要排泄途径（水液的排泄途径有三种：小便、汗、呼吸），小便的正常与否反映了脾肾功能的好坏。小便治肾是指能引起尿液改变的肾炎、尿毒症和具有尿频、尿急、尿痛膀胱刺激征的尿路感染等。下元散通过补与利，可以通利小便，排出尿中毒素，并可以起到调节体液的作用，通过利尿可以消除外在水肿。

正常小便是在膀胱达到一定容量时，刺激膀胱感受器而引起排尿，所以尿液充足而通畅。但在病理状态下，小便会发生异常改变，如小便不利或反多。正常泌尿成泡而便次大致，白天 3～5 次，夜尿 1～2 次，病理情况下小便会淋涩不畅，由于人体一天的总尿量是固定的，如果单次量少，那么次数必然增多，这就是尿路感染膀胱刺激症尿频的道理。其实，小便不利或反多是一个道理：不利则多，这就是桂附八味丸为什么既主小便不利，又主小便反多。下元散以桂附八味丸为底，取桂附、泽泻，又加当归、黄芪、白术，也主小便不利或反多。

【病案举例】

小便治肾　慢性尿路感染案

叶某，女，38 岁，2003 年 9 月 2 日诊。述原患过尿路感染，近年来多次复发，本次已四五天时间，小便热辣频数，平均 1 次/小时，要求彻底治疗。查舌质尖红，苔黄腻，脉弦细数。

诊断：慢性尿路感染。

三元辨治：下元主通，小便治肾，用下元散。

服下元散一周后，小便热辣淋涩症状消失，能成泡排尿，已不频数，继服一个月停药，随访半年未再复发，嘱其以后多饮开水，少食辛辣。

小便治肾　夜尿频数案

黄某，女，58 岁，2004 年 11 月 4 日诊。述一年多来夜尿频繁，近来尤为明显，一夜起来五六次，影响休息，要求治疗，饮食如常，排尿不痛，查血糖、尿糖正常。

诊断：夜尿频数。

三元辨治：小便治肾，下元散主小便不利或反多。用下元散。

服下元散半个月后，夜尿明显减少，治疗初见疗效，前后服用两个月，疗效稳定，遂停药。治疗过程中食欲旺盛，休息良好，无特殊不适。

遗尿为胞气不固，用中元散治疗。

大便治胃　慢性肠炎案

李某，男，45岁，2003年3月14日诊。述半年多来，肠道一直不好，经常拉肚子，无明显腹痛，有时吃啥拉啥，食后没有饱腹感，舌苔腻，脉弦略数，肠镜结肠正常。

诊断：慢性肠炎肠功能紊乱。

三元辨治：肠病治胃；大便治胃。用中元散，配服连蒲双清片。

服药20天后拉肚子明显好转，食后已有饱腹感，精神好转，又巩固调理20天，大便一天一次，基本成形，随访半年无复发。

肠胃炎症状各不相同，就输液而言，以肠炎水泄为主者，输用阿米卡星3支，左氧氟沙星2瓶，腹痛甚或利不出者，加用莨菪针1支；胃疼不拉，用法莫替丁1支、维生素$B_6$2支，呕吐加用清开灵5支、病毒唑5支；不拉不吐而胃中难受，输用庆大霉素3支、西咪替丁3支。凡胃用乘气，凡肠用氨基比林，吐泄加门冬。胃不痛，肠不拉，顽吐不愈，直用甘露醇250ml、清开灵5支、病毒唑5支，并治一切逆（气逆为喘促，血逆为高血压危象、脑溢血，水逆为眩晕，食逆为呕吐，胆汁逆为穿孔饱胀，髓逆为脑炎头剧痛）。轻浅肠胃疾病无需输液，在承气茶支持下，一般可服诺氟沙星2粒、盐酸黄连素2片、大黄碳酸氢钠片3片、泼尼松2片。慢性胃肠疾病如糜烂性胃炎、慢性肠炎、结肠炎等则用三元散辨证施治。奥美拉唑输液则适用于三五天不愈全消化道营养不良的患者。

肠道不好引起整个身体免疫力下降，导致疗效反复或久治不愈者，除了正常治疗外，还配合当归生姜羊肉汤温复体质。好感冒者用上元散养生调理，不敢吃东西者用当归生姜羊肉汤。

八、头病治上，脑病治下

头病是指脑血管痉挛、脑供血不足和由各种原因引起的头痛。

头痛治上已在前面论述。现代医学所谈的椎基底动脉、脑中动脉痉挛，脑供血不足与寒冷、疲劳、精神紧张、失眠、高血压、颈椎病、高黏血症、高脂血症等因素有关，临床上主要表现头蒙，或颈后风池穴处不适，或有项强脖硬。

头病又指头颅疾病，包括外颅腔和进入颅底的血管、神经，如两侧椎动脉、基底动脉、脑中动脉等。也就是说，如果按颅脑分，颅病治上，脑病治下。

头病治上有以下两个方面的原因：

1. 从解剖上讲，椎动脉起至锁骨下动脉，而锁骨下动脉直接起至心主动脉，两侧椎动脉入颅腔后合成基底动脉。由于颈椎及基底动脉离心脏最近，故有“颈椎治上”“头病治上”的说法。

2. 从临床上讲，由于心脑血管的紧密性，脑血管痉挛往往合并心血管痉挛，引起心肌缺血，出现心急、失眠等，从另一个侧面反映出头病治心的重要性。

而脑居于颅腔内，位居颅壳的上方，脑与脊髓相通，为肾所主。脑病包括脑血栓、脑梗塞、脑溢血、脑积水等。

脑病治下有以下三个方面的原因：

1. 从生理上讲，两肾中生命门，卫出命门，通脊达脑，保持着脑脊髓的正常功能。肾藏精，主骨生髓，肾实则髓满，肾虚则髓空。《灵枢·海论》：“髓海有余，则轻劲有力，自过其度；髓海不足，则脑转耳鸣，目无所见，懈怠安卧。”

2. 从病理上讲，肾与高黏血症、高脂血症、高血压等都有密切关系，而高血压、高血脂又是发生脑血管意外的直接原因，阴虚血黏则压高，所以阳中求阴，滋阴降火是治疗高血压、脑血栓的关键。

3. 从治疗上讲，温以通，当归、黄芪益气养血，温通血脉；纳以降，肉桂、附子引火归源，使脑脉清宁，桂附虽热，但降而不升，断无鼓动脑脉之嫌。无阳则阴无以化，故下元散阳中求阴，温补并引火归源使命门火旺；阳中求阴，精足则脑髓满。所谓的滋阴降火，并不是单纯的补阴就能降火，而是建立在阳中求阴、引火归源基础上的。阳虚则不能化阴，阴虚则不能制阳，虚阳浮越，上热下寒，血流薄急于脑。命门却有火而不热，命门为正火，有缺而无过，命门的实质实际上是通过卫的作用实现了大脑神经活动和人体的生理反应。

脑病治下主要定位在重要位置压迫引起的初起偏侧肢体功能障碍和不重要位置的初发出血泡或梗塞灶。治疗后肢体功能恢复或两年后的中风后遗症及陈旧性梗塞灶则视为恢复。

【病案举例】

头病治上　脑血管痉挛合并心肌缺血案

任某，男，42岁，2003年7月12日诊。述一年多来由于心情不好，工作压力大，时有心急、失眠发生，多普勒检查有椎基底动脉痉挛，脑供血不足。最近发作频繁，一月可发生两三次，发时口周发麻，可向外扩散，心中焦急，坐卧不安，脉稍快。述平时右侧脖子大筋不适，感觉头紧，喜好拍打。

诊断：脑血管痉挛合并心肌缺血。

三元辨治：头病治上、脑血管痉挛合并心肌缺血（心急）治上。用上元散。

自从服用上元散后未再出现类似焦急不安现象，配合风池针灸，右侧头紧也明显好转，前后服药两个月，诸症痉愈，随访两年，睡眠良好，心绪清宁，一直未再犯病。

心电图不是心肌缺血的特征性诊断，发病时未能做心电图，而去做心电图时心脏又未发病，对于轻微的、短暂的（比如痉挛性）心肌缺血以及未能及时病诊的冠心病，心电图往往检测不出。所以，心电图正常不代表心脏就没有问题，不代表不存在心肌缺血。

对于心脑供血情况，血压过低、血流缓慢、泵力过低，固然会影响心脑供血水平，但血压过高，血流过快，血细胞在进入心脑血管时就像人群拥挤安全通道一样，强大的人流无序通过狭小的门道，越拥挤就越过不去，会导致心脑供血不足，所以高血压是导致心脑供血不足的一个重要因素，故在治疗供血不足时，即使血压不高（当然不能过低）适当服用降压药，对改善心脑供血不足有帮助作用。

脑病治下　癫痫发作案

胡某，女，5岁，2005年4月10日诊。父母代述从女儿三岁以后，不知什么原因，经常发生抽搐、口吐白沫现象，CT、脑电图正常，按癫痫处理，效果不太理想。父母无癫痫史。

诊断：癫痫。

三元辨治：脑病治下，用下元散煎服，去渣服水。

服下元散一个月后，家长来述情况大为好转，发作次数明显减少，嘱其继续服用，又一个月来述近半个多月未见复发，又巩固服用一个月停药，观察半年患儿发育正常，未再发病。

对于精神病症，分阴阳治疗，阴症如抑郁症（呆滞嗜睡、不愿出门），阴中求阳，用上元散；阳症如癫狂（癫痫、精神分裂，多表现躁狂不睡，呼号奔走），阳中求阴，用下元散；抑郁在心，癫狂在脑。凡精神失常必受精神刺激。思维停不下来者，为精神分裂之前兆，从下抑制。失眠为痰治中从胃，胃不和则卧不安，但中调不愈者改从下，也谓脑细胞静不下来，有失昼精夜眠，故凡治精神，抑郁从上，癫狂从下，过思失眠不愈者也可从下。

心主血脉，肾主脑神经，上元散似通过体液而调神经，下元散似通过神经而调血脉。

《素问·灵兰秘典论》："心者，君主之官，神明出焉。……肾者，作强之官，伎巧出焉。”心之神明与肾之伎巧同属人的精神思维活动，从另外一方面说明了体液调节与神经调节的协调共性，故有“心肾相交”，只有心肾相交，神明才能出焉，伎巧才能出焉。

人体机能的调节分为神经调节和体液调节。神经调节是指中枢神经系统的活动通过神经纤维的联系对机体各部分的调节，位在大脑。体液调节则是指通过内分泌腺所分泌的激素，经体液运送到全身各处，对新陈代谢、生长、发育、生殖等机能的调节；其次，组织细胞的代谢产物如 CO_2、乳酸等，对血管机能的调节，位在血管，这些特异性化学物质称为体液因素。

神经调节与体液调节的特点不同，神经调节一般作用迅速、精确，反应部位比较局限，作用时间也较为短暂；而体液调节作用出现较慢，精确性差，作用部位广泛，作用时间持久，一般来说，对于大多数器官，神经调节和体液调节是密切联系、相辅相成的。总的来说，神经调节处于主导地位，这就是肾为人之根本，这不仅是由于神经调节能直接发挥控制作用，而是由于大多数内分泌腺直接或间接地受中枢神经的控制，在这种情况下，体液调节就成了神经调节的组成部分，相当于反射弧上传出纤维的一个延长部分，这种形式的调节称为神经—体液调节，也可谓“心肾相交”。

九、更年期治心，“甲亢”治肝，糖尿病治上

更年期综合征、甲亢及其甲状腺囊肿、糖尿病等都属于与内分泌有关的疾病，为了便于论述，首先要了解人体的内分泌轴：

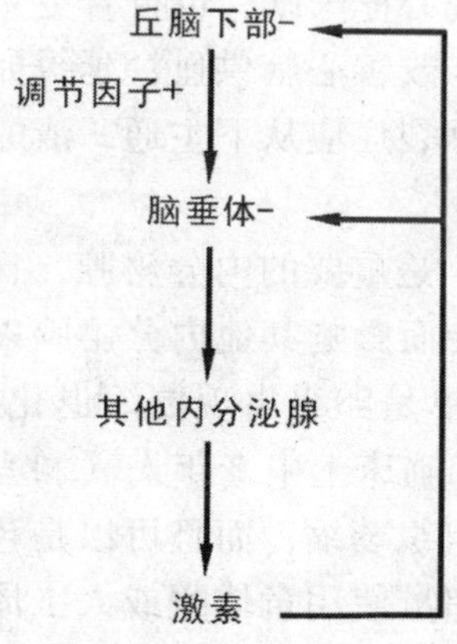

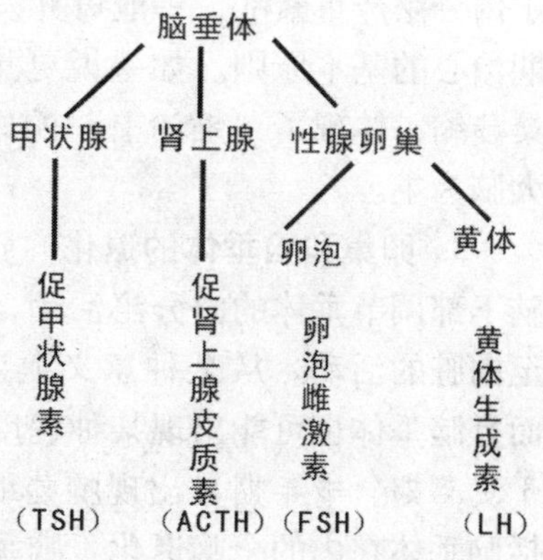

丘脑下部、垂体与其他内分泌腺的关系：丘脑下部具有重要的内分泌机能，能分泌多种调节因子（释放激素和阻抑激素），调节因子具有高度的特异性，经垂体门脉运送到垂体前叶，可以分别促进或抑制某种激素的分泌。

（一）更年期治心

更年期是妇女由成熟期转入老年期的一个过渡阶段，多发生在45－55岁之间，但也有提前进入更年期的，此期卵巢功能逐渐趋向衰退，失去周期性的排卵规律，直至不再排卵，月经周期发生紊乱。临床上少数更年期妇女因不能适应这种改变而出现一系列症状，称为更年期综合征。中医上称为“脏躁”。《金匮要略》云：“妇人脏躁，喜悲伤欲哭，象如神灵所作，数欠伸，甘麦大枣汤主之。”更年期综合征可以表现为以下几个方面：

1. **月经紊乱** 此时月经紊乱的特点是两三个月不来，一来却崩漏不止，持续很长时间，对于提前进入更年期或卵巢早衰月经长时间不来者（正常行经年龄因恣食生冷或生气引起的暂时月经延迟或闭经，并非卵巢萎缩引起，可临时使用黄体酮或煎服当归、黄芪）用上元散治疗；崩漏不止，按漏下治脾，用中元散治疗。也就是说更年期崩漏不止者，先用中元散收之，淋沥一止，则可用上元散调理。

2. **更年期精神症状** 更年期精神症状又称更年期精神病，其主要症状包括焦虑、忧郁、猜疑、妄想、烦躁失眠、躯体不适等。这些症状主要由内分泌功能衰退所引起，进入更年期后，躯体各器官开始有不同的衰退，内分泌系统更明显，特别是性腺功能衰退为最，女性这种衰退较男性更显著，因而从月经紊乱到绝经。卵巢内分泌的终止就影响到垂体前叶、甲状腺、肾上腺等内分泌功能，进而削弱脑细胞功能，使大脑功能处于不稳定状态，对外界刺激适应能力降低，应激性增高，这是本组疾病发病的生理基础，更年期由于内分泌严重紊乱，一般可并发心肌缺血现象而出现心悸失眠，也符合更年期治心的基本原则。如果说更年期精神病从阳治上，改善心脑供血，延缓卵巢萎缩，体现了“缩治上”的原则，那么其他精神分裂症应从下主通，清醒大脑为主。

3. **卵巢和脑垂体的退化** 脑垂体位于丘脑下部，是重要的内分泌腺，丘脑下部调节垂体的内分泌活动，通过垂体的内分泌转而影响其他内分泌腺以至内脏的活动。从某种意义上讲，进入更年期不单单是卵巢出现萎缩退化，而且脑垂体也可能出现某种程度上的萎缩退化，比如临床上中老年人（相当于更年期、老年期）出现脑萎缩，并不是单纯的脑组织萎缩，而且可以是包括脑垂体在内的全脑退化。脑垂体的萎缩以及长期超量使用黄体酮或人工周期疗法都会导致卵巢的正向或反向萎缩和退化。所以脑萎缩的“缩治上”和人工周期的不可取性都是为了避免引起卵巢功能正向或反向萎缩和退化，只有调节和调动人体自身的内分泌轴（下丘脑—垂体—内分泌腺—激素），才能维持人体正常的生理活动，从而消除更年期的种种症状。

脑血管痉挛合并心肌缺血以心急如悬、走坐不安、睡不着觉为特征，其基本病理改变是心脑血管的痉挛导致心脑供血不足，与更年期症、证相类，也从上治疗。

养生调理从其上源之“肺气—心血—肾—命门—脑脊髓神经功能—机体生理活动”与内分泌系统“下丘脑—垂体—内分泌腺—激素—机体生理活动”不谋而合，肺为华盖，心脑相通，上元散通过调节心和肺的功能而调节脑垂体的功能，从而调节和维持人体内分泌腺的功能，保持生命活动的旺盛和维系，所以说养生调理，延缓衰老当从上调理，特别是中年以后应每年酌服适量的上元散。

根据阳刚阴柔的性别特点，男子性格刚燥，皮肤粗糙；女子性格阴柔，皮肤光滑细腻，给治疗提供一些信息：比如精神病，狂躁型补充低端激素乙烯雌酚阴柔抑制，抑郁型补充高端促激素甲状腺粉；又比如鳞屑干燥型皮肤病牛皮癣、神经性皮炎、鱼鳞病、糠疹类可试用雌激素乙烯雌酚促皮肤柔滑，并补充叶酸，如果乙烯雌酚有效，会比氨基蝶呤、里素劳更安全；从长寿上讲，女性抗病力、耐受力比男性强，其寿命也比男性长，原因在于其体内有更充裕的雌激素，雌激素有软化血管提高生命抗力、延缓衰老的作用，故少量服用维生素 E 和乙烯雌酚有平静心态，提高生命、长寿的作用。男性可少量服用雌激素有益生命不嫌须少，女性服用雄激素则易长须忌服。生命的实质就是内分泌，内分泌旺盛生命就旺盛，内分泌衰退生命就衰退，内分泌停止生命就停止，更年期是生命走向退化的开始，只不过女性的衰退过程更漫长而已。

西医的放疗化疗，中医的以毒攻毒都是不得已而为之，“大毒治病，十去其六……无毒治病，十去其九”，说明了毒药的不良反应，也说明用药的首选在于采用毒副作用很小甚至无副作用的常规药品来补充或调节脏腑的自身功能，包括人体的内分泌机能，使其自行调节、消化、吸收、排泄、从而达到痊愈。所以临床是调节不是治疗，因为“调节”对象是基础的脏腑，而“治疗”的靶向脏腑失调后的终端产物细菌、病毒、肿块，终端治疗是治标不治本，故有时需要标本兼治、调治并举，例如必要的手术、必要的消炎以及某些能迅速控制症状的特效药。

（二）甲亢治肝

甲状腺是人体仅次于脑垂体的重要内分泌腺，甲状腺是人体最大的内分泌腺，甲状腺位于气管上端两侧，甲状软骨的前上方，分左右两叶，中间有一峡部相连。甲状腺主要由大量大小不同的囊状腺泡构成。腺泡腔内充满胶体物质，即甲状腺球蛋白。腺泡壁由单层立方上皮细胞所组成，当甲状腺机能减弱时，上皮细胞呈扁平状，腺泡腔中贮存的胶质增加，而当腺体活动增强时，上皮细胞呈柱状，胶质即减少。

甲状腺的血液供应非常丰富，每分钟每克甲状腺组织有4～6毫升的血液通过，比肾组织还多。甲状腺主要受交感神经支配，受垂体－甲状腺轴的控制，甲状腺功能失常会影响到身体许多方面，产生各种各样的症状。甲状腺疾病大致有三类，甲亢由相对缺碘引起，甲低由脑垂体分泌促甲状腺素不足有关，而甲状腺瘤合并囊性变则是一种慢性炎症增生性疾病。

甲亢是一种常见病，常表现为甲状舌骨两侧甲状腺肿大，颈部变粗。但另有甲状腺无明显肿大而以心跳为主症，检查T3、T4增高而确诊为甲亢者。

甲亢除了地方性缺碘以外，大部分与生气有关系，也有原因不甚明确者，多于20～40岁发病，以女性多见，男女比例为1∶4～1∶6；大多起病缓慢，病情渐 进；常因精神刺激、创伤及感染等应激情况而诱发本病或使病情加重。

人体内分泌系统受肾、肝、脾、心的调节。甲亢治肝主要表现在以下两方面：一是肝具有调节某些精神情志活动的功能。妇女治中多因气，说的就是女人生性多气，郁怒伤肝，肝郁气结。气最容易走的地方一则脖子，一则胃与两胁。结于脖子者，易致颈粗憋闷；结于胃与两胁者，则胁肋胀满，不能饮食。甲状腺肿大多是气郁颈部，日久形成。另一方面，肝具有调节内分泌的作用，调节的结果是内分泌借助负反馈使内分泌保持在一定的范围内不至于过高或过低。如果肝肾阴虚，水不涵木；或郁怒伤肝，肝郁化火，便出现肝阳上亢的症状，从而形成甲亢。见肝之病，知肝传脾，当先实脾。中元治甲亢，一为柔肝，取芍药；一为解郁，取柴胡；一为实脾，取白术。泻肝补脾是治疗甲亢的基本原则。

甲低用上元散以促垂体－甲状腺轴为原则。甲状腺瘤合并囊性变行中心穿刺后用中元散治疗，并用瞿麦煎茶送服，必要时一周后再行穿刺。

咽炎有痰不闷，痰在咽喉；甲亢憋闷无痰，闷在颈前。皆属气下不利，先用开鬼门方加阿奇霉素调气消炎，后按咽炎治胃反在肾，甲亢治肝从中治疗。

（三）糖尿病治上

糖尿病多由于胰岛腺分泌绝对或相对不足，葡萄糖利用减少而糖异生增加，形成多饮、多食、多尿、体重减轻等三多一少症状，空腹血糖 > 130mg/dl，尿糖阳性，排除其他内分泌及胰腺疾病所导致的继发性糖尿病。

糖尿病是一组常见的内分泌、代谢性疾病，而并非单纯的胰腺疾病，也就是说糖尿病属于胰岛疾病而并非单纯的胰腺疾病。只有在胰腺炎、胰腺切除后造成胰腺组织广泛破坏时，可能会引起胰岛分泌不足，形成继发性糖尿病。

糖尿病属于胰岛疾病，虽不完全是胰腺疾病，但由于胰岛主要分布于胰尾如云雾漂浮，占胰腺总重量的百分之一，只不过胰腺炎为胰腺外分泌部疾病，糖尿病属于胰腺内分泌部疾病，胰岛素分泌不足，糖的正常分解代谢和糖原的合成发生障碍，以致血糖浓度增高，而产生糖尿病。

糖尿病与肥胖有重要关系，具有一定遗传性，《医贯》引《已任篇》："消病之始，皆由不节嗜欲，不慎喜怒，膏粱炮炙，酒酪潼乳，湿热之气，浸淫燔灼，郁成燥热，气不宣平，故其传变之形，为饮水多而小便多，曰消渴；此胃中津液干枯，不能上荣舌本也。为善饥多食而渴，小便数而消瘦，曰消中；此胃中热极，所食之物，随火而化也。为渴而饮水不绝，腿消瘦而小便有脂液，曰肾消；是燥热并及于胃底，大小二肠，故脂液凝浊，清浊不能疏分也。三消之症，上、中可治，下消难治。"由此可见，消渴是一种经济发达社会常见的富贵疾病，可以说是吃出来的肥胖，吃出来的糖尿病。其发病始于中焦，熏于上焦，竭于下焦，与心、肝、脾、肾有密切关系。

始于中焦，为膏粱之变，故糖尿病当降脂减肥，节食肥甘；熏于上焦，为肝火相动，扰动君主，治当泻心健脾，黄连、山药之类；竭于下焦者，为糖尿病后期，肾衰酮中毒等，死不治。正如《医贯》："不节嗜欲，不慎喜怒，高粱炮炙，酒酪潼乳，湿热之气，浸淫燔灼，郁成燥热，气不宣平，故其传变之形，为饮水多而小便多，曰消渴。"糖尿病的关键在于郁热心火，黄连泻心胃之火，并提高人体免疫力，有良好的泻火降糖功能。

从理论上讲，下元主降，这种降主要是指通过下元散的利尿作用使体内代谢废物如尿素氮、肌酐等得以下行排泄，重点在于多余废物；而炎症血象高只是身体白细胞吞噬活动在血液中的聚集，当采取"开鬼门，洁净府，去菀陈莝"配合抗感染的办法，而不是按下元主降去降白细胞；糖尿病则属于自身胰岛素分泌不足使糖转化和利用受到影响，所以应该用上元散促进胰岛分泌，逐步恢复自身胰岛素的分泌功能，也就是说，糖尿病并不是血糖的异常升高，而是正常糖转化、利用出现了问题，当修治胰岛，而不是按下元主降去降血糖；肝功能失常，转氨酶等升高则肝强脾弱，肝细胞受损，酶类从肝细胞释放入血，治疗也非下元主降所能解决，而是用中元散泻肝补脾，恢复肝脾的正常而协调的功能，使部分进入血清的转氨酶重新转入肝细胞及正常组织细胞内，肝功能恢复后大三阳、小三阳之抗原、抗体则是具有风湿免疫补体性质，下元散温补利尿，逐步分离抗原抗体的结合（免疫复合物），并将病原体通过抗风湿，利尿作用排除体外，对这种具有风湿性质的变应性疾病，如肾病、风湿类风湿，大三阳、小三阳等适当采取晨服泼尼松10片的办法，有助于大三阳、小三阳的转阴与消失，也就是说，在肝炎功能失常时首先用中元疗法在1~2个月时间恢复肝功能，乙肝五项不正常者，则后用下元散配泼尼松解决，首诊肝炎肝功能正常者直接用下元疗法解决，下元散治疗大三阳、小三阳因有温、利的概念在内，蕴含了下元主降的某种意义。三阳最难治，可试用大黄60克、三七80克、人参80克、木香30克制粉服用。

糖尿病属气阴两虚，生脉散能益气养阴、生津止渴，使气复而津回，王孟英称其为“存其津液之方也”。糖尿病起于气阴两虚，气阴两虚起于燥热，燥热起于肥甘，肥甘郁气则化热，热灼津液则化燥，总成气阴两虚。又因湿热流连，补阴则助湿，利湿则伤阴，铸成糖尿病缠绵难愈，现代医学称糖尿病是一种终身性疾病也不为过。寒得温则化，温而不燥，用桂枝佐芍、甘；湿得利则下，利不使峻，芍、桂佐参、草；另用黄连降糖。上元主开，开则郁结，使热不复来，桂枝汤又为诸多杂病之主方，柯琴：“此方（桂枝汤）为仲景群芳之冠，乃滋阴和阳，解肌发汗，调和营卫之第一方也。凡中风、伤寒、杂症、脉浮弱，汗自出而表不解者，咸得而主之；其但见一二症既是，不必悉具矣。”上元散内则益气养阴、外则调和营卫，为其治疗糖尿病奠定了理论基础。

现代药理研究证明：生脉散能亢进全身腺体功能，尤其亢进内分泌腺功能而使全身功能得到调整，使胰岛分泌趋于正常，血糖、尿糖自然回复。

就糖尿病而言，燥热为标，气阴两虚为本，清其燥热则血糖会很快回落，补其气阴则已降血糖不易反弹。单清燥热而不补气阴，血糖降而复发；单补气阴而不清燥热，则血糖缓而不降，胰岛功能也不易恢复，故治疗糖尿病一曰清热，一曰生津。血糖过高者，用承气汤急下存阴，也曰清热生津。为简约治疗，用上元散配三黄片也可，三黄不可久服，久服则伤胃，在血糖基本恢复稳定后，坚持用上元散调理，并注意锻炼减肥，节食肥甘、照时进餐。

胰腺是人体消化系统起重要作用的大消化腺。胰腺由外分泌部和内分泌部构成。外分泌部是消化腺，分泌胰液，对食物有很重要的消化作用。内分泌部分泌激素，有参与体内糖代谢的作用。外分泌部合成胰蛋白酶、胰淀粉酶和胰脂肪酶等随胰液排入肠道参与蛋白、脂肪的消化和吸收。内分泌部则甲细胞产生高血糖素，可使糖元水解，从而提高血糖水平；乙细胞分泌胰岛素，使血糖（葡萄糖）进入细胞（肝细胞和肌细胞等）转化为糖元，从而降低血糖，乙细胞与甲细胞的作用相反，二者协调作用，维持血糖的相对稳定。胰腺的内分泌部和外分泌部共同完成糖、蛋白质、脂肪三大物质的吸收、转化与代谢。

同属胰腺的内外分泌部之间分工合作，相互依赖，有着密切的关系。外分泌部是糖代谢的基础，涉及糖的消化与吸收；内分泌部是糖代谢的具体过程，涉及糖的转化（糖异生作用与肝糖元转化）与代谢。只有脾健胃降、郁火不生，外分泌才能顺畅，葡萄糖的正常吸收入血，又负反馈刺激（包括心之体液调节因素）内分泌部，产生对血糖的调节。反之，燥热灼心，失之调节，不仅内分泌部甲乙细胞分泌紊乱，导致胰岛素分泌不足，血糖升高，而且反射性地减少外分泌部胰液的分泌。急下存阴以及三黄片的通导作用也反映了由外及内的调节作用。

【病案举例】

更年期治心　更年期综合征

王某，女，49岁，于2002年3月6日诊。述原有胆囊炎、心脏病、胃炎等，近来心情焦躁、夜不能寐、悲伤欲哭、有不想活的感觉，查舌尖红、脉细数。

诊断：更年期综合征。

三元辨治：更年期治心，用上元散。

为了加强夜间休息，用谷维素3片、胃复安3片、艾司唑仑1片，每晚顿服一次。上元散每日6克，分三次服用。

一周后，病人心绪平静，夜寐好转，饮食偏少，继续服用上元散一个月，已没有悲伤欲哭、不想活的感觉，停药半年疗效稳定。

另外，更年期综合征多由于妇女进入一定年龄段后卵巢功能逐渐萎缩衰退所致，上元散有促进、增大的作用，可延缓卵巢衰退，消除更年期症状；更年期症状往往并发心血不足，上元散治冠心，可改善心肌供血，对由心血不足引起的心急、腿急有一定的疗效。

更年期综合征症状有多种类型，分更年期出虚汗从阳从上，更年期五心烦热从阴从下，更年期精神病（如喜悲伤欲哭、像如神灵状；它如失眠、健忘、疑虑、猜忌）从火从净府方。不分自汗、盗汗，虚汗俱为卫阳不收，五心烦热、骨蒸潮热为阴虚内热，故从阴从下；狂躁性精神病为烈火扰头，净府清肠，清神醒脑，故更年期精神病（偏躁型）从火从净府方；精神病（偏阴型）如抑郁症、痴呆症、植物人阴中求阳从上；净府丸对昏迷有一定的醒脑作用，无论阴阳，只要是昏迷，鼻饲灌服三五丸只有好处，没有坏处。

凡病有特别，反症有交叉，在三元辨治的大原则下要仔细分析，方不致按图索骥。虽说更年期汗出治心，但无心烦热、足热冰地者当阳中求阴治下；虽说提前经行过度治中，但提前量极少者当从量少按经行不足治下；虽说泄泻下消主升当用中元散，但泄泻以腹痛为主者当从腹痛治下。

甲亢治肝　甲状腺机能亢进案

谢某，女，72岁，2003年6月22日诊。述平时身体还可以，只是爱生闷气，近二个月吃饭不少，但乏力，一直消瘦，查空腹血糖正常，排除糖尿病，经多方检查最后在市防疫站确诊为甲状腺机能亢进，T3：3.6mmol/L（老年女性1.7~3.2mmol/L）；T4：140mmol/L（老年女性71~35mmol/L）。

诊断：甲状腺机能亢进。

三元辨治：甲亢治肝；中元主吸收。用中元散，并配服甲硫咪唑、沙肝醇。

一个月后，病人食欲正常，体重有所增加，精神也明显好转，复查T3、T4已经正常，继续服用中元散一个月，复查他T3、T4仍然正常，遂停药观察，接触两年无明显异常。

凡短时间内自然消瘦一二十斤者应首先查血糖排除糖尿病，后按甲亢处理，即使有肠炎腹泻，采取甲亢治肝用中元散也不为错。

甲状腺功能低下，依上元增促促进脑垂体促甲状腺激素释放激素（TRH）的释放，从而提高甲状腺的功能，故甲低治上。

糖尿病治上　糖尿病案

曹某，女，65岁，于2004年3月0诊。述患糖尿病已经三年，曾在多家医院就诊，并自服二甲酸胍等药，但始终未得到有效控制，血糖一直持续较高水平，并出现白内障等并发症状，就诊时空腹血糖16.8mmol/L，尿糖（+++）。

诊断：糖尿病。

三元辨治：糖尿病治上，用上元散配二甲酸胍。

服上元散一个月后，情况良好，查血糖已明显下降，血糖8.1mmol/L、尿糖（+）。继续服药一个月，复查血糖、尿糖已全部正常，夜尿也不多。因糖尿病属慢性全身性疾病，故建议巩固治疗1～6个月，半年后复查血糖、尿糖仍然正常。

能食而瘦，伴口干渴饮、小便起沫，建议查血糖；能食而瘦，伴心跳便溏，建议查甲亢。

糖尿病已使用胰岛素或胰岛素依赖性糖尿病，在使用上元散治疗初期胰岛素不能马上撤掉，而是在治疗一段时间后逐渐减少胰岛素的用量，并可能出现血糖的小量反弹，但最终必须戒掉胰岛素，糖尿病才有可能得到根本性治疗。所以对于胰岛素性糖尿病，第一阶段是戒掉，第二阶段是治愈糖尿病。原服二甲酸呱也应该逐减渐停，以免反弹。

上元散的补气、活血、回阳、救逆、补虚、固脱、生津、止渴、调营、养卫作用有助于消除糖尿病的各种并发症。

十、妇科治中多因气，男科治下多因亏

妇科治中，男科治下是由男女生理条件不同所决定的。女性生殖器官位于腹腔之中，为肝脾所主，而男性生殖器官位居腹外，俗称“外肾”，为肾所主。

女性的主要生殖器官为子宫，其附件包括卵巢、输卵管、盆腔等。在子宫及其附件发生炎症时，往往会演变出许多妇科疾病，如子宫内膜炎、宫颈糜烂、阴道炎、子宫肌瘤、卵巢囊肿、输卵管不通、输卵管积水、盆腔炎、盆腔积液等。可以把妇科疾病分为七大类：

1. **乳病**：乳与宫通，乳癖胀痛治下。

2. **积病**：积病治中，包括子宫及其卵巢的肿块。

3. **经行过度治中**：崩漏、功血、一月二行；经行不足治上、治下——包括痛经、闭经、月经延后。

4. **带病**：下元抗炎，包括盆腔炎、盆腔积液、附件炎、宫颈糜烂、阴道炎、外阴瘙痒。

5. **外阴病**：外阴瘙痒为炎症——下元抗炎配合高锰酸钾坐浴；尖锐湿疣为病毒——中元抗病毒，先用止血钳将石疣逐个夹掉，后服中元散。

6. **其他**：更年期——更年期治上；胎漏——胎动流产先兆按漏下治中；性冷淡——上元促进内分泌。

7. **不孕不育**：查清男女：男之精子情况；女之排卵及卵行道路是否通畅，各从三元。

妇科疾病的产生多与气、寒、性有密切的关系。从气的角度讲，女子生性多气好拂郁，肝主疏泄，肝具有调节某些精神情志活动的功能，郁怒伤肝，肝气郁结，疏泄功能失常，气血也为之不利，可出现胸胁胀满，月经不调，乳癖胀痛等；如疏泄太过，则血行逆乱，气逆于上则吐血、衄血，气乱于下则月经过多，崩中漏下等。

脾主升，胃主降，肝为之调节。胆气犯胃，或肝脾不调，破坏了肝、脾、胃三者之间的气机调节，中元散重在健脾，所谓“见肝之病，知肝传脾，当先实脾”，中元统收，故有“漏下治脾”之说。

女性喜食瓜果冷食，易于伤中，寒则气收，血不下行，易致经血不畅，迟经闭经，经来瘀血，下元主通，补利结合，凡此可用下元散治疗。乳与宫通，血不下行而瘀上，故乳癖胀痛也从下治。

卵巢及所分泌的激素是维持女性生理特征的重要源泉，上元增促，能延缓性腺的早衰，故更年期综合征、卵巢早衰、不排卵以及长期闭经（不包括更年期后绝症），都应从上治疗。

从中医上讲，寒以致痉、痉以致瘀、瘀以致肿、肿以致炎、炎以致痛、痛以致病。而现代医学认为妇科疾病除了恣食生冷外，精神情志及性生活不和谐是妇科疾病的重要因素，但不论何种原因，子宫及其附件的最终积血肿胀是妇科炎症产生的基础。《妇女生活》2004 年 12 期上说：病理上，由于性兴奋时女性的盆腔、外生殖器的充血得不到及时消退，就会出现慢性盆腔积血。长期得不到性满足，出现慢性盆腔积血的子宫会增大2~3倍，阴道壁、大阴唇、小阴唇也因积血而显著肿胀，这为细菌微生物的生长提供了温床。长期下去，就会出现阴道炎、子宫内膜炎、附件炎、慢性盆腔炎等一系列妇科炎症。这与祖国医学不谋而合，说明局部的瘀血水肿是各种炎症滋生的温床。下元散补与利，主水肿，主抗炎，所以妇科腹痛、带下阴痒属妇科炎症者可用下元散治疗。白带量大而过于多者，在西医抗炎的基础上，可先用中元散收之。

如果子宫及其附件长期淤滞肿胀，就容易变生炎性包块（包括积液包块），不仅需要利水活血，而且利用下元散的回缩使包块逐步缩小。卵巢囊肿、子宫肌瘤、宫颈癌等按“积病治中”，较大者可考虑手术治疗。

男性生殖系统包括睾丸、输精管、前列腺等，这些器官基本上都在腹腔之外，为肾所主，故又称“外肾”，肾藏精，与人体生殖系统有密切关系。肾脏通过神气和天癸（促使生殖机能发育的物质）的作用所产生的精（先天之精），它是人体生育繁殖的基本物质，即男女媾和的精气，这部分精气的生成、储藏和排泄由肾主管。肾藏真阴而寓元阳，肾阳虚，气不化精则精亏，气不行水则水停，睾丸、前列腺及其附属组织可能因此瘀积肿胀，滋生炎症，如睾丸炎、睾丸鞘膜积液、前列腺炎和前列腺增生、精索静脉曲张等。下元散为肾所设，边补边利，可去除男女附件之余水，水去炎消，又用当归、黄芪疏通气血，余水去而不复返。

妇科治中多因气，男科治下多因亏，是言女子好生气，气伤肝；男子多房劳，亏于肾。

十一、漏下治脾，奔衄治肝

漏下是指体内精华过多地丢失，包括血、精、蛋白、乳糜，也包括经、带、胎、产。如白浊、尿血、便血、血精、蛋白尿、崩漏带下、胎动流产等。

漏下治脾主要表现在以下三个方面：

1. **脾主升清**　清既指水谷精微，又指由水谷精微化生而成的人体代谢所必需的精华物质，如糖、蛋白、脂肪以及有三大物质化生而来的精、血、乳糜等。《灵枢》：“中焦受气取汁，变化而赤，是为血。”水谷精微随血液流布全身，供各个脏腑组织生理代谢的需要，如《素问》：“肝受血而能视，足受血而能步，掌受血而能握，指受血而能摄。”即说明了这个问题。脾主升清即是指脾的这种生发水谷之精气的作用。正常尿液中是没有蛋白和血的，但在脾虚肾炎、肾病或其他疾病并发肾功能损害时会出现尿血、尿蛋白。清本自生，今不升反降，为漏下之症，全责脾虚不能升清降浊，不升则降，不固则漏，遗精与肾气不固有关，但因脾主升清与统摄，故遗溺阳痿当脾肾同治，正所谓“治痿独取阳明”。《医说》“浊本脾胃”，说明乳糜尿也当治脾胃。

2. **脾主统摄** 脾主统摄是指脾脏有统摄血液，使血循常道，不致溢出脉外的作用，林珮琴在《类证治裁》中指出：“诸血皆统于脾。”脾虚中气下陷而不能摄血，故以下部出血为多，如崩漏、尿血、便血等。临床上常根据上述理论，运用“补脾摄血”或“引血归经”的办法，治疗溃疡病出血、功能性子宫出血、血小板减少性紫癜等病。

3. **益气固表** 小便不利者，可采取开鬼门、洁净府、提壶揭盖的方法，习惯性便秘者，可下病治上，用上元散治疗，原本“提壶揭盖”、“气出以降”。与提壶揭盖相反，漏下丢失症应采取“益气固表”的方法。皮肤腠理与体内物质的存储代谢有密切的关系，腠理塞则便闭、胃满不下；腠理固则开和有常，升清降浊，当留则留，当下则下；腠理虚开则精关不固，当留不留，随意妄下。

中元散为小柴胡加白术而成，小柴胡以柴胡为主，微升举陷；柴胡配白术，轻疏固表，亦升亦固，漏下不漏。

奔衄是指上越奔出之症，包括呕逆、吐血、衄血、食入即吐等。逆者治肾，下元主通，补肾降纳，用下元散。凡逆之症，无论有无外感，均可用2支氨基比林、半支安定肌注，气能出方能降，延伸到大腹胀气，积水不下，也可开鬼门、洁净府。高血压、脑溢血病本自逆，严重时会代偿性胃出血，逆上加逆，为了阻止病情的急骤发展，也可急行上方发散，如同皮球坚实，刺破则软，不再鼓憋。

病之始也多由外感，初伤营卫，久及脏腑。《灵枢·百病始生》：“是故虚邪之中人也，始于皮肤，皮肤缓则腠理开，开则邪从毛孔入，入则抵深，深则毛发立，毛发立则淅然，故皮肤痛。留而不去，则传舍于络脉，在络之时，痛与肌肉，其痛之时息，大经乃代，留而不去，传舍于经，在经之时，洒淅喜惊。留而不去，传舍于输，在输之时，六经不通四肢，四肢节痛，腰脊乃强。留而不去，传舍于伏冲之脉，在伏冲之时体重身痛。留而不去，传舍于肠胃，在肠胃之时，贲响腹胀，多寒则肠鸣飧泄，食不化；多热则糖出糜。留而不去，传舍于肠胃之外，募原之间，留著于脉，稽留而不去，息而成积。或著孙脉，或著络脉，或著经脉，或著输脉，或著于伏冲之脉，或著于旅筋，或著于肠胃之募原，上连于缓筋，邪气淫泆，不可胜论。”风寒为外邪，痰湿为内邪。外邪出于外，当散之；内邪化于内，当温之。但淫邪久留而不去，则痰湿也难化，故痰湿所为怪症，不仅需治痰湿，而在痰湿难化，疗无进展者，又当出邪散之，而后稍加调拨，便能事半功倍。痉亦可散、积亦可散、痛亦可散，实可散，虚不可散。

【病案举例】

漏下治脾　崩漏案

万某，女，46岁，2003年5月2日诊。述一年多来月经不正常，有时二三月不来，一来便淋沥不断，经期可持续十天半月，此次已持续将近一个月，病人面色光白，卧床不起，以影响正常生活，经多家医院诊治，效果不著。

诊断：崩漏（功能性子宫出血）。

三元辨治：漏下治脾，用中元散。

服药七天，崩漏渐止，嘱其继续服药，并加强饮食营养，注意休息。服药20天后停药，又半年复出现类似情况，又服中元散而愈。以后随访两年未再出现崩漏现象，初定干腰绝经。

妇女更年期过程中，月经常常紊乱，不来则已，来则淋沥不断，现代医学常诊断为功能性子宫出血。对于妇女血症：包括功能性子宫出血（经血）、流产后恶露未净（产后血）、子宫肿瘤引起的出血等。从女子宫血来讲，单次、较大量、短时（正常月经时限为3~5天）的正常月经对身体并无伤害，正像义务献血单个300~400毫升一样，短时较大的失血可唤醒和激发人体潜在的造血机能，使机体血量得到很快的补充，所以身体并不会感到特别的不适和发生明显的临床症状。相反地，由于机体对于慢性特别是慢性少量的出血，如月经淋沥不断、慢性支气管扩张咯血、胸腹腔癌肿血性渗出等等，机体表现为不敏感性、适应性，机体的造血机能维持原状，或由于机体衰弱而更趋低下，一边慢慢地出，一边不积极地造，便造成身体的虚损，产生临床症状。所以说，即使慢性少量的出血也会对身体造成更大的伤害。

漏下治脾　血精案

黄某，男，46岁，2003年5月6日诊。主述近半个月尿道常有少量血性分泌物染及内裤，排尿正常。素有胃病，胃镜确定为浅表性胃炎，常有胃痛现象，脉弦数，苔黄厚。

诊断：血精。

三元辨治：漏下治脾，胃病治中，用中元散。

服中元散一周，无明显效果，内裤上仍有少许血性分泌物，病人有些急躁，同意其到医院检查，检查结果前列腺正常，仍确定为血精。血精为相火妄动，在漏下治脾的基础上，加配知柏地黄丸和安络血片，又一周血精停止，内裤干净。因其素体脾胃虚弱，胃院不适，此次血精又与脾胃有关，故虽血精停止，但为了清其本源，嘱其继续服用中元散以巩固治疗，一个月后自觉饮食增加，食欲良好，感觉胃病已没有什么特殊症状，因不愿再做胃镜检查，故停药观察，随访半年未见复发。如前列腺症状明显，用下元散。

漏下治脾　蛋白尿案

王某，女，46岁，2004年2月3日诊。述心脏病术后一个月体检复查时，尿单报告尿蛋白（+++），身体尚无明显浮肿，只是感觉术后元气伤，身体乏力，输用白蛋白，并服健脾丸，一周后复查蛋白仍有（++），无尿血及管型。

诊断：蛋白尿。

三元辨治：漏下治脾，用中元散。

2004年3月4日诊，述服药半月后，感觉精神体力明显好转，月底复查尿蛋白（+），术后心脏也大有好转，嘱其继续服用一个疗程，并适当参加体育锻炼，以增强体质，促使身体早日康复。

第二个疗程服完，于4月初复查尿蛋白（-），全身感觉良好，已开始从事力所能及的工作，后停药观察，并建议其明年开春时加服一个月中元散以防病情复发。随访二年病情稳定，身体无恙。

急慢性肾病综合征参照此法治疗，并可做相应对症处理，所服激素不能猛停。

肾炎少量蛋白尿不作为主症，原发性肾炎治肾炎，继发性肾炎治疗原发病。

漏下治脾　慢性肾盂肾炎尿血案

宋某，女，38岁，2003年3月10日诊。述五年前曾患急性肾盂肾炎，后输青霉素一周而愈，但在以后两年内遇感冒劳累常有复发，尿单有潜血，病人腰酸乏力，舌淡、脉弦细。

诊断：慢性肾盂肾炎尿血。

三元辨治：漏下治脾，以中元散治尿血。

服中元散20天后再化验尿，尿血消失。嘱其继续服用中元散巩固治疗，并在停服中元散后口服金匮肾气丸加维生素E治疗，随访半年未再复发，以后注意劳逸结合，若有感冒应及时治疗。急性发作膀胱刺激征明显者，中西抗炎，用下元散。

尿常规是衡量肾脏疾患的重要指标，特别是尿血和蛋白尿，单纯尿血从肾炎、尿路结石治下；单纯尿蛋白从肾病从中；尿血、尿蛋白并存从下消炎而不可从中收涩。肾炎可有尿潜血但不会像结石有大量肉眼血尿，肾炎可有尿蛋白氮不会像肾病有大量泡沫蛋白尿。

有服中元散治尿血不愈者，缘于中元主收而欠消炎，不若用下元散。大量血尿者可用中元散试收，一般性的血尿、血精用下元散治疗。中元散更适用于漏下蛋白、崩漏、泄泻、乳糜尿等。

漏下治脾　乳糜尿案

闫某，女，45岁，2002年3月6日诊。主述近日小便浑浊发白，并有大量沉淀物，无明显自觉症状，也无眼面肿胀，怀疑肾炎而化验尿液，结果尿液正常，排除肾炎，曾听人说服藿香正气丸有效，但停药后随即复发，因而求诊治疗。

诊断：乳糜尿。

三元辨治：漏下治脾，用中元散，并嘱少食辛辣，多饮开水。

服中元散五天后即觉小便浑浊好转，十天后小便转清，嘱其坚持将20天药服完，观察两个月，疗效稳定，未见复发。如遇疗效不好，改用开鬼门、去菀陈挫方。

漏下治脾　肠风下血案

吕某，男，24岁2004年8月7日诊。述大便下血鲜红已三天，就近输液治疗而未能奏效。来时便血频繁，有时纯下鲜血，病人有点惊慌，因其年轻，精神尚可，血压100/60mmHg。

诊断：肠风下血。

三元辨治：漏下治脾；肠病治胃。用中元散。

由于病情较急，先行肾上腺素稀释灌肠，快速止血，并输液消炎、止血，当天下午即无下血，肛诊未触及痔核，并开始服用中元散，第二天又有下血，但量已减少，嘱病人保持镇静，不要惊慌，因中元散起效大致在5～7天头上，故五天后停用液体，只服中元散。一周后已不再出血，大便正常，前后服药20天，查肠镜未见异常。

奔衄治肾　上消化道出血案

马某，女，35岁，2004年4月20日诊。当时上消化道吐血，量较大，询问有肝硬化史，以前曾有过两次消化道出血，平时一直服用代赭石、青黛、海螵蛸、二丑、牡蛎、鸡内金等，此次由于感冒上火、生气诱发肝硬化上消化道大出血，急令服3克生大黄粉，并急用甘露醇、清开灵病毒唑、止血剂止其奔涌，降其血气。鼻腔大出血仿其治。

诊断：肝硬化上消化道大出血。

三元辨治：奔衄治肾，逆者治肾，用下元散。二个小时后血渐渐止住，但上腹部不适，仍有少量余血咯吐而出，嘱其静卧休息，在输水补充血容量的同时，配服下元散降气逆气，并嘱其在病情稳定后复查肝功能情况。

输液一周，服下元散20天，20天后复查肝功能谷丙、谷草偏高，肝为中元主脏，肝功能异常用中元散，病人遵照医嘱坚持服用中元散半年，并每月肌注300mg丙种球蛋白，以提高机体的免疫能力和提高机体对药物的反应效果。

前后调理半年，病人精神饮食良好，肝功能转入正常，能正常从事生意经营。

十二、震颤治上，拘挛麻木治下

震颤是指头、手、足不自觉有节律的摇晃颤抖，不包括局部的筋惕肉瞤，如眼轮匝肌痉挛、大腿外侧肌肉跳动、面肌痉挛等局部肌肉痉挛引起的肌肉跳动。

震颤属于椎体外系疾患，还可并发走路不稳、摇晃等运动症状，俗称帕金森氏病，是与心脑相关的疾病，有时也可以是临床用药过程中的药物反应，药物引起者，单用苯海索即可取效，而真正的帕金森氏病必须用上元散配合苯海索服用两个月以上。

震颤与其他几种疾患的区别在于：震颤只表现为头、手、足颤抖而无痴呆、意识障碍，心里平静、节律较低，从上；寒颤则是输液反应或是感冒发热的前兆，从心里冷，频率较高，肌注肾上腺素或氨基比林；脑萎缩至走路晃悠时必有痴呆，甚或大小便失禁，而绝无肢体颤抖，从上；颈椎病以单侧上肢投射为标准，从上；以剧烈头晕为症状的颈椎病或梅尼埃氏综合征属于纯粹的运动性疾病，不表现肢体颤抖，从下；不显著的或经常性的头蒙晕乎、或走路不稳，也按颈椎病处理，从上；感冒会引起一时性的头晕或血压升高，但必须有感冒症状，从表。无症状的一过性眩晕也可能是心肌缺血的表现，从上；经常性的头蒙与血压偏高或与湿热上蒙清窍有关，降压或从中，中元散泻肝补脾、升清降浊，对阴虚湿热者尤为适宜。阴虚湿热互结，最为缠绵，以下伤阴，以上助热，无上下特别适应证，则用中元散调之。如感冒愈后，气管吱叫有痰，而不咳不喘，口干舌红少苔，脉濡细数，辨为阴虚湿热，不咳则非上，不喘则非下，正好从中化解。

拘挛一般是指手足指、趾的曲屈内收和伸展不直，与类风湿不同，关节一般不变形，而且在外力强直下可以伸展，但外力解除又会挛缩，常并发于中风偏瘫、破伤风、寒拘等，长期的单项拘挛也会引起局部肌腱的短缩，形成不可逆的倾向。

拘挛在中医属于痉的范畴，《金匮要略》将痉分为刚痉和柔痉，曰："太阳病，发热无汗，反恶寒者，名曰刚痉。""太阳病，发热汗出，而不恶寒者，名曰柔痉。"这里的痉特指由太阳表实或表虚所引发的颈项强急、口噤不得语等风症。《素问》："诸暴强直，皆属于风。"《金匮要略》中"病人身热足寒，颈项强急，恶寒，时头面热赤目赤，独头动摇，卒口噤，背反张者，痉病也"，都属于太阳表证引起的痉病，既言表证，必有恶寒，当解表。《金匮》

言："太阳病无汗而小便反少，气上冲胸，口噤不得语，欲作则痉，葛根汤主之。"葛根汤发汗解表、升津液、舒筋脉。痉本无区别，只在有汗无汗，恶寒不恶寒间：恶寒而无汗，属表实，称刚痉；不恶寒而汗出，属表虚，称柔痉。既名曰痉，必具项背强急、角弓反张等现象。

临床上这种表痉是比较少见的，如小儿热惊风即属此类。而中风偏瘫之手、肘拘挛，下肢震颤之足趾挛急，胃肠痉挛腹痛、腓肠肌痉挛疼痛（俗称腿肚抽筋）等并不具备有汗无汗，恶寒不恶寒这些现象，纯属内症，对于内痉，《金匮要略·痉湿暍病脉证治》："痉为病，腹满口噤，卧不着席，脚挛急，必齘齿，可与大承气汤。"表症失于开泄，邪气内传，郁于阳明，热盛灼津，不能濡养筋脉，形成角弓反张，四肢挛急，较一般痉病为剧烈，而且口噤、齘齿等阳明筋脉症状更为特殊，用大承气汤通腑泻热、急下存阴以解其痉。《庄云庐医案》载有痉服大承气汤，得下三次，足挛得展，背痉亦松之案例。

热则萎，萎甚为痉，痉甚为缩。纵观自然，炎热则叶萎，日落则茂，为可逆。萎在肌，为可治。萎甚连筋，筋灼为痉，也为热。身高八尺，火葬忽小，痉甚为缩，也为热。故痉挛萎缩为表症，必得承气茶下两三次，方可逆转病势，肠痉挛疼痛也然。汗下本身就有耗伤津液之弊，故仲景以"可与""得下止服"示之，一旦腑热离去，仍当用下元散和其筋脉为治。

《医述·痉》引喻嘉言："如太阳之传阳明，项背几几，少阳之颈项强，是知三阳皆有痉矣。而三阴岂曰无之？王海藏谓三阳、太阴结病痉，独不及少阴、厥阴？然其制附子散、桂心白术汤、附子防风散，意原有在。观其白术汤下云：上解三阳，下安太阴，一种苦心，无非谓传入少阴、厥阴，必成死症耳。讵知传经之邪，如风雨之来，而化地而限其不至，岂可得乎？况足少阴、厥阴之痉，不死者亦多。《灵枢》谓足少阴之筋脉，循脊内侠旅上至项，与足太阳筋合，病主痫瘛及痉，在外阳病者不能俯，在内阴病者不能仰。是则足少阴之脏，与足太阳之俯两相联络，而以不能俯者，知为太阳主外；不能抑者，知为少阴主内，其辨精矣。"说明有汗无汗，恶寒不恶寒为辨证要点的项背强急属于外痉，治从太阳；而以肢节曲屈拘挛为特点的属内痉，治从少阴。太阳主伸，痉则项背强直；少阴主屈，痉则肢节不展。外痉为寒，寒主收之，以汗治之；内痉为热，亦寒所化，以下缓之。

痉为风痉，拘挛为阳，治拘求阴，必阳中求阴，用下元散。张景岳："凡此总属阴虚之证。盖精血不亏，虽有邪干，亦断无筋脉拘急之病，而病至坚强，其枯可知。故治此者，当以血气为主。"《证治汇补》："阳气者，精则养神，柔则养筋。故气虚筋惕，当用参、芪以补之。手得血而能握，足得血而能步。故治血虚筋惕，当用归、地以润之。"说明筋惕肉瞤如眼轮匝肌痉挛、肌肉瞤动等也乃火郁局部，泻之则愈。

下元散阳药居多，阳中求阴。桂附、黄芪为阳，少量桂附不助热反降火，意在引火归原。百病丛生，生于气血，欲气血通达筋脉处，必先清理筋络之淤障，如战时补给钱之通畅，承气方清热为先锋，给养中也需用泽、术清其水淤，道路通畅，归、芪养血直达病所。正如《医述》引魏荔彤：“杂错乎邪风、邪湿、邪寒，则脉行之道路，必阻塞壅滞，而拘急蜷挛之证见矣。”下元散补利结合，边清边养，痉挛便不再难治。

麻在肌，木在皮，麻如虫行其中，又如微电流通过肌肉，虽麻而皮有知觉。木则不然，皮肤知觉迟钝，或死不知也。《万病回春》说：“麻是气虚，木是湿痰死血。”验之临床，有先有手足麻木而为中风先兆者，有发生中风而后遗脸面肢体麻木者，有颈椎压迫血管而上肢麻者，有局部着痹死血不活而木者。

压迫神经则痛，压迫血管则麻。血管是气血运行的通道。在局部血管未受实质压迫的情况下，与局部邪实阻塞脉络有关，与邪实阻塞壅滞，拘急蜷挛之证法理相同，必用下元散清其淤障，补利结合，输注气血于麻处，如存在实质性压迫，如颈椎病上肢麻木，腰椎病下肢木痛、骨折畸形愈合压迫血管神经，如有可能，当手术予以解除，如不适宜手术，只能久治以消除症状为希望，例如骨刺是一种生理性退化所产生的代偿性产物，骨刺不可能完全消除，但通过治疗可以使其变得圆钝，减轻其对血管、神经的压迫与刺激。

【病案举例】

麻木治肾　足趾麻木案

师某，女，34岁，2004年9月2日诊。述原有腰椎间盘突出腰腿痛，后经治疗基本不痛，但不能干重活，现右足拇指、食指麻，右足面近踝处有一高处，稍压痛，右小腿内侧皮肤有辣椒面刺激感，判断为神经性。

诊断：右拇趾、食趾麻。

三元辨治：拘挛麻木治肾；腰腿治下，用下元散。

服药前先用消毒针头将麻趾点刺出血，后用下元散治疗。一个月后右小腿内侧皮肤麻辣刺激感消失，右足大趾、二趾仍感觉麻，究其原因，虽拘挛麻木治下，但趾端麻者为血不去，压迫神经则痛，压迫血管则麻，说去之不顺，麻为气虚，不能帅血而去，病在动脉，用下元散。严重者输用5% GS250ml＋庆大霉素3支＋维脑路通4支＋辅酶A针1支＋地塞米松5毫克。

麻木最难治，木尤其难。麻如中电为气虚，木如死皮为湿痰死血；麻在动脉为血不去责肾，用下元散；木在静脉为血不回责脾，用中元散。再者血不去亦责心，故上肢麻木也可用上元散，凡麻强心；木则血不回，亦责血管痉挛，凡木解痉，散可解痉，即血不回也必瘀，故散后可泻。

痛风案

刘某，男，42岁，于2007年6月2日诊。述原有过关节疼痛，但不经常犯，去年4月犯过一次，用药而愈，到今年4月又有复发，且屡治屡犯，4月至今已复发三次，每次复发会发热，疼痛或在腿，或在脚腕，后化验嘌呤碱偏高，诊断为痛风。

诊断：痛风。

三元辨治：鬼门散抗过敏，故用上元辅方鬼门散剂。由于急性痛发，又有发热，故肌注氨基比林3支，并冲服小儿氨酚黄那敏颗粒3包、阿加酚散1包，随后输（生理盐水250毫升＋洁霉素4支＋地塞米松10毫克）＋（小5糖水250毫升＋黄芪针10毫升）两天，后处鬼门散一个月，前后服药两个月，随访一年未见复发。

痛风与类风湿性质上有所不同，痛风的关键在于过敏，类风湿的关键在于自体免疫。痛风具有游走性、偶发性、发热性、过敏性。不痛则如好人，无任何症状，犯时局部一片暗红，随后肿痛，与阴雨无关，终不会变形，用激素后可好一段时间。治疗痛风从寒从过敏，用上辅鬼门散剂；风湿类风湿则具有固定性、持续性、风湿性，一般不发热，只是时轻时重，后期可致关节变形，对激素不太敏感，停药即犯。类风湿治疗从湿从自体免疫，用下元散。急性关节肿痛甚者，可先服几粒净府丸利其液。

麻木治肾　腰椎术后腰腿麻木案

陈某，男，22岁，2004年12月7日诊。主述腰第4、5椎间盘术后右腿沉麻半年，半年前腰腿沉痛在部队做CT检查确诊为腰第4、5椎间盘突出，并行手术切除术，术后腰腿沉痛消除，但遗留右臀后、右下肢麻木，不能久坐，不能走远，行走最多超不过10分钟得停下来休息，因此在部队申报定为三级甲等残废，后复员转业，在地方医院复查CT仍有椎间盘突出现象，因惧怕手术，要求保守治疗。

诊断：腰椎间盘突出术后腰腿麻木。

三元辨治：拘挛麻木治肾；腰椎治下。用下元散，并配合针灸治疗。

2004年12月7日诊：述腰腿麻木已明显减轻，左脉沉细，舌质稍红，右足外足趾稍有麻木，继服下元散半个月。

2005年1月21日诊：痛麻基本消失，但左右腿感觉不对称，右侧形容不适，坐走已无大碍，右脚趾稍觉发凉。

又服一个月，所有症状消失，能正常工作生活。

震颤治上　两下肢震颤案

谢某，女，60岁，2005年5月27日诊。述两下肢发抖两三年，走路不稳，早起感觉头晕晕乎乎，查血压180/90mmHg，左脉细弦，有脉细涩。CT

检查有右侧腔隙性脑梗塞和轻度脑萎缩，而且患者时常有大便又解不出的感觉，原有胃病，现胃可以。

诊断：下肢震颤。

三元辨治：①高血压标实治虚，先上后下——上；②胃为中元主脏——中；③上元增促，脑萎缩——上；④脑病治下，脑梗塞——下；⑤上中下治上。用上元散配服苯海索。

服上元散半个月头已不晕，血压也有所回落，但震颤略有好转，应继续服用上元散，又服上元散一个月回诊，下肢抖颤已明显好转。

拘急痉挛病在肌肉，如颈项强直、角弓反张、眼轮匝肌痉挛、胃肠痉挛、腓肠肌痉挛、面肌痉挛等；震颤摇晃病在小脑（椎体外系），如上下肢颤抖，独摇头，晕乎摇晃、走路不稳。栽歪脑梗，抽风脑“虫”，痴呆脑萎，震颤安坦（苯海索），一般判断，CT定性。

十三、积病治中

积指积聚，包括良性肿瘤和某些恶性肿瘤。这里的积病治中主要是指与消化系统有关的肠内积滞及肠外良性或恶性肿瘤，如食道肿瘤、胃肠道肿瘤、与腔膜系膜有关的良性积聚痞块，也包括妇科的某些小肿瘤如子宫肌瘤、卵巢囊肿以及颈部的某些肿块如甲状腺瘤等。

《素问·百病始生》载论述积病时说：“积之始生，得寒乃生，厥而成积也。”说明肿块的形成与寒有很大关系。在寒的发生原因上《内经》大致分了三个方面：

1. **寒气从下上逆，侵入肠胃而成**　“厥气生于气上，入于肠胃则䐜胀，胀则胃肠之汁沫迫聚而不得散，日以成积。”意思是说赤足寒凉湿地，寒邪从下上逆就发生足部酸困、疼痛，活动不便，以及足与小腿感到寒冷，从而使该部血脉运行不畅，寒邪向上侵入肠胃，则水谷运化不利，就出现腹部胀满，并引起寒邪与肠外汁沫凝聚不得散，日久就形成疾病。

2. **食积络伤，与血相搏而成**　“卒然多食饮则肠满，起居不节，用力过度，则络脉伤。阳络伤则血外溢，血外溢则衄血；阴络伤则血内溢，血内溢而后血。肠胃之络伤，则血溢于肠外，肠外有寒汁沫与血相搏，则合并凝而不散，而积成矣。”意思是说突然饮食过多，肠胃胀满，再加上生活起居不节制，或用力过度等，都能使络脉受伤。如果脉络受伤，血流溢于肠外，倘若肠外有寒邪，汁沫与外溢的血液凝聚，久而不散，逐渐增大，就形成积症了。

3. **外寒内郁，气血淤滞形成**　“卒然外中于寒，若内伤于忧怒，则气上逆，气上逆则六输不通，温气不行，凝血蕴里而不散，津液涩渗，著而不去，而积成矣。”意思是说突然受到寒邪侵袭，而内又有忧怒等精神刺激，就会气上逆，气上逆则手足六经的输穴壅滞不通，以致阳气不能畅行，引起血凝在里不能消散，津液的输注也发生涩滞，停留日久，也就形成积病了。

由此可见肿块的形成与寒邪、饮食、情志等有密切的关系，但无论寒与血结，还是食与血结、气与血结，最后都导致气血淤滞，涩而不行，停留日久而发生肿块。

积病治中有两个方面的含义：

1. **扶正** 即健脾和胃，开气血生化之源。胃主收纳，脾主运化，统主水谷，皆为仓廪之官。脾胃为气血生化之源，脾胃健运则气血旺盛，五脏六腑各得所养，寒热毒邪自不得结聚。如《气囊秘诀·脚疽论》：“凡人身之气血，周流上下，则毒气不能聚结一处，惟气血亏损不能遍走经络，而火毒恶邪，乃固结于骨节之际。”

2. **祛邪** 即温经散寒，理气解郁。外寒侵袭，或恣食生冷，或足寒上逆侵入肠胃，都会导致肠胃脉络痉挛，气血淤滞。

中元散白术、白芍泻肝补脾，扶正祛邪，小紫胡疏肝理气，而行滞气。脾胃健而源泉旺，肝脾调而气血畅，积病可愈。

就癌而言，它可以通过血液、淋巴和接触三条途径播散转移，所以凡是有血运的地方（指甲、头发、牙釉质除外）都可以发生癌。癌只不过是正常细胞的变异而已，三元疗法试用于癌各以其三元辨治，下消主升，积病治中，中元散用于结肠癌、肝癌；上消主通，下元抗炎，下元散用于食道癌、乳腺癌、宫颈癌；辅方二——洁净府方用于呼吸系统肺癌、鼻咽癌。

清朝陈修园《神农本草经读》：“症坚积聚为内病，亦系阴寒之气。凝聚于阴分之中。日积月累而渐成。得麻黄之发汗。从阴出阳。则症坚积聚自散，凡此皆发汗之功也。”说明积为气聚，鼓憋不散，如皮球坚硬，刺破则软，故治积之前均可肌注氨基比林散之。

【病案举例】

积病治中 甲状腺瘤合并囊性变案

严某，女，36岁，2003年6月18日诊。述右颈部肿块半个月，无明显痛疼，饮食吞咽尚可。查：右颈部有一2cm×3cm大小肿块，质地稍硬，有柔韧感，推之有一定的活动性。初步判断为甲状腺囊肿，先行穿刺，抽出约2ml淡黄稀薄液体，送本市铁路医院做病理检查为甲状腺瘤合并囊性变。

诊断：甲状腺瘤合并囊性变。

三元辨治：积病治中；甲状腺治肝。用中元散。嘱一周后再行穿刺，并用瞿麦煎茶送服。

一周后复行穿刺抽出0.3ml囊液，囊中内容物已基本干净，不再穿刺，继续服用中元散。一个月后颈部肿块消失，只可触及少许隆起囊包。又服中元散一个月甲状腺瘤合并囊性变已完全平复而愈，随访两年未再复发。

后经治多例甲状腺囊肿，依照此法，均保守治疗而愈。

积病治中 胃癌术后案

王某，男，56岁，2003年7月26日诊。代述半年前因胃癌行胃大部切除食道代胃术，术后患者饮食较少，上腹隐痛，经常打饱嗝，稍食生冷，则大便一天2~3次，不成形，瘦弱乏力，苔不厚，有齿痕，脉弦滑。家属怕术后复发转移，要求为其善后治疗，预防复发。

诊断：胃癌术后。

三元辨治：积病治中；肠病治胃。用中元散，并嚼服食母生。

服药20天后，腹已不痛，饮食增加，大便仍不成形，为加强其解毒抗癌作用，应家属要求，允许加服少许壁虎粉治疗。服中元散两个月后，患者精神良好，大便趋于正常，饮食可，能接送孙子上学，为子女出摊经营。考虑病情及术后特殊性，嘱其坚持治疗半年，观察一年，情况基本良好。

积者积也，谓积病也积滞所成，与肠胃有密切的关系，食母生为啤酒哮母的干燥菌体，富含B族维生素，对消化不良有辅助作用，嚼服食母生对治疗胃肠道及其他消化系统肿瘤有一定辅助作用。

十四、乳病治下亦治中

乳房特指女性乳房，位于胸部两侧，一般呈椎形隆起，乳房是女性青春第二性征及成年特有的哺乳器官。

胎孕则经停，胎产则乳生，说明经、胎、产、乳气血同源。乳房在妊娠前后变化最明显，妊娠三个月后，小腹开始膨隆，乳房逐渐增大，乳头乳晕颜色随之加深，分娩以后，脾胃化生的精微，除保证供应母体的需要外，另一部分则随冲脉与阳明之气上行，化生乳汁以养胎儿，因此，哺乳期间，月经一般不潮。

乳房与胞宫有密切关系，经、胎、产、乳之间有生理交叉现象。从生理上讲，非妊娠期，血行胞宫，月事以时下而无乳；妊娠血行于下以养胎，无经也无乳；哺乳期，血行于上，有乳而无经。这种生理交叉现象与肝和卵巢的机能有着重要的关系。从病理角度讲，月经正常则不生乳疾，月经紊乱则乳疾丛生。

妇科与肝脏有密切关系，主要体现在：①疏理气机的作用。妇人多有情郁，郁则气滞，气滞则血瘀，经行不畅或月经紊乱。②肝调节气血的作用。

肝藏血并有调节作用，肝脏可根据人体各部生理需要的不同，进行适时适量的调节，从而达到经、产、胎、乳的需要。③肝不仅具有调节气血的作用，而且有调节卵巢机能的作用。卵巢激素对丘脑－腺垂体系统的负反馈作用，主要是作用在丘脑下部。丘脑下部－腺垂体系统对卵巢机能的调节和卵巢分泌性激素对丘脑下部－腺垂体系统的负反馈作用，构成了一对矛盾的两个方面。这两个方面互相联系，相互制约，调节着体内性激素的分泌和生殖机能的进行。女性的月经周期，就是这对矛盾运动的结果。肝脏对卵巢机能的影响就在于对这对矛盾统一体的调节。

气血失调是妇科最常见的发病机理。除了肝脏的调理作用外，脾脏也很重要，因为脾胃为气血生化之源，而妇人以血为贵，月经、胎孕、产育、哺乳都以血为用。血生于脾胃而调节于肝与卵巢，所以不仅妇科疾病责之肝脾，而且乳房疾病治疗时也应疏肝理脾，补脾泄肝，使气血生化之源足，气血运行柔和畅通，月经正常，乳房无恙。

乳房常见的疾病有乳房胀痛、乳腺炎、乳腺小叶增生、乳瘘、乳癌等。根据乳、经同源的原则乳房胀痛当理气通经，血气下行则乳房胀痛自消。下元主通，下元抗炎，故乳房胀痛、乳腺炎、乳腺小叶增生用下元散治疗，当然急性乳腺炎或急性乳腺炎化脓者需配合抗生素治疗或切开排脓。乳房肿瘤为积治中，应疏肝调经，软坚散结，中元散小柴胡汤疏理气机，以气为治，芍药、甘草软坚散结。乳癌一经发现即行乳癌根治术，术后用中元散调理，预防复发。

乳房虽与肝脾有密切关系，但其根本还在肾上。

（一）肾与肝脾

肾与肝脾之间的关系，除了水液代谢关系外，就是肾与肝脾的促进作用。肾与肝，肝藏血，肾藏精，肾精通过气化可以化生为血，而血亦能转化为精，肾精足则肝血旺，肝血旺肾精也就充盈。所以肝与肾的关系也就是血与精的关系。另外肝主疏泄，肾主封藏，两者存在着互相制约，互相调节的关系，肝的疏泄功能正常，肝血才能藏于肾而资助肾阴的再生；另一方面肝之所以保持正常的疏泄功能，又赖肾阴的涵养。疏泄与封藏相济，则肝血得养，肾精充盈，所以前人又“乙癸同源”“肝肾同治”的说法。

肾与脾的关系更为密切，肾为先天之本，脾为后天之本，脾的运化功能，必须得到肾阳（命门火）的温煦蒸化才能完成，张聿清说：“脾胃之腐化，尤赖肾中一点真阳蒸变，炉薪不息，釜爨方成。”唐荣川也说：“脾……体阴而用阳，不得命门之火以生土，则土寒不化，食少虚羸……”所以肾阳不足，就会影响脾的运化出现脾肾阳虚的症状，而见食少、腹胀、久泻不止等；反过来，肾藏先天之精，但需要后天脾胃水谷之精不断生化和充养。所以肾与脾的关系也就是先天与后天之间的关系，先天促先天，后天养后天。

（二）乳与宫通，气血交叉，乳从宫治

乳房是女性特有的性器官和哺乳器官。健康女子，一般到14岁左右，月经来潮，至49岁左右，月经闭止。期间一般一月一行，经量一般衡定。经行持续时间，大约3~7天，经色多为暗红色，开始时色淡，中间逐渐加深，以后又成淡红色，不凝结，无血块，不稀不稠，无特殊臭气。

乳房虽居于上，但与女子胞息息相通，可曰上宫。下宫为子宫，主胎孕；上宫为乳房，主哺育，二者共同完成生命的孕育。妇人以血为贵，“冲为血海”，“任为阴海”，任脉虽为妊养之本，然必须冲任气血旺盛，胞宫与乳房才能正常孕育。

乳房与子宫同本冲任，气血同源，原因在于冲为气血汇聚之所，而冲脉与足阳明胃会于气街受后天水谷精气之供养。任主一身之阴，凡精、血、津、液都属任脉总司，而脾胃为气血生化之源，胃气盛则冲任盛，胃气败则冲任弱。如《女科经论》引程若水说：“妇人经水与乳，俱由脾胃所生。”这也指出了脾胃在产生月经和孕育过程中的重要性。

既然妇人经水与乳，俱有脾胃气血所化生，又同本于冲任，这就决定了乳与宫通，气血交叉的生理特征。血走上而不走下，血走下而不走上。例如：妊娠期血聚于胞而养妊，哺乳期血走于上而生乳，俱不行经，谓血走于上而不走下；妊娠期、哺乳期之外，一月一行，按期来潮。至于49岁以后月经闭止而无乳，上下不通，乃是“七七任脉虚，太冲脉衰少，天癸竭，地道不通”所致。

女子月经，“任脉通，太冲脉盛，月事以时下”。但由于某种原因会发生月经不调，经行过度者，如月经先期、一月两行，甚或崩漏不止，虽行过度而仍下，乳不易生变；如经行不足，如月经后期、经量过少、经行瘀块，凡此种种，俱为血下不利，经行不畅必上逆于乳，而为乳房胀痛，或为乳癖。所以乳房疾病与经行不利有密切关系，乳从宫治就是补气行血，活血通经，使经气通畅，乳胀乳癖从月经而去。

（三）肾主生殖，与垂体－性腺有密切关系，宫从肾治

肾藏精，主生殖，发育。肾精是人体生命活动的物质基础。人的生殖能力和发育过程主要是由肾的精气所决定的。精贮藏于肾，气化生于精，所以肾脏所藏精气的盛衰，对人的生殖能力和生长发育起着决定性作用。人从幼年开始由于肾的精气逐步充盛，就有“齿更发长”的变化，发育到青春期的精气进一

步充盛，女十四岁左右，男十六岁左右，产生一种促进性机能成熟的“天癸”物质，于是男子就能产生精子，女性就按时排卵，出现月经，性机能逐渐成熟，而有生殖能力。待到老年肾的精气减弱，性机能和生殖能力随之减退而消失，形体也逐渐衰老。所以，人体的生殖能力和生长发育的过程，就是肾脏精气自然盛衰的反应。故《素问·上古天真论》说“丈夫八岁肾气实，发长齿更；二八肾气盛天癸至，精气溢泻，阴阳和，故能有子；三八肾气平均，筋骨劲强，故真牙生而长极……七八天癸竭，精少，肾脏衰，形体皆极；八八齿发去”，女子“二七而天癸至，任脉通，太冲脉盛，月事以时下，故有子……七七任脉虚，太冲脉衰少，天癸竭，地道不通，故行坏而无子也。”这突出反映了肾的精气在主持人体生长发育和生殖功能方面的作用。

现代研究证明，肾与内分泌尤其是垂体－皮质，垂体－性腺之间有直接关系。上海第一医学院在总结治疗无排卵性功能性子宫出血时，通过对尿17－羟含量的测定，发现与肾及肾上腺皮质有密切关系。功能性子宫出血及冠状动脉粥样硬化可用激素治疗，故认为肾虚除了可能与肾上腺皮质有关外，或与性腺机能有关，或与两者均有关系。广州军区总医院在探讨慢性痢疾的病因和治疗问题时，通过对53例患者的尿17－酮类固醇方面的测定，认为肾阳虚主要由于垂体而后才影响到肾上腺皮质及性腺等。但垂体还受制于更高的中枢，于是上海第一医学院又进行了能反映下丘脑功能状态的血11－羟昼夜节律测定，结果进一步提示肾阳虚具有下丘脑—垂体—肾上腺皮质系统功能紊乱情况。解放军155医院对青年、壮年、老年的尿17－酮类固醇含量进行测定，发现青年组＞壮年组＞老年组，说明垂体－肾上腺皮质系统和垂体－性腺系统的功能，随年龄的增长而逐渐衰减，这与中国医学认为人体生长发育和衰老与肾气的盛衰有关的理论相吻合的。

胞宫与其他脏腑，尤其是肝、脾、肾三脏息息相关。因经水由血所化，而五脏之中，肝藏血，脾统血又为营血生化之源，肾藏精主髓，血为精髓所化。他们分司着血液的生化、储藏、统摄、调节的重要作用，因此五脏安和，尤其是肝、脾、肾脏功能健旺，则血脉流畅，血海充盈，胞宫才能维持主月经和胎孕的正常功能。另一方面，肝肾的经脉又与冲任两脉相关联，冲脉起于气冲，与足少阴肾的经脉相并，挟脐上行；足厥阴肝的支脉上连目系，与任脉交会，故有“冲任两脉隶属于肝肾”之说。肝肾病变，会影响冲任，而冲任失调势必导致胞宫的功能失常，出现月经不调，所以妇科病治疗上十分重视调养肝肾。

（四）中元散补中寓收，下元散补中寓通

缺乳者血不上治中，乳胀者血不下治下，经后不升淤下而积，囊肿肌瘤

治中；经前不下淤上而积，乳癖胀痛治下。

中元散泻肝补脾，以焦白术为主补中气不足，白芍敛肝，儿茶止血，又佐柴胡升提，使下陷之气重返中宅，取东垣补中益气之意。凡漏下之症，崩漏带下当从脾治，因脾主升清，脾主统摄，使血下有度，不当下则不下，不当漏则不漏。哺乳期经停血走于上而生乳，剖腹产后损伤气血，纵不行经而乳也少，此时必大补脾气，升血于乳，方滋化汁之源。所以无论何种原因引起的乳汁减少、乳房下垂宜从中治。

相反，乳房胀痛则气血淤滞，血下不利。乳房胀痛虽然没有肿块，但多在经前或经期加重，反映了乳与宫通的机理。肾主生殖，生天癸而行经，肾气旺盛则月事以时下，经血畅通则乳房不胀。下元散补气活血通经，血下而抑乳，胀痛自然而消。

乳与宫通，血走上而不走下，走下不走上。经前盈余必下行胞宫，乳方不胀，不生癖积，经后胞宫余血复上回体中，子宫不致肌瘤，卵巢不致囊肿。故经前不下，乳癖胀痛治下，经后不回，囊肿肌瘤治中。乳与宫通，受肝与卵巢调节，故卵巢为中元脏器。

就乳房而言，上元散隆乳丰胸，中元散使血上于乳而化汁，下元散使血下于宫而治乳癖；就子宫而言，上元散促进内分泌，用于更年期、卵巢早衰、性冷淡；中元散主升回血，用于子宫肌瘤、卵巢囊肿；下元散下血抗炎，用于妇科炎症、行经不足。囊肿肌瘤，妇炎有积，先下后中，经期停服。有积而月事不来者，必使经来而后服中元散，皆缘下元抗炎，中元收经。

【病案举例】

乳病治下　乳房胀痛案

黄某，女，40岁，2002年8月16日诊。述近二年来乳房胀痛，平时胀痛轻微，每月经前胀痛厉害，疼痛侧重于乳根部，身上来后疼痛减轻，所以每月快到来月经的时候心里就害怕，本月又开始乳房胀痛，要求予以治疗，查双侧乳房外上方触之坚胀，但未触及明显肿块，舌淡，苔薄黄，脉弦。

诊断：乳房胀痛。

三元辨治：乳与宫通，乳胀治下，用下元散。

月经五天过去，药不停，继续服用下元散，使血气下行，乳不胀痛。服药一个月后，经来通畅，两乳胀显著减轻，为了巩固疗效和观察治疗，在忌食寒凉，保持心情舒畅的同时继续服用下元散一个月，再行经时乳不胀痛，停药观察几个月，疗效稳定。

乳病治中　产后无奶案

邢某，女，24岁，于2004年10月2日顺产一男婴，产后乳汁分泌不足，婴儿嗷嗷待哺，按老年人煎服鹿茸片、研服穿山甲，效果不甚理想，要求予以调理。

诊断：产后缺乳。

三元辨治：乳与宫通，缺乳治中，用中元散。

服中元散 20 天后，母乳明显增多，继服 20 天，停喂奶粉，母乳够吃，用药过程中未见对母婴有不良反应。

中元主收，胎动不安或易于流产者依此治疗。

十五、结核治上

结核为结核杆菌感染所致。临床上常见的有肺结核、胸膜结核、肠结核、骨结核、淋巴结核、肾结核等。

结核具有以下特点：

1. **具有传染病的某种性质**。如有一定的潜伏期，也可发低热，体质呈慢性消耗性病容。

2. **与肺原性感染有关系**。结核杆菌在侵犯人体时，多从上呼吸道感染，在肺部出现已知的或未知的的病灶感染。而这种感染也可能从肺经过而未被感染，亦可能肺部被感染而未被发现，随后由于自身的免疫力又自行钙化愈合。但无论如何结核的感染与肺有直接关系——无论肺部有没有可查证的病灶。

3. **结核感染广泛性**。结核感染可发生于除甲、头发以外身体的任何部位。

结核病在中医根据发病部位的不同有许多不同的病名，如痨病、痨瘵、虚劳、咯血、瘰疬、老鼠疮等，而辨证上多于气阴两虚。既然结核病属于虚劳范畴，说明有其固定的特征。清朝何炫在《虚劳心传》中指出："虚劳之证，无外邪相干，皆由内伤脏腑所致，如酒、色、思虑、劳倦，愤、伤其五脏，劳其精血。阴虚则生内热，而成虚劳之证。"说明虚劳之证的发生是首先产生了内伤，酒色伤肾，思虑劳倦伤脾，愤怒伤肝，总成气阴两虚。何氏治法有补肾水、培脾土、慎调摄等三大要法，着重益气养阴，恢复人体正气，使正盛邪退，结核病灶局限收敛，最后痊愈。上元散人参、麦冬、五味子乃《内外伤辨惑论》益气养阴之名方，人参补肺益气以生津为主，麦冬养阴清热以生津，五味子敛肺止汗而生津。三药合用，一补，一清，一敛，共成益气养阴，生津止渴，固表止汗之功，使气复津回，汗止而阴存。芍药、甘草更是酸甘化阴，助生脉散养阴生津。桂枝虽说阴虚火旺证忌用，但在大队阴柔之下也不为忌。况且桂枝有和营、通阳、利水、下气、行瘀、补中六大功效，而现代药理研究桂枝对人形结核杆菌有抑制作用。桂枝配芍药、甘草，调和营卫而不发汗，《伤寒论》桂枝汤反可守营阴，止出汗。如"太阳中风，阳浮而阴弱，阳浮者热自发，阴弱者汗自出，啬啬恶寒，淅淅恶风，翕翕发热，鼻鸣干呕者，桂枝汤主之”。

现代医学对结核病有特别的疗效。如链霉素、乙胺丁醇、利福平、雷米封等，对结核病的治疗，无论是中医还是西医，总疗程应在半年以上，这样才能有效控制结核病的复发。

【病案举例】

结核治上　肺结核空洞咳血案

赵某，女，49岁，于2004年3月2日。患者因患肺结核自带链霉素在门诊隔日注射一次，在注射近一个月后，询问其情况如何，回答仍然咳血，通过思想工作建议其中西医结合，在肌注链霉素，服用雷米封、乙胺丁醇、鱼肝油等抗结核药物的同时，加配中医中药，查舌红少苔，脉细。胸片示：两肺有结核灶，部分钙化，而且有空洞形成，形体消瘦。

诊断：结核治上，用上元散。

用药一周后咳血已经停止，在注射链霉素的同时，继续服用上元散，并在服用1~2个月时拍片复查。两个月后复查已没有明显的浸润病灶，两肺纹理增粗紊乱，空洞阴影模糊。自从加服上元散后病人精神明显好转，体重有所增加，一直未再出现咯血现象，病情得到有效控制，前后服用四个月，拍片复查空洞已不显影，除愈合钙化灶外，肺纹理仍显紊乱。

十六、颈椎治上，腰椎治下，四肢关节治风湿

颈椎病是颈椎的退行性变，因神经根或脊髓受压迫而出现症状，颈椎病有以下特点：颈椎病为颈椎骨关节肥大性脊髓病；好发于中年以上40~60岁者；有头、颈、臂、手等部位的神经根刺激症状如疼痛、麻木。中央型椎间盘脱出者可致脊髓受压而产生瘫痪。

颈椎病的基本病理变化是退行性变及椎骨的进行性增生。随年龄增长，髓核中的水分逐渐消失，变得弹性较差的纤维软骨，承受压力时可使椎间隙变窄和纤维环外突，这使上下椎体骨缘的骨膜外移，日久形成骨赘。椎间隙的变窄使椎间关节束松弛，极易发生由前向后滑脱，引起椎体的半脱位。椎间隙的狭窄又可使黄韧带松弛发生皱褶而突入椎管，当颈椎处于过伸位时，更易发生这种情况。以上情况的最终结果是椎管和椎间孔狭窄，脊椎神经根和脊椎及供应脊椎的血管遭到压迫，脊椎发生变性和缺血性损害。

临床上出现一侧颈背疼痛并向上肢和手部投射者多提示颈椎病的可能。例如疼痛放射至拇指者多属颈6神经根受累，疼痛放射至中、食指者，提示

颈7神经根受累。

颈动脉为锁骨下动脉分支中较粗大的一支，在前斜角肌内侧起至锁骨下动脉，向上穿第6至第1颈椎横突孔，经枕骨大孔入颅，营养脑和脊髓。而锁骨下动脉左侧起至主动脉弓，右侧起于无名动脉。主动脉是心脏的动脉主干，主动脉始于左心室，可分升主动脉、主动脉弓和降主动脉三段。主动脉弓发出三个分支，自右向左依次为无名动脉、左颈总动脉和左锁骨下动脉。无名动脉在右侧胸锁关节后面，分为右颈总动脉和右锁骨下动脉，其行程和分布均与左侧相同。

这样，颈椎通过"心脏—主动脉弓—椎动脉"优先获得营养，可谓近水楼台，虽然肾主骨生髓，但颈椎居上，颈椎病又主要以神经根症状及椎动脉供血不足为主证，故曰"颈椎治上"。颈后不适或头蒙而未向上肢投射者为压迫血管、椎动脉供血不足；颈痛或不痛而向上肢投射者为压迫神经。

腰椎病变包括腰椎间盘突出、腰椎骨质增生、腰椎骨关节肥大性马尾病变、腰椎管狭窄、马尾肿瘤、脊柱结核以及腰肌劳损、脊后韧带炎和肾虚腰疼等。

腰椎骨关节肥大性马尾病变、闭塞性动脉内膜炎、腰椎间盘突出和马尾肿瘤、脊柱结核、脊柱网膜炎等的区别以"间歇性跛行"为鉴别点。腰椎骨关节肥大性马尾病变有长期腰腿疼痛，伴位置性与运动性跛行，腰骶椎X线摄片示腰椎管前后径狭窄大于15mm；闭塞性动脉内膜炎可致间歇性跛行，但出现肢体远端皮肤苍白、发冷，腘足背动脉搏动消失，改变体位时疼痛没有缓解，腰骶椎照片无狭窄；腰椎间盘突出常只影响单个神经根，不伴有椎管的狭窄；马尾肿瘤、脊柱结核、脊柱网膜炎等皆可引起马尾神经的症状，但均无间歇性跛行的特点。

肾附于腰脊两侧，中生命门。赵献可说："命门即两肾各一寸五分之间，当一身之中，是为真君真主，乃一身之太极，无形可见，两肾之中是其安宅也。"正对脊后有命门穴在第2~3腰椎刺突之间。所以，腰椎先得命门滋养，使腰府气旺，动作灵活。另外，肾居腰窝之内，肾之水湿最易弊着于腰部，故阴虚水结，精不化气，命门火衰，卫不升动导致各种腰椎病变，所以说"腰椎治下"。

四肢关节指肩关节、膝关节、指关节的疼痛或肿胀，如肩周炎、类风湿性指关节炎、风湿性膝关节炎、膝关节积水等。

正常关节紧密而光滑，关节囊含有丰富的血管和淋巴管，能分泌少量滑液，以润滑关节面和滋养关节软骨，同时也有吸收作用。关节腔内组织液和淋巴细胞的吞噬作用与关节的致密性形成了关节的防卫屏障，为关节的抵抗力奠定了基础。平时关节腔密闭而呈负压，虽然对关节的稳定性有一定作用，但在关节受伤或寒邪侵袭关节时，这种负压的吸附作用使得关节易于受寒，特别是在睡眠时易外露部位肩关节、易侵冷水部位指关节、易吹风部位膝关节，从而形成关节肿疼。

现代医学将关节炎属于免疫风湿性疾病者分为风湿性关节炎和类风湿关节炎。风湿主要侵犯大关节，类风湿主要侵犯小关节，但临床上往往风湿与类风湿混合存在，治疗时不可纯粹地以风湿、类风湿区分。常用的治疗措施有非甾体抗炎药、激素、免疫抑制剂等。

四肢为脾所主，脾主运化水湿，脾虚会导致机体免疫力下降，在关节有受伤史或寒湿侵蚀关节时，会形成内外合湿，潴留关节，久留不去，营卫阻滞，引起关节痹痛。

《素问·痹论》说"风寒湿三气杂至合而为痹也"，说明了关节炎病因的混合性与复杂性。同时又说："五脏皆有所合，病久而不去者，内舍于其合也。故骨痹不已，复感于邪，内舍于肾；筋痹不已，复感于邪，内含于肝；脉痹不已，复感于邪，内舍于心；肌痹不已，复感于邪，内舍于脾；皮痹不已，复感于邪，内舍于肺。所谓痹者，各以其时重感于风寒湿之气也。"说明风湿日久不愈可累及内在脏腑，如形成类风湿血管炎、心脏损害、胸膜及肺损害、肾脏损害等，并且是脾虚湿盛，内在免疫力下降，又在适时的季节里反复感受风寒湿邪形成的。

关节炎病人在下雨来临前，常感到关节疼痛加剧，在季节交换、接近春分或秋分时，也会出现风湿症状。这是因为正常人在湿度增加，气压降低时，细胞内的液体渗出，尿量增加；当湿度降低，气压升高时，液体就潴留在体内的组织间隙中。这种液体的转移是机体细胞对外界环境发生变化时的一种适应手段。发炎的关节、病变的组织不能随天气的变化而排出液体，细胞内的压力高于周围正常组织，压力升高导致疼痛加剧和局部肿胀。

《金匮要略·水气病脉证并治第十四》："诸有水者，腰以下肿，当利小便；腰以上肿，当发汗乃愈。"风湿乃关节外水肿胀，故从下治，正所谓四肢关节治风湿。从病机上讲，因寒致痉、因痉致瘀、因瘀致肿、因肿致炎、因炎致痛，所以消除关节局部的水肿是治疗关节炎疼痛的关键，在外水治下的原则下，根据《金匮》水肿治则，上肢风湿，用开鬼门方，可配氯芬黄敏以汗之；下肢风湿，用下元散，可配氢氯噻嗪、螺内酯利之。外疼甚者顿服大剂量安乃近或头痛粉，内疼甚者肌注地米、静推速尿。

总之，颈椎治上以单侧风府穴以下项背疼痛或向前臂、手指投射为指征；腰椎治下以腰部疼痛或不痛，或向环跳穴、小腿外侧投射者为指征。肩、膝、指趾关节按风湿治疗。

【病案举例】

颈椎治上　上肢麻痛案

李某，男，56岁，2003年11月6日诊。述右侧颈部不适，素有颈椎骨刺，近来除了右颈外下方疼痛，症状向上肢投射，右上臂疼痛，右小指外侧麻木，从外观上皮色不变，未发现肌肉萎缩情况。

诊断：颈椎病。

三元辨治：颈椎治上，凡压迫神经则疼，压迫血管则麻。用上元散，并针刺风池及右上肢穴位。用药半月后，右上肢麻木明显减轻，偶尔还有疼痛。颈椎病是一种常见的慢性生理退化性疾病，服药当持之以恒，前后服药两个月，临床痊愈，随访半年尚未出现压迫症状，但颈椎仍有复发的可能。

外感项强在肌肉，解肌升津；颈椎作响或脖梗不适在椎体，上元主之，轻者用舒血宁、维生素 B_1、尼莫地平治疗；扭脖抬头即晕，或晕乎走路不稳在血管，其晕不甚，上元主之。突发头晕，血压不高，黑眩呕吐，为梅尼埃氏综合征，病在内耳，输液加下元散，或先下后上。晕为供血不足，晕配氟桂嗪；帕金森氏病与内耳性眩晕都涉及椎体外系，而帕金森氏发生在脑－脊通路上的黑质和纹状体，除震颤外，意识正常，上元散加苯海索；脑萎缩在小脑，有痴呆木讷、勾头嗜睡，甚或大小便失禁，用上元散配654－2片；对中风流涎或瘫痪大小便失禁者，中元收之，也配654－2片。654－2能改善脑梗塞头痛，但输用较大量654－2易引起脸红尿闭、口干眼昏，使病人产生误解着急，故脑部输用川芎嗪更适宜。

腰椎治下　腰椎间盘突出案

朱某，男，41岁，2002年6月2日诊。述患腰椎间盘突出症两年，右小腿外侧至足跟部有放射痛，时轻时重，不断到按摩医院推拿按摩，一周前因搬电视机引发腰腿痛，按摩吃药而不效，查腰后髂嵴连线腰椎右侧有压痛，CT证实第4~5腰椎间盘突出。

诊断：腰椎间盘突出症。

三元辨治：腰椎治下，用下元散。腰腿痛明显时可临时配用氢氯噻嗪、螺内酯、安络痛、吡罗昔康，并适当进行牵引，针刺同侧、拔罐对侧，促使椎间盘回复。

西药配服5天，牵引10天，10天后腰腿疼痛明显缓解，并能正常行走，只是不能负重。

为了杜绝频繁复发，嘱其坚持治疗2~3个疗程，停药后随访一年未见复发。腰椎骨质增生引起的腰腿痛也按腰椎治下处理。

腰椎治下治疗得当可以有效缓解和解决腰腿痛的症状和复发，取得持久而稳定的效果，但无论如何都不可能彻底使骨刺消失和使椎间盘完全回复，但通过较长时间的治疗可以达到使骨刺变得圆钝、使椎间盘有所回复，从而减轻对神经、血管的压迫和刺激。

《金匮》言腰以上肿汗之，腰以上肿利之，利在小便；类推之，腰以上痛汗之，腰以下痛利之，利在大便。故急性腰扭伤、突发腰椎间盘突出、急腹症疼痛等可用净府丸泻之。临床上大外伤腰椎骨折可引发大便不通，从反面印证了“通”治腰痛的正确性。

腰椎治下　坐骨神经痛案

王某，女，46岁，2003年5月18日诊。述左臂外侧及股外侧牵掣疼痛，行走不利两个月，腰椎拍片正常，曾按风湿疼痛治疗，效果不著。

诊断：坐骨神经根炎。

三元辨治：腰椎治下，用下元散，配合庆大霉素、曲克芦丁、地塞米松输液一周。

通过输液治疗，病情以明显减轻，为了标本兼治，嘱其坚持服用一个疗程（30天）下元散巩固治疗，治愈后随访一年未再复发。

腰椎压迫神经引起的坐骨神经痛参照本法治疗。

四肢关节治风湿　指趾风湿疼痛案

李某，男，65岁，2005年3月20日诊。原有头晕、心脏病，经治疗均趋于稳定，但最近不知什么原因，双手指关节疼痛，以右中指掌指关节痛甚，足趾稍有疼痛。服消炎痛、当归片、安络痛、泼泥松有所缓解，但停药后又痛。在医院查类风湿因子阳性。

诊断：指趾风湿疼痛。

三元辨治：四肢关节治风湿；水治下，用下元散，配合中药外洗。肿痛严重者，可临时加服净府丸。

上肢风湿多发于肩、指关节，下肢风湿多发生于膝、趾关节。上肢肘、腕关节，下肢胯、踝关节则少发生风湿疼痛。指、趾末端，容易洗冷，膝关节则易行车迎风，故易致风湿。风寒侵扰关节，则关节液停滞为水，肿胀发炎，形成风湿。下元散补气活血、温经散寒、利水水肿，如配合适当的外治法，定能使关节早日康复。风湿者，当从内化，佐以外治。关节痛外洗方：川乌30克、草乌30克、丹参30克、鸡血藤30克、牛膝10克、柳树枝一把。

服下元散并配合少量西药，一周后手指关节已不痛，但考虑非甾体类药物的不稳定性，下元散需服用一段时间，以稳定疗效，前后服用两个月后停药，嘱其手足禁洗凉水，观察随访，半年来未再痛。

消炎痛1片、安络痛2片、当归片4片、泼尼松2片，用于四肢关节风湿疼痛及外伤痛；盐酸氟桂利嗪1粒、大黄碳酸氢钠片3片、谷维素2片、维生素 B_1 2片用于颈背肌肉疼痛。

十七、风治表，寒治上，湿治中，水治下

风为向导，寒为伤，湿与水为病理产物。而依据病理所偏和发病阶段的不同，临床症状也各有差异，辨证施治，各有不同。

风治表为感冒，开鬼门、去菀陈莝。六淫之中风为首，《素问·风论》说“风者，百病之长”、“善行而数变”、“至其变化，乃为他病也”。风邪不能独伤人，必携寒热而为病。素体阳虚，风邪侵入人体后，风从寒化，表现出阴性症状，《内经》称为“寒中”，相当于《伤寒论》之“伤寒”；如其人素体阳盛，风邪稽留人体，不得外出，风从热化，表现出阳性症状，《内经》称为“热中”，相当于《伤寒论》之“中风”。《伤寒论》根据《内经》寒中、热中的理论把外感病分为阴阳两大证型，开篇即言：“病有发热恶寒者，发于阳也；无热恶寒者，发于阴也……”风病发于阳也为太阳中风（表虚）证：“太阳病，发热，汗出，恶风，脉缓者，名为中风。”发于阴者为太阳伤寒（表实）证：“太阳病，已发热，或未发热，必恶寒，体痛，呕逆，脉阴阳俱紧者，名为伤寒。”

伤于风者，上先受之。上者头与上半身也。

风邪侵害入人体之路径，一走毛孔，为肺所主；一走风府之俞，为太阳所主。太阳为六经之首，统摄营养，主一身之表，以固护于外，故为诸经之藩篱。外邪侵袭人体，太阳首当其冲，以致营卫不和，卫外失职，故出现恶寒发热、汗出恶风、头痛项强、脉浮等，此为太阳病的主要脉证。《素问·风论》说：“风气与太阳俱入，行诸脉俞，散于分肉之间，与卫气相干，其道不利……”意思是说，风邪与太阳经脉合并侵入体内，行于背部的五脏六腑的俞穴，散布全身的肌腠之里，与卫气相搏结，营卫不调，而成风病：其中包括《伤寒论》中风、伤寒在内的外感疾病，俗成感冒；也包括风入脏腑背俞而形成的头风头痛、项背强痛、肌肤疮疡等杂病。

“在皮者，汗之可也”。仲景对太阳中风、太阳伤寒分别采用桂枝汤解肌祛风、调和营卫和麻黄汤发汗解表、宣肺平喘，使风邪得除，营卫协和。《素问·痹论》在谈到营卫时说：“荣者，水谷之精气也，和调于五藏，洒沉于六府，乃能入于脉也，故循脉上下，贯五藏，络六府也。卫者，水谷之悍气也，其气慓疾滑利，不能入于脉也，故循皮肤之中，分肉之间，熏于肓膜，散于胸膜。逆其气则病，从其气则愈。”意思是说，若逆营卫二气的正常运行，就会生病；只要顺其气，病就会痊愈。所以说，风治表，适当发汗以调营卫。

寒治上为荨麻疹，为怕寒，上元散主之。风寒入经而稽迟，泣而不行。

风性开泄，寒主闭塞，塞闭则阳郁不展，郁而生热，表寒里热，热郁为患。寒从内伤，由乎冷食；寒从外伤，由乎风寒，这里的寒主要指经脉之寒，心主血脉，经脉之寒，易伤心阳；肺主皮毛，皮毛之寒，易伤肺气。张仲岳说："背俞，五脏俞也，皆足太阳经穴。太阳之脉循膂，当心入散，上出于项，故寒气客之，则脉涩血虚，为背与心相引而痛，因其俞注于心也。"所以说寒从上治。

荨麻疹风团与鼻炎流涕皆为表寒里热，对冷空气均具有一定的过敏性质，犹如天气变化，荨麻疹风团似云，鼻炎流涕似雨，也以冷热相遇形成。内热宜清，外寒宜散，并需给予一定的抗过敏治疗，故用上元散主开宣散，大黄碳酸氢钠片清其内热，扑尔敏抗其过敏。此二者名异质同，治法一致。鼻炎从上，荨麻疹从上辅鬼门散剂。

风寒为病，经输不利，玄府不通，表气闭则里气不和，里气者肝胆脾胃也。肝脾不和，气机不利，运化失职，"诸湿肿满皆属于脾"。内湿生于脾，外湿生于潮，同气相求，内湿盛必易招致外湿。假令脾健，纵有外湿也能随气而化，而不致滞留；如果脾虚，水湿不化，内则濡泄，外则形成皮肤疾患。水蓄地下，湿潮地表。许多变应性皮肤病以及无表证的长期低热与湿邪有密切的关系，简言之，过敏与脾虚湿盛有直接关系。湿生于脾，热生于肝和胃，许多皮肤疾患在使用凉血祛风止痒效果不好时当从肝脾治疗，这就是所谓"肠胃型"。如慢性湿疹用中元散泻肝补脾，健脾化湿，并适当加用扑尔敏以抗过敏；无表证的长期低热则为风去湿存，留恋不去，或慢病阴亏、日晡潮热。风去湿存无他症者，用中元散。

风邪不能独伤人，其伤人也，必携寒，湿又乃风寒伤人之产物也。《素问·痹论》："风寒湿三气杂至，合而为痹也。其风胜者为痹，寒胜者为痛痹，湿盛者为着痹也。"说明风、寒、湿邪常常参合为病，单纯的风证是少见的，常常是风寒侵袭人体而为表证，而后变为心肺之病；风与湿侵袭人体常常滞留皮肤而为皮肤疾患。

脾虚湿盛，肾虚水停。湿与水俱为津液所化，《素问·太阴阳明论》"脾为胃行其津液"，脾主运化，包括运化水谷精微和运化水湿两个方面。脾虚水湿不化则机体组织处于潮湿的环境，内湿则身体滞重，呕恶反酸，湿则产生变应性皮肤疾患。肾接受心肺通调肃降之血液，过滤为尿，如肾虚失于气化，废水下行不利，蓄而为饮、为水。所以说湿乃正常津液滞涩所变生，湿性黏滞，阻碍气机；水乃余水排泄不利所致，一些代谢废物也同时排泄不畅，随水而停，所以停水带有一定毒性，如尿毒症。

湿潮于表易露，水蕴于下不可见。所谓不可见者，说水常停于关节腔道内，如胸腔积水、腹水、盆腔积液、肾积水、输卵管积水、脑积水、青光眼、眼压高等等。

肾为水脏，是水液代谢的主要脏器。脾肾阳虚，气化功能失常，常常可引起小便不利、水液泛滥、积水停饮水肿等病证。如肾炎水肿、关节炎、风湿腰腿痛等，所以说水治下从肾。

总之，风治表，谓外感为肺症从表治疗；寒治上，谓荨麻疹、背膂强痛为心症从上治疗；湿治中，谓湿疹为脾湿从中治疗；水治下，谓关节炎为肾症从下治疗。水分内水、外水，内水治中在脾胃，外水治下重在肾。外水包括面目下肢浮肿，内水包括胸、腹、盆腔积液，只不过按照腰以上肿发汗，腰以下肿利尿的办法，胸水用中元散，盆腔积液用下元散，中、下元散俱有白术，正合《金匮要略》："里水，越婢加术汤主之。"大水穿刺，小水各从其治。

脸肿在心，脚肿在肾，肾肿甚者脸也肿，腹水甚者脚也肿。

【病案举例】

风治表　感冒久不愈案

陈某，女，56岁，2004年4月9日诊。述感冒将近二个月，输液半个月，但始终觉得身困乏力，低热怕冷，见风流泪，食欲差，体重明显下降。查脉浮略数，舌苔黄厚，肺部无明显啰音，化验血象不高。

诊断：感冒后遗症。

三元辨治：风治表，用开鬼门、去菀陈莝煎剂。

有一份恶寒便有一份表证，有一份发热便有一份炎症。配合链霉素、柴胡、氨基比林肌注。3天后病人感觉身上清爽，恶风怕冷消失，已有食欲。停注针剂，继服中药3剂而愈。

感冒流涕明显，喉又不痛者，不用激素并肌注柴胡、氨基比林收之；一般输用头孢唑啉钠，特殊情况用青霉素，咳者加用阿米卡星，鼻塞者加用维生素C，只有喉痛可少加地塞米松。

寒治上　顽固性荨麻疹案

欧阳某某，女，40岁，2004年9月27日诊。一年多来身上经常起风团瘙痒，起落无定时，但一见风或变化多，夜间起为多，起时遍及全身，连头皮都瘙痒，起初肌注维丁胶性钙针、地塞米松见效，以后肌注也不起作用，甚是苦恼，也曾服中药汤剂，却未能治住。查舌脉无大异常。

诊断：顽固性荨麻疹。

三元辨治：寒治上，用上元辅方鬼门方。

鬼门方配合抗过敏治疗，具体方法是：10% GS 100ml + 葡萄糖酸钙2支快速静滴，一天一次，并口服开鬼门方，一天一剂。经过半个月治疗，荨麻疹皮损基本不起。依上法治疗一个月停药观察半年未见复发。忌食辛辣、鸡、鱼。

临时性过敏用氢氯噻嗪、螺内酯、泼尼松、扑尔敏，顽固性长时过敏性疾病如顽固性荨麻疹静推葡萄糖酸钙并口服鬼门方。五六月小儿身上起痒疙瘩，每晚服两片氯芬黄敏片即愈。

对于严重性瘙痒性疾病，青壮年气热为过敏，如过敏性皮炎、荨麻疹；老年人气衰为血虚风燥，如老年性皮肤瘙痒症。严重过敏者静推葡萄糖酸钙3~5天，老年性皮肤瘙痒打当归针、维生素 B_{12} 针一周或口服大黄碳酸氢钠1片、消炎利胆片4片。

对于长期反复发作的顽固性皮肤瘙痒、荨麻疹（包括皮肤划痕症）按过敏治疗多方不愈者，接诊时切忌重蹈覆辙，应考虑血液炎症的可能，最好输用青霉素并改善微循环（生理盐水+青霉素1200万U；5% GS250ml+庆大霉素3支+维脑路通4支+辅酶A针1支+地塞米松5mg）。病史多有反复感冒、低热史或病史不明，症状除全身性皮肤瘙痒外，细小皮疹多发生在两肩胛间，两臂臑外侧及面部，往往使用制剂、强的松、扑尔敏、钙剂等治一治不痒了，停了又反复，拉锯缠绵，束手无策，由于缺乏喉疼、低热，医患俱不考虑炎症倾向。有时咽喉感染是某些五官及皮肤疾患的初始原因，如中耳炎、牛皮癣。

色素性荨麻疹因属持续性色素疹并瘙痒，不具备内热外寒发病的特点，故从下不从上，下元散可减退色素荨麻疹的形成。

皮肤瘙痒症案

徐某，女，23岁，2007年5月诊。述患皮肤瘙痒2年，皮肤起小红点，搔抓更甚，影响休息，非常苦恼，按过敏治疗多有反复，单服鬼门散也未根除，后又感冒，只是症状不甚，不愿打针。嘱其冲服小儿氨酚黄那敏颗粒3包、阿加酚散1包。连服两次，半月后又感冒来诊，述皮肤瘙痒已好。说明了疏通毛孔治疗皮肤瘙痒的重要性。

临时过敏可打过敏针（维丁胶性钙、维生素 B_{12}、地塞米松）、口服抗过敏方（氢氯噻嗪、螺内酯、泼尼松、马来酸氯苯那敏）；反复过敏用上辅鬼门散，并口服小儿氨酚黄那敏颗粒、阿加酚散。

顽固性、反复性过敏性疾患及皮肤瘙痒症治疗的关键在于疏通毛孔而不再单纯地抗过敏治疗，疏通毛孔最简单的办法是使用鬼门散之前肌注氨基比林2支，并冲服小儿氨酚黄那敏颗粒3包、阿加酚散1包。

寒治上　脐周冷痛案

于某，男，52岁，2005年6月11日诊。述肚脐不能受凉2年，纵使夏天，晚上睡觉也得盖住肚子，否则肚子见风凉则不适。自觉脐周凉痛，无腹泻，口干苦，白天无上述症状。经常胃热，能饮食，做过胆囊切除术。查脉弦紧，舌苔薄黄，舌边尖暗。

诊断：小肠冷痛。

初辨错误：胆胃下；小肠属胃；中下治下，用下元散。服下元散一周，反觉胃中不适，脐周照样凉痛，病人来诊，重新辨治。

再行辨治：胆胃治下错误一：胆已切除，且无上腹撑胀；错误二：虽有胆胃治下之说，但逆者治下，此例并无反酸烧心，且能饮食，又无腹泻，故弃而从上。

三元辨治：寒治上，用上元散。寒必从毛孔出，故凡具有自觉怕凉症状者，可先肌注氨基比林3支、地塞米松5mg；并服上元散。

此次服药平稳，感觉颇有效果，20天后述脐周已不怕风凉，偶食冰激凌也没事，只是还有口苦，嘱其严忌生冷，继服上元散20天巩固疗效，停药后未见异常。

脐周绕痛为小肠有寒气，用上元散；脐左及左下结肠疼痛视其痛泻轻重用下元散或中元散。

寒治上　两臂怕凉案

张某，男，35岁，2004年6月3日诊。述四肢怕凉，风吹有酸痛感五六年。缘自以前开豆腐店湿凉水，后又卖日杂，来回进货，骑摩托车风吹。中间也曾就医，俱按风湿治疗效不持久。舌质淡红，苔薄白，脉沉细。

诊断：四肢怕凉。

三元辨治：寒治上，用上元散。

四肢怕凉为毛孔处于闭合不全状态（半闭合状态），门户不严，虚邪贼风，自由出入。先用氨基比林、地塞米松散之，后用上元散益气、调合营卫，使毛孔开合有度。

患者述自从四肢凉痛以来，性欲减退，乏力。养生调理从上，也当用上元散。服药半个月疗效显著，四肢特别是两上臂已不觉怕冷，又服半个月停药，随访一年未再复发。

湿治中　下肢顽固性湿疹案

王某，女，48岁，2004年4月2日诊。述连续3年来，两小腿外侧对称性发生丘疹渗出，春夏发生，冬季减轻。2004年开春草芽发时，右小腿外侧老皮损处又向外鼓起小疱，瘙痒。查两小腿近下1/3处各有一处2cm×3cm处皮肤暗紫处，以右侧为明显，右侧局部已有渗出。舌淡有齿痕，苔薄白腻，其他正常。

诊断：慢性湿疹。

三元辨治：湿治中，用中元散；湿疹为变应性疾病，当配合抗过敏治疗：氢氯噻嗪、螺内酯、泼尼松、扑尔敏，一天二服。

一周后观察皮损已开始回落，无渗出迹象，继续正常服药。20天后皮损明显消退，局部有色素沉着，停过敏方继续用中元散治疗20天，因有中元散健胃渗湿，杜绝湿源，故在抗过敏治疗停用后，未发现明显反跳现象。

湿疹和癣菌疹有时很难区别，除汗疱疹外，手足部湿疹和癣疹在没有明显渗出时可配服灰黄霉素。体部湿疹与癣疹易于区分，体癣通常有边缘疹和中心退行性变，而湿疹正好易于中心性渗出。

湿邪是产生变态反应性疾病的主要因素，而外寒内热、津液郁滞又是产生皮肤湿邪的根本原因。瘙痒是变态反应性疾病的主要症状，故在治疗以瘙痒为特征的过敏性疾病如荨麻疹、湿疹、银屑病、神经性皮炎、眼面过敏性水肿等，一般属于外寒内热，所治必先用承气泻其内热后用三元散加抗过敏方治疗。

湿疹有多种情形，好发于皱褶隐蔽处。阴囊湿疹从肾治下，肛周湿疹从肠治中，二阴湿疹齐发者按肾司二便从下治住，后从中收功，故前潮从下，后湿从中，局部汗出可用复方苦参水杨酸散40克，乌洛托品20片，掺研外扑，既止痒又止汗。单额头脂溢性皮炎或单下颌湿疹有认为青春痘，而按痘用黛维散不效者，也改用下元散治疗。青春痘和黄褐斑多起于鼻之两侧，斑起额头、眉上者为色素沉着，痘起额头、下颌者为脂溢性皮炎或湿疹，治略有异，无辨不效。

湿治中　日晡低热案

李某，男，38岁，2005年8月10日诊。自觉低热四五年，行各种检查未明原因，曾输用阿奇霉素、青霉素、先锋等多种抗生素未果。每天下午到太阳快落山时体温会波动到37~37.3℃之间，自觉低热时两眼干涩，由于低热，这几年感觉身困乏力，其他无明显病疾，饮食正常。

诊断：不明原因低热。

三元辨治：风去湿存，湿治中，用中元散。凡成人高热反复，低热长时间不退者，可配服消炎痛；规律性比较强的发热可适当注射奎宁，纵然血液中查不到疟原虫。

服中元散20天后，定时测量体温，未再出现低热，饮食正常，又服药20天停药，嘱其少饮酒，远房事，随访3个月未再复发。

低热为感冒后遗症者应鼻塞与咳嗽并存，否则治湿从中。感冒后遗症低热用上元辅方鬼门方。

外水治下　膝关节风湿疼痛案

孟某，男44岁，2004年9月6日诊。述2004年夏天扇电扇导致右膝关节痛，起初不甚，未做治疗，秋凉以后，发现肿痛加剧，上下楼感觉明显，故要求治疗，饮食正常，苔稍腻。

诊断：膝关节炎。

三元辨治：①根据腰以上痛汗之，用上元散配氯芬黄敏片；腰以下痛利之，用下元散配氢氯噻嗪、螺内酯。②外水治下，下元散行外水，用下元散。③针刺双膝眼及髌前韧带，针灸膝关节要比肩周炎的疗效好。④疼痛严重者可临时配用消炎痛、当归片、安络痛、泼尼松，疼痛顽固者可酌情配合泼尼松龙、普鲁卡因局部封闭。

用下元散配氢氯噻嗪、螺内酯治疗一周，膝关节明显减轻。后单服下元散调理治疗，一个月后关节活动自如能正常行走。由于氢氯噻嗪的速尿排钾作用，易引起心跳、乏力、拘挛抽筋，故不可单独使用。

关节积液或化脓者可行穿刺；关节急性红、肿、热、痛者，可先行选择抗生素治疗。而后用下元散巩固治疗，杜绝复发。

由于药物规格多以成人单次剂量为基本单位（片或支），如果按一日两次的治疗量整合，静脉给药一般以2支为准，并注意配伍禁忌，如青霉素、庆大霉素、维生素K、氨茶碱都不能与维生素C合用。疼痛性疾病包括外伤，由于肿痛部的水钠潴留应尽量避免输用地塞米松，以免停用后反弹加重，在消炎的同时，可使用某种解痉止痛作用的维生素K、654－2等（维生素K配二羟丙茶碱解痉平喘、维生K配酚磺乙胺协同止血）。

外水治下　足跟疼痛案

李某，男，43岁，2004年9月5日诊。述足跟疼痛2个月，以右足为重，拍片未见异常，醋疗只稍有好转，曾服汤药效果不著。

诊断：足跟疼痛。

三元辨治：肾主骨，水治下，用下元散；足跟痛为气虚湿流用升麻，升麻10克，大枣七枚，水煎服，连服五天，不愈再服。

煎服升一周，服下元散一个月而愈。

凡四肢关节、颈、肩、腰、腿痛，贵在休养为主，少量的活动是允许的，但强化锻炼、过度活动不利于疾病的早日康复。瘫痪、骨折愈合期、石膏固定解除后除外。

十八、经行过度治中，经行不足治下

凡是月经的周期或经量出现异常者，称为月经不调。如《妇科玉尺》云："经贵如期，若来时或前或后，或多或少，或月二三至，或数月一至，皆为不调。"所以月经不调有以月经周期改变为主的月经先期、月经后期、月经先后无定期、经期延长和以经量改变为主的月经过多、月经过少等。这里讨论的主要的是以月经先期、经期延长、崩漏为主要症状的经行过度和以月经后期、乳癖胀痛、黄褐班为主要特征的经行不足。

经行过度责之肝脾，多由血热迫血妄行，或气虚不能统摄冲任所致。妇科为肝—卵巢所主，但受脾肾的影响。情志抑制，肝郁化火；或素体阳盛，过食辛烈助阳之品，阳亢似火，迫血妄行，此生于肝强。饮食失节，或劳倦过度，损伤脾气，以致脾虚气弱，统摄无权，冲任不固，而致经行过度，崩漏不止，此生于脾弱，中元散主之，小柴胡疏肝解郁，清其源；白术、儿茶健脾益气，固其本。《景岳全书·妇人规》：“先期而至，虽曰有火，若虚而挟火，则所重在虚，治当养营安血为主。”故经行过度治重在脾，所言中焦主升，即指脾的统摄与升提作用。总言先期量多为实，在肝；漏下不止为虚，在脾。

经行不足责之于肾。虚者，机体营血不足，血海空虚，不能按时满溢；实者，经脉不通，冲任受阻，气血运行不畅，因而后期。经行之际，过食生冷，或冒雨涉水，感受寒邪，血为寒凝；流产剖宫，恶露未尽，瘀血内停，寒凝血瘀，运行不畅，故痛经量少，血下不利。乳与宫通，血当下而不下，加之气郁不宣，日久乳气不下，滋生癖块，或经来胀痛，故乳房胀痛当从下治，以下焦主通故也，此生于实寒。或因素体阳虚，阳虚生内寒，寒则脏腑气机不行，影响血的形成，冲任血虚，血海不能按时满盈，则属虚寒后期。《景岳全书·妇人规》：“凡血寒者，经必后期而至。然血何以寒？亦惟阳气不足，则寒从中生而生化失期，是即所谓寒也。”肾主命门，以阳为事，肾阳不足，命门火衰则宫寒，寒则宫血不行，行亦不利，故曰经行不足者，以月经量少迟后瘀暗为症，总属于寒。乳病以调经为主。

曾来而又中断，达三个月以上者，称为继发性闭经。痛经为实，闭经为虚。实由乎瘀，瘀治下，用下元散；闭由乎少，用上元散，主卵巢早衰或分泌不足，也主女性更年期和性冷淡。

【病案举例】

行经过度治中　一月二行案

邢某，女，28岁，2003年6月4日诊。述从2003年5月起，一个月来两次，5月24日来一次，量可，经行3天，才过10天，身上又见红。患者恐生病变，要求治疗。查舌淡，苔薄黄，脉弦细。

诊断：月经一月二行。

三元辨治：经行过度治中，用中元散。嘱其忌食生冷。必要时可将环去掉。前后服中元散40天，6月26日经来正常，未再发生一月二行情况，嘱其劳逸结合，节制房事，少食炙煿煎炸。

环位不正或老化引起的淋沥出血依“行经过度、漏下治脾”治疗。产后恶露未尽或人流、药流后淋沥不断者用中元散收之。

注：胎儿娩出后，胞宫内遗留的余血浊液，叫做“恶露”。正常恶露，一般在产后三周左右干净。如超过这段时间，仍淋沥不断者，称“恶露不绝”，又叫“恶露不净”或称“恶露不止”、“恶露未尽”。

行经不足治下　月经量少案

李某，女，24岁，2005年3月16日诊。述近几个月，经来量少，一天即过，腹也不痛，究其原因，自述与失恋生气有关，要求予以处理，舌淡红，苔薄，脉细弦。

诊断：月经量少。

三元辨治：行经不足治下，用下元散。

前后调理一个月，下次月经正常，经量增多，嘱其少食生冷，保持心情舒畅。

月经提前，反乳胀量少，治少从下，按行经不足论处。经量极少，一天即过者按闭经处理，从上治，下元散治行经不足局限于经期大致3~5天的月经量少、经下不利或痛经、月经错后。

凡育龄妇女月经延后不来，决不能以脉定孕，必须以现代检测为佐证，方可注射黄体酮。黄体酮只适于经行不足，不主张用于流产与功血。先兆流产、习惯性流产、功能性子宫出血用中元散。切忌不检测就用黄体酮，偶发流产纠纷。

就妇科而言，维生素E能促进排经，维生素C能促进止血，故经行不足、量少闭经可配服维生素E，经行过度、崩漏淋沥可配服维生素C。

经行不足治下　痛经案

李某，女，22岁，2002年6月17日诊。患者述平素身体健康，只是额颞部时不时起毒疖脓肿，而且每月经前或经来前两天小腹痛甚，影响正常工作，月经过后则健康如初，平素饮食正常，食凉不多，舌尖红，苔薄白，脉弦细。来诊时正值经期，小腹疼痛，面色苍白，表情痛苦。

诊断：痛经。

三元辨治：痛经乃宫寒经血不利所致，下元主通，用下元散。因其痛甚，先用氨基比林2支，安定1/2支肌注，以解痉止痛，注射后让病人喝杯热茶卧床休息一会痛解，即时开始服用下元散，连续服用一个月至下次月经来，未出现明显腹痛，嘱其以后在经前或经期忌食寒凉。

头痛、痛经等内在性疼痛需要适当给予镇静，用氨基比林2支，安定1/2支解之；颈、肩、腰、腿痛等外在性疼痛需适当地发散，用氨基比林2支、地塞米松5mg解之。

十九、萎治中，缩治上，肥大治下

萎者萎弱之意，软而不变小也。如肌肉萎弱、足软无力。一旦小腿腓肠肌、大小鱼际萎缩为难治。脾主肌肉，中元主升。脾虚则气虚，湿流则肌肉沉重。

《医述》引《内经》语：帝曰：论言治萎者，独取阳明何也？岐伯曰：阳明者，五脏六腑之海，主润宗筋，宗筋主束骨而利机关也。冲脉者，经脉之海也，主渗灌溪谷，与阳明合于宗筋，阳明总宗筋之会，会于气街，而阳明为之长，皆属于带脉，而络于督脉，故阳明虚，则宗筋纵，带脉不利，故足萎不用也。因于湿，首如裹。湿热不攘，大筋软短，小筋弛长，软短为拘，弛长为痿。由此可以看出脾虚不能为胃行其津液，阳明湿热，而为痿证。

《冯氏锦囊》："言治痿独取阳明，非谓阳明之虚而补也。良有火邪伏于胃中，则阳明实矣，阳明实则饮食日倍，形体日肥，足反废而难步。岂阳明气旺，但能受食，而不能强束骨乎？此乃火邪伏于胃中，止可杀谷，而不能运化精微以生津布液，灌溉百骸，所谓壮火食气。胃热消谷善饥，故《内经》不言补而言取者，取去阳明所伏之火邪，则湿热清筋骨强，而痿自起矣。"火郁发之，中元散以小柴胡汤为底，去胃中伏火。

张路玉说："痿证病因，虽曰不一，大都起于阳明。湿热内蕴，则肺受热乘而日槁，脾受湿淫而日溢，遂成上枯下湿之候。举世靡不以肾虚为事，至于阳明湿热，从无齿及之者。或云：痿病既属湿热，何古方多用辛热而愈者？殊不知湿热沉滞既久，非借辛热之力，不能开通经隧，原非肾脏虚寒而设也。若真阳未衰，概行温补而不知清热渗湿，能无反助湿热之患耶？"三元方以寒立论，主行温补，中元散温药大半，温补使气复，渗湿而热清。

缩指脏体干瘪而缩小也，主指脑萎缩。脑萎缩除年龄因素外，一般是由阴血亏虚，或由于颈椎病长期压迫椎动脉，致脑供血不足，久而久之脑组织体缺乏滋养而发生萎缩，正如之木，水浸则胀，燥则干缩，上元散阴药大半，并主颈椎，故采取萎治中、缩治上的办法应有疗效。心脑为一体，并为治疗。

脑萎缩多并发老年性痴呆，神情淡漠、走路不稳、勾头嗜睡等症状，与脑血管意外所引起的中风偏瘫有所区别。脑萎缩为阴亏下病治上，症偏虚，虚在血，血不养脑；脑血栓、脑梗死为阳虚上病治下，症偏实，实在水，水阻脉络。

肥大性疾病是与萎缩性疾病相对应的疾病。这里主指前列腺炎及前列腺肥大，某些脑血管意外在出现脑细胞水肿时也相当于脑组织肥大，所谓的

“脑病治下”、“水治下”、“肥大治下”，是谓肾主髓，上通于脑，命门温则脑络通，命门衰则脑络塞。

前列腺为男性附属腺，位于尿道两侧，年轻时随性腺的发育而增长，平均在24岁左右达到顶峰，老年则逐渐退化。有时前列腺会发炎，小便时有坠胀感或阴茎根部有不适感，如其中结缔组织增生，则会产生病理性前列腺肥大。前列腺正常的退化是不需要治疗的，而前列腺增生肥大明显时会产生小便点沥、有尿不净感，甚至压迫尿道出现尿闭、尿潴留。在出现尿潴留时需先行导尿。

肥大性脊柱炎按肾主骨，“肥大治下”治疗。

【病案举例】

萎治中　面神经麻痹案

宋某，男，43岁，2005年5月20日诊。述因天热在办公室开空调。后发生右侧面瘫，口向左歪斜，言语感到含糊，左口角流涎，左肢体无恙，测血压不高，头不晕、饭量可以，舌淡红、苔薄白，脉弦而略浮。有视网膜炎史。

诊断：面神经麻痹。

三元辨治：萎治中，治萎独取阳明，用中元散配合针灸。也有用上元散治疗者。

因属寒气吹面，故先用氨基比林2支、地塞米松1支、头孢唑啉钠1支，肌注1~3次，以发散面部之寒气，并用中元散调治，一周后，口歪基本上得到纠正，半个月后疾病完全康复。

面神经麻痹和中风偏瘫都可以有口眼歪斜，但面神经麻痹病在局部，没有肢体偏瘫，而中风偏瘫、口眼歪斜则是由于脑血管疾病影响半脑运动区、语言区脑脊神经及周围神经的功能所致，故面神经麻痹按萎治中处理，而中风偏瘫按脑病治下治疗。面神经麻痹经开鬼门后，按颅治上，用上元散治疗也有效。

面神经麻痹与面肌痉挛是两种截然不同而相反的症状，面神经麻痹可表现突发的嘴歪而缺乏高血压偏瘫，脑CT正常，嘴歪向正常一侧；面肌痉挛则是渐生已久，表现为眼、面不自主抽动，而少发生口歪，严重时歪向病侧。病理上的相反在于面神经麻痹为面肌松弛过度，面肌痉挛为面肌痉挛过度。颅治上，上元增促，故面神经麻痹在针灸支持下用上元散。麻痹为风（包括面神经麻痹、肌痹、胸痹等），风主开泄，病时毛孔正开，除风必使毛孔闭合，不大汗，直用上元散，上元散本治虚汗虚衰；痉挛为寒（包括面肌痉挛、眼轮匝肌痉挛、腓肠肌痉挛、胃肠痉挛等），寒主收引，病时毛孔正闭，去寒必使毛孔张开，必先汗，肌注氨基比林，后用鬼门方，病久者后用下元散。

肌肉萎缩需分部而治，不独取阳明，如面神经麻痹有用上元散是出于颅治上，唯四肢萎弱按脾主四肢从中治疗，且有双腿从中、单腿从下之分。

缩治上　脑萎缩案

汪某，男，70岁，2004年3月2日诊。老伴代述老汪近一个多月来精神萎靡，老想睡觉，坐则勾头。表情木然，少言寡语，见人不知道打招呼，也懒得收拾家务，和以前判若两人，CT检查有脑萎缩，分析原因可能是一年前老伴心脏病房颤久不愈合，自己心情一直郁闷，长之以久，影响大脑。脉细，舌暗。

诊断：脑萎缩。

三元辨治：缩治上；上元增促，用上元散。

服上元散一个月后，患者精神明显好转，头已不勾，见人知道打招呼，只是仍懒，光想睡觉，衣服懒得换洗。继续服用上元散并针刺风池、风府，改善大脑供血。又一个月，病人在家属督促下能出去锻炼身体，但从表情上仍显呆滞，寡言少语，嘱其继续治疗。

脑萎缩为难治，需久治方能康复。

气滞为郁，血滞为瘀，水滞为淤。气、血、水常互相因，有先有水淤而后血瘀，有先有血瘀而后气郁，有先有气郁而后水淤，有先有气郁而后血瘀，有先有血瘀而后水淤。气、血、水并病，先治水，水去不挡气，气通则血活。

就困、疼而言，寒闭则水淤，水淤则（懒）困，困甚为疼，故常困疼并称，精则养神，阳展不痛，故困为寒在表，以汗为主，佐以利；疼为水入里，以利尿为主，佐以汗。但由于困疼并称，不易界定，故可汗、利并用，两解困疼。脑萎缩懒困至极，不理衣裤，也可汗、利通阳。汗注氨基比林，利推速尿。汗只一两次，利需三次。静推速尿可迅速缓解困乏疼痛、尿多尿频、积液水肿。见尿补钾，静脉太痛，口服方便。疼痛严重，治难缓解时，无论何疼，除每日一次静推40mg速尿外，同时每日一次肌注10mg地塞米松有很好的快速缓解作用，但后续的中西医治疗也是十分必要的。此入脑萎缩条，含指脑萎缩的难治性。

脑萎懒得动，肺心动动喘。无力在脑，动喘在心。上元治无力，配服氯化钾；下元治动喘，配服螺内酯。无力与喘俱得发散。气出以降，散可降逆。脑萎便失禁改服中元丹；肺心痰极多必须消炎，门冬、维生素B_6可降痰，激素助痰，忌用激素。动喘严重，心肺无法界定，通用抗过敏方加硝苯地平、复方四嗪利血平片解决。

肥大治下　前列腺肥大案

万某，男，70岁，2003年5月7日诊。述平时小便不利，有解不净感，最近一个月来已有两次憋住小便不出，此次于5月6日凌晨3点多钟欲尿不出，出现癃闭，上午九点多来诊时小腹胀急，按之硬痛，急行保留导尿术，首次导出将近800ml，导尿后舒适入睡，一切如常。第二天导尿管自行脱落，并能自行排尿。

诊断：前列腺炎肥大压迫尿道产生尿潴留。

三元辨治：肥大治下；前列腺为肾所主；小便治肾，用下元散。

治疗前三天输用头孢曲松钠以加强消炎效果，后服下元散一个多月小便逐渐通利，随访一年能正常排尿，未再发生尿潴留现象。

头孢曲松钠对生殖泌尿感染在较好效果，常用于非淋菌性尿道炎、前列腺炎、阴道炎、尿路感染等疾病的初期治疗。

明者为痰，咳吐可见；暗者为饮，随处为病。俗云：明枪易挡，暗箭难防。有多怪症，患不知，饮不觉，俱不从饮利尿，使饮开气行，肠鸣为饮停肠胃、气过水声；哮鸣为饮停气管，气出呼噜。饮停两胁则胀急饮停尿路（如前列腺）则坠胀尿频。有怪症身上游走肌痛、捏肌打嗝，也为津流不畅，饮停挡气，利之则愈。静推呋塞米注射液或口服螺内酯。

肥大治下　肥大性脊柱炎案

陈某，男，38岁，2004年6月12日诊。述下腰疼痛半年余，不能走路，腰有酸沉感，曾做针灸、醋疗有所好转，但仍不能正常从事劳动，最近拍片确诊为肥大性脊柱炎并腰骶融合，其他饮食、二便均可。

诊断：肥大性脊柱炎并腰骶融合。

三元辨治：肥大治下；腰椎治下，用下元散，并配合针灸治疗。

服药半个月后感觉腰痛减轻，嘱注意休息，继续服药，又经过一个月治疗，病人感觉腰痛显著减轻，活动也比较灵活，因肥大性脊柱炎是一种骨质肥大性慢性炎症性疾患，不可急于求成，前后治疗四个月，临床症状消失，拍片复查仍存在脊柱肥大及腰骶融合，随访半年，病情相对稳定。

凡脏体组织形态实质上的改变，如骨刺、椎间盘突出、肺大泡、脑萎缩、前列腺肥大、鼻甲肥大等等通过三元疗法保守治疗，目的在于消除临床症状，达到临床痊愈并保持稳定，要达到医技检查上的恢复是不可能的，所以要区分临床痊愈与生理解剖恢复概念的不同。

二十、脑血管痉挛合并心肌缺血（心急）治上，头蒙下肢困乏为湿（头蒙）治中

脑血管痉挛——椎-基底动脉痉挛多表现为单侧风池穴上下闷紧不适，而无整个头蒙；脑血管痉挛合并心肌缺血主要表现为莫名其妙的心中发急、失眠等，也无头蒙。休息不好引起的头蒙是临时性的，且无下肢沉困，而由窍闭湿郁引起的头蒙下肢困乏往往表现持续性的症状。

脑血管痉挛合并心肌缺血在前面第八条“头病治上”中有过论述，脑血管痉挛合并心肌缺血，其根本在于脑血管痉挛、基底动脉供血不足，受脑血管影响冠脉也累及痉挛，与冠状动脉粥样硬化合并冠脉痉挛的冠心病不同，冠心病重在心脏。脑血管痉挛往往头上有火或颈椎压迫引起，上火者头后大筋紧闷（风池穴处），颈椎压迫者则头晕，故治疗脑血管痉挛应先行泻火，用承气茶，见第三章辅方一，后用上元散或天麻蜜环菌、谷维素、维生素 B_1 治疗，有因长期血压低头晕者，也可能有某种痉挛因素，用人造补血糖浆配服盐酸氟桂利嗪能取得较好的疗效。

颈椎病定位在投射到单侧上肢麻木，脑血管痉挛定位在风池穴紧或并心急。由颈椎引起的头晕俗称颈性眩晕则和梅尼埃综合征并列入眩晕范畴。

头有寒则痛，有湿则蒙，有水则晕。

头（晕）影响胃产生干哕，胃（中阻隔）影响头产生头蒙。整头蒙并两太阳穴痛，为外感，当解表；后头蒙为供血不足，从上治疗；头蒙首如裹为湿治中、治下。无论何蒙，针风池并刺印堂、太阳出血。

又下肢困乏参蒙辨治。青年人不几日困乏不知，应偶有风寒在表，散之则可；中年人两腿困乏，不误干活，却卧无处放，常有脑血管痉挛，上元主之；老年人懒困至极，不理衣袜，多与脑萎缩有关。萎者，头上水（血）少火多，上元散加大黄主之，便干每日 1 克，不干 0.3 克。下肢肿者腿肚胀，利之则愈，下元善后。

气机出入升降的规律是：气能出方能入，气能入方能降，气能降方能升。降即降浊而非陷，升即升清而非逆，故“气出以降”。良好的便能洞出卫气，循脊上脑，谓“降方能升”，升者生也，生命之意。

“气出以降”在临床上有重要的治疗意义。如用于逆证，诸如喘、呕、衄、脑溢血、高血压危象、内火不降或内热不消……气出以降，佐以镇静，用氨基比林 2 支、安定 1/2 支肌注 1~3 次；用于风证，诸如急惊风、关节重痛、头蒙身困、拘挛不展……气出以降，佐以消炎，用氨基比林 2 支、地塞米松 5mg，头孢唑林钠 1 支肌注 1~3 次；用于毛孔病，当由于某种原因毛孔处于半开合状态（或半闭合状态），虽身无大碍，但风邪于表可自由出入，怕冷虚汗出，此必大发其汗，使毛孔张开，而后收之。张毛孔者，可用氨基比林 3 支、地塞米松 5mg 肌注一次；收毛孔者，用上元散调和营卫，固表止汗。无论盗汗、自汗，统一治之。

整体上人体气机是顺下而行，这种下行机能需要以毛孔通畅为前提，所以在治疗下行不顺的毛病时，往往需要先散，胃家实者后下，承气走胃、净府走肠。先散后下有时间程序：散后 2 小时下，下后 4 小时开始服三元制剂。散可以用氨基比林 2 支，记住并服小儿氨酚黄那敏颗粒 3 包、阿加酚散 1 包，下可用承气茶或净府丸。

【病案举例】

头蒙为湿　头蒙身困案

王某，男，46岁，2002年6月24日诊。近几个月来一直感觉头蒙，两腿困乏。自述两小腿沉困，头好像不是自己头一样，虽然也能正常上班，但精力疲乏，性事低下，下班回家后什么也不想，困顿欲睡，曾到医学院就诊，嘱输甘露醇等药，初利有效，而后又复，要求全面调治，查舌边尖红、苔腻有齿痕，脉弦滑。

诊断：头蒙身困。

三元辨治：头蒙为湿治中，用中元散。

先按风证肌注氨基比林2支二次，而后用中元散调理，20天后患者感觉精力大为好转，头已不蒙，两腿也不沉滞。嘱其继续服中元散，并加强体育锻炼。

甘露醇有一定的利尿作用，能迅速降低颅压、眼压，并能快速脱去脏体、肌肉间多余的水分和组织液，但这种作用是临时的，是治标不治本的，所以对于甘露醇的使用是有适应指征时使用1~2次，多用无益。

水液的代谢和组织液的流转是肺、脾、肾，包括肝、心在内协同作用的结果，只有恢复脏腑间的运转功能，余水才可以利而不复，湿才可以化而不酿。临床上在遇到颅内压、眼压升高及局部肿胀疼痛时，适当使用一点甘露醇和利尿剂，可以使症状快速缓解，而在症状缓解的同时，不去调理内在的脏腑机能，就会出现上述“初利有效，而后又复”的局面。标本兼治，内水治中，外水治下，从根本上调节脏腑气血的功能，才能取得稳定而持久的效果。

头蒙下肢困乏为湿治中的机理是脾虚湿浊下流则下肢困乏，胃湿阻遏清阳则头蒙，现代医学可解释为血质稠（血脂高者为高血脂症、血黏度高者为高黏血症）。故治疗头蒙、下肢困乏时应调理脾胃、升清降浊，用中元散。

另外头蒙、下肢困乏常发生于40~60岁之间的中年男性，此时男子多进入衰退期，相当于男性的更年期。如果说男子更年期偏于形体感受的话，那么女子更年期则偏重于精神症状，如心急烦躁、失眠多梦、多虑猜疑等。

从补“肾”角度讲，女补肾药用上元散调心肺，符合女“更年期治心”；男补肾药用中元散调脾胃，与男更年期头蒙、下肢困乏用中元散调脾胃、升清降浊相符。

头蒙轻者责之脾，为湿治中，脑中无恙；头蒙甚者责之肾，为水治下，多有轻度脑梗死。所以头蒙治中不愈者改调下。反过来，轻度脑梗死会产生顽固反复的头蒙（中、重度脑梗死则会发生偏瘫语涩），而且脑梗死的头蒙偏于后枕部，不要认为查出脑梗死输用脉络宁、川芎嗪、奥扎格雷注射液等头蒙，就会很快好转，而是需要在输液后配合下元散的善后调理，虽曰头蒙也符合“脑病治下”的基本原则。

二十一、三元判定多虑血压。阴虚血黏则压高，从阴治下；阳虚血稀则压低，从阳治上

《素问·阴阳应象大论》：“阴阳者，天地之道也，万物之纲纪，变化之父母，生杀之本始，神明之府也，治病必求于本。”说明人体一切疾病的发生、发展，都是由阴阳失调而产生的，治疗上应视阴阳之偏差，平调阴阳，使“阴平阳秘，精神乃治”。《素问·生气通天论》：“阴者藏精而起急也；阳者卫外而为固也，阴不胜其阳，则脉流薄疾，并乃狂；阳不胜其阴，则五脏气争，九窍不通。是以圣人陈阴阳，筋脉和同，骨髓坚固，气血皆从。如是则内外调和，邪不能害，耳目聪明，气立如故。”说明只有阴阳协调，内外调和，真气才能独立而如常，身体才能不为邪气所动摇。

心与肾阴阳互根，否泰相交。心居上焦，肾属下焦，一阴一阳，肾阴必上滋于心，心火才不亢；心火必下交于肾，肾水始不寒，从而维持两脏的对立统一，此即“心肾相交”、“水火既济”之意。心火亢，神不安藏，故见心烦不寐，心悸健忘；肾阴虚则腰膝酸软；肾之阴精不足，不能上荣清窍，故见眩晕耳鸣；虚火扰动精关则梦遗滑精；潮热盗汗、咽干、小便短赤、舌红无苔、脉细数，均为阴虚内热之症。

阴阳责之人体，上为阳、下为阴，外为阳、里为阴，腑为阳、脏为阴，气为阳、血为阴。阴阳就气血而言，是全身性的、整体性的，不可说阳就在心，阴就在肾，阴阳乃身之阴阳，气血乃身之气血，所以要从整体上看阴阳、整体上调阴阳。所不同者，上焦为心肺所居，主呼吸而司毛孔开合，以气为阳也；下焦为肾宅，主藏精而司便溺，以精为阴也。心肾相交，阴阳互根，阴平阳秘，精神乃治。

高血压只是一个症状，并不是一个单独的疾病。它可经并发于其他许多疾病当中，如糖尿病、肾病，冠心病等，生活中又受情绪、烟酒、休息诸多因素影响，故要调血压，需治病求本，调理阴阳，在治疗其他疾病的同时改善血液状况，使血压不调自调，不治而自愈。

血压是指血管内血液作用于血管壁的侧压。我们通常所说的血压是指体循环的动脉血压。动脉血压的形成取决于心脏的功能、血管的弹性和血液的黏滞性。其中影响最大者当属血液的黏滞性，血液黏滞性增加时，因增加血液内部的摩擦而加大外周阻力，使血压升高。血液黏滞性的大小主要决定于红细胞的数量。如严重贫血时，红细胞数量显著减少，血液黏滞性变小，因

而血压降低；相反，红细胞增多症患者，血液黏滞性较大，可使血压升高。脉压差的大小取决于心脏功能与血管弹性，脉压差过大认为是动脉硬化、血管弹性过差；脉压差过小认为是心脏功能不佳，每搏输出量过少引起。

要充分理解阴阳与血压的关系，首先必须了解血浆与组织液之间的关系。毛细血管壁具有一定的通透性，允许水和水溶性物质的滤过和扩散。血浆胶体渗透压不仅决定着组织液的生成，而且反过来影响血压的高低。血液与组织液之间的物质交换方式主要有滤过——重吸收、扩散和胞饮作用。有效滤过压决定组织液的滤出或重吸收，但不是血液与组织液间物质交换的主要方式。扩散是毛细血管与组织细胞之间进行物质（水、气体和晶体分子）交换的主要方式。胞饮则是细胞双向主动转运物质的一种方式。某些大分子物质或细菌异物等可通过细胞膜的复杂结构和机能变化，使之进入细胞体内，此过程称为入胞作用；而上述物质由细胞排出的过程则称为出胞作用。如果进入细胞内的物质为固形物，则称为吞噬作用；如进入的物质为液体，则称为胞饮作用。入胞作用的引起，首先是细胞膜对于异物的识别，引起接触异物处的膜内陷，其周围形成突出的伪足，以后伪足接触，发生膜的融合和断裂，于是异物和包围着它的一部分细胞膜进入细胞，形成囊泡。随后，按吞噬或胞饮的异物性质不同，或被细胞体内各种酶所分解或被排出，分别进行处置。

就临床而言，血压主要取决于血液的黏度及血管的痉挛程度。血液的黏度取决于红细胞的数量及血脂的高低，血浆胶体渗透压决定着血管内外水分的流向，阴虚则火旺，骨髓造血机能亢进而异常，细胞相对增多，血液黏度增高，血浆胶体渗透压增高，水分由血管外向管内流动，导致血容量相对增加，血压升高。阳虚则火衰，骨髓造血机能相对低下，血中红细胞减少，血液黏度下降，血液胶体渗透压减低，血管内的水分向管外组织转移，致使血管内血容量相对不足，血压不高或降低。

所以，血液的黏稠，并不会因为献血或输液换血而可以得到长久的稀释，而是因为阴阳的变化，使骨髓的造血机能发生改变，造出的血液本自黏稠，只有调适造血机能，才能源源不断地造出符合生理变化的稀稠适中的血液。

下焦以阴为主，但需阳中求阴，如桂附、黄芪之类，实证冠心病胸闷心痛，血压一般偏高，下元散通实降血压，这也是高血压冠心病相并而生，用下元散主冠心实证并降血压的原因。上焦以阳为主，但需阴中求阳，如人参、麦冬、五味子之类，虚证冠心病房颤心跳，一般血压不高，上元散补虚升血压。

血管痉挛也是造成血压升高的一个原因。血管痉挛的结果使管容相对减小，血容量相对增多，其结果使血压升高，现代医学在论及高血压的病因时有“肾素－血管紧张素－醛固酮系统”学说，认为若小动脉痉挛会使肾缺血，促使肾小球旁细胞分泌的肾素增多，并与肝产生的血管紧张素原作用，形成血管紧张素Ⅰ，经转化酶的作用成为血管紧张素Ⅱ，更使全身小动脉痉挛。也刺激肾上腺皮质，使醛固酮分泌增加，引起水、钠潴留，血压更高。

从中医角度讲，血管痉挛源于虚冷。《素问·举痛论》："寒气入经而稽迟，泣而不行，客于脉外，则脉寒，脉寒则缩蜷，缩蜷则脉绌急。"并说："寒气稽留，炅气从上，则脉充大而血气乱。"说明高血压本身的形成也是阴阳互根，寒热错杂的结果，是阴虚血黏和血管痉挛共同作用的结果。如寒邪侵入脉中，与原有的热气（阴虚血黏）相互交迫，则血行阻滞而脉充满，血液充盈，脉体扩大，气血运行失常，所谓"阴不胜其阳，则脉流薄疾，并乃狂"，颇类似高血压所引起的脑血管意外。

综上所述，高血压是一种症，而不是一个病，阴虚血黏，水分内流所形成的外胀力和血管痉挛形成的内缩力，使血压升高，并随着阴阳的消长及血管的舒缩改变引起血压波动。

由于高血压是一种症状，可以并发于许多疾病当中，且有很大的波动性，故在三元辨治时首先撇开血压不管，偏高或偏低的血压状况只作为阴阳虚实的参考，但对于顽固性的高血压，比如现代医学所谓的"肾性高血压"，当从阴（肾）治下，以求血压平稳回落。在使用下元散调降血压初期，原服降压药不可骤停，以免血压反跳过高，在服用维持量配合下元散取得稳固疗效后逐渐减量停服。高血压是一种慢性病理改变的反应，用药宜渐图缓取，不可急于求成。另外在治疗期间应精神舒畅，参加体育锻炼，控制烟酒，减少肥胖。只有生活调理配合药物治疗才能长期有效地控制血压，并有望得到根本的治疗。

世界卫生组织规定高血压标准为：①测量血压前休息 15 分钟，测坐位右臂血压，反复测量几次，直至血压相对稳定为准。舒张压以声音消失为准（个别声音持续不消失者，可采用变音时数值）。判断血压升高须非同日另一次核实或三次检查中有两项达到标准，才能确定。非同日检查确有困难时，亦可在同日内隔一小时以上复查核实。②收缩压等于或高于 160mmHg，舒张压高于 95mmHg，二者一项经核实即可确诊高血压，舒张压高于 90mmHg 而低于 95mmHg，或收缩压高于 140mmHg 而低于 160mmHg，定为临界高血压。③过去有高血压史，长期（三个月以上）未经治疗，此次检查血压正常者，不列为高血压，如一向服药治疗而此次检查血压正常者，仍列为高血压。有疑问者可在停药一个月后复查再作判断。

【病案举例】

高血压标实治虚，先上后下　高血压案

邵某，男，47 岁，2004 年 10 月 3 日诊。述平时血压偏高，最高可达

200/120mmHg，有时头晕，经常服用一些降压药，但疗效不佳，血压一直维持在比较高的水平，经做思想工作同意用中药调治，就诊时测血压170/100mmHg，头稍晕，饮食正常，舌质红，苔黄厚腻，脉弦细，查血黏度偏高，尿及肾功能无明显异常。

诊断：高血压。

三元辨治：高血压标实治虚，先上后下；肌注氨基比林并调服复方四嗪利血平、硝苯地平。

先用氨基比林肌注疏通毛孔，后先用上元散治疗，原服降压药改为倍他乐克、硝苯地平。

半个月头已不晕，血压150/90mmHg，且基本稳定，又服半个月上元散血压140/90mmHg，未出现明显波动。其后降压药改为一天一次，中药改为下元散，又服二个月停药，血压一直稳定在140/90mmHg以下，随访半年未再反复。

高血压形成有三个方面的原因：一曰窍闭气不出，二曰管痉内缩力，三曰阴虚外胀力。风寒则窍闭，窍闭则管痉，管痉则内缩，此为外因；阴虚则血黏，血黏则吸水，吸水则外胀，此为内因。脏腑失调，造血本黏，不因为输液而稀释，也不因为献血而不黏。

外痉易解，内虚难调，故先上后下。一段时间内体质血黏度是一定的，但血管痉挛常随毛窍的变化而波动，这就是为什么感冒了血压会突然升高，也说明了为什么治高血压要先上后下。上元主开，温以解痉，待外因解除后，再用下元散，补阴降黏，这就是高血压治疗的三步曲：疏窍→解痉（上）→养阴（下）。

为了初治有效，原服降压药不能猛停，改服倍他乐克、硝苯地平等上元散稳定取效后，降压药改为一次，并用下元散巩固调理。只有调理脏腑，平衡阴阳，改善骨髓的造血机能，才能从根本上解决血液黏度的问题。

三元判定勿虑血压，是指在有明显的其他疾病时，不要考虑眼前测得的血压是高还是低，按照三元辨治在机体得到有效调理后，血压作为一个症状，也会自然回归，不降压压自降，不调压压自调。由于血压本身具有一定的波动性，一定程度内的偏高或偏低不可作为阴虚、阳虚的判断标准。只有血压过高或过低而没有明显出血倾向时，才可作为阴虚或阳虚的参考。

如果说血压过高或过低可以作为阴虚、阳虚参考的话，那么脉压差则反应了血管的痉弛程度。脉压差过大反应血管痉挛，当解痉，用上元散，西药解痉效果更好；脉压差过小反映心功较差，亦用上元散。

中元散泻肝补脾，平调阴阳，血压不稳，忽高忽低，休息不好，责之肝脾，用中元散或逍遥丸并每天配服一次降压药。

二十二、急则治其标，以主症定三元。缓则治其本，上中治上，下中治下，上中下治上。养生调理从上

凡病具有主症，或曰痛，或曰麻，或曰喘，或曰咳，或曰泻……必以其主症为纲领，究其失调之处，以三元所主辨之，必使近期有所缓解，所谓“急则治其标”。也有几症并发，主证不显著，内有胃酸烧心，外有银屑病皮损，尚有风心征象。由于心脏稳定，银屑皮损数年，故胃酸烧心不能饮食为其主证，心先用下元散配合制酸之品（盐酸雷尼替丁1粒、维生素B_6，一天二次，饭后服）治其烧心，固护胃气，待主证平息后方可按上中治上，下中治下，上中下治上的原则进行全面整体调理。有时主证不消者，还可加用三元辅方以其宏大力量缓解之，如承气方。

人以胃气为本，五脏六腑皆禀气于胃，人“有胃气则生，无胃气则死”。说明脾胃在人体生理、病理方面的重要性。

从生理上讲，脾胃居于中焦，功能主消化、统血、输布水谷精微，为气血生化之源，五脏六腑、四肢百骸皆赖以养，故有“后天之本”之说。《素问·经脉别论》：“饮入于胃，游溢精气，上输于脾，脾气散精，上归于肺，通调水道，下输膀胱，水精四布，五经并行，合于四时五脏阴阳，揆度以为常也。”《寓意草》云：“中脘之气旺，则水谷之清气上升于肺而灌注百脉；水谷之浊水下达于小肠，从便溺而消。”

从病理上讲，肝胆不利，脾胃运化失职，会停食停水，阻碍气机升降，引起食少腹胀泄泻等。《脾胃论》：“饮食不节则胃病，胃病则精神少而生大热。……形体劳役则病，脾病则怠惰嗜卧，四肢不收，大便泄泻。”《万病回春》：“凡医者，不理脾胃及养血安神，治标不治本，是不明正理也。”

三元方以固护胃气为先，上元散人参、麦冬、五味子，中元散白术、白芍、柴胡，下元散附子、肉桂、白术，俱是脾胃之药，故三元互参，辨证判定，纵稍有差，也不致失之千里。

临床上辨证施治，三元分候，并没有严格的界限，既言综合调理，只是入手不同，侧重不同，目的在于通过调理使貌似不同的三焦病证能得到共同的治疗，这就是“异病同治”、上病取下、下病取上。

例如既有心肌缺血胸闷痛、经常鼻塞、足胫肿等上元心肺症状，又有胃炎食后撑胀、前后心痛（当胃口前后）等中元症状。这里应从上治疗，力求达到在治疗上元疾患的同时，使中元症状得到明显的改善。上元散人参、麦冬、五味子。人参开其胃气，生其胃土，且能健胃；麦冬养阴益胃，消谷调中保神；五味子调节胃液分泌，促进胆汁分泌。所以上中治上并不违背《万

病回春》治病求本、重理脾胃的原则，只是同时出现上元、中元症状时从上元治疗更易取得双重效果。

又如临床上患者既有下元所主之腰腿痛，又有中元所主之结肠炎，治疗当从下治疗。原因在肾为阴阳之宅，功能温煦脾胃，二者有“先天促后天，后天养先天”关系。《石室秘录》：“盖胃为肾之关，而脾为肾之海，胃气不补命门之火，则心包寒甚，何以生胃土而消其谷食？脾气不补命门之火，则下焦虚冷，何以化其糟粕而生精微？故补胃必宜补肾，而补脾亦宜补肾也。”

更有全身机能失调，上中下俱病，治当从上。那为什么要从上治呢？

1. 头痛为寒治上

头痛多与五官炎症有关，比如前额及对称性两侧鬓角痛一般与鼻部炎症有关，偏头痛一般与牙部炎症有关，耳上及耳后周部阵发性跳痛一般与耳部炎症有关，纵使五官本部不痛。西医为炎，中医则为火。一般性的临时头痛包括感冒头痛，用相应的西药配方即可解决，但某些顽固性的剧烈头痛应按“头痛为寒治上”的原则处理，原因在于上元散阴药为重，从阴治阳，正如《内经》所云“壮水之主，以制阳光”，含有某种可消除炎症的概念。一般地讲，急性炎症对抗生素比较敏感，为治有效，而慢性炎性疾病纵是再好的抗生素也不能取得持久的效果，而上元散以阴调阳，反而对头面五官慢性炎症性疾患有良好的效果，如上元散治鼻炎。

2. 心肺乃生命之源泉

肾虽为根本，主司命门，但肾赖心血以生命门。生身之前胎儿与母体相连，气血相通，有心跳而无呼吸，故胎儿没有自身独立的血液循环，也不存在实质意义上的命门。相对而言，脐带就是胎儿的命门。生身之后，婴儿必得一声啼哭方成生命，从第一声啼哭起，肺叶张开而呼吸进气，人体才有了自身独立的血液循环，所以说气行则血行。气血在通过两肾时，弯月相对，在两肾中间形成命门。命门温动脊髓，才有了神经活动功能。所以由肺气—心血—肾—命门—脑脊神经功能—机体生理活动，这样便构成了人体生命大循环，生生不息。故心肺乃生命之源泉，养生调理当从上。

3. 上中下治上

上中下俱有病证如上焦有脑供血不足、心血不足，中焦有胆囊炎、胃炎，下焦又有腰腿痛。心肺乃生命之源泉，治病求其源，必治上而惠及中下。肾虽为根本，但若舍上而治下，只惠及下而不顾上，正如河之水流，投之上游，必及下游；而投之下游，必不及上游。况上元散人参、麦冬、五味子益胃养阴，麦冬更可入肾。所谓三元兼顾，即由心肺而到肾，由肾阳而温煦脾胃。故上中治上，下中治下，上中下治上皆从其上源治也。

4. **养生调理从上**

气血乃人体生命活动的基础，气血通则生机旺，气血衰则生机衰。只有保持气血平和，阴平阳秘；保持血管畅通，阴津濡润；保持头脑清晰，胸胃不闷，便能正常；保持五官九窍包括毛窍等窍道通畅，人体气机才能正常升降出入，身体才觉清爽，有自过其度的感觉。俗话说：清肠清肠，神清气爽。即言保持大便通畅，保持肠黏膜网眼的清透，不使油脂、黏液及黏滞粪便堵塞肠黏膜，才能保持胃肠的正常消化、吸收功能，使后天源泉不竭。若欲养生保健，有良好的心脑血管功能，必得营卫调和，气阴两旺，“损其肺者益其气，损其心者调和营卫”，上元散旺盛心肺，有良好的改善心脑血管功能的作用，以冀上气足，下气、中气亦足，人体才可以少生病或不生病。气阴足，脑与骨体组织才不至于萎缩，生命才可以得到良好的延续。所以有病时以主症各从三元，无病时为养生调理从上，可每日2克上元散、1粒维生素E，一次服用，以预防动脉硬化、高血压、糖尿病，抗氧化延缓衰老。为防伤身，酒前及性生活前顿服中元散4克。

5. **全面提高人体免疫力**

人体的免疫能力也即人体的抵抗力，名曰“正气”。人体正气可以理解为两个方面，一则体表的“卫气”，卫气有卫外、司汗孔开合、抵御外邪侵袭的功能，良好的卫外功能曰“营卫调和”。上元散桂枝、赤芍、甘草为桂枝汤基本方，桂枝汤能发表解肌，调和营卫；一则为人体内在的阳气。《素问·生气通天论》：“阳气者，若天与日，失其所则折寿而不彰。故天运当以日光明。是故阳因而上，卫外者也。”这里的卫外，即指人体的抵抗力。生脉散强心调压，补气固脱，旺盛大小循环，能提高全身腺体功能，全面调节人体的免疫机能。内在气血调畅，外在营卫和调，共同促进人体的免疫力、抵抗力。

大多数病原体都是人体构造中原本存在的，不能单凭某次检测人体含有某种病原体就断定有某种疾病，例如从气管中活检出癌细胞，可称癌倾向，而不能定肺癌；从阴道中检测出梅毒螺旋体可称梅毒倾向，而不能定梅毒。只有在症状具备，白带并皮肤症状，咳嗽并肺部阴影方可协助诊断。正常病原体在脏腑和谐、菌群制衡的情况下不导致疾病，正像自然界中生物链一样，只有在脏腑不和、菌群失调的情况下方可生病。正像猫少了，老鼠泛滥成灾一样，所以治疗的目的，除了捕杀（适当使用一部分抗生素）外，还要养猫（调和脏腑，恢复生态）。如果只知道使用抗生素而不去培补正气，结果是老鼠死光了（对应病原体），猫也饿死了（身体会产生另外的疾病），故在身体发生明显病原体感染时，应急使用一些抗生素是必要的，但长时间使用在取得初步疗效后可能会导致新的菌群失调，抗肿瘤化疗药是更毒烈的抗生素，既可迅猛捕杀癌细胞，又可杀死人体的白细胞，故化疗药物坚决不能使用，而普通抗生素也因能降低人体的免疫力不能长期使用。必须使用时，也必须在症状缓解后及时培补调理脏腑功能，恢复正常的生理状态。

急性炎症对抗生素相对敏感，对症使用抗生素可有效控制炎症的发展；慢性炎症对抗生素往往不敏感，采用中医或中西医结合的非抗生素的综合调理的办法会更有效，且疗效稳定持久。

上元散治疗鼻炎，中元散治疗结肠炎，下元散治疗前列腺炎等也属于非抗生素的办法。

【病案举例】

上中治上　结肠炎冠心病案

娄某，女，65岁，2003年4月2日诊。述大便腹痛两三年，到处求治，未得控制，大便次数不太多，一天两次，便前腹痛，不大便时也有腹痛，查：脐周及左侧腹部有压痛，听诊肠鸣音稍亢进，心律不齐，心率90次/分左右，问其心脏情况已有三四年，除短气乏力外无特别不适，重点是大便腹痛，直不起腰来，不要求治心脏，而特别要求治肚子。

诊断：结肠炎、冠心病。

三元辨治：不考虑心脏，结肠炎用中元散，并配服莲蒲双清片。服药20天后述大便时仍然腹痛，食少不下，自觉没有效果。究其原因，在于没有整体辨治，忽略了心脏疾患对身体的影响，于是二次辨治如下：

虚性冠心病治上；肠病治胃，用中元散；上中治上。服上元散10天后，述腹痛明显减轻，痛已能忍受，又10天查心脏，发现早搏较前明显减少，一分钟早搏四五次。效不更方，继续服用上元散一个月，大便正常，腹已不痛，嘱其忌冷半年，随访一年未见复发。

凡初诊，由于医家窥察不周，或患者叙述不明，可能导致辨治不准，桴鼓不应。遇此当重新辨治，要病人树立信心，时间+疗效=病愈。

中下治下　肠炎睑腿肿胀案

刘某，女，38岁，2005年5月24日诊，述大便次数多，有黏液一个多月，吃青菜也拉肚子，眼及小腿肿胀，脐周有压痛，饮食可以，舌淡体大，左脉沉缓，右脉弦细。

三元辨治：肠治中；水治下；中下治下，用下元散。

服药一周后，病人即觉腹内舒畅，痛坠减轻，饮食未受影响，眼睑也不肿胀，小腿仍有水肿，继续服用下元散，20天后腿也不肿，大便1~2次，后又服用中元散一疗程停药，大便一天一次，基本成形，嘱其忌食生冷与酒，少食豆制品与奶，忌嘴半年。

上眼肿多水，也有火肿；下眼肿多火，也有瘀血。睑肿责心，腿肿责肾，睑与腿俱肿也从肾。痒而肿为过敏，疼而肿为炎症，紫而肿为外伤。睑红淤肿为激素肿，单腿肿胀为血管肿。风水者肿鼻凹，高度浮肿者预后不良。

下上治上　四肢麻木心动过速案

殷某，女，38岁，2005年5月28日诊，述四肢麻木，右侧明显，自述与生气有关，有时出现心动过速，查左脉沉细，右脉沉弦，舌质淡，舌苔不厚，血压90/60mmHg。

诊断：四肢麻木、心动过速。

三元辨治：拘挛麻木治肾；心动过速为虚治上；下上治上，用上元散。

服上元散半个月后四肢麻木已明显减轻，心跳次数也有所减少，继续服用半个月，来诊述四肢已不麻，偶有心跳，又服用一个月巩固疗效，随访两个月，病人情况良好。

上中下治上　头痛鼻塞、腹痛肠鸣案

王某，女，50岁，2004年6月2日诊。述近年来全身是病，莫可名状，多方治疗，终不见效。现头蒙痛，耳轰，两鬓角痛，鼻子就像感冒了一样，鼻塞打喷嚏。有胆囊炎，且经常腹痛肠鸣，甚至声大如水鸡（气过水声），早上四五点钟腹痛想解大便，测血压偏低，脉弦细，多谱勒提示：椎基底动脉痉挛，脑供血不足。

诊断：头痛、耳鸣、痛泻。

三元辨治：上中下治上，用上元散。

上：头痛为寒治上，鼻炎治肺，脑血管痉挛治上，上元调压。

中：肠病治胃，胆为中元主脏。

下：肾主耳，五更泄为肾泄。

服上元散配合莲蒲双清片服用半个月，早上头痛、喷嚏、鼻塞消失，腹痛减轻，仍有肠鸣，无明显腹泻，血压也有所回升，精神饮食好转。因为整个身体失调，疾病众多，养生调理从生，在疾病有所好转后，当继续用上元散调理，又两个月停药，身体基本状况良好，无腹痛，一年回诊仍无大碍。

上中下治上，反不效者，可从下元，加服治上之盐酸氟桂利嗪1粒、大黄碳酸氢钠3片、维生素$B_1$2片，以同时解决上之供血不足问题。

震颤治上，用上元散加苯海索常服，而服至两月又反复者，为基底动脉痉挛不解，脑血不济（脑供血不足可引起头蒙晕乎→脑萎缩→震颤），在重用苯海索的前提下配服氟桂利嗪、大黄碳酸氢钠、维生素B_1、谷维素以改善大脑供血。

养生调理从上　精力不好偏瘦案

田某，男，43岁，2005年5月5日诊。述平素饮酒，曾肠胃不好，形体偏瘦，精力差，工作一天，感觉特别疲倦，要求用中药调理，促进胃吸收，提高身体体质。查脉弦细，苔白腻。

诊断：体质差。

三元辨治：养生调理从上。上元散能促进各大腺体分泌，提高机体免疫能力，肠胃吸收不好属中，从上中治上的角度也当从上。

长期疲倦，也当疏通毛孔、通利大便。毛孔通则身轻，大便利则神爽。上元主升并利大便（大便量少可用上元散治疗），先用头孢唑林钠1支、氨基比林2支、地塞米松5mg肌注1~2次，后用上元散调理，前后调理两个月，精神好转，食欲旺盛，性事较前也大为好转，体重增加。

性与生殖为阳事，上元散以阴促阳，主女之性冷淡（交媾之事，女之病病性冷淡，上元散主之；男之病病阳痿早泄，中元散主之），凡精少死精或排除输卵管不通外的卵巢发育不好，不排卵从上治疗。

二十三、中元主脏，上下分阴阳；上病治下，下病治上

中元主脏是指临床上在辨治中元疾病时单以三焦所属进行辨治，不分阴阳，无论水之有无。中元脏器包括肝、脾、胃、肠等，例如肝硬化腹水，虽有腹水，不必以水治下，仍当用中元散主之；肝功能失常，转氨酶升高，也不必以下元主降治之，仍当用中元散主之。所谓不分阴阳者，中焦亦阴亦阳；不分邪气者，以中元升清降浊。其肠病治胃、胃病治胆、咽炎治胃、漏下治脾、目疾（包括眼周）治肝、口疾（包括中腔、口周）治脾、甲状腺治肝、积病治中等不分病之性状，邪之多少，俱用中元散泻肝补脾，升清降浊。胆、胰、阑尾与肠连通治下。

上焦属阳，下焦属阴，心之阳下交于肾，肾之水上济于心，心肾相交，阴阳和调。上元散阴中求阳，所补者阳；下元散阳中求阴，所补者阴。故在诊断上焦与下焦疾病时需分辨阴阳、邪气。

大为阳、小为阴，故前列腺肥大为阳症，脑萎缩为阴症；多为阳、少为阴，故白血病为阳症，再生障碍性贫血为阴症；软为阳、硬为阴，故癌岩为阴症；增为阳、缺为阴，故骨质增生为阳症，股骨头坏死为阴症；热为阳、寒为阴，故热结便秘（与习惯性便秘不同，习惯性便秘由乎肝，用净府方配黛维散；热结便秘由乎胃，为热结，用承气方）为阳症，怕冷之症（肢体腰背、脐腹等部位怕凉或凉痛）为阴症；升为阳、降为阴，故尿毒症（非蛋白氮、尿素氮升高）为阳症；泛为阳、陷为阴，逆为阳、沉为阴，故喘逆为阳症，胃酸呃逆为阳症；动为阳、静为阴，故震颤为阳症，痴呆为阴症；过速为阳、过缓为阴，故心动过速为阳症，心动过缓为阴症（房颤为虚，心动悸、脉结代，虚冠从上）；躁为阳、静为阴，故癫、痫、狂为阳症（癫痫为大脑异常放电）；过思为阳、迟钝为阴，故精神分裂、脑子考虑问题停不下来为阳症，煤气中毒后迟钝发怔为阴症。……

阴阳是对立统一的两个方面，阴阳的基础是气血，而根据阴阳的属性可以把大部分疾病分为阴阳，治疗的过程就是促使阴阳转化的过程，原则上治

阳症就是阳中求阴，使阳症向阴转化，用下元散；治阴症就是阴中求阳，使阴症向阳转化，用上元散，最后达到阴阳平衡。

三元疗法对阴阳在调而不在治，所谓调，就是在治疗某种疾病的同时，要考虑其他症状和疾病的存在，综合分析，治病求本。况且，阴阳是相依而存在的，所谓“孤阴不生，独阳不长”，“善补阴者，必于阳中求阴；善补阳者，必于阴中求阳”，说的就是阴阳的依存互化关系，上元散阴药大半，阴中求阳；下元散阳药大半，阳中求阴；中元散泻肝补脾，平调阴阳。由于三元散充分考虑了阴阳的依存互化性，在调而不在治，所以不存在矫枉过正的弊性。也就是说上元散补阳而不会使阳亢，下元散补阴而不会使阴盛，中元主升而不会使逆上；上元升压而不会使压高，下元降压而不会使压低。三元所调，以平为期，从而实现“察其阴阳，以别柔刚，阳病治阴，阴病治阳，定其血气，各守其乡”，达到“阴平阳秘，精神乃治”的正常生理状态。

上病治下，下病治上不是统一的法则，正像针灸取穴可近取也可远取一样，一则说明了人体上下生理病理的相互联系性，影响性；一则告诉人们治疗疾病时要思路开阔，不能紧盯病处，不求根本。上病治下者，如逆者治肾说的是胆汁反流、胃酸上逆、哮喘、血之与气并走于上之脑溢血等，肾为根本，肾主纳气，下元散桂附引火归源，主火逆；泽术健脾利水，主水逆；血顺则水不逆，水火俱安其宅，谓肾藏真阴而寓元阳。下病治上者，如下腹凉痛寒治上，粪量少用上元散开润肺气，直肠炎、痔疮按“肠病治胃”的原则，也属于下病治上的范畴。

二十四、辨痛

（一）胸腹疼痛

胸腹部的疼痛一般是由对应部位的内在脏器所引起。

贲门至胸骨上窝一线疼痛或单纯的胸骨上窝不适——食管炎所致。

左心前区刺痛或伴发胸骨前室闷疼痛——心绞痛症状。

胃口疼痛者——贲门炎疼痛。

上腹部经常胀满者——胆囊炎，胆气犯胃。

上腹部剧烈疼痛或波及整个脐以上腹部者——急性胆囊炎发作或胆石症。

左十二指肠右胆囊。

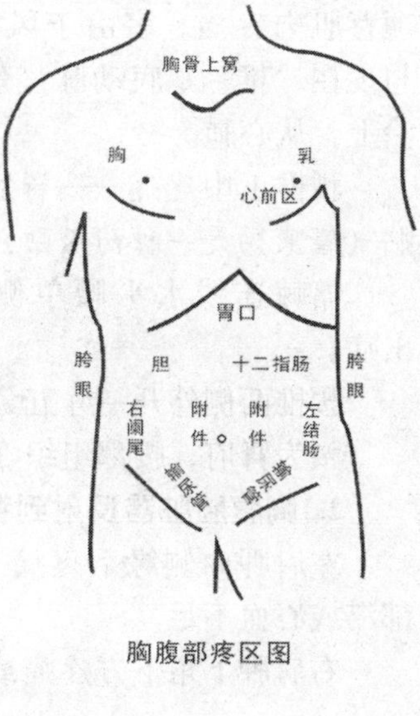

胸腹部疼区图

左上腹胀痛不适者——十二指疼痛。

右上腹胀痛不适者——慢性胆囊炎。肝疼疼一点，多在胃口水平乳下肋中一点；胆痛痛一片，可涉及右胁肋及右上腹掌大一片。

左结肠右阑尾。

脐左下方侧腹疼痛或连及上方——结肠炎疼痛。

脐右下方与髂棘连线外 1/3 处压痛反跳者——阑尾炎。急性阑尾炎初始痛在上腹部并伴有恶心呕吐，不大便或无矢气。6 个小时以后疼痛可转移至右下腹部。

女性附件在腹白线两侧各一寸五分处，此处疼痛多不严重——附件炎。

单侧腹股沟内上方近腹股沟处疼痛者或较甚者——输尿管结石。

肝胆都可影响胃，但胆之初期即影响胃，肝在中、后期才明显影响胃。胆痛在右上腹部肋下胆区，一般伴有上腹胞胀、怕油腻；肝病初期能食不胀，上腹部并无症状，只在右肋骨联合上平贲门肋中隐痛。区分肝胆痛的目的在于确定治疗的不同，胆从下治，肝从中治。

心胸疼甚，伴闷喘，常规用药不缓解者，应立即考虑心绞痛或心肌梗塞；腰腹疼甚，大小便不利，常规办法不缓解者，应立即考虑急腹症，如急性胆囊炎、急性胰腺炎、肾结石、肠梗阻等。

（二）背部疼痛

背部疼痛分背部组织疼痛和由胸腹腔脏器反射到背部的疼痛两类。

1. 背部组织疼痛

背膂疼痛——背膂是肩胛内侧之间或以上的项背肌肉疼痛。多由于风寒入于脏腹背俞所致，与现在“椎－基底动脉痉挛”供血不足有关。寒治上，从心肺。

腰椎正中疼痛——脊后韧带炎，针灸加富康贴（富康贴是一种药磁贴）疗效较好。

髂棘连线水平腰单侧疼痛——腰椎间盘突出症。

腰椎两侧外开一寸五分疼痛——腰肌劳损。

腰为肾府，腰部组织疼痛为劳，劳从肾治。

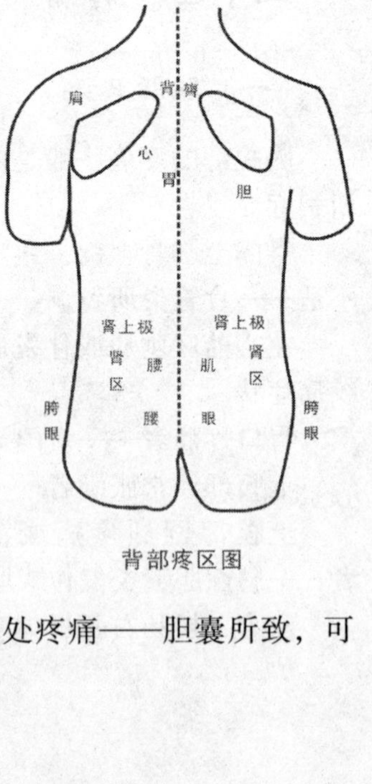

背部疼区图

2. 胸腹腔脏器反射到背部的疼痛

左肩胛内侧缘下疼痛——心所致，考虑心阳郁滞或心血不足。

右肩胛下角下方疼痛或左手后背向上手指触及处疼痛——胆囊所致，可考虑胆囊炎或轻度胆石症。

两肩胛下角间上背正中有掌心大疼痛者——胃和食道引起，可考虑胃炎、反流性食管炎。

两侧肾区隐痛——肾虚所致。

单侧肾上极胀痛或握拳向后背上触处胀痛不适——一般为肾小结石造成的肾积水所致。

单侧肾区剧烈绞痛者——肾石症。

胯眼疼痛（两侧髂棘上软肉处）——盆腔炎。

腰眼疼痛（腰眼为腰骶关节两侧空处）——盆腔积液所致。

腋中线前肋下软肉胀痛为胆胰，腋中线后肋下软肉憋胀为肾积水，积水多由结石。

（三）四肢疼痛

四肢关节疼痛者——或为关节炎，或为骨刺，为肾所主。

左前臂桡侧或左小指疼痛者——可考虑冠心病的可能。

颈神经压迫多麻而不痛，腰神经压迫多痛而不麻。

单侧或双侧上肢酸沉麻木者——考虑颈椎压迫神经。

单侧小腿外侧2~3寸长疼痛者——病在腰，即使无腰部疼痛，多为不严重的椎间盘突出所致。

肩关节及肩前下方疼痛者——多为肩周炎，肩周炎必从风池穴针起。

臀外侧环跳穴处疼痛者——多为腰椎骨质增生或腰骶骨性改变所引起。

（四）头部疼痛

头痛分神经性头痛和血管性疼痛两种。

神经性头痛是由耳、牙部炎症刺激神经引起。神经性头痛表现在头痛最明显的特征为不自主的短阵性跳痛。如：

耳周特别是耳后下方阵发性跳痛——为耳道炎症引起，可能耳道不痛，也无渗液，无明显中耳炎征象。

单侧太阳穴处疼痛俗称偏头痛——多为牙部炎症刺激三叉神经从一支放射到另一支所致。也可能发病时并无牙痛。

耳前听会穴前疼痛而咀嚼不力者——为下颌关节炎或下颌关节紊乱症。

神经痛的特点往往不在本部，而是放射到神经远端，产生疼痛症状。

血管性疼痛一般是由寒冷、紧张、高血压等因素，引起颅脑血管先痉挛后扩张，形成相对缺血性改变而引起头部疼痛。根据头痛治上的原则，不再分前阳明、后太阳、侧太阳、顶厥阴，以方便实施治疗。

（五）胸部疼痛

胸骨上窝不适或胸骨上窝至贲门一线疼痛者——多为食管炎引起。

左心前区及胸骨体处针刺样疼痛或压榨窒闷，遇寒更甚者——冠心病心绞痛。

肋间窜痛、久不起疹——肋间神经痛。

肋、腰、背某处皮痛，一两天后起簇疹水疱并伴神经痛者——带状疱疹。

第二、三、四某胸肋联合处压痛或下肋骨联合压痛者——肋软骨炎。

一侧肺门部或侧胸钝痛者——多为上呼吸道感染后继发形成胸膜炎。也有因气攻痛者，多在两肋下部或伴有上腹撑胀。

腹痛辨治

痛则不通，通则不痛。痛经者，血下不利；腹痛者，气走不顺。《医学传真》："夫通则不痛，理也，但通之之法，各不相同，调气以和血，调血以和气，通也……虚者，助之使通，寒者温之使通，无非通之之法也。若必以下泄为通，则妄矣。"胃之痛在贲门，伴胃酸；胆之痛在上腹，伴撑胀；脾之痛在下腹，伴泄泻。脐腹凉痛多为小肠寒气，寒治上；腹股沟内上方痛者为结石，结石治下。小腹正中为痛经，两侧为附件。

验之大便，便后痛，绵绵不休，病在胃与小肠，脾胃虚寒，虚滞不利，如同远血，治补与利，用下元散；便前腹痛，痛而即泻，泻而能出，下而不坠，痛随利减，病在结肠或直肠如同近血，泻肝补脾，用中元散。痢疾者，腹痛下坠，便下脓血，下而不利，通因通用，用下元散；直肠炎者，后尾空痛，下消主升，用中元散。腹痛难愈者，针灸之。腹痛者，针合谷、内关、足三里，或针小腿肚承山、腓肠。急腹痛者，俗称"绞肠痧"，用三棱针急刺委中出血。腹中痛，大便溏，灸神阙。

注：便后血为远血，出血在胃与小肠；便前血为近血，出血在广肠或肛门。也就是说便后血，便后痛病在肠道上端或上消化道；便前血，便前痛病在肠道下端或下消化道。上消主通，故便后痛用下元散；下消主升，故便前痛用中元散。

【病案举例】

胸腹痛胸骨上窝不适食管炎案

赵某，男，38岁，2004年6月24日诊。述胸骨上窝处有不适感半个月，素有胃酸，饮食尚可，形体肥胖，特别是酒后第二天胃酸烧心明显，舌淡胖大，苔薄黄，脉弦。

诊断：反流性食管炎。

三元辨治：凡食管炎必有逆气，上消主通用下元散。

服下元散半个月，述胃已不酸，胸骨上窝不适感消失，饮食如常，嘱其戒酒，巩固服药半个月，随访半年未见复发。食管炎顽固者配服丙谷胺、苯丙醇、红霉素、熊去氧胆酸。

食管炎、冠心病都可引起前胸疼痛，但食管炎疼在蔽骨，略靠下，如刀割，属热痛，具有线性；心绞痛疼在胸骨柄，略靠上或偏左，如针刺，呼吸有压榨紧缩感，属冷痛，多属片性。

胸腹痛左结胸右阑尾结肠炎案

李某，男，35岁，2004年3月26日诊。述大便不成形已四五年，形体较瘦，脐左侧及左下腹部时有腹痛，特别是早上四五点或五六点钟起床后腹痛欲便，大便不成形，有时一天四五次，便质糊状黏滞，有时带青菜等不消化物，曾也到处就诊，而未能取得理想效果。肠镜提示：乙状结肠及降结肠下端黏膜有充血、糜烂点。查肠鸣音亢进，左下腹有轻压痛，舌淡、苔薄黄、脉弦。

诊断：结肠炎。

三元辨治：肠病治胃；下消主升；中元主收，用中元散配莲蒲双清片。

先服6～7粒肥儿丸，先清后补，4个小时后开始服用中元散和莲蒲双清片。20天一个疗程，20天后腹已不痛，大便2次左右，偶有肠鸣，饮食正常。又服20天，大便趋于成形，大部分一天一次，由于病程偏长，嘱其治疗3～4个疗程，并从服药开始忌嘴半年，忌生冷与酒，并少食豆制品、奶制品。随访一年，未再复发。

结肠炎又一种特殊情况，就是泄泻特多，且下坠腹胀，这种情况类似结肠炎，主述腹痛用下元散，并需加配地芬诺酯控制。下元主通，通肠中之无形之气，与地芬诺酯收肠形止泻并不矛盾，此时若以中元散抢收，不仅坠胀不清，而且泻也不会得到良好控制，中元散加服地芬诺酯片更是只收不通，越治越胀，愈治愈泻。

中元散用于结肠炎或配莲蒲双清片多适用于痛、泻俱不甚，痛即大便的一般情形。痛甚、坠甚、胀甚先从下，泻甚加服地芬诺酯。

胸腹痛急性阑尾炎案

赵某，男，28岁，2004年5月20日诊。初始上腹疼痛，按胃治疗无效，后转移至右下腹部，稍有恶心，腹胀无矢气，诊断为急性阑尾炎。查右下腹部压痛、反跳痛，未触及包块形成。由于病人不愿手术，故采取保守疗法。

诊断：急性阑尾炎。

三元辨治：胆、胰、阑尾俱开口与肠，以通为治。治疗方案如下：①先服承气方一剂；②输青霉素一周；③用下元散治疗。

服承气方后，半天得泻，青霉素一天一次，次日腹痛大减，一周后痊愈。

由于阑尾炎的恒定复发性，必须采取下元散善后治疗，才能解决阑尾炎的复发。服下元散半个月，以后一年未见复发。

胸腹痛慢性阑尾炎案

孙某，女，23岁，2005年3月14日诊。由于下腹部疼痛而到医院行B超检查，发现有卵巢小囊肿，子宫小肌瘤，月经基本正常，因未婚不能做手术，故采取保守治疗。

误诊：妇科小肿瘤。

误治：积病治中，用中元散。

用中元散治疗一个月后B超复查未发现卵巢小囊肿，腹仍痛，走路不利。仔细分析检查，病人虽无转移性右下腹疼痛的特征，但根据左结肠右阑尾的基本原则，其疼痛毕竟偏右下腹部麦氏点处，有压痛和轻微反跳痛，而且一段时间走路右腿向后去时右下腹部有牵掣痛，遂考虑慢性阑尾炎的可能。

诊断：慢性阑尾炎。

三元辨治：阑尾主通，因属慢性，直接用下元散治疗。

服下元散半个月，述右下腹部疼痛明显减轻，已无压痛，走路已没有太大的感觉，继服半个月停药，随访半年安然无恙。

从以上病例可以看出：

（一）误诊或诊断不准确的问题

1. 实际病症与检查结果之间的差异，现代检查手段日新月异，但由于症状与实际病位之间的差异，操作医师会按症状所表现的部位作相对应的检查，例如病人以反酸、呕恶、胃脘不适就诊，胃镜的结果当然可能查出有胃炎，比如黏膜充血、糜烂、隆起之类，服用胃药治疗了一段时间以后，稍有好转，就是不敢停药，一停就犯，原因在于缺乏整体观念和辨证施治。殊不知，胃上有病了，也可能与肝胆有密切的关系，反酸烧心了，敢可能与肾有密切关系，特别是功能上的影响有时是无法查出的。按图索骥，误诊之一。

2. 由于医师本人临床所限，或在病情没有完全暴露之前，如急性阑尾炎初上腹痛时，带状疱疹初皮痛时，不易作出准确诊断；或诊治不仔细，把无急性阑尾炎病史的某些慢性阑尾炎与妇科病症混淆。病不至此，误诊之二。

3. 有些中老年人身体较差，浑身是病，有心脏病、有糖尿病、有胃病、有肾结石、有脚肿，你说脚肿是由心脏引起的，还是糖尿病引起的，还是由肾引起的，莫衷一是，误诊之三。

误诊是临床上经常容易发生的问题，只不过好的医师误诊少一些，医技差一点的医师误诊多一些。首诊，大夫要思路开阔，不要过分拘泥检查。检查结果只不过是一个症状或病理变化，要考虑此结果之外有无相关联的问题，要把整个身体联系起来去统盘考虑，并且在首次治疗1～2周后效果不好时要考虑误诊误治的可能，需要及时调整，重新辨治，只有这样，才能使身体早日康复。

（二）阑尾炎的有关情况

1. 阑尾炎的手术适应证：①急性阑尾炎化脓或包块形成者，②慢性阑尾炎反复发作者，③阑尾穿孔形成急性腹膜炎。

2. 除阑尾穿孔外的急性阑尾炎是完全可以保守治疗的。治疗急性阑尾炎、急性胆囊炎，特别是急性胰腺炎等急腹症的关键在于“下”，急用承气方下之，下之则缓。预防阑尾炎复发的关键在于“通”，通则不犯，用下元散。

3. 对于炎症性阑尾包块和阑尾术后黏连，可用上元散配合暖袋热敷，坚持治疗，可以康复。再手术应该不是最佳的方案。

4. 轻度的阑尾发炎或慢性阑尾炎复发可以不表现为转移性右下腹疼痛，而直接表现为右下腹部不严重的钝痛，诊断时须注意。

【病案举例】

背部疼痛背膂疼痛案

李某，男42岁，2005年1月6日诊。述颈背酸沉两年，述两年前搞货运，夜间在车上睡觉受寒，后腰背酸痛，按风湿治疗腰痛好转，但后上背膂一直酸沉疼痛，好像后背站了一个人一样，并述精神差，患者已有些驼背，胸椎拍片无异常，脉弦细。

诊断：背膂疼痛。

三元辨治：①寒治上；②背膂从太阳；③养生调理从上，用上元散。配服盐酸氟桂利嗪1粒，大黄碳酸氢钠3片，维生素$B_1$2片，谷维生素2片，1日3次。

服药半个月后后背即觉明显轻松，如释负重。治疗效果明显，继续服用一个月，症状已基本消失，精神也大见好转，心情良好，信心倍增，要求继续服药巩固，嘱其节制房事，前后服药三个月，疗效稳定。

由于盐酸氟桂利嗪对椎动脉和跛行疼痛的作用，盐酸氟桂利嗪、大黄碳酸氢钠、维生素B_1、谷维生素的配方可用于头晕、颈背肌肉疲劳症、脉管炎、足趾拘挛等。

外在性疼痛必先散之，故在治疗前多用氨基比林、地塞米松发散。

疼痛不能光止痛，止痛更需治痛，内痛通之，外痛利之，利之之法，上痛发散，下痛利之。

背部疼痛盆腔积液腰眼疼痛案

吴某，女，36岁，2004年10月21日诊，述平素腰眼酸痛，三个月前在例行体检时发现有盆腔积液和双侧卵巢小囊肿，子宫小肌瘤。曾连续服用桂枝茯苓丸，并输用青霉素，近来复查仍有盆腔积液，妇科小肿瘤没有多大变化。脉沉细，舌边有齿痕。

诊断：盆腔积液、妇科小肿瘤。

三元辨治：水治下；积病治中；中下治下。用下元散。

服下元散20天后，后腰眼疼痛已基本消失，继续服药20天作B超复查，提示盆腔积液已消失，仍可探及卵巢小囊肿，子宫小肌瘤。囊肿肌瘤为血下不回，中元主升，积病治中，如治可用中元散。

肩周炎疼痛用上元散

黄某，女，46岁，2004年3月27日诊，述右肩周疼痛两三年，2003年曾在本门诊针灸治疗，时隔半年右肩又开始疼痛，上摸不住头，后搭不住背，活动受限，肩胛疼痛难忍，又行针灸治疗，疗效却不如前好，饮食正常，夜寐差。

诊断：肩周炎。

三元辨治：肩周炎俗称“寒凝肩”。寒治上，用上元散，配合针灸治疗。

开始单纯针肩周穴位，效果不佳，后配合针刺风池、肩俞疗效显著，开始疼痛严重时，可适当配服消炎痛、当归片、安络痛、波尼松。服上元散半个月后肩周疼痛已明显减轻，右上肢能举手抬高，又半个月停药，半年未发。

肩周炎与劳损有关，是一种无菌性炎症，局部可出现黏连，其发病与劳损加漏肩受寒有关，故又称“漏肩风”。

肩周炎是一种常见的较之膝关节炎更趋难治的疾病，临床上应注意：

1. 颈肩颈肩，肩痛与颈部有所牵连，在针灸治疗肩周炎时，应同时针刺颈部穴位，如风池、肩中俞、肩外俞。

2. 肩关节腔隙不大，肌肉不厚，封闭针易伤及肌腱或骨膜，有时会遗留封闭痛，故肩周炎最好不做封闭。

3. 肩周炎从劳损上讲应该休息，从黏连上应该适当活动，而黏连不是一定的因素，故肩周炎、腰肌劳损、颈背肌肉疲劳症、肱骨外上髁炎、桡骨小头后拇伸肌腱鞘等肌肉、肌腱劳损性疾病总体上以休息减少局部重复活动为主。

4. 各种急重疼痛在明确诊断的情况下，顿服头痛粉2包比服去痛片更为有效。疼痛的机理是“因肿致炎，因炎致痛”，所以，一般疼痛的缓解还需要西药的利水消炎，尤其是下半疼痛（上半疼痛则需汗之）。

便后腹痛慢性肠炎用下元散案

贾某，女，50岁，2003年3月10日诊。述曾经有两次轻度农药中毒史，第二次于2002年6月份在给棉花喷洒农药后，出现恶心、头蒙、神昏等轻度中毒现象，经输液治疗而后缓解，但遗留便后腹痛经多方治疗不效，西药按肠痉挛给予654-2等也未能奏效，查患者小腹部有少许压痛，肠镜只检出结肠黏膜有少许充血，患者大便正常，只是在每次大便后腹痛能持续大半天。而且不大便不痛，一天不排便，一天不痛，两天不排便，两天不痛，只要一解大便便出现便后腹痛，腹痛绵绵，很不好受，病人体质较差，血压偏低，舌淡，苔薄腻，脉细。

诊断：农药中毒后便后腹痛。

三元辨治：便后痛病在胃与小肠，上消主通，用下元散。

服下元散半个月，食欲增加，大便通畅，腹痛明显减轻，又服下元散半个月，述再大便时，腹已不痛。由于病程较长，多方就治，故其继续巩固服药一个月，随访半年未再复发。

对于慢性难逆性后遗症状如中风后遗症、中毒后遗症以及严重心、肝、肾疾患可配服三磷酸腺苷二钠片，并以解痉改善微循环为突破口，必要时可输用5% GS250ml + 庆大霉素3支 + 维脑路通4支 + 辅酶A针1支 + 地塞米松5mg。用于肝肾疾患时换去庆大。

后尾空痛直肠炎案

张某，女，38岁，2003年7月14日诊。述半年多来大便不成形，大便时后尾部有空痛感，原一直按结肠炎治疗，服用补脾益肠丸、结肠炎丸等，虽不拉肚子，但后尾空痛一直未能解决，就诊时病人不瘦，气色可，舌淡，苔薄脉沉细。

诊断：直肠炎。

三元辨治：肠病治胃；下消主升，用中元散。配合双唑栓外用。

双唑泰栓使用一周，服中元散20天后，后尾空痛即消失，又服用中元散20天停药，观察半年情况良好，临床痊愈。

顽固性肛门瘙痒者为气虚湿热下注，用中元散配合：泼尼松20片、扑尔敏20片、氯霉素针8支研碎混合外用，效果良好。外涂单用有效。

痛经用下元散案

王某，女，22岁，2004年4月27日诊。述每次月经前一天和月经来头两天肚子痛甚，直不起腰来，甚至不能上班，近一年多来，月月如此，而且月经来时有血块，本次又值经来腹痛，病人面色黄白，小腹有轻压痛，舌淡紫有瘀点，脉弦细。

诊断：痛经。

三元辨治：痛则不通，通则不痛，下元主通；经行不足者治下，用下元散。

因其痛甚，故肌注氨基比林2支，安定1/2支，并处下元散一个月，服药过程中无特殊不适，至下次月经来时已不腹痛，又巩固服药一个月，嘱其忌食寒凉，观察半年，月经基本正常。

便前腹痛慢性肠炎案

秦某，男44岁，2005年2月26日诊。述每天早上四五点钟肠鸣腹痛，肚子一痛就想去厕所，便质不是太稀，基本上一天一次，查肠镜结肠基本正常，饮食正常，腹部没有明显压痛。

诊断：慢性肠炎。

三元辨治：肠病治胃；便前痛病在下，下消主升。用中元散。

服药20天后腹已不痛，偶有肠鸣，为了巩固疗效，又服20天停药，随访三个月病情稳定，嘱其忌嘴半年，忌生冷与酒。下元主通而不泻，痛甚者先下后中。

二十五、心动悸、脉结代辨

悸而无痛，痞不能食者病在心，治上。

悸而有痛，或能食者病在肾，治下。

悸而无痛，能食而瘦者为甲亢，治中。

冠心病的基本病理改变为心肌缺血，临床上根据症状的不同，分为虚实两种。

虚症冠心病的主要临床表现为——心动悸、脉结代，证属气阴两虚，本虚为主，重在治阳，上元散以阴补阳，补其本虚，使阳复而瘀去，津足而心宁，上元散由生脉散和桂枝汤组成，其中蕴含有生脉散、桂枝汤、炙甘草汤本义。

（一）生脉散

1. 生脉散益气生津，敛阴止汗，可用于心脏病心律不齐证属气津不足者。

2. 生脉散有显著增加冠脉流量，减慢心率，抑制心肌收缩和增加耐受缺氧等。

3. 临床观察，用生脉散注射液抢救休克病人，能使血压回升。

（二）桂枝汤

《伤寒论》桂枝甘草龙骨牡砺汤证的辨证要点为心悸、烦躁不安、惊狂、苔白润、脉虚数，其基本病理为心阳虚衰，阳气浮散。另外仲景桂甘同用的方剂，都与治疗心血管病有关。

（三）炙甘草汤

《伤寒论·心阴心阳两虚证》："伤寒，心动悸，炙甘草汤主之。"炙甘草汤中除麻仁、阿胶滋阴养血外，即有上元散所含人参、麦冬、桂枝、炙甘草，炙甘草汤通阳复脉，调补气血。

虚性冠心病在现代医学多指房颤、早搏、心律不齐一类，血压一般不高，怕声易惊，无规律不定时发病，发病时有人自觉虚气上冲攻头。早搏缘于气虚，过速缘于内热，房颤则缘于气衰。气旺则鼓动连续，气虚则鼓一阵、歇一下，甚则结代紊乱、衰竭抖颤。

虚性冠心病——房颤虽无生命危险，但比较难治。《伤寒论》在谈到房颤动悸结代时说："脉按之来缓，时一止复来者，名曰结。又脉来动而中止，更来小数，中有还者反动，名曰结，阴也。脉来动而中止，不能自还，因而复动者，名曰代，阴也。得此脉者必难治。"这里指出，结、代均为阴脉，多为阴阳气血虚衰所致，其病多重，故曰难治。此外，如痰湿阻滞，瘀血凝结，剧烈吐泻，大失血等，而见结、代脉者，祛其邪则脉自复。更有健康人或孕妇，偶见结代脉者，脉搏间歇的次数甚少，也无临床症状，不得作为病态。《医宗金鉴》："心中即心下也，胸痹病心下痞气，闷而不通者，虚也……虚者用人参汤主之，即理中汤，是以温中补气为主也。"说明虚冠除了心动悸、脉结代外，还有心下痞满，人参、炙甘草为其主药，补其虚气，使阳气振奋，阴寒自散。

《伤寒论》炙甘草汤专为虚而设，主心动悸、脉结代。气虚血少，心失所养，故心悸、心慌、脉结代或虚数也乃心血不足，心气不振的征象，此所谓无阳以宣其气，无阴以养其心。炙甘草汤益心气，养心血，振心阳，复血脉，故本方又名"复脉"。

《难经·十四难》："损其肺者益其气，损其心者调其营卫。"且肺心居上，气血相因，因肺致心，心从肺治，上元散人参、麦冬、五味子益其气，且能旺盛大、小循环；桂枝、赤芍、炙甘草调和营卫。生脉益气，桂枝调和，二者合用，寓炙甘草汤益气养血，滋阴复脉之意，所以说上元散主虚性冠心病，但虚证冠心病急性房颤者先用下元散。

实证冠心病主要临床表现为——胸痹心痛。《金匮要略·胸痹心痛短气病脉证治》："胸闷心痛者，以其阴弦故也。""平人无寒热，短气不足以息者，实也。"阴弦者，实也。《医宗金鉴》："阴弦，尺中脉弦也，阴得阴脉，为阴太过，下焦阴实也。凡阴实之邪，皆得以上乘阳虚之胸，所以病胸痹心痛。胸痹之病轻者，即今之胸满，重者，即今之胸痛也。"阴实之邪为上泛之水，有水故弦也。重者胸痛，标实为主，如《金匮》："诸逆心悬痛，虽曰实，本亦虚，因痛故治标也。”水治下，用下元散，但实证冠心病胸闷心痛稳定一段时间后改用上元散。

无论是虚证冠心病，还是实证冠心病，其根本改变都是阴盛阳微、本虚标实、心肌缺血，临床上都可有胸闷气短的基本症状。但实证责之标实，其本在肾，其标为水，阳虚水泛，水凌心肺，心肺郁肿则心痛巅喘，急用甘露醇脱之，下元散调之，治在补与利，兼引火归原而纳之，一纳浮游之火，二纳上泛之水，肿消则心痛止，肺喘停。下元散通利，急则治其标实，一旦心痛止定，病情稳定，又必补其心肺，旺盛气血，俾心火下行，肾水上济，无使所犯，缓则治其本虚，复用上元散调理善后。

临床上有许多已确诊的冠心病或未确定的心血不足，往往虚实界定不清，只述胸闷气短，或偶有扎扎刺痛，上元散统治之。

另外，虚证冠心病多主诉心里不是味，心中滴溜，甚或心跳，包括及心的一紧一跳一难受；实证冠心病多主诉心前区扎扎刺痛，甚或胸背痛，包括及肺的胸闷短气、动辄喘累。虚证缘于水泛，水凌心肺，责之肾；实证缘于阳郁，因寒而闭，阴盛而阳微，责之心。无论虚实，冠脉痉挛俱由乎寒。实冠由乎外寒，上元主升，佐以补气；虚冠由乎内寒，下元主通，佐以温阳。

就冠心病而言，以闷痛为主者偏实，用下元散配心痛定口服，待闷痛缓解稳定后，可用上元散巩固治疗；以心跳房颤为主者偏虚，原则上用上元散配胺碘酮或小肠溶阿司匹林治疗（突突房颤者配胺碘酮，只述心里不好受者配小肠溶），而治疗过程中胸闷、房颤厉害者，也可用下元散配心痛定或胺碘酮治疗，而胸闷、房颤缓解后，还可用上元散、小肠溶阿司匹林继续调治，正所谓：“至虚有盛候，大实有羸状。”

下元散用于冠心病，只有在不定时一阵子一阵子复发房颤及心里不好受时，可用下元散按疗程治疗，病情稳定不复发一个月以上，改用上元散。而冠心实证闷痛不甚，心律整齐（包括偶发性早搏），下元散一周即改为上元散，闷痛甚者，肌注氨基比林一次，并口服大剂量安乃近，血压高者必须控制血压。

无论内寒、外寒，寒必从毛孔出。开则外寒去，开则净府洁，故在冠心病治疗之前无论虚实，俱可用氨基比林予以发散，实证效果更好。

有悸出于中焦者，多由气郁，气郁则肝强脾弱，肝脾不调，肝气上逆，影响阳气之宣通，或咳或悸，胃热而能食，脾病而胃不病。临床上甲亢的主要症状便有心跳或心律失常，并且能食而近期内有明显的消瘦，临床查T3、T4可以确诊。肝气郁结，其气易结于颈部、咽部、两胁肋部、乳房与子宫等形成瘿瘤、梅核气、乳房肿块、月经不调。治疗疏肝理气、泻肝补脾，用中元散适当配合抗甲状腺药甲琉咪唑、沙肝醇等取得良好效果，所以说悸而无痛，能食而瘦者，病在肝，治中。

【病案举例】

悸而无痛，痞不能食者病在心治上　房颤案

朱某，女，70岁，2003年9月12日诊。旧有心脏病，但近来频繁发作，病说犯就犯，犯时觉气从胃上后头，旋即开始房颤心跳，非常难受，即使不犯病，胃口也觉痞满，食欲极差，休息不好，人体日渐消瘦，住几家医院未能治愈。查血压不高，血压是100/50mmHg，正犯病时心律紊乱，舌质暗淡，苔老黄，脉结代。

诊断：房颤。

三元辨治：房颤为虚冠治上，即属《伤寒论》炙甘草汤之心动悸、脉结代，与实证冠心病的胸闷心痛有别。但本虚治实，先下后上，用下元散配胺碘酮进行治疗，待房颤平复稳定一段时间后再用上元散巩固调理。

服下元散一个月后，房颤有所缓解，未再严重犯病，但心律仍然紊乱，食欲好转，但夜寐差，适当配合：谷维素3片、胃复安3片、艾司唑仑上1片，每晚服用一次，又服一个月，房颤基本消失，痞满减轻，舌苔仍厚，继续用上元散调理，又经过二个月的治疗房颤消失，后经调理而愈。

房颤是一种特殊的心脏疾患，中医辨证当偏虚，虚证冠心病房颤较实证冠心病心绞痛为难治，实证冠心病心绞痛一般3～4个月可以临床治愈，而虚性冠心病房颤则需要半年以上方可治愈。房颤轻者为之慌，慌之轻者述心里不是味，其为水气凌心，本虚标实，欲去之，宜先下后上。严重房颤者方可用胺碘酮片，单述心慌、早搏者无需配用。

虚证冠心病房颤配胺碘硐，开始每次200mg，一天两次，饭后服，三天后改用维持量，每次200mg，一日1～2次，维持在半年往上。

胺碘酮有选择性冠脉扩张作用，能增加冠脉血流量。本品具有抗心律失常作用，能延长房室结、心房和心室肌纤维的动作电位时程和有效不应期，并减慢传导。临床适用于室性和室上性心动过速和早搏、阵发性心房扑动和颤动、预激综合征，对其他抗心律失常药如双异丙吡胺、异搏定、奎尼丁、B受体阻滞剂无效的顽固性阵发性心动过速常能奏效，特别对于虚冠房颤有特别控制作用。

房颤为本虚，“虚证有实候”，急则治其标，故房颤宜本虚治实，先下后上，使瘀去而新生，实去而正复。用下元散配胺碘酮使房颤平复稳定一段时间后，再用上元散调理善后，并胺碘酮以维持量服至半年往上。

有间歇发病者，分为大间歇、中间歇、小间歇，大间歇者数年数月一发如羊痫风，头痛至五一节而发，每年这时候感冒低热；中间歇者如房颤、晨晕、中毒便后腹痛；小间歇者数时数分一发如肠痉挛、胃痉挛、面肌痉挛、震颤等。大间歇者责之血液，试用青蒿素；中间歇者责之心脏，试用胺碘酮；小间歇者责之组织，试用苯海索。间歇发病者，前后俱无恙，犯后好如初。治疗大、中间歇不效者，试用上法可供参考。

高血压为标实，“大实有羸状”，缓则治其本，高血压标实治虚，先上后下，使正复而邪退，府通（包括玄府、肠府）而气降。用上元散配维压静使血压平复稳定一段时间后，再用下元散调理善后，并以适合的降压药维持量服至半年往上。

【病案举例】

悸而有痛，或能食者病在肾治下　心绞痛案

常某，男，55岁，2000年9月27日诊。述患冠心病多年，血压偏高，经常有胸闷短气，曾胸前闷痛，也住过院，但是近来病有所加重，胸前闷痛，活动或见凉气尤甚，来诊时手捂含胸，面容呈痛苦状，听诊心率偏快82次/分，律整，血压160/90mmHg，胸骨柄处有压榨痛，舌暗淡，苔薄腻，脉弦细。查心电图有广泛性心肌缺血。

诊断：心绞痛。

三元辨治：实证冠心病心绞痛治下；下元降压，用下元散配服小肠溶。

胸闷及心，腹满及胃。胸闷者开之，用氨基比林；腹满者下之，用承气方。故用氨基比林2支，地塞米松5mg肌注以缓解胸闷心痛，并服下元散。

服下元散一个月后，胸闷心痛明显减轻，胸中豁然开朗，但上楼或上桥坡时仍觉气短，得停下来休息，继续服用下元散一个月，心绞痛症状已明显改善，但上楼仍气短，见凉仍胸闷，本着急则治其标，缓则治其本的原则，改调上元散益气养阴，调和营卫，充分恢复心肺的功能，旺盛大、小循环的气血运转功能，使气足而能动，阳通而御寒。又服上元散两个月胸闷胸痛短气等临床症状已全部消失，自觉病情基本稳定，能做家务，接送学生。

实证冠心病心绞痛配服小肠溶阿司匹林，一次一片，一天三次，饭后服。

阿司匹林肠溶片对血小板聚集有抑制作用，可防止血栓形成，临床用于预防一过性脑缺血发作、心肌梗死、人工心脏瓣膜、动静脉瘘或其他手术后的血栓形成，也可用于不稳定型心绞痛。

心绞痛往往并发血压偏高，血压过高对心脑血管，特别是心脏有直接的影响，在发生严重的心绞痛时必须采取适当的办法，使血压平稳下降，稳定降压，气出以降有利于冠脉痉挛和心绞痛的解除，例如肌注氨基比林。另外，心脏病往往表现胃中不适，胃俗称“心下”，是肝病、胰腺炎、心脏病容易误诊的部位。由于冰片的激惹会引起胃中不适，故心脏病心下不适时，复方丹参片以含冰片的相关制剂不宜多服，可采用心脉宁 3 片、维压静 2 片、谷维素 3 片、大黄苏打片 1 片口服，1 日 3 次。

疼痛位于腋前下乳根部一周以上排除带状疱疹者为气痛，类似闪腰岔气，所以在腋前下痛不认为是心绞痛，按肌肉关节疼治疗有效，方用消炎痛 1 片、当归片 4 片、安络痛 2 片、泼尼松 2 片，1 日 3 次，口服有效。

悸而无痛，能食而瘦甲亢治中案

孟某，女，2000 年 4 月 15 日诊。述素体虚弱，又行过卵巢囊肿切除术，近来频繁心跳，少气无力，按心脏病治疗多日无效，心电图提示：窦性心动过速，原因不明。因其形体较瘦。建议其查 T3、T4，结果 T3、T4 偏高，确认为甲亢。

诊断：甲亢型窦性心动过速。

三元辨治：悸而无痛，能食而瘦者为甲亢治中，用中元散配合甲巯咪唑服用。

一周后治疗显效，心跳得以控制，但心率仍偏快，嘱其树立信心，坚持服药，前后用药两个月，心率恢复正常，精神好而体重增加，停药后甲巯咪唑可继续服用一段时间。

甲亢心跳与房颤心跳的区别在于甲亢心跳为持续性，经常性心率加快，节律一般整齐；房颤则是不定时阵发性心跳，心律紊乱。甲亢能食，房颤病人则心下痞不能食。

胃痛以酸分，酸则从下，不酸从中；心跳以律别，律整从甲亢，不整从心脏。

二十六、辨奇恒之府

奇恒之府包括脑、脉、骨、髓、胆、女子胞。脑、骨、髓为髓路，属下元脏器，为肾所主；胆、女子胞为中元脏器，为肝脾所主。因三元所主各有论述，如“脑病治下”“妇科治中”等，这里不再多述。

特别是脉，脉指血脉、脉络，心主血脉，脉是运输气血和运送水谷精微的通道，虽与心肺有密切的关系，但君相居于京城，脉络散布九洲，君相位尊在上，黎间有所不问，即所谓：将在外，君命有所不受，必须立足根基，现官现管，方可平脉络之乱。肾为根基，肾水上泛，水气结于脉络则脉络气血运行不畅，遂生脉疾，如动脉硬化、静脉栓塞等。

心居上焦，肾属下焦，一阴一阳，肾阴必上滋于心，心火才不亢，心火必下交于肾，肾水始不寒，从而维持两脏的对立统一，叫做“心肾相交”或“水火相济”。补肾则制，下不犯上，心君自安，脉络气血自然畅通，脉也无病。

所以，脉络之病主在心，治在肾，下元主之。

【病案举例】

脉络之病主在心治在肾　脉管炎案

李某，男，56岁，2003年9月26日诊。述近两个月来左足疼痛，走路跛行，夜间痛甚，有按类风湿治疗，效果不好，在郑州拟诊为血栓闭塞性脉管炎。查左脚大趾淡紫，较右侧略凉，有间歇性跛行，舌淡，苔薄腻，脉弦。

诊断：左足血栓闭塞性脉管炎。

三元辨治：脉络之病治在肾，用下元散。配服盐酸氟桂利嗪，氟桂利嗪主椎动脉及足动脉，主足跛行疼痛。

用药一个月后，患趾红润，已无疼痛，因此疾预后较差，故嘱其注意足保暖，戒烟，继续巩固治疗1~2个月，以防日后复发。

脏腑病足踝、小腿肿，如肾疾病；静脉病足背先肿而踝腿不肿，如血栓性静脉炎；动脉病腿脚不肿，如脉管炎。上元散主心脏，下元散行血主动脉，中元散回血主静脉。在抗菌消炎及外用治疗的同时，盐酸氟桂利嗪主动脉闭塞性脉管炎，曲克芦丁主静脉栓塞性静脉炎。推延之，曲可芦丁常配合用于静脉如静脉曲张、静脉炎等；盐酸氟桂利嗪常配合用于动脉如脉管炎、大动脉炎、偏侧跛行疼痛等。大黄碳酸氢钠、泼尼松常配合用于上部炎如口腔溃疡、咽喉炎症、五官炎症等。

脉络之病主在心治在肾　两小腿无名疼痛案

乔某，男，28岁，2005年4月13日诊。述两小腿突发性疼痛两个月，时有休止，多方检查未明原因，用药也未得控制。本次就诊时痛刚发作，两腿行走困难，疼痛难忍，不痛时好如常人。查：两小腿疼痛有，痛不过膝，膝关节不痛，也无膝关节炎病史，小腿皮色如常，摸之不凉，也无固定压痛有，只觉小腿酸沉疼痛，莫可名状，打伊痛舒、曲马多等效果不佳，舌脉基本正常。

诊断：两小腿无名疼痛。

三元辨治：脉络之病主在心治在肾；肾主下肢，用下元散。

究其原因，两小腿疼痛既非风湿性关节炎，也非腰椎投射的单侧下肢疼痛，又非低钾血症所引起的无痛性四肢无力，乃是周围血管不定时阵发寒痉所引起。当然，诱发的原因也可能由于劳累、寒凉、精神紧张，也可能什么因素也没有，只是内在失调，局部微循环障碍，血管活性物质改变，引发两下肢血管痉挛，痉则疼痛，有时因为微循环通道的启闭与开放，缩血管物质又及时排放，故痛又可自行缓解。

首先肌注氨基比林等解痉散寒，并输用654－2注射液以改善循环，并解除周围血管的痉挛，同时开始服用下元散，临时配服消炎痛、当归片、安络痛、泼尼松。

治疗头三天仍有发作，但程度较前减轻，一周后未再疼痛，用下元散20天后停药观察未再复发。

另疼痛不可控制者，可试用大剂量安乃近短期治疗。

下肢痛在关节用关节痛方（消炎痛、当归片、安络痛、泼尼松），单侧下肢跛行疼痛用氟桂利嗪方（氟桂利嗪、大黄碳酸氢钠片、谷维素、维生素B_1），关节以外的股、胫、脚面疼痛用安乃近方（安乃近、安络痛、泼尼松、维脑路通）。

二十七、辨五官

五官包括心之窍舌、肝之窍目、脾之窍口、肺之窍鼻、肾之窍耳。

鼻炎治肺、咽炎治胃。前面已有论述，不再多叙。

肝开于窍目。因肝主藏血，肝的经脉上连于目，所以《素问·五藏生成篇》又说“肝受血能视”，《灵枢·脉度》又说“肝气通于目，肝和则目能辨五色矣”。指出了目之所以能发挥视觉功能，是来源于肝经气血的濡养，临床上有不少眼科疾病及眼周病患，与肝有很大的关系，如中医肝肾阴虚的视物昏花，肝火上炎的目赤肿痛，西医的视网膜炎、虹膜炎等，以及眼周皮肤呈现的粟丘疹、睑黄疣等，在治疗时往往从肝着手，可望取得疗效。

治疗内眼及眼底疾患，为了提高疗效，可配合输用：5% GS + 庆大霉素24万 + 维脑络通4支 + 辅酶A针1支 + 地塞米松5mg，静脉滴注，疗程半个月。

肾开窍于耳，肾的精气上通于耳，耳的听觉与肾脏精气盛衰有密切关系，《灵枢·脉度》说：“肾气通于耳，肾和则能闻五音矣。”“肾和”即指肾的精气充沛，只有肾的精气充沛，听觉才能灵敏。在病理上肾的精气不足，可出现耳鸣、听力减退等症，年老精气虚衰，故多耳聋失聪，即《内经》所谓：“精脱者耳聋。”耳鸣耳聋是临床上非常难治的毛病，对治疗具有抗拒性，单纯采取补肾填精的办法，并不能取得显著疗效。但对慢性复发性中耳炎采取补肾利水的办法确能取得可靠的疗效。

心开窍于舌，脾开窍于口。口舌疾病常见的就是复发性口腔溃疡、白塞氏综合征（口、眼、生殖器综合征）、口唇干裂翘皮等。口腔溃疡虽不是一个大毛病，但因其多发性、复发性和溃疡疼痛影响吃饭令人痛苦和烦恼，按现代医学理应补充核黄素和维生C，但实际上不能解决其复发问题。实质上口腔溃疡与胃热郁滞，极少量胃酸上逆有直接的关系，只有调畅气机，和顺脾胃，并使胃热、热毒顺利排泄，注意少盐多饮，多食水果，才能有效解决复发性口腔溃疡的复发性。

所以说，目疾治肝、耳疾治肾、口舌治胃、鼻疾治肺。又根据实际情况不同，鼻重宣肺，用上元散；口舌去脾湿，用中元散；眼泻肝火，也用中元散；耳重消炎，用下元散。

【病案举例】

目疾治肝　眼底视网膜炎案

闫某，女，36岁，于2003年7月27日诊。述近几天来左眼视野发黄，让其到市中医院检查眼底诊断为左眼视网膜炎，并让其输液，输用5% CS+庆大霉素针24万U+维脑路通4支+辅酶A针1支+地塞米松5mg半个月。

诊断：视网膜炎。

三元辨治：目疾治肝，用中元散。

输上方半个月，服中元散20天，左眼视觉已恢复正常，无特殊不适，考虑到眼底的重要性，巩固服用中元散20天，停药后复查，眼底视网膜恢复正常。

严重性心、脑、胃、眼及其血管疾患可通过上输水方治疗，并各配专药，如胃配奥美拉唑，心配丹参。奥美拉唑对药物刺激引起的胃痛有良好效果。

目疾治肝　巩膜蜘蛛痣样充血案

任某，女，28岁，2003年11月2日诊。述两个月前发现左眼白眼珠有红血丝，并逐渐增多，不痛不痒，在眼科诊断为巩膜炎，在输水消炎、滴用眼药，特别是在使用激素后临时好转，后又充血复原，来门诊就诊时：左眼虹膜外侧脂质隆起，并以此为中心血丝脉络向外侧投射，无特殊症状，饮食如常。

诊断：巩膜炎。

三元辨治：目疾治肝，用中元散。

目疾也按视网炎条输液7~15天，并服用中元散。一周后即见血丝消退，前后服中元散一个月，巩膜血丝消失，隆起脂质平复，随访半年未见复发。

目疾治肝　青光眼案

张某，女，46岁，2003年4月24日诊。述患青光眼两年，时有眼痛，从昨日起右眼又痛，牵及右半头不适，有血压偏高，压右眼有抵抗感，舌淡、苔腻、脉浮滑。

诊断：青光眼。

三元辨治：目疾治肝；青光眼的主要病理特征为眼压，眼是一个特殊的器官，“五脏六腑之精气，皆上注于目而为之精”。眼从内治，内水治中。用中元散。

由于甘露醇的快速脱水作用和良好的降低眼压作用，故先使用两次甘露醇，使症状迅速得到缓解。同时服用中元散以解决水去而复发的问题，使青光眼压得到稳定而持久的解决。

使用甘露醇后，右眼胀痛迅速缓解，后连续服用中元散两个月。中间未发现复发，后跟踪随访两年，未再反复。

中元散可有效解决青光眼的复发问题，但在青光眼胀痛明显时，也可先下后中。

目疾治肝　眼周粟丘疹案

吴某，女，23岁，2005年6月17日诊。患者述两眼周围特别是下睑部皮肤有许多粟粒样疹，以左眼为著，不痛不痒，无自觉症状，查身体其他方面及舌脉正常。

诊断：粟丘疹。

三元辨治：目疾治肝，眼周也从肝治；中元散抗病毒。粟丘疹试用中元散治疗。

服中元散半个月后自觉粟丘疹有所平复，认为有效，继续服用中元散半个月又有所进展，由于皮肤治疗的缓慢性和粟丘疹的特殊性，不要急于求成，前后服用中元散两个月，观察眼周围粟丘疹基本消退。

眼有疾而需要点眼药者，可用氯霉素眼水加普鲁卡因滴用。

扁平疣、尖锐石疣、带状疱疹也乃病毒性皮肤病，可用中元散治疗，对泛发性扁平疣还可用下方外洗：木贼30克，香附30克，苏叶10克，红花10克，板兰根20克，大青叶10克，薏苡仁30克，磁石30克。浓煎头汁300毫升，分三份，用三天，净布蘸取稍用力擦拭皮损处，每次以微红微痛为度。也可试用于银屑皮损；刺瘊则可外用刺瘊贴膏：斑蝥10克，乳香2克，没药2克，醋调硬膏外用，贴一个对时，以起疱为度。也可试用于鸡眼。

耳疾治肾　顽固性中耳炎案

刘某，女，23岁，2004年9月12日诊。述患中耳炎两年，平时经常流水，反反复复，致使左耳听力下降。此次自前天吃火锅后上火，左耳又开始流水，服消炎药不效，查左耳道潮湿，并有脓性结痂，其他基本正常。

诊断：慢性中耳炎。

三元辨治：耳疾治肾，用下元散。耳病滴用氯霉素眼水加654－2针。

先用双氧水清洁耳道，后开始滴耳和服用下元散。三天后耳道渗出停止，遂停用外用滴剂，单服下元散治疗，嘱其服药期间忌食辛辣。前后服药一个月，随访一年未见复发。

再说耳鸣为内耳微水肿，气机流经窍道狭部而形成，故轰鸣严重时也可输解痉配方：5%葡萄糖250ml＋庆大霉素3支＋维脑路通4支＋辅酶A针1支＋地塞米松5mg 3～5天。不愿输液者服下元散，疗效不稳者配服抗过敏方20天，加重安体舒通剂量，下元散对症不变，口服过敏方取效，一在安体舒通，一在激素，一在扑尔敏。虽说激素不能乱用，但顽固性耳鸣，顽固性蛋白尿，部分眼疾还非用不可。

耳疾治肾　耳郭假性囊肿案

胡某，男，44岁，2004年5月12日诊。述半个月前后耳郭内出现囊性肿胀，就近打针、输液不效，来就诊时发现右耳肿厚，捏压有波动感，穿刺可抽出淡黄色液体，自觉稍有胀痛。

诊断：耳郭假性囊肿。

三元辨治：耳疾治肾，用下元散。

首次穿刺抽出约3ml淡黄色液体，随即在耳郭两面用纱布夹压，3天后复抽一次。同时用下元散配合少量麦白霉素。一周后耳郭不再渗出，但下元散仍需服用，前后服下元散20天，停药后未再复发。耳郭假性囊肿具有一定的复发性，用下元散可起到治疗和预防的双重功效。

口舌治胃（脾）口周燥裂发红案

孙某，女30岁，2003年5月19日诊。述近一年多来，口唇四周干燥起皮，有时发红，经常自觉不自觉地舔食嘴唇，致使口周形成黑晕，常服“安利维生素C”有所好转，但要求采取中药予以调治，查口唇干燥，唇下暗红，苔腻花剥，脉滑数。

诊断：口周燥裂发红。

三元辨治：脾主口，其华在唇四白，此症多属湿热，中元散健脾化湿，用中元散，并配大黄苏打片以泻胃火，必要时可先沏一剂承气方。

服承气茶一剂，得泻后开始服用中元散，20天后口唇及四周已不翘皮，唇色也显得滋润，继续服药20天，口唇色泽趋正常，嘱其少食生冷与辛辣，多食蔬菜水果。

口干不能全责上火而苦寒直折，而在中焦湿热阻隔，津液不能上承（排除糖尿病口干），虽说“治湿不利小便，非其治也”，但用下元之利，不若用中元之化，缘下元补纳，欲纳欲干，中元升津，全在柴胡也。

舌裂、肛裂、皮肤红皮皲裂均为津不布散，“饮入于胃，游溢精气，上输于脾，脾气散精……”，用中元散处理。

鼻炎治肺，咽炎治胃，各从其脏。

凡治鼻炎、虚汗、呼吸系统疾病、肝病、顽固性荨麻疹等预先或每月注射一次丙种球蛋白，可显著提高人体的免疫力及抗病力，特别是有效预防反复感冒的发生，使治疗过程顺利进行，减少疾病因感冒而反复或加重，保持疗效稳定。

二十八、辨小便

肾脏是人体的一个重要排泄器官，由它排泄的代谢终产物最多，数量最大，肾对体内水、电解质和酸碱平衡起着调节作用，因此，肾对保持内环境的相对稳定有特别重要的意义。肾主水，肾脏的排泄主要通过尿液来实现，如果肾脏的机能发生障碍，代谢终产物将蓄积于体内，水、电解质的代谢、酸碱平衡也会发生紊乱，各器官的机能不能正常进行，对人体造成严重危害。

肾为水之主，脾为水之制，脾肾共同完成水液的代谢，小便的病变也与脾肾有关，根椐小便的性状、尿量及尿中排泄物的变化可分为以下几类：

（一）尿质

正常尿液淡黄清澈，但病理情况下尿液会发生混浊现象，常见原因为乳糜尿、脓尿和菌尿。乳糜尿呈乳糜样混浊，放置后上层不清，且有油状物漂浮。由乙醚抽提后可变清，取乙醚蒸发可有脂肪存在。脓尿、菌尿则有两种情况：一是慢性肾盂肾炎，当肾功能没有受损时，不影响生长发育，可以没有症状。二是无症状性菌尿，即经常排出大量细菌尿，而临床无任何感染的症状。儿童发生此种情况常由于膀胱—输尿管反流存在，在膀胱、输尿管和肾盂有大量细菌繁殖。细菌的混浊，取少量新鲜尿置于试管中对着观察，可见极细小的微粒状物。在显微镜下，无色标本可见布朗运动，染色标本可见细菌。有时做细菌培养，反而不生长，这可能为L型细菌，此时需在高渗条件下培养。

不当有则有，不当下则下，乳糜尿按“漏下治脾”“中元主收”治疗。

（二）尿色

尿色发黄多为内热，酒后或饮水过少尿液浓缩所致。尿液发红则为血尿，尿血分为尿潜血和显性血尿，在发生显性血尿时，尿液发红。尿血常常发生于泌尿结石及各类肾炎当中，结石血尿常有剧烈的腰腹绞痛，不难诊断。尿血常随原发病灶的解除而消失。故不存在单纯的尿血，也不需要单独的三元辨治。

（三）尿量

正常人每昼夜尿量通常在1000～2000ml，平均约1500ml中。但尿量随天气及饮水的变化常有很大的差别，如夏天汗多尿少，冬天则尿量偏多，饮水少则尿量也少。

在病理情况下，尿量可大量增加，如糖尿病、尿崩症、夜尿多、遗尿症等。不当下之多而多，中元主收，用中元散。

（四）尿次数

正常情况下，白天3～5次，夜间1～2次，但在病理状态下，小便的次数可以发生改变，如肾小球肾炎、慢性肾盂肾炎可引起尿频、尿急、尿痛；前列腺炎、前列腺增生可引发滴沥不畅、尿时延长等。当通不通，当下不下，下元主通，用下元散。

前列腺炎、遗尿、尿路感染的共同特点是尿频。尿路感染以热痛为特征，女性居多；遗尿以尿床不知、白天浸尿为特征，以小儿尿床、老人遗溺为主；前列腺炎则以尿等待、尿分叉、尿滴沥为特征，发生于男性。

尿频者，根于尿下不利，如夜尿频繁、前列腺炎、尿路感染等。夜尿频繁者，治补与利，补可以提高免疫力，利可以加强肾功能。高度水肿或尿频，静推速尿最为有效。

（五）尿排泄物

尿中95%～97%的水分，3%～5%是固体物。固体物中以电解质和非蛋白含氮化合物两类为主，电解质中以钠、钾、氯三种离子较多，硫酸盐、磷酸盐次之。在非蛋白含氮化物中，以尿素为最多，其他如肌苷、尿酸及氨都较少。

主要化学成分24小时排出量如下：

电解质（克）		非蛋白含氮化合物（克）	
氯	5～9	尿素	10～30
钠	3～5	肌酐	1.0～2.0
钾	2～4	尿酸	0.1～1.0
钙	0.1～0.3	马尿酸	0.1～1.0
镁	0.1～0.2	氨	0.3～1.2
硫	0.6～1.0		
磷	0.7～1.5		

血与蛋白为体内精华部分，不应随尿排出，但肾病情况下，大量蛋白质随尿丢失，“漏下治脾”“中元主收”，用中元散。而尿素、肌酐本应及时排出，但慢性肾功能损害发生慢性尿毒症时，大量尿酸、肌酐等积存体内引起中毒，下元主通，凡当下不下，或下之不利者，用下元散。

【病案举例】

尿质乳糜尿案

闫某，女，42岁，2003年10月12日诊。述近半个月来，小便混浊发白，尿后沉淀多厚，经尿检无明显异常，排除肾炎，服消炎药不效，又听人介绍藿香正气丸有效，但也未能根除，来诊时面目、下肢无浮肿，精神饮食良好，舌淡体胖有齿痕，脉弦细。

诊断：乳糜尿。

三元辨治：漏下治脾；中元主收。用中元散。

服中元散20天后尿液转清，继服20天停药，病愈未再复发。

尿色尿结石并尿血案

王某，男，34岁，2003年3月22日诊。述昨夜腰痛甚，今早出现尿血，B超提示左肾结石，碎石后输用头孢曲松钠后缓解，但两天后腹痛，B超复查碎石后结石并未排出，建议采取中西医结合的方式进行治疗，查：左腰上胀痛不适，小便尚便利，小便呈茶色，尿检有潜血。

诊断：左肾结石合并尿血。

三元辨治：下元主通；胆石、肾石俱从肾治。用下元散。

服药半个月后，尿血及临床症状消失，由于属于中药调治，建议一个月后再复查B超，在服用后半个月药时，中间突发尿道刺痛，排出一小块结石，继续调理服用下元散一个月，复查B超未见结石。

临床上有很多泌尿结石在碎石1～2年后出现新的结石发作，而配合碎石用下元散治疗可减少或杜绝结石的新生和发作。在未经碎石或碎石不住的小尿路结石，可试用下元散加抗生素消炎排石，可以达到一定的效果。

胆石症是临床上一种常见的疾病，其常常并发胆囊炎，根据下元主通、胆胃治肾的原则，胆结石、胆囊炎可和肾结石、肾炎一样用下元散治疗。

尿量夜尿频繁案

王某，女，40岁，2005年3月15日诊。述平素夜尿频繁，服金匮肾气丸、谷维素等稍有好转，询问其小便通利，尿时不痛，查尿糖正常，饮食正常，形体稍胖，舌淡胖，脉弦细。

诊断：夜尿频繁。

三元辨治：夜尿频繁，治补与利，用下元散。

用药20天后夜尿明显减少，饮食还较前增加，因其肥胖，嘱其在正常饮食的情况下，加强体育锻炼，适当减肥。又服20天停药，夜尿正常。

尿频不痛，知者为频，不知者为遗，频者利之，用下元散，遗者收之，用中元散；尿频而痛者为淋，用下元散；尿频而余沥不尽，并有坠胀感者为沥（如前列腺炎），用下元散；尿频起沫，验之属糖，按糖尿治疗，上元散配降糖药，验之蛋白，按漏下治脾，用中元散治疗。

尿量遗尿案

李某，男，17岁，2004年4月2日诊。家人代述孩子已上高中，学习成绩不错，但就是夜里尿床，无法住校生活，特别是冬天，孩子非常苦恼，也曾多方就医，使用单方，虽较以前好转，但仍不时尿床，要求治疗，查患者面色红润，精神良好，苔腻脉弦，别无他症。

诊断：遗尿症。

三元辨治：中元主收，漏下治脾，用中元散。

服药20天，述最后四五天未尿床，为治疗有效，嘱其继续服用，又服两个月，只是偶儿尿床，已无大碍，嘱其少食生冷，多吃山药、土豆、红薯等地瓜之类，随访半年，情况基本稳定。

脾主升提统摄，长久瘫痪或老年人大水便失禁者可依试调。儿童服中元散如一定的难度，可用下方煎茶加红糖服：乌药6克，益智仁10克，白术10克，炙甘草6克。

二十九、辨舌脉

舌脉是中医的特征诊断之一。

生理本弦，内应乎肝，肝主春生，胃气因应，有胃气则生，无胃气则亡。故脉微弦而能食，人所不病。

弦为基本脉，病则弦某。弦浮为外感，弦紧为内寒；弦数为上热，弦细为下寒；弦甚为革，主胸腹疼痛；寸关小紧数，心肌缺血也。

苔本薄白，内应乎脾。苔腻为湿，齿痕脾虚，腻苔中剥者为阴虚湿热，先下后中。

脉有假，舌最真，舌脉共参，以求根本。

脉号胸腹内脏，不辨四肢关节，一处关节疼痛，大多不显脉也。

西诊定性，脉号功能，中西互参，整体调治。

预不言症，检查结果也不告明，伸手便试，能否言中，中则诚服，方受诊治，舌脉又成准治之道也。一般而言，脉涩而不利者常见。浮大而涩者病在上，心脑血管多见；弦细而涩者，胃肠道多见。佐以舌苔，苔老黄者病在头，为火；苔白腻者病在肠，为寒。

又临床上消化系统（包括肝胆、妇科）与心血管系统疾患为多，舌看脾胃，脉号心肺。左手号脑，右脉号心。心脉直入脑，故以左手心位知脑；心脉由肺来，故以右手肺位知心。细涩位缺血。

胃主纳、脾主化，脾主升、胃主降。脾主运化包括运化水谷精微和运化水湿两个方面。苔厚食浊不下，病在胆胃，胃病治胆，从下；裂纹花剥清不升，为脾运化水谷精微失常，清不升从中；胖大有齿痕，为脾运化水湿失常，水浊不下，肾主水，从下。

总之，脉从肝变，舌从脾变，舌脉共参，中西合参，主胸腹内脏也。外在关节，局部明病，不在脉也。

三十、穴治

三元不及或治之太缓者，当配穴治。或针灸，或刺血，或封闭，或按摩，目的在于配合治疗，提高疗效。

人中：急刺人中治休克昏迷。如脑出血昏迷，气死过去和由过敏、出血、疼痛引起的休克。癫痫发病不识人者，也可急刺人中。人中配风池治脑萎缩、痴呆不精。

足三里：凡脘腹胀痛不消者，可针刺足三里。包括胰腺炎、幽门痉挛、慢性阑尾病变。四缝浅刺出血，或挤出少量黄白色透明黏液治疗小儿疳积。

十宣：点刺出血治指（趾）端麻木。前臂手指发凉者为动脉血不至，亦刺十宣。

风池：风池是一个重要的穴位，可改善颈肩的供血机能。风池配望肩髃治疗肩周炎，风池配项两侧治疗脑供血不足，风池配昆仑治疗落枕，风池配翳风治疗耳鸣耳聋。

大椎：用45%酒精适量做大椎穴注射可退顽固性高热，由于其属于物理降温的特殊方式，故其退热效果只能维持4～6个小时，但对于高热不退而急需输血者，也不失为一种有效的办法。

十七椎：在第五腰椎棘突下。主要治疗与腰有关的疾病，如十七椎配腰大肌治疗腰肌劳损，十七椎配委中治疗腰扭伤。

腰奇或长强：主要指尾骨的部位，尾骨虽游离，但对保持内脏位置有重要意义，实验证明，切除尾骨可导致脏器下垂，如胃下垂、脱肛、阴挺等，由此推之，胸骨尖即蔽骨，对保持胸腔脏器位置有重要意义，如心脏无力下垂，可试用姜片补贴，腰奇配神阙治疗胃下垂及顽固性腹泻，鸠尾配天突治疗房颤及顽固性哮喘。以生姜为主要成分制膏贴鸠尾、长强可预防脏器下垂，贴关节可治疗关节疼痛。

委中：委中刺血治绞腹疼痛，俗称“绞肠痧”。

承筋、承山及昆仑：肚者肚也，小腿肚对应腹部；肠者肠也，腓肠肌对应肠道，皆曰肚中有肠；脖者脖也，脚脖对应颈项。肚腹三里留，承筋、承山治痔疾，昆仑治头痛、项强都说明了生命全息以及小腿与颈腹之间的关系。

三十一、戒烟戒酒与新病新症

烟酒的成瘾性与脑部受体有密切的关系，故配服苯妥英钠有助于戒断以及控制和消除震颤、食少、乏力等戒断综合征。

烟走于肺，酒入于胃，故戒烟从上，戒酒从中。戒断的目的是恢复大脑及人体脏腑的生理状态，而不是达到厌恶某种物质的程度。与其说“戒”不如说“解”，通过调理解毒而达到戒断的目的。真正的戒和断是不确切的，只有树立意志和借助药物达到生理的“度”，才能在无成瘾的状态下应对社会，但最好不喝，喝也少喝，咽害同气，伤人无益，易致恶变。

新病新症不断出现，怎么用三元疗法进行辨治？主要依据临床症状及三元散（丹）的基本特性推演辨治，新病新症往往症状冷癖怪异复杂，有发热者从发热，有一份发热便有一份炎症，用下元散；无发热者从阴阳，阴症求阳，用上元散，阳症求阴，用下元散；阴阳不明者从逆陷，逆者治下，陷者治中，无逆五陷者也治下。各随其三元所属、阴阳变化进行辨治，应能找到适当的办法，以配合临床治疗，为疾病预防和治疗提供一条可行的途径。

后天所生者易治，先天禀赋者难疗。具有某种遗传性的疾病如肝病、银屑病，治疗都存在一定的难度，特别是银屑病更具有复发性，所以治愈后的维持治疗同等重要。

上焦不治传中焦，中焦不治传不焦，始上焦，终下焦，所以一部分与肾有关的下元疾病更笃重顽固，除银屑病外，还包括哮喘、结缔组织性疾病（如红斑狼疮、硬皮病、皮肌炎）、关节风湿性疾病等，讲其顽固，并不是一概不能治疗，只是由于免疫复合物的沉积，需要适当配合抗过敏和免疫抑制措施以延缓疾病的发展，从而为三元治疗提供充足的时间。即使这样也有死不治者，如心之心肌梗死、肺之呼吸衰竭、肝之硬化后期、肾之尿毒症晚期、癌症转移、老化整体衰竭等。

重疼顽麻及部分怪症可理解为无形痰饮作怪，螺内酯最善行经隧之水、无形之饮，此等阴邪有别明水积液，医多忽视。肿疼之症，轻者直治，重者方利，如咽喉疼痛为轻浅直接去火、消炎、开鬼门；内之喘、外之癣为重笃，需利；怪症如麻木，一曰气虚，一曰水停，需利。又顽固头痛、肝之两胁胀急为经络之水，需利。不可用氢氯噻嗪代替。

三元疗法，杂病专家，中医中药，品牌治疗。为中医创新一套理论，为临床提供一种办法，为新病新症开拓一条思路。

第五章 三 元 杂 论

自三元框架确立以后，一边临床，一边写作，对辨治原则、三元散（丹）、三元特性、病症主治进行多次的修订调整，又在各个病案后补充了许多临床心得，历时十年，数次易稿，由于家庭、工作因素，疲于穿插补充，故以后的诊疗讲述或临床闪念，不再分类穿插，于书后流水记录，杂成一章，重复不对之处，自可取舍，请见谅！书中所列西治方案，系本人用药总结，仅供参考。

1. 上元主开为固中有开，上辅玄府散主开为开中有固，故虚汗用上元散，皮病用玄府散。上元散温以解痉，故高血压先上后下需以解痉为主时用上元散；上辅玄府散有蒲公英温中带清，清肺消炎。上元散所治偏心，玄府散所治偏肺，肺主皮毛。

2. 上空在心，惶惶不可终日，或像饥饿感一样，上元固之；中空在胃，没有饱腹感，或饿了胃痛，中元升之；下空在肾，小腹空坠，或腰像空了一样，下元引之。

凡身虚有疾，不可大补，三元散需从小剂量调起，故壮人用常量，至虚用小量，不可病重药重，与剂量成正比。至虚有实候，攻泻只可一时，否则犯虚虚实实之误。

3. 对于妇科白带阴痒，通常诊断为阴道炎，由于外阴瘙痒的顽固性、复发性，故治疗需分治疗和巩固两个阶段。如果按疗程算，前半月可按“下元抗炎”治疗，后半月按“妇科治中多因气”巩固。凡病顽固多以病毒收功，中元抗病毒，符合“凡病皆以脾胃收功”。

疾病依三元辨治治愈后短时复发，再治时在原治疗的基础上，后服中元散，意在较长时间不复发也。症消后服中元散，主要针对复发者。

4. 激素淤肿易于上，故上痛少用，下痛多用；氨基比林意欲发散，故上之多用，下之少用。上之感冒，下之风湿，参此用药。

5. 咽炎不咳，只是平时咽部有痰不利，端口从脏用中元散；及至喉中憋闷为有气，逆则治肾用下元散。

鼻炎也不咳，只是平时鼻子不透气，稍遇风凉则像感冒，端口从脏用上元散；及至咳喘也逆则治肾用下元散。

6. 病因决定生病部位，脏腑决定病理变化，病理产物决定临床症状。以湿热为例，肝脾失调，肝强则热胜于湿，土壅则湿胜于热。热胜于湿则上蒸首如裹，湿胜于热则下注腰沉带下痒。又比如风寒导致上呼吸道感染，肺失宣降则生痰，痰产生咳嗽。

7. 鬼门煎可理气和胃，临床应用过程中发现对老胃病有良好的治疗作用，故对于有严重症状的胃病在三元辨治前或中间治疗不效时，服鬼门煎更易取效。

8. 《内经》为鼻祖，重论不重方，其论可用方不可用；仲景为医圣，重方亦重论，方可用论不易用。三元医疗取《内经》之论、《伤寒》之方杂成体系，传统中医立足水湿痰饮八纲，脏腑其次；三元医疗更重脏腑三焦气机，水湿痰饮其次。凡病皆出于脏腑，脏腑调则邪自退，病理归。所以，传统辨证在八纲，三元辨证在脏腑。

9. 外在性的局部气痛及其痛经用布洛芬缓释胶囊 1 粒、去痛片 1 片顿服速效，如气痛在乳房、气痛在两胁。内在疼痛及其他组织（关节肌肉）疼痛分别对症处置。

10. 有下午无恙，早起从左耳下颈侧痛起，而后向左上肢放射，误认为颈椎病，实则心脏引起者；有早起大椎穴处（肺经腧穴）酸沉，而后前胸闷痛并向左上肢投射者，也乃心脏绞痛。一般地讲，单侧单肢上在颈下在腰，单侧双肢在脑为中风。双上麻木不在颈，双下麻木不在腰，二者为末梢神经炎。心脏与颈椎俱可放射至左上肢，但心脏多影响上臂，颈椎多影响下臂，所以有些原因不明的上肩臂症状应考虑心脏因素的可能。

11. 晕分大晕、小晕，考量时小晕先感冒后颈椎，大晕时先颈椎后内耳（梅尼埃氏综合征）。大晕为水治下，小晕供血不足治上。

12. 皮肤渗出性疾患如褥疮、急性湿疹、创伤渗出等，其治疗的关键在于解决渗出，否则一边上药一边流失，普通敷料很快湿透，创面始终处于浸透当中，是产生创面久不愈合的最主要原因。特别是大范围褥疮可采取进口吸水敷料或消毒女用护垫将创面渗出吸走而不返回，保持创面相对干燥，使创面渡过渗出期，早日愈合。创面干燥本身便有利于伤口自然生长，更有利于上敷药物起作用。

13. 平时血压处于临界状态或自认为血压在一定水平者，一二日不明原因血压回升，十有八九稍有感冒，气出以降，气闭则压升，此在毛孔；素体高血压者在血管又不在毛孔。故前者稍疏即降，后者得加以调节。

14. 辨证施治，随症移行治疗：在运用三元疗法时有些疾病需分清虚实主次预先设计出一套移行治疗方案。如“急则治其标，以主症定三元。缓则治其本，上中治上，下中治下，上中下治上”属于主次移行；“高血压标实治虚，先上后下；房颤本虚治实，先下后上”属于虚实移行；“逆则治肾，无逆治中，无逆治上”属于症状移行。所谓移行设计，即是在明确的治疗程序下按既定方案一步一步治疗，而非传统治疗的疗效不可见性、时间不可见性、治疗随意性和过度灵活性，也就是说在三元辨治下你可以清楚地告诉病人这些病从哪里治，大概多长时间能好。传统汤方无预见的出入化裁不具备明显的移行设计。

15. 氨基比林咖啡因片对头蒙有效。头蒙为湿谓湿重于热，湿热蕴蒸首如裹，中元散（排除感冒）治疗的前五天，配服大黄碳酸氢钠片 1 片、氨基比林咖啡因 1 片，饭后服。胃肠不好者服用时注意。

16. 鬼门散系上元散人参易党参加蒲公英、炙枇杷叶而成，作用却略有不同，上元散主开，为固中有开，主内痉心肌缺血；玄府散主开，则开中有固，主外痉肿麻。上元所主略偏寒，主项强头痛；玄府散所主略偏热，主呼吸皮肤。

17. 高压为收缩压，是心脏收缩时血压对管壁的压力，高压高说明管硬不张，缘于动脉硬化，故老年人多高压高；低压为舒张压，是心脏舒张时管壁对血液的压力，低压高说明管痉紧缩，故年轻人多低压高。但是临床上多是动脉硬化与血管痉挛的复合状态。无论原发性或继发性高血压，小动脉痉挛性收缩是最主要的病理变化，上辅玄府散散以解痉，故治疗高血压先上。从动脉硬化角度讲，也需从上阴中求阳。以主症定三元，除非以血脂高为主诉用气管炎咳嗽等；下元散所治多重症，所谓重即不及时治疗可能有生命危险，逆症如哮喘、脑下元散降脂，以高血压为主诉者应按上述调压原则进行治疗。

另外冠心病并发血压偏高按冠心从上，血压特别高或无明显心脏症状的主诉高血压从上辅。

18. 玄府散所治多顽症，所谓顽就是难治却没有生命危险如紫癜、末梢神经炎、鼻炎、溢血等，塞症如心绞痛、尿毒症。

19. 冠心病刺痛严重或处于持续状态者肌注氨基比林 2 支，并冲服小儿氨酚黄那敏颗粒 3 包，以汗解冠脉痉挛也。

20. 脚肿肿脚面，为阳水，阳水必利，阳中求阴，用下元散；手肿肿掌心，为阴水，阴水必汗，阴中求阳，用上辅玄府散。阴水难消，末梢更难，用下方熏洗之：炙川乌 25 克，炙草乌 25 克，丹参 30 克，鸡血藤 30 克，艾叶 10 克，柳树枝一把。此方也可熏洗膝、肩关节疼痛。

21. 末梢神经炎只能凭症状诊断，无从查起。颈椎单上在全肢，心脏左上在近端，末梢双侧在远端。末梢神经炎多指对称性手足麻木用上元散，带状疱疹乃神经末梢病毒感染用中元散。

22. 以谷丙转氨酶为主的综合肝功能失常用中元散；单纯谷草转氨酶或胆红素异常者用下元散，此为中元主脏的特殊情况；胆红素增高并有大或小三阳者为黄胆性肝炎，也从下利胆。

23. 实火出于胃，便干口舌疮；虚火出于肾，耳鸣失眠多。除了头痛、头晕、头蒙三种显著症状外，还有头轰、头响、耳鸣、头紧、头皮痛等几种特殊情况，其中头响与耳鸣容易混淆，虽说二者都由虚火引起，但耳鸣是指耳内如蝉持续吱响，头响则是头中隆隆如过火车，二者皆宜上病治下，本应下元散引火归元，无奈病久顽固，需加净府丸从肠磨化，否则治之难矣！

24. 外症皮病打氨基比林不效，打过敏针稍效，先服甜茶（小儿氨加黄那敏颗粒3包、阿加酚散1包）最效，此为外症，外症只需散。头蒙项紧为头上有热，承气泻之则愈，可径直清，也可散后再清，所谓气出以降。内症散后再清。

25. 痔疮出血疼痛或其他出血疼痛，按病应止血、消炎、止痛，故可肌注庆大霉素、维生素K、地塞米松。

26. 褥疮是临床上常见的现象，多发生于久病卧床之人，不仅悲惨，而且褥疮感染也是导致死亡的重要原因。治疗上倒有各种各样的办法，一般以外用为主，很少内服，然而送服净府丸有助于褥疮特别是深部褥疮的快速修复（有效的外用药也是重要的），究其原因，可能与净府丸的通府作用（除六腑外，脑、脉、骨、髓、胆、女子胞为奇恒之府）有一定的关系，通府能够旺盛奇恒之府的血液循环，所以从某种程度上讲，下元散多用于六腑，净府丸多用于奇恒之府。

六腑如肠胃、膀胱（胆、胃、大肠、小肠、三焦和膀胱六腑当中，胆囊同为奇恒之府，而大小肠同是肠道，三焦又附于肠胃脏体，故六腑主要是肠胃、膀胱，下元散也主要用于肠胃和膀胱，这样子说六腑的毛病则相对单纯）；奇恒之府的毛病则相对复杂，例如脑病偏瘫后遗症、脉病脉管炎、骨病骨髓炎、皮病血不运之苔藓化和褥疮（皮肤其实是一个重要的功能完善的特殊组织，从某种意义上也可以把皮肤作为一个奇恒之府来对待）等都可以用净府丸进行治疗，这叫特病特治。

玄府散作为上元散的辅方可用于呼吸系统疾患、习惯性便秘、过敏性疾病等与肺系有关的疾患（上焦上元散走心，玄府散走肺）；承气茶作为中元散的辅方可用于胃胀气满、胆胃气热、食逆呕吐等与胃有关的疾患（中焦中元散走脾，承气茶走胃）；净府丸作为下元散的辅方可用于脑病、脉病、皮肤病等与肠道有关的疾患（下焦下元散走肾，净府丸走肠，肠虽连胃，然胃归中焦，肠却可归于下焦）。

27. 俗语胃浅，指稍微看到或闻到不洁之处即干呕恶心。中空者（容易饿）使之上，上则不空也，用中元散；胃浅者使之下，下则不浅也，用下元散，也符合逆则治肾。

28. 凡囊肿者必行中心穿刺，而后三元易消，否则治不易也；凡脓必使出，出则不再祸。地图舌多为生理性，不必刻意治疗。放疗化疗是不得已而为之，非要做时最好配合中医中药调理。

29. 肾主骨，下元抗炎，故炎性骨病从下也，如骨髓炎、骨折初期炎性肿胀、骨膜炎等，骨中有骨髓，脊中有脊髓，脑中有脑髓，骨髓外有骨，骨外有骨膜，脑脊髓外则无骨只有膜，脊髓外包髓鞘，脑髓外包脑膜，故脊髓鞘、脑膜、腱鞘也为特殊骨与膜也，治也从骨，用下元散，如脑膜炎、腱鞘炎、髓鞘炎症刺激的脊神经根炎等。

30. 紫癜分两种，好发于下肢，过敏性紫癜多发于儿童，为不规则小红点，数量较多，或稍有痒感，可累积肾，必须治；血小板减少性紫癜多发于成年女性，为散在紫斑块，俗称"鬼捏住"，数量不多，或稍有疼感，白细胞也可少，可治可不治。

31. 食后似饿为心慌，心肌缺血；不到顿提前饿为胃病，溃疡是也。餐前痛在胃，餐后痛在十二指肠，缘于府空酸蚀也，人由于遗传及数十年生活习惯（如一日三餐）决定了到顿吃饭不吃饭都反射性地分泌胃酸，酸从胃中生，餐前先蚀胃，故胃溃疡餐前痛，餐后余酸下行十二指肠，故十二指肠溃疡餐后痛。

32. 糜烂性胃炎不要认为"呀！胃烂了，很严重吧"，胃炎的发展过程与口腔溃疡的过程是一样的：局部黏膜充血—发红—糜烂—溃疡。

糜烂性胃炎是临床上最常见的胃病，症状各种各样，有痛、有胀、有饮食改变等等，就饮食改变而言，主要是胃炎影响了饮食的正常摄入，饮食减少的不同情况决定了治疗的不同，例如：①到顿了吃也能吃，不吃也不知道饿叫到顿不知道饿。多属于胃动力不足或胃排空延迟，用上元散治疗。②小儿光吃零食而不好好吃饭吃菜或吃饭很少，为小儿厌食症或偏食，多属于食积或食气，用净府丸治疗。③知道饿而真吃去了又吃不下去，如果说胃排空延迟是胃腔到顿不空的话，那么知道饿又吃不下去则是胃酸缺乏，也可用上元散治疗。④胃能食而食后饱胀者或平素就胀者应该是胆囊的问题，用下元散治疗，或配合承气茶。⑤胃痛者多有痉挛，缓不济急，当以西药胃方（大黄碳酸氢钠3片、雷尼替丁1粒、维生素B_6片2片、泼尼松2片）为主，或配服上元散温以解痉。⑥胃病反逆则气不下，剧时承气茶，缓时下元散，久病反逆必须用下元散予以引降。所以糜烂性胃炎可以是各种情况，而许多胃病单从胃镜上看都可以是糜烂性胃炎，充血发红糜烂只不过是胃炎胃黏膜的病理状态而罢了！

33. 忌嘴应该适当，过多的忌嘴会影响身体。如肠胃病宜少食忌生冷，而不可能菜、肉、豆、油一概忌住；糖尿病忌糖，而不是水果一概不能吃。忌嘴主要针对病因而设，而非针对病理和症状。适当的忌嘴加上有效的治疗办法才是最主要的，否则你就是把米面之外所有的东西忌完，病该治不好还是治不好。

34. 尿白与尿蛋白不同，尿白是指尿的颜色发混或发白甚至有渣滞沉淀，临床上常见的有单纯性菌尿、乳糜尿和不明原因的尿混白，除了大量菌尿和一部分乳糜尿可以通过尿液化验检出外，相当一部分尿白是不明原因的，在治疗上尿液混白可以通用中元散治疗，有大量菌尿时配合消炎；而蛋白尿则是指尿中漏下蛋白，多见于肾病以及严重的肾炎，蛋白尿轻时可按“漏下治脾”试用中元散，蛋白尿顽固不消时还是主张使用上元散治疗，治则依据下病治上、固滕止漏。所以漏下治脾适于轻症，固滕止漏适于重症和顽症。

35. 除了急腹症、创伤骨折以及特殊部位的物瘤必须手术外，其他慢性手术适应证主张先行保守治疗，无效后再行手术。因为每一种人体的组织器官都是有用的，切除后对以后漫长的生命活动或多或少地产生影响，并且有的手术要冒很大风险，如脑脊部、颈部、某些内脏部位。所以只要病情允许我们应该选择保守治疗，权衡利弊而要手术者必须手术。手术以保存生命为指标，保守以控制和治愈疾病为举措。

36. 生姜切片贴敷鸠尾对胸、神阙对腹、长强对盆腔，能有效提高对应腔中脏器的机能，对下垂、慢痛、功能退化等疾病有一定疗效。

37. 循环系统疾病包括脑血管疾病、心血管疾病和周围血管疾病三大类。脑血管疾病又分为缺血性疾病和出血性疾病，无论缺血性疾病还是出血性疾病后期都出现局部供血的障碍，都需要活血化瘀（已确诊的脑出血初期则不宜）。在输液用药上可以借鉴一下：脑血管疾患可用川芎嗪配合血塞通，川芎嗪对脑血管疾患引起的中风偏瘫有良好的治疗作用；心血管疾患可用葛根素配合丹参，葛根素对心绞痛有良好的缓解作用；周围血管疾患可用曲可芦丁配合庆大霉素，曲可芦丁对周围血管疾患有一定的治疗作用。

38. 上痛汗之、下痛利之，然四肢关节治风湿，只用下元散不能兼顾，特别是痛解不进展时，需用小氯芬黄敏片 3 片、炎痛喜康 2 片、氢氯噻嗪 1 片、螺内酯 1 片双解上下。

39. 寒为第一病因，故冰镇食物应尽量少吃。女人食冰镇容易影响月经，中年人食冰镇容易导致疾病。

40. 老年人使用三元散（丹）除必须外尽量少配或不配西药，以免产生胃肠道或其他不适反应，误认为中药不适合而拒服，从而影响疗程治疗，反不利于疾病康复。但房颤必须配胺碘酮，偏瘫胃好能食配氟桂利嗪也无妨。

41. 许多疾病是有连贯关系的，如水肿—炎症—发红—充血—糜烂—溃疡或肿块；感冒—上呼吸道感染（营卫不调）—气管炎—肺气肿（气）—肺心病（血）；浅表性胃炎（充血）—糜烂性胃炎（糜烂）—胃、十二指肠溃疡（溃疡）；感冒（皮肤）—下呼吸道感染（肺）—冠心病或心肌炎（心）；急性胃肠炎—慢性肠炎或痢疾—结肠炎；外寒—肺气不利—易出现下呼吸道咳嗽；内火—招致外感—易致上呼吸道疼痛；水淤—气郁—血瘀—积聚。

42. 治疗慢性肠炎或结肠炎可预服6粒肥儿丸后，首程直接服用下元散加地芬诺酯片速战速决。下元散消炎行肠中之气，地芬诺酯止泻。地芬诺酯得下元散止泻而不胀，下元散得地芬诺酯行气而不泻。复诊症状消除并稳定一段时间后可改用中元散善后调理。地芬诺酯2片，3次单用会产生大便愈日不解，而有下元散下气带质，便能一日一解，而不致秘矣！

43. 上元散治胃痛不治胃胀，下元散治胃胀不治胃痛。胀痛悉俱先下，并配西药止痛。

上元散治胃多用于老虚和儿童（实质上属于胃动力不足、胃排空延迟之类），下元散多用于气胀反逆之类，中元散则多用于中元脏器肝胆以及与肝有关的甲状腺机能亢进、甲状腺瘤合并囊性变。

44. 中元散治口干，因脾主升津；下元散致口干，由下元主利。中元散治口干，宜先急下存阴，承气茶主之。口干久不愈者，建议其查血糖。

45. 上火宜清，清必散；下寒宜温，温必引。

46. 都认为上火，却清不下，必是虚火；都认为是虚，却补不上，必是水湿。虚火宜引，水湿宜利，下元散补与利，正合之。

47. 上肢病久不愈者，除颈椎外，还有胸椎，上元散两兼之；下肢病久不愈者，除腰椎外，还有盆腔，下元散两兼之。

48. 聚可散，积不可散。散指消散而非汗，聚者虚软而积坚，聚中有水有气或为炎，如甲状腺瘤合并囊性变、输卵管炎性包块、胃中一疙瘩、脐周一疙瘩等；积为坚积，至如铁不可散，必手术，或死人。聚虽轻，但治不得法，可转为积，症不重也会死人，因为不在乎；积虽重，但治得法，可转为聚，也有得救，缘于重视。癌一发现，急住医院放疗、化疗或行手术，从不与中医同行，致使生存无望。何不早发现、早中医，中西结合，岂不更好。

49. 上元主开在赤芍，肺为上元之君，病多在心。见肺之病，知肺传心，当先实心。故心药赤芍当先，又必等量配肺药桂枝，亦谓心从肺治。赤芍、桂枝一散一收。

中元主升在白术，肝为中元之君，病多在脾。见肝之病，知肝传脾，当先实脾。故脾药白术为先，又必等量配白芍，亦谓脾（肠）从肝治。白术、白芍一升一降。

下元散通在泽泻，肾为下元之君，病多在脑。见肾之病，知肾传脑，当先实脑。故脑药泽泻为先，又必等量配肾药黄芪，亦谓脑从肾治。泽泻、黄芪一通一升。

50. 二十六条治疗原则以外的辨治参考：

逆者治肾，无逆治中，无逆治下。

有逆治逆，无逆治陷，无逆无陷先从下。

清开灵、病毒唑统治一切逆。

承气走胃，净府走肠。

胃用承气，肠用氨基比林。

激素上用2毫克，下用5毫克。

氨基比林发汗，柴胡止汗。皮病先汗后下，内症勿需先汗。

玄府散用于过敏，净府丸用于自体免疫。

51. 氨基比林发汗主气开，退后不易反复；地塞米松发汗主气收，退后易复发，故肌注氨基比林应急退热只需配用不超过5毫克的地塞米松。发热不主张以大剂量地塞米松企图去退热，非急重炎症和疼痛可不输用地塞米松，因激素能严重降低人体的抵抗力并产生偏于上部的水钠潴留。

皮病先汗用小儿氨酚黄那敏颗粒3包、阿加酚散1包连续冲服两次比肌注氨基比林、地塞米松更有效。因激素虽有效，但随后气收，又不为汗也。

52. 风油精滴服可用于缓解食管炎疼痛及消化不良；风油精搐鼻可用于缓解冠心病心胸闷痛及呼吸不畅；风油精涂太阳、大椎穴能够提神。

53. 口干不若皮燥，其为内症；过敏性咳喘不若皮敏，也为内症。内症从内调，用三元散（丹）。逍遥丸加维生素C也能治口眼干涩。

54. 上燥如口眼干燥综合征、口唇翘皮用中元散有效，下燥、外燥用玄府散有效，复发性口腔溃疡与极少量胃酸反逆有关，逆则治肾，故用下元散大黄碳酸氢钠片有效。

55. 体温不高但皮热，也按发热论处。手心热为阳明经热，承气泻之，足心热为阳明府热，净府泻之。

56. 恶寒与怕冷是两回事。恶寒如啬啬、如淅淅、如起鸡皮疙瘩，甚则寒战龂齿，后必热，其为外症，散之则愈，正如《伤寒论·风寒表虚证》："太阳中风，阳浮而阴弱，阳浮者热自发，阴弱者汗自出，啬啬恶寒，淅淅恶风，翕翕发热，鼻鸣干呕者，桂枝汤主之。"怕冷则是素体阳虚而比正常人格外怕冷，始终不会发热，其为内症，寒治上，上元散调之。如果怕冷是素体阳虚的话，那么害冷则是暂时的内热，虚从内生，冷从外来，异性相吸，内热外寒，上元散补素阳能御寒，承气茶泻内热不害冷。经常怕冷，害冷一时，只此区别。

57.《伤寒论总纲》："病人身大热，反欲得近衣者，热在皮肤，寒在骨髓也；身大寒，反不欲近衣者，寒在皮肤，热在骨髓也。"直从欲与不欲处断之。

《伤寒论·阴盛格阳症》："少阴病，下利清谷，里寒外热，手足厥逆，脉微欲绝，身反不恶寒，通脉四逆汤主之。"里寒盛拒阳于外为格，格阳以外热身反不恶寒为特征，即格阳症没有风寒表症的发热前先恶寒。里寒缘于食凉，如小儿下午食冰激凌晚上即发热。格阳不算重症，温通则愈，治同外感。《伤寒论·阴盛戴阳证》："少阴病，下利，（面赤），干呕烦者，白通加猪胆汁汤主之。"下寒拒阳于上为戴，戴阳以面色赤为特征，下寒缘于肾阳虚，叫虚阳浮越，引之则愈。戴阳症偏重，如高血压危象。

58. 先上火后感冒者喉先痛，先感冒后上火者涕先流。

59. 身体皮肤局部（手足除外）极小范围苔藓样变可用泼尼松龙、普鲁卡因封闭，大范围苔藓样变则需要服药治疗，如净府丸加甲氨蝶呤。

60. 自我挑战极限为 ±10℃，按标准体温 37℃计算，外界环境温度超过 47℃或低于 27℃，人就容易生病。所以静卧状态阳入阴，如果空调温度低于 27℃或调至 23℃左右，因空调感冒的机会会大大增加。一般讲由高温度大温差突然进入低温度虽舒适但易生病，由低温度大温差突然进入高温度虽不舒服但少见生病，为此生活应当注意！

61. 肠胃炎轻浅者 3 包肠炎药即可（诺夫沙星 2 粒、土霉素 2 片、地芬诺酯 2 片、大黄碳酸氢钠 3 片）。肠胃炎严重者先服甜茶（小儿氨酚黄那敏颗粒 3 包、阿咖酚散 1 包）一杯并输液，方用：（5% 葡萄糖 250ml + 门冬氨酸钾镁 5ml + 维生素 B_6 针 4 支）+（生理盐水 250ml + 阿米卡星 3 支 + 地塞米松 10mg）。

62. 人体的内环境存在着复杂的理化反应，但正常情况下，酸碱应处于动态平衡当中，但由于精神、内分泌以及其他内外因素，这种平衡会被打乱，从而导致疾病、产生症状。例如：上热胃酸过多会产生胃炎及胃溃疡，下寒阴道碱性偏高会导致阴道炎及宫颈糜烂，治疗时除了输液及三元疗法外，应注意调节酸碱度，胃酸者配服大黄碳酸氢钠片，阴道偏碱者可适当用维生素 C 针稀释冲洗阴道。所以在某种上热下寒的状态下会出现上酸下碱的紊乱。

另外，有些复杂的疾病也可能出现酸碱紊乱，例如糖尿病出现皮肤瘙痒，大家都知道，胃酸过多者不让吃糖，说明局部糖多会出现对应酸高，糖尿病为内分泌为内症，内糖内酸高必然拒碱于外，皮碱偏高生痒生屑如盐碱地，此为内酸外碱，故治糖尿病瘙痒应内服大黄碳酸氢钠片以制内酸，外用酸性物质（食醋）以制外碱。

从以上可以看出，体内许多失调并不是缺了什么或是多了什么，只是病理失调下某种特定物质的转移导致了失衡，可以上下转移，可以内外转移，也可以是细胞内外的转移。例如相对缺钾只是一时钾移向细胞内，导致血中缺钾，此时过多补钾具有一定的危险性，不如少量补钾并加以调节使钾复出，恢复细胞内外的钾平衡。

人身小天地。所以从大处讲，物质不灭定律同样适用于人体，正常人体的各种物质都有一定的量值范围，这就是现代医学检验赖以实施的基础，超出范围即为平衡打破，即视为某数据物质开始出现体部转移，所以依据检验缺什么补什么，缺多少补多少在正常膳食条件下严格地说是错误的，原因是强调了补而忽视了调，补多了会矫枉过正，产生新的失衡，只有调好了才能产生持久疗效。这就是物质不灭转移论点。

所调之法，不外乎汗、吐、下、和、温、清、消、补八法，三元医疗只是由繁化简，由玄彰显，统一规范，科学发展，从不脱离整体观念与辨证施治之中医两大特色，是调节物质转移，促使恢复的有效方法。

63. 去其所本无，复其所故有，是一切治疗手段应遵循的原则，也是祖国医学的治疗总纲。去其所本无，复其所固有就是通过治疗和调去除整体或局部本来没有的东西，恢复整体或局部本来应有的物质，从而达到生理上的平衡，这就是阴阳平衡。

64. 三元辨治“有逆治逆，无逆从陷，无逆无陷先从下”是在逆陷不清，上中又不明的情况下先从下不致大错；“逆则治肾，无逆治中，无逆治上”是在逆陷清晰、中上明确的情况下准确地从中或从上治疗。

65. 积治中，聚治下。聚在气，积在血。积可征，聚无形。气聚于上为肝火，气聚于下为汁沫，故聚在上从肝治中，聚在下从肾治下。积与聚俱因寒而成，故下聚消后需温寒，从上巩固，若不加温散，寒必再聚。

66. 刚食后即有饥饿感，稍吃点东西压压即过，应为心肌缺血；不到顿即饿，不吃即头晕没气，为胃热消谷，可形成溃疡。吃很多不上膘，短时间内瘦一二十斤，考虑甲亢；吃较多而渐至消瘦，考虑糖尿病，故甲亢为快瘦，糖尿病为慢瘦。

67. 结肠炎用中元散的指征为：症状不重，泻轻不痛，排便不稳定，忽轻忽重，不敢吃什么东西即拉肚不成形，自觉吸收不好……

结肠炎主诉早上四五点钟腹痛大便或肚子不舒服，俗称五更泻，五更泻为肾泻，肾泻从下加地芬诺酯。下元散 120 克加地芬诺酯 80 片用于较严重结肠炎的首程治疗（20 天一个疗程），解决了纯中药缓不济急的状况，也为中药治疗争取了时间，随后用中元散巩固也不违背肠病治胃、治病求本的原则。

68. 困在脾。晨起懒腰不断、白天困乏为静脉回流不畅，津余为湿，湿滞肌肉。静脉从中，脾主回血，脾主运化水湿。故人之嚲者胃不实，脾胃不实者从中补虚，用中元散。《灵枢·口问》：“人之嚲者，何气使然？岐伯曰：胃不实则诸脉虚，诸脉虚则筋脉懈惰，筋脉懈惰则行阴无力，气不能复，则为嚲。”

阳不胜其阴则欠伸，阴不胜其阳则不眠。在一般情况下呵欠和睡眠，是卫气行于阴行于阳，阴阳盛衰所致，属于正常的生理现象，并不是病理，也不需治疗。但如呵欠频频，超出正常状态，则为阴盛阳衰的病理现象。临床上脑血管痉挛合并心肌缺血发作时心急、呵欠连天即是阳不胜其阴的例证，治疗为阴中求阳，用上元散。《灵枢·口问》：“人之欠者，何气使然？岐伯答曰：卫气昼日行于阳，夜半则行于阴。阴者主夜，夜者卧。阳者主上，阴者主下。故阴气积于下，阳气未尽，阳引而上，阴引而下，阴阳相引，故数欠。阳气尽，阴气盛，则目瞑；阴气尽而阳气盛，则寤矣。”

呃逆在肺。呃逆在现代医学上叫膈肌痉挛，因寒致痉。病在于肺，本在于肾，故《灵枢·口问》曰：“补手太阴（肺），泻足少阴（肾）。”膈肌分纵膈和横膈，是呼吸的辅助器官，故为肺主。呃逆明显，急则治标，故从上元解痉，不从“逆则治肾”。针灸则刺少商出血。

69. 头重一定脚轻，缘于重心上移，使下之，用下元散；腰腿沉重拉不动，缘于重心下移，使升之，用中元散。也即物质不灭，只是上下转移。

70. 外屑内必湿，外湿内必燥，治外必求内。故鳞屑性疾患如银屑病、鱼鳞病等从内利下，用净府丸或下元散并内服制酸（因此时内酸外碱，碱生皮屑）；湿疹渗出类皮病如湿疹、疱疹等从内升布，用中元散并内服制碱（因此时内碱外酸，酸生皮湿）。泛发皮病从内治，局部皮病从外治，外治不下者也可配合内治。

71. 外热（体温测出高于37℃）必外散，高热西药治退热，低热鬼门煎和解；内热（骨蒸潮热、更年期阵热）从内除，阴虚阳亢，阳中求阴，用下元散。手心热为阳明经热，承气泻之；足心热为阳明府热，净府丸泻之。缘于承气走胃，净府走肠。

72. 水性散漫。脏病水肿应对称，如果肿不对称（一边轻一边重也叫对称）则为偏侧压迫血管。对称肿易调，偏肿难消。

73. 苔从胃中生，赖于脾之运化。正常舌为淡红色、薄白苔，就舌苔而言，生于土，有苔即有胃气；薄则津化而苔生；白则为肺金之色，故《灵枢·口问》：“谷入于胃，胃气上注于肺。”《素问·经脉别论》：“饮入于胃，游溢精气，上输于脾，脾气散精，上归于肺……”故苔在于胃，阳土在表，无土则苔无以生；厚薄在脾湿，黄白在肝肺。舌为心苗，苗为舌尖；肾为根本，也主舌本，舌本即舌根也。故舌苔厚腻不漏底大多胆囊（肝）不好，谓肝木克脾土，湿之盛也，用中元散，返逆呕吐者从下；光剥无苔者胃土燥干，肾为胃关，虚火必从肾引下，胃土尚得脾湿肺布，否则常湿会被虚火蒸干，沙漠之地绝不生苔，故光剥苔（镜面舌）、花剥苔宜从肾治也；舌尖红赤溃烂在心火，肾水不济，也从肾治，用下元散，故苔厚用中元散、无苔或花剥用下元散。

74. 牙痛脸不肿为没化脓，牙痛至脸肿牙龈必成脓。

75. 胸骨上窝以上为上呼吸道，胸骨上窝以下为下呼吸道，上呼吸道感染多咽疼而咳，下呼吸道感染多咳而不疼，及至胸闷则由胸及心，故心脏病多由严重的或迁延性下呼吸道感染引起，故有“心从肺治”之说。硫酸阿米卡星注射液对下呼吸道感染最有效。治咳需配解痉，药配沙胺丁醇，因咳在下呼吸道感染，下呼吸道感染又致闷也，沙胺丁醇解痉解闷，有助于止咳。

76. 精神症状分亢奋型和抑郁型，精神受刺激后如果脑细胞活动则为亢奋性，如果脑细胞活动降低则为抑郁性。失眠不属于精神症状，从中调；如果想事停不下来，则为亢奋型，进一步发展可形成精神分裂，下元使抑制，用下元散调节；如果很睡怕声，则为抑郁型，进一步发展可形成抑郁症，上元使增强，用上元散调节。

77. 过敏为外症，临证已汗，用甜茶（小儿氨酚黄敏颗粒3包、阿咖酚散1包），如临时过敏性疾病、顽固反复性皮病可先汗后下；下治内症，如口干、青光眼、抽筋拘挛等，内之逆症可先汗后下，谓气能出方能降。外症不可下，内症先汗无过，内症无逆不汗。

内症抽筋拘挛，外症项强冷战。内症如角弓反张、急惊风、硬瘫等。项背强几几，有恶寒、鼻塞等外症者为外痉，无外症者在颈椎，颈椎为内症。

78. 头蒙、下肢困乏中医为湿，西医为血脂稠，谓水向管外转移而成湿，湿淤所致。高黏血症而非高脂血症，下元散配辛伐他丁治血脂稠，却不适于用中元散收回水湿的血黏稠。故血脂高者用下元散，蒙困者从内泻下并用中元散调理。

头蒙一般分为前头蒙、后头蒙和全头蒙，前头蒙是寒用上元散，后头蒙是火用净府丸（按人在直立行走前前头朝下，阴寒伤下而前头蒙；后头在上，阳火炎上而后头蒙），全头蒙是湿用中元散。

79. 肥儿丸的用量为年龄除2加1（12岁以上按12岁计算，1岁以内以1粒为上限），如果按《药典》1~2岁1丸，而后每周岁增加1丸，13岁至成人服12丸则会形成过量、大泻、腹痛。肥儿丸泻而腹痛，净府丸消而不痛。

80. 甲沟炎分前甲角甲沟炎和后甲根甲沟炎。前甲角甲沟炎多由剪甲太突引起，多发生于足趾；后甲根甲沟炎多由拔倒钩刺引起，多发生于手指。甲硝唑 1 片、泼尼松 2 片掺研为甲沟炎粉，清创包扎有效，必要时像劈竹竿一样拔甲。

81. 雨天瓜果应尽量避免，因为无论在地里还是在销售当中，瓜果本身会淋雨或吸潮，进食后容易导致肠胃不适，必须天晴太阳晾晒半天到一天，才可进食。

绿豆解毒不解药，茶叶水不可服药。

82. 脑震荡及其他外伤，特别是肌肉摔伤、关节扭伤往往会持续很长一段时间，很长时间后在天阴下雨时仍然会有感觉。

83. 人体中管道分有骨性支撑的管道如鼻腔、耳道、椎管、气管等，简称骨性管道，骨性管道不通畅多由骨性支撑发生变形如鼻中隔弯曲、椎管狭窄等；其次是所附黏膜的炎性肿胀如鼻炎、中耳炎、气管炎等，由于骨性管道一般是开放性的，那么再其次便是异物进入如鼻腔异物、耳道异物、气管异物和无骨性支撑的管道如消化道、血管、输尿管、输卵管、胆胰管、阴道、尿道等，这些管道只有特定具有一定弹性的肌肉组织构成，简称肌性管道，在内容物通过时张开，平时则可能处于闭合状态。正是由于这种平时的闭合现象，使得管道局部有炎症时容易出现黏连，这是和骨性管道的不同之处。所谓异物是外源性，那么肌性管道就不会有异物进入，虽然不会有异物但也会在传输过程中出现内源性堵塞如胆结石、尿路结石、肠梗阻，黏连如术后肠黏连、输卵管不通。

从治疗上讲，骨性管道不畅系变形者可手术矫正如鼻甲肥大、椎管狭窄；黏膜炎症如中耳炎、鼻炎、气管炎仍可保守治疗；异物必须采取办法取出。肌性管道必须顺其势治之，除离体结石、梗阻外，本体炎症、黏连一般采取保守治疗，或下，或利，或消炎，特别需要强调的是肌性管道的回弹闭合性，像输卵管不通在通液压通后，必须用中西结合的办法做后续消炎调理，不但使炎症消除，而且使肌性管道的痉挛得到与整个身体相协调的永久性缓解，只有这样才能使像血管、输卵管、胆管等这些肌性管道恢复真正的通畅。

84. 感冒长期不好者必是虚人感冒（鼻症与肺症并存为感冒后遗症），或服鬼门煎或肌注柴胡、鱼腥草、地塞米松并口服净府丸（一天半丸）。

85. 气易逆者肾必虚，动不动就头晕，从逆治下，肾气实则根本固，根本固则不动摇；气易聚者毛孔不通，一生气即闷痛，从气治肝，肝气舒则气机行，气机行则毛孔易通，故气痛不散，也可肌注氨基比林，谓气出以散。

86. 血液的颜色随血黏度的变化而变化，血黏度随造血机能的变化而变化，造血机能则随整个身体的变化而变化。在特定身体状况下人体所造血液的黏度是一定的，也就是说所造血液本自黏稠或清稀，阴虚血黏，阳虚血稀。输液回血紫黑通常理解为血热，中医所讲的血热多为实热，虚热多发生于中老年人，血黏度高多并发血脂高，甚至三高（高血脂症、高黏血症、高血压）；实热多发生于青壮年，除血液暂时黏稠责之内之血稠外，一般不并发血脂高。

虚热血黏是持久的，缘于素体或病久阴津亏虚、阴虚血黏，虽然阴虚血黏会产生管外的水液向管内流动，但这是一种被动的流动和填塞，在血液经肾泌尿新陈代谢的情况下，永远赶不上管中血黏的趋势，所以总体上讲仍然阴虚血黏。实热血黏是暂时的，缘于恣食辛辣或感冒内闭，热灼津亏，管内水分向管外流动，这是一种主动的运转和补充，责之外之津亏，转运的结果便出现临时的血稠——血热、血暗。

所以，临床上所述血脂、血黏偏于内症，从阴从下，阳中求阴，多用下元散慢调；所述血热偏于外症，或从外汗，或从内下。《伤寒论》用承气汤急下存阴便治腑热灼津，《温病条辨》用增液汤凉血生津，都是针对血热、针对管外津亏而行，因感冒引起者当汗或汗下并举，如麻杏石甘汤。

三黄片、黄连上清片、清火栀麦片、穿心莲片、牛黄解毒片都是据实火而设，但其走路略有不同，三黄片偏于治肠胃之火，黄连上清片偏于泻头面之火，穿心莲偏于泻心火，牛黄解毒片偏于解毒，清火栀麦片偏于凉血。

87. 咳嗽无他症，却长期不好者，俗称百日咳。有时的顽固性咳嗽百治不愈，按气管炎咳嗽用玄府散或肌注阿米卡星也未治愈，应遵循咳嗽不愈为感冒不清，用小儿氨酚黄那敏颗粒 3 包、阿咖酚散 1 包顿服 2 次，后再服药必效。咳嗽为肺症必从肺来疏。

88. 复发性口腔溃疡、多发性毛囊炎、反复性尿路感染（俗称小肠火）等火气不下，下而反复者，亦源毛孔不透，先服甜茶 2 次（小儿氨酚黄那敏颗粒 3 包、阿咖酚散 1 包），后服苦茶一杯（承气茶），再服下元散引之。

89. 无论头晕、头蒙还是头重，只以腿脚轻重为准，腿重者从中，脚轻者从下。腿脚无主诉则大晕治下、小晕治上。整个头痛为寒治上，局部偏痛各从五官。

90. 胃中一疙瘩为寒，小儿氨酚黄那敏颗粒 3 包、阿加酚散 1 包顿服汗之，并用上元散解之；胃中烧心为热，承气茶泻之并用下元散调之。胃痛胀满从下，胃痛不胀从中，痛、酸并有亦从下。

91. 交待服药前一定问清有无药物过敏史，并询问胃之情况，以避免药物伤胃。

92. 有时药物的作用及不良反应与给药途径有很大的关系，例如替丁类治疗口服偏于制酸，输液偏于止痛；激素类副作用口服易脸肿，肌注易脸红，输液易睡不着觉。

为了安全应尽量避免使用冷僻药物如硝酸甘油、西地兰等，并不做药物静推如安定针、西的兰针、速尿针等，有些可静推药物必须使用时可改为肌注、加滴管或静滴。

93. 奥美拉唑输液通常用于以下几个方面：①体差胃病；②刺激性胃炎，如酒精性胃炎、药物性胃炎；③胃肠道严重营养不良者。

94. 老年人少用西药，因老年人多慢性病，且肝肾机能下降，故使用中药更好；儿童少用中药，因儿童服药不便，加之儿童多临时毛病，不外乎吃着、吓着、冻着，故一般采取易于喂服的西药制剂，只不过也应注意其副作用。

95. 乳病治中也治下，产后缺乳用中元散升血于上宫乳房使成乳；断奶治下用下元散导血于下宫子宫使成经，并预服承气茶。断奶并不是戛然而止，而是三五天渐少并停止吮吸。

96. 腮腺炎为风温，乃风热之重，故不独消炎抗病毒，也预服甜茶解之（小儿氨酚黄那敏颗粒3包、阿咖酚散1包）。它如带状疱疹、水痘麻疹、痈肿初起、风火牙痛。

97. 虚火引不下者，为胸腔负压太大，必疏毛孔，如上端封闭的真空管中皮塞下拉，上之负压使下拉费力，若刺孔使气入，负压解则塞易拉下。故难治性复发性口腔溃疡也需甜茶两次以疏毛孔，既然虚火，不用承气。

98. 毛孔不通，容易津液滞涩、阳气不展，是引起身困乏力的病理基础，所以毛孔通则身轻，毛孔闭则身重。全身有外感，必疏毛孔。全身困乏又加头蒙一症时日病长则为血黏度高（血黏度高与血脂高不同，血脂高从下降脂减肥），应从中焦脾胃收回津液，使津液回补血管，用中元散。长时间的头蒙、下肢困乏并存不是脑梗塞但容易发生脑梗塞倾向。老年人浑身不轻松者在排除感冒外，输用（生理盐水250ml + 头孢唑林钠4支 + 地塞米松5 mg） + 甲硝唑250ml有良好效果。有一老妪牙周脓肿，切开排脓后，输用上水两天，后子女来述，老人自输了那两天水后身体各方面感觉非常舒服，也能吃，精神也好，走路健朗。

99. 高热者气壮（38.5℃以上），毛孔不通，不出汗；中热者气实（37.5 ~ 38.5℃），毛孔半闭稍有汗；低热者气弱（36.8 ~ 37.5℃），毛孔不畅，阵发潮汗。有一边出汗一边发热，正如夏天一边日出一边下雨，此乃大泄后毛孔洞开，如《伤寒论·桂枝汤》：“不可令如水流离，病必不除。”此时内之气也虚，外之卫也虚，正当甘温除热，用补中益气汤或中元散。

发热为有邪，邪为异物，是人体对异物的排异反应。恶寒反映了人的体质，壮人恶寒发冷，弱人可不恶寒。汗为自我调节或自我排邪的过程，病至一定程度，生理汗不能事事，必须借助药汗，这就是治疗。

生理汗为代谢，壮人身体；病理汗为疾患，虚人身体；药汗为治疗，疗人病疾。汗有不同，并有不服药而信棉被捂汗而后也不愈者，说明生理汗不治病，所以婴幼儿发热不能出于溺爱用衣被过分缠裹，是不利于治疗的，有的甚至会因高热复捂而要命。

100. 细辛不仅可用于闪腰岔气，而且可用于因生气而引起的结胸疼痛、生气嗳气、串气痛或肌肉痛等，临床上常见的病证有扭伤、岔气、生气、痛风等。

101. 大剂量吗丁啉（多潘立酮片）作为胃动力药只适用于顽固呕吐、严重饱胀的短时治疗。例如每次2片，1天3次，连服3天。有多潘立酮片说明书罗列禁忌者不可使用。

102. 思路要开阔一点，守则也要灵活，在一种治疗碰钉时，大多数不是药物的过错，而且诊断和辨治上的偏差，故应根据病情适时调整，例如腰痛（弯腰含胸、站立不稳、光想后倒），一般情况是按腰痛用下元散处理，如果效果不好而且复述牵及上脊背便可能有强直性脊柱炎倾向，故可调改为上元散，疼著者可稍配西药临时解热止痛。

103. 凡病皆出于三焦脏腑失调，失调后的病证是复杂多样的，三元辨治即是综合分析各种病证的三元所属，最后决定是从上、从中还是从下调理，也就是说用其中一种来达到整体调理的目的，并不是上、中、下依次使用，所以在病多时也不要认为病多而莫衷一是，也不要因为病多而用药物堆砌，对症处理固然可取，但综合调理才是根本。病急时对症处理，病缓时寻找根本。病多时治是治不多来的，只有调才能取得疗效。

104. 检查与会诊目的是为了诊断，而病因是复杂多样的，往往弄不清楚，所以医学上有一个常用的词叫原因不明。大风苛毒、暴饮暴食等显著变化患者往往有所回忆，但随着时间推移，对一些甚小式微的因素往往无所觉察，致使渐成痼疾，这就是“千里之堤，毁于蚁穴”。所谓谨小慎微、防微杜渐即是指人体或内在发生细小变化时不一定马上就医，但应下意识地注意其变化，例如轻微的感冒你要吃药，不要熬；皮肤上的某些疣瘊、赘生物可能系病毒，在其出现蔓延趋势时可能会影响内在，产生内在性肿物，所以，在尽量少服药的情况下要及时处理掉。

笃信“是药三分毒”而不服药是个错误，其毒指两个方面：一是不对症乱服药之毒；二是药物本身的不良反应。有病早治、无病早防，趁疾病轻浅少量短时服用是无毒的。有病不要逞英豪，当歇当治把分秒，身体再壮要珍惜，孔明写病张飞惧。

105. 咳嗽顽固不愈，百法难治，全在感冒底不清、气管痉挛不除，故百日咳一曰发散，二曰解痉，其次才是消炎。临床上确实有认为是炎症却久输抗生素而不下者。

106. 如果觉得闷、动动气短则为心肌缺血。气管也闷，但必有咳；食道也闷，但必有嗳。二者静也闷，缺血者静则解。

107. 缓治调理者，上元散阴中求阳恐其燥热，故配大黄碳酸氢钠从胃制热（上酸）；下元散阳中求阴恐其寒湿，故配维生素C从肠制寒（下碱）；中焦不运者多发生于气，不在酸碱分离。

108. 胃肠不好者，所忌生冷为冰镇，包括冰箱中取出的冷藏保鲜食物，虽经解冻处理，但也不如吃自然环境下的最新鲜。因为任何极限温度下都可能有微生物的活动，所以冷藏保鲜只是延长了食物的变质期，也就是说不能吃了，食物自从采收离开鲜活草本后便一天不如一天新鲜了，故人类最好吃新鲜采摘的，不要过分依赖冰箱的贮藏，特别是胃肠道不好者。

109. 胸腔积液80%是由结核引起的，故在“大水穿刺，小水吸收”的原则下加服少量抗结核药；腹水80%是由病毒感染引起的，故在“大水穿刺，小水吸收”的原则加服适量抗菌素。大水穿刺采取现代医学术式，小水吸收采取中医中药；上元抗结核，胸水从上；中元抗病毒，腹水从中；下元抗炎，盆腔积液从下。

110. 先上火后感冒则鼻气热，先感冒后上火则身冷困。

111. 低烧、麻木都不好治，麻木病人还有耐心，可低热家属常常慌神。那么低热何谓？特别是感冒低热，甚至是长期低热，服鬼门煎也不治，原因在哪里？回答必是津亏，除加重抗生素消炎外，运用净府丸或增液承气。

112. 血压低不一定贫血，血压高不一定血稠，但贫血一般血压偏低，血稠一般血压偏高。

113. 肺气壅则喘，心气壅则闷，胃气壅则吐，皆为上逆之症。逆则治肾，凡闷痛上逆之症用下元散治疗必待充分稳定后（不如半个月到一个月）方可转入无逆治中、无逆治上的巩固期，以避免初起治疗的反复波动，这一点也比较重要。

114. 高压又叫收缩压，指心脏收缩时血管对管壁的压力，故高压主要反映心脏的功能；低压又叫舒张压，指心脏舒张时血管对血液的压力，故低压主要反映血管的功能。

脉压差大说明动脉硬化、血管弹性不好，张也张不开，缩也缩不回，张不开则高压高，缩不回则低压底，故脉压差大。如果说脉压差大为动脉硬化的话，那么脉压差小则为动脉松弛，心脏收缩时血管过度扩张则高压不高，而心脏舒张时回弹也无力，故低压也低，所以脉压差大往往高压高，脉压差小则高、低压都不高。

由此看来，病理状态下动脉血管有三种状态，分别是右之痉挛，中之硬化，左之松弛，痉挛导致高血压（一般高压、低压都高）、硬化导致脉压差大（一般高压、低压都不高）。平素低血压，一般属于血容量不足，无症状者属于生理性低血压，站起头晕者叫体位性低血压或直立性低血压。

115. 内分泌常通过反射弧按需分泌，当多则多，当少则少，如胃酸，食少则酸少，食多则酸多，也有不食而炎症刺激产酸者，当从下引降、从下抗炎。

116. 有病早治，无病早防，指的是无症状时的慎独摄生：调情志、节饮食、慎起居，并不是指无症状的体检异常。有症状时不要因病小而不治，无症状时也不要因体检异常而慌张。

各种生理是一个范围而不是一个数值，只是在这个范围内人体不会生病，超出此范围便说明人体已有失调，但是在阅读检查结果时，只可把检查异常作为其中一个症状，而不可把检查异常作为一个病，疾病是在更深层面上的脏腑失调，病在此根不一定在此。

117. 五更病重者（早上四五点钟）与肾有关，如五更泻、五更醒、五更咳吐等，与脾同治；日晡（下午四五点钟）病重者与肺有关，如日晡潮热、下午病重、日晡痛甚等，与胃同治。

118. 口服则上炎用大黄碳酸氢钠、泼尼松；下部炎症用甲硝唑、维生素B_6片。

119. 肿块外有包，溃疡上有膜。生理状态下脏腑之包膜如心包等对脏腑本身有保护作用，但病理状态下肿块、溃疡外的包膜保护则成为疾病发展、不愈的障碍，刺包使透，擦膜使烂，则肿块易消、溃疡易愈。然内之肿块无法刺，内之溃疡无法擦，故以散治积也即使透也，麻黄、荆芥之属，玄府散也散。

120. 顽固性荨麻疹治而复发缘于内热外寒、毛孔不畅，也缘于胆汁胃酸，故从胆胃配大黄碳酸氢钠片，因痒夜服扑尔敏，因郁激素少用也。

121. 肝毒从大便排泄，故治疗前先用承气；肾毒从小便排泄，故治疗前先利其溺。

122. 过敏反应与其说是身体敏感（如脏器移植的排异反应、某些疾病如风湿的免疫补体反应）或皮肤过敏（如瘙痒性皮肤病），不如说是体内或某种生理菌群对病理邪气的抗争，故除了抗过敏或免疫抑制剂外，某些抗生素对过敏也有效，所以抗生素虽可用，但不可滥用，因过量或滥用会引起菌群失调，造成疾病此起彼伏，所以临床上处理疾病时以内调脏腑、外除邪气为主，恢复菌群间的协调平衡。

123. 妇科炎症多种多样，其症状与治疗略有不同，从症状方面，白带多说明是阴道炎，小腹中痛为子宫内膜炎，小腹侧痛在附件，盆腔症状则在腰胯。其他妇科炎症多表现为局部疼痛，只是阴道炎、子宫内膜炎一线的炎症因与外相通，故分泌渗出而下行白带。不要认为所有妇科炎症都以白带为主症，而应以阴道炎白带才适合阴道冲洗、放入坐药。

下元散通治妇科炎症，白带过多时也可临用中元散。白带阴痒每天用酸性维生素 C 注射液冲洗阴道并放入制霉素片、甲硝唑片。

124. 汗出偏沮，使人偏枯。偏身汗出必伴偏身不出，夏时当汗，则偏身不出为病；冬时不汗，则偏身汗出为患。春秋时分则以偏身多汗为病侧。治时多以偏身症状为中风倾向，按脑病治下用下元散处理，下元散重用黄芪，补阳还五。

125. 用药的基本准则是尽量少用抗生素、调适内在脏腑及重心，并促使上下内外的酸碱平衡。也即治病应考虑人体的脏腑、重心、酸碱平衡。抗生素为应急使用，非必须情况下不用抗生素也能治住疾病，原因在于调衡了脏腑、重心、酸碱，不消炎而炎自消，况且慢性炎症对抗生素并不敏感。

126. 不烧又烧者血象必高、必有食烧，不烧又烧单靠输用抗生素或地塞米松不行，必须肌注氨基比林，尔后口服适量肥儿丸，查血象高者输下方安全更有效：（生理盐水 250ml + 头孢唑啉钠 4 支 + 地塞米松 5mg） +（5% 葡萄糖 250ml + 清开灵 4 支 + 利巴韦林 4 支）。

127. 躯体硬腔痛（如胸背部），能按到者痛在外，按不到者痛在内；软腔痛（如腹部），按到按不到痛俱在里。

128. 毛发区（包括腋下、阴毛）轻痒痛者，用庆大霉素注射液涂擦几次即可。痱子乃湿蒸毛郁，故涂庆大霉素也有效。《素问·生气通天论》："汗出见湿，乃生痤痱。"

129. 需要用激素时，激素的用量要合理调配，也就是说在肌注、输液、口服综合治疗时不主张同时使用足量的激素而是在肌注有足量激素时，输液和口服就可以少用或不用；在输液有足量激素时，肌注和口服就可以不用，皆在提高激素运用的技巧与合理性。其他功能类同的药物在同时使用时也可参照使用。

激素能服不输、激素尽可能不用、痛用激素、特殊使用激素，这是激素使用的基本原则，特殊使用激素如下病症：肾病、银屑病、除呼吸疾病以外的大疱、剥脱等。也就是说激素是因急用、因重用、因痛用。激素少用不等于不用，激素可怕但有时能力挽狂澜，因此对疾病而言激素是避轻就重、少用不用。

130. 输头孢哌酮后一周内要严格忌酒，否则会产生心跳、脸红等双硫仑样反应；洁霉素输至 4 支有时会引起头晕，故输用西药单剂量一般控制到 3 支（指 2ml 安瓿）。医生不要过分追逐使用新药，一种药物的好与赖并不在于新和贵，而在于对症和疗效。

131. "拘挛麻木治下"需分而治之，体肢麻为血不去，在动脉，从下；

体肢木为血不回，在静脉，从中；肢端手足麻木则为微循环障碍从上。而拘挛一症也分上下，上之拘挛包括手指拘挛、颈项强直、角弓反张等，其在胃热，承气泻之，急下存阴，或稍加玄、地、冬凉之，名曰增液承气；下之拘挛包括足趾拘挛、腿肚抽筋，其在肠寒，芍药甘草汤主之，或稍加肉桂、大黄温之。

热亦拘，寒亦拘，不可全补钙也。

132. 用药打好时间差，汗后 2 小时可下，下后 4 小时可治。先下后汗则邪随内陷；下不足 4 小时则闭门留寇。

133. 急性胃炎一般不并发感冒，而急性肠炎（胃）一般会并发感冒，治疗时需要具体处理。胃炎不吐不输水，吐则输；肠炎不烧不输水，烧则输。

134. 不具备条件者预防感冒最简单的办法是每天早上空腹 3 片维生素 C、3 片维生素 E，连服 20 天。而平时无病作为中老年人保健者可每天口服大黄碳酸氢钠、维生素 E 各一片。

135. 实火出于胃，虚火出于肾。实火以泻，虚火以阴，俱为降。虚火若泻如风吹蜡烛，稍息复燃，必疏通毛孔而后下元引之。实火多走眼（肝）与口（胃），虚火多走耳（肾）与头。火在眼为眵，在口为烂，在耳为鸣，在头为轰。

实火行进路线一般为：肝→胃→咽喉→耳目，正合肝窍耳目，应泻肝消导，先用承气，后用中元散疏理；虚火行进路线为：肾→心→颈→头，正合脑病治下，应滋阴降火、引火归原，用下元散。

136. 女性一般 45 岁左右进入更年期，早的可以提前到四十二三，晚的可以推迟到五十二三。更年期不仅表现在精神方面，而且表现在月经方面，月经的过程是先乱后断，这个过程可持续半年到两年。更年期的治疗主要在于调节更年期精神症状，除引发功能性子宫出血月经淋沥不断外，其他更年期经期不照、量少视为正常，无需治疗。

137. 梅尼埃氏综合征在犯病时可以没有任何预兆，可以是某一个动作即会犯病，故无法预防。但据临床观察，此症在劳累、生气情况下容易发生，故保持劳逸结合、心情舒畅非常重要。急性发作时必须输液两天以求控制：（5% GS 250ml + 清开灵 5 支 + 病毒唑 5 支）+ 20% 甘露醇 250ml 静滴，并肌注爱茂尔 2 支；欲去根者在病情缓解后按小晕治上，服上元散两个月。

138. 临时蒙晕在外感，无外感也需发散；长时蒙为脾湿，头蒙为湿治中。突发晕在内耳，不是梅尼埃氏综合征也从内耳；长时晕在颈椎，颈治上、小晕治上。

139. 口服治疗雷尼替丁多用于胃酸疼痛，如配方大黄碳酸氢钠、泼尼松、雷尼替丁、维生素 B_6 片；西咪替丁则是用于十二指肠疼痛，如用下元散配合西咪替丁口服。

140. 5% GS250ml + 庆大霉素 24 万 U + 维脑路通 4 支 + 辅酶 A 针 1 支 + 地塞米松 5mg 静滴，除了“炎加晕”外，还可用于脏器撕裂的保护，如性生活子宫运动伤、长时憋尿膀胱胀裂伤、腰肌劳损以及某些顽固性的腱鞘炎疼痛。还可用于免疫力低下、慢性炎症尚需改善微循环者。还可用于眼疾。

141. 人流容易导致输卵管不通，原因在于创伤淤滞。但输卵管不畅不全在人流，与输卵管弯曲也有很大的关系，漂浮管道的弯曲则与其本身松弛有关，而松弛与脾虚有直接的关系，故可用中元散收紧取直；而对于固定性管道曲度变化如胸椎驼背、强直性脊柱炎则系阴中求阳用上元散来解决。

142. 如果说下元散加地芬诺酯是为了应急止泻的话，那么中元散便适用于一般结肠炎的巩固治疗，上元散往往可以用于顽固性的结肠炎。

143. 连蒲双清片俗称黄连素，药品说明上可用于肠炎痢疾，但与其说用于肠炎，而不如说是适合于痢疾，所以临床上基本局限于痢疾或下坠腹痛，以下坠或黏液便为指征。为此中元散配连蒲双清用于普通结肠炎疗效并不显快。

144. 步态纷呈，亦能说明病情。碎步拖行，为老态或脑萎缩；重心不稳、跄步歪行为颈性眩晕；站立不稳或蹲地后倒必下肢有伤损；含腰驼背、直不起腰多有强直性脊柱炎，病在胸椎。

145. 晨僵多指晨起手足肢体僵硬疼痛，揉搓后方能恢复活动的现象，晨僵为阴症，欲去晨僵必阴中求阳用上元散，然而晨僵多并发于风湿、类风湿，所以关节痛更为主要，故第一步按四肢关节治风湿用下元散配非甾体类抗炎药稳定解决疼痛，第二步再按阴中求阳用上元散配合锻练解决晨僵、变形等风湿副症。

总之，风湿、类风湿以及其他自体免疫病的治疗均是一个系统工程，风湿的两步走战略可以作为借鉴类推使用。

146. 临时性失眠可睡前顿服甲氧氯普胺 3 片、谷维素 3 片、艾司唑仑 1 片。顽固性失眠则需先汗后下再中元，汗服甜茶（小儿氨芬黄那敏颗粒 3 包、阿咖酚散 1 包）并肌注氨基比林 2 支；汗后 2 小时可下，下服承气苦茶；下后 4 小时可治，失眠为痰治中，并配临用睡觉药。

盐酸左氧氟沙星适用于免疫功能低下患者的各种感染，所以食道、呼吸道、尿道、肠道感染在使用其他高档抗生素无效时，说明患者可能存在免疫力低下而需改用或加用左氧氟。咳闷不解并心慌者输左氧氟、门冬、肌苷。

临床使用氨基糖苷类庆大霉素、卡那霉素、阿米卡星、链霉素等出现口麻、手麻或尿混时应立即停用调改，避免对肝肾造成进一步损害，绝不可以说不要紧，再观察观察。

异烟肼除抗结核外，临床还可以用于小的实质性囊肿肌瘤、增生结节等，不过一片异烟肼可配服2片B_6，既可增强疗效，又可减轻异烟肼的不良反应。

147. 青年炎多，常服下元散；中年病毒多，常服中元散；老年渐衰，常服上元散。

服少量雌激素、维生素E有助于延缓衰老，提高生命抗力。

148. 根据上热下寒为上酸下碱的失衡原则，阴道炎可用酸性的维生素C注射液冲洗阴道，而咽喉口腔部炎症则可用碱性的碳酸氢钠注射液作喉头喷雾。

149. 冠心实证闷气疼痛，胸痛彻背、背痛彻胸，并血压高者，用下元散配合硝酸异山梨酯片、复方四嗪利血平片。只有配合硝酸异山梨酯片、复方四嗪利血平片才能有效控制症状并确立下元散治疗的稳定性。

150. 诊病也有诀窍。症状轻重随月经变化者多为妇科病；随饮食变化者多为上消病；随大便变化者多为下消病；随小便变化者多为泌尿病；随感冒变化者多为心肺病。

151. 风湿、类风湿与痛风之间的区别和联系在于：大膝关节肿痛为风湿，并发指趾小关节疼痛者为类风湿，风湿与类风湿通常是混合型的，故诊断上不要严格区分，只有在出现发热或肌肉痛时（排除感冒因素）叫风湿热或风湿性肌肉痛。检查风湿、类风湿的手段为抗“O”和类风湿因子，但只是参考，不具备特异性，也就是说阴性不代表没有风湿，有风湿不一定就是阳性。如果说风湿、类风湿是自体免疫病的话，那么痛风、紫癜则具有过敏性，内源性的过敏往往侵及肾脏，引起不同程度的肾损害，尿酸升高是特征性诊断之一，严重时可尿血、尿蛋白。痛风具有游走性、风湿性、过敏性。风湿性往往是固定的，而痛风则会一处不痛另一处又痛，风湿治疗循序渐进，比较困难，而痛风治疗则随机使用感冒药、激素、非甾体类药都可以轻松地消除疼痛并能好一段时间，只是痛风复发性较强，一般两个月左右会重新复发，这是痛风与风湿的区别所在。

类风湿往往局限于关节，风湿可侵犯肌肉，而痛风除了有某些关节、肌肉症状外，重要体征可表现三脖疼：脚脖、手脖、脖梗。此三痛与传染病猩红热的三痛不同，猩红热表现为头痛、腰痛、胸痛，并伴三红：脸红、眼红、胸红。

152. 有一种头晕，主诉早上起来不晕，坐到那里也不晕，就是不能活动或出去锻炼身体，出去一活动即觉头晕回不来，必是心肌缺血，可配胺碘酮服用。动动闷喘责肺，动动闷痛及心。肺病及心，心从肺治。肺喘之闷需加解痉，西药解冠脉之痉，中药两解心肺。解痉需辅降压，压降有助痉解，硝酸异山梨酯片和复方四嗪利血平片配伍是一组疗效不错的冠心病、冠脉痉挛的解除方法。

153. 中药与西药没有严格的界限，很多西药也可以是从中药中提取的，西药也有归经，输液山莨菪碱用于脑血管、丹参用于心血管、维脑路通用于周围血管，所以在运用三元散（丹）时也可配用适当走向的西药口服，如上元散配大黄碳酸氢钠片、中元散配维生素 B_6 片、下元散配维生素 C 片。

154. 扎针（针灸）阴天不如晴天，但如果针刺有效，又遇到阴雨连绵，也不是不可以扎的。针刺原则上是隔日一次，每次 15 分钟，中间行两次针，起针后局部涂擦少量伤痛酊。同位同穴不可久刺，因为同穴位天天刺扎也是一种损伤，所以疗程扎针次数一般为 3 ~ 5 次，遇见慢性病休息数日后再扎。

针者不熟练时，只可扎四肢，稍熟练时可扎腰之命门、风池，专业学者方可随处刺灸。为了谨慎起见，不刺胸背、不刺眼。

155. 肾病大量蛋白尿时（+ + ~ + + +），为控制病情可急用中元散收之，收之不消者按心与小肠相表里（小便治小肠、大便治大肠）、上元开中有固的原则用上元散。若少量蛋白尿并发潜血时，以潜血为肾之慢性炎症为由以退为进先用下元散抗炎，潜血消失后转用中元散再收蛋白，这样反可缩短疗程，早日痊愈。

156. 功能性子宫出血分两种情况：一种是三四十岁妇女的淋沥，多源于更年前期的月经紊乱，临床上占功血的 80%；一种是年轻女子的功血，多源于清宫后或服紧急避孕药后。治疗是一致的，均按“漏下治脾”用中元散调理，服用方法是本月 10 天，下月 7 天。未婚或青年女子经漏用中元不止者为宫膜受损难复，后试用上元散固复，常中之变也。

157. 肩周炎比膝关节炎难治，但治疗也有诀窍。肩周炎一般认为肱二头肌肌腱黏连，单纯的止痛针刺并不速效或疗效不稳，在针灸刺激后建议医生一手抓握患侧肩关节，一手牵引患侧手部上下抖动，正像堆物黏连，抖则开也，如打场叉抖、面条手抖、毛线崩抖，椎间盘则牵引敲抖也。敲即用橡皮锤敲击突出一侧，使椎间盘靠震动渐渐回入，如锤打钉子渐入，也此道理。

158. 为医者面对得了“绝症”、身陷恶病质的患者，请你不要在自己的小门诊为其做任何注射治疗，包括肌注、输液，因为其生命已十分脆弱，随时都可能发生问题，请你不要让这种危机发生在你的门诊内，安全第一，不要因此毁了你的一生。当然开点小药还是允许的，如患者及家属非要输液，请其到大医院去，切记！

同时，对于高龄老人或怀抱婴儿病后精神极差者在条件允许时应及时转诊医院以防不测！不论什么疾病凡出现精神恍惚或极度萎靡时都表示此时病情危重，也应及时转诊。

159. 成人肠胃炎一般都并发有感冒，儿童感冒发烧一般都并发有食烧，所以成人肠胃炎要稍治感冒，儿童感冒发烧都稍佐消导。

160. 凡降逆不下者必有表证，凡消导不下者亦必有表证，下元散改鬼门煎，如胆囊炎消导不下，可用鬼门煎加罗红霉素口服。

161. 糖尿多因很渴而检查发现，甲亢多因快瘦而检查发现。

162. 单纯流涕、打喷嚏为伤风，及至鼻塞、喉痛、咳嗽为感冒，俗话伤风和感冒略有区别，治稍有异。流涕者内热大，鼻塞者外寒大。伤风无需消炎，感冒则需消炎。

163. 小病开小药，慢病用中药，医病常理。然慢顽之症若有简法治愈则不需用三元散（丹），尔非按“四肢关节治风湿”也不为错，全出于营生也。要知道小病开中药患者不易接受，大病不用中药患者又不相信能治好，因慢顽者辗转就医，几多专家，简单小药，绝不相信，不若配用，两全其美。此不悖医德，只是取信于患者。

164. 西医视、触、扣、听、查，中医望、闻、问、切、压。中医重切，西医重查。然脉理深奥，有几人清晰，有几人准确，你切之脉，能否经得他人重复与验证，所以决不可不问不听，单凭切脉处方，除了有目的地问，还要听病人自主地讲，很多症状会在你切脉问项之外，只有全面了解，才能综合判断，方不致偏差太远。

165. 治病用药不全在汗、吐、下、和、温、清、消、补八法，也不全在三元辨治二十六条，拓展思路可以导入一些特殊概念疗法，例如物理重心疗法，头重脚轻时为重心上移，下元使降；腿沉拉不动为重心下移，中元使升。又比如化学酸碱疗法，上热下寒往往表现为上酸下碱，上之胃酸为热，下之盆腔、阴道寒碱，治疗此症则上酸上热用大黄碳酸氢钠片、下碱下寒配酸性维生素 C，为此阴道炎白带阴痒可用维生素 C 注射液冲洗，咽喉炎则可用碳酸氢钠注射液雾化

166. 临床的一过性语舌不灵、偏身肢体障碍多诊断为特殊的脑血管痉挛，一般的脑血管痉挛发生在椎基底动脉，表现为脑供血不足，临床常见头晕、偏侧风池穴紧、喜好拍头；而特殊性的脑血管痉挛可发生在脑中动脉或特殊部位，造成语言、运动障碍，这种痉挛不但发生部位特别，而且痉挛突发且严重，故可以造成类血栓、梗塞的中风症状，所不同的是血栓、梗塞多为进行性加重且不易治疗，而特殊脑血管痉挛稍加治疗则可以自行解除，重要的是在特殊痉挛解除后，（即已没偏侧肢体障碍）要用上元散善后调理，改善供血。相比较脑血栓、脑梗塞所引发的持续性偏瘫，则要一直按“脑病治下”用下元散治疗。

167. 失眠分临时失眠和顽固失眠。临时失眠也就是三五天由于临时上火或心中有事等产生的短时间休息不好，临时失眠临时用药，常用甲氧氯普氨 3

片、谷维素3片、艾司唑仑1片晚上顿服一次，连服3天~6天；顽固性失眠则指长时间的几月甚至几年的持续性休息不好，这时需要用中药调理并加配前方。

168. 晚上睡不着为阳症，白天犯困为阴症，所以失眠为阴阳之症，故治失眠要平调阴阳，用中元散；另类晚上能睡、白天还困，此全为阴症，需阴中求阳，用上元散；还有白天、夜里都不睡，及至精狂，又全为阳症，需阳中求阴，用下元散。下元散本乃治阳性精神病也，轻者思而不断或述想问题停不下来，重者失眠、狂躁，及至狂躁，先用净府丸泻肠。失眠在胃，胃不和则卧不安；狂躁在肠，肠燥结而不清。《伤寒论》阳明腑实过经谵语是其明证。

169. 一会冷得像掉入冰窟，一会有热得似肉蒸熟，治必从症，当服中药，如鬼门煎或小柴胡汤；蒸蒸发热，自内而外，属胃也，调胃承气汤主之。

170. 虽说治则有“更年期治上”，然而由于更年期症状纷杂，又各需分治，如更年期精神症状从下，更年期虚汗从上，更年期蒸热从胃热，更年期心肌缺血从上。

171. 长期低热不退者，为津气两伤，选用鬼门煎、竹叶石膏汤、增液承气汤。三者层次依次为：鬼门煎适用于三五日感冒不愈，鼻塞与咳嗽并存，有外感而气津未伤；竹叶石膏汤适于余邪未尽而气津已伤；增液承气汤则适于温热后期邪去热结津亏。

172. 脏于内，象于外，谓之藏象。症状虽曰病实则系人体自身与邪斗争的正常反应，治疗时和不顺其势而行，例如风寒窍闭，寒战则为鼓汗，治疗和不顺其势发汗；胃病呕吐为自体自寻其道，何不顺其势越之；咳为去痰，何不顺其势解痉上散；小便痛为溺不利，何不顺其势利之；腹大痛为气不下，何不顺其势下之。自寻其道反成病，何不顺其势而愈。

173. 主要的大、小便排泄方式决定了人体的总体趋势是向下的，所以不能不下，更不能逆，不下则生疾，逆则生重疾，逆生险。

174. 单纯舌苔黄厚或白厚在胃治中，黄厚为胆胃、白厚在脾胃。舌苔黄厚而花剥或中有裂沟为阴虚湿热，从肾治下。

175. 汗分局部汗和全身汗，一般的讲全身汗害于毛孔病，局部汗缘于胃热。全身汗毛孔半开，鬼门煎也收，上元散也收。然局部汗又分上汗和下汗，上汗在胃，下汗在肠，上汗者如头汗出、手汗退皮，下汗如阴囊汗、脚汗、肛门潮湿，上汗承气泻之，下汗净府泻之，而后各从三元。

176. 开放性腹部手术都或多或少地动住肠气，或不大便、或肠鸣气不下，下元散虽行常中之气但不盘肠，中元散盘肠但不行气，故不若用鬼门煎（柴胡9克、黄芩9克、赤芍12克、炙甘草6克、虫蜕3克、葶苈子10克）从胃行气，才可盘肠致气顺。故腹部手术禁食过后宜服鬼门煎。

177. 是药三分毒，能不用药就不用药，能少用药就少用药，只是在万不得已时才采取某种措施，用药控制病情发展，所以不要大病小病，来了就消炎、来了就输水。

178. 哈西奈德溶液1支加庆大霉素8万U、马来酸氯苯那敏针1支的配方与泼尼松10片、马来酸氯苯那敏研细加入氯霉素针4支的配方在外用时略有区别，前者可用于皮炎、湿脚气、口角炎，但一般不用于眼周及龟头、肛周等黏膜部，因为其带有激素性易引起局部水肿；而后者可用于浅表伤口及龟头、肛门等黏膜部，但不适宜口腔黏膜，因为其味道很苦。

179. 药品最常见的不良反应是胃肠道反应，也就是有些药物刺激胃，刺激性较强的常见口服药物有APC、红霉素、阿莫西林、甲硝唑等；输液药物有甲硝唑、左氧氟沙星、阿奇霉素等。一旦出现严重的药物刺激性胃炎，酌用奥美拉唑解决。

180. 有少数溃疡性胃痛，无论有无便黑及吐咖啡色物，除输用奥美拉唑、门冬氨酸钾镁、维生素B_6外，所谓的止痛往往不太奏效，还需配合服用鬼门煎方能很快好转。因鬼门煎对胃有良好的理气、和胃、止痛作用。

181. 鬼门煎的几种作用：①气出以降作用，用于眩晕、呕吐、妊娠反应等，这种降逆作用主要针对人体上部的壅滞，对于下部的不通未必适用，如肠道、尿道、前列腺则改用下元散；②和胃消食作用，用于食欲不振、小儿厌食、食后撑胀等；③理气止痛作用，主要用于胃及两肋疼痛，如胃溃疡疼痛、两肋气痛，如发作急性胆胰急腹疼痛，又需先用承气下之；④感冒后遗症，适用于感冒三五天后鼻塞流涕与痰咳并存者。低热多从食积，初用鬼门煎。

182. 复方苦参水杨酸散调膏外贴可用于鹅掌风、干脚气及足部干裂，无裂口者，仅此而已；干裂者晚上贴复方苦参水杨酸散40分钟，白天涂净皮霜2次。复方苦参水杨酸散一般用3～5天或更长时间，净皮霜则可持续用一段时间。

183. 再赖的医生都有治好的病，再好的医生也有治不好的病。好赖的区别在于治愈率的高低，好医生治愈率高一些，十治其七；赖医生治愈率低一点，十治其三。

184. 寒为第一病因，风为向导，寒为伤，故又有“风为百病之长”的说法。风寒为百邪之长，感冒为百病之首。感冒后已无他症，单头蒙，为感冒余热未清，余为余邪，因其微已无需汗；热为头上湿热，直泻不利于湿解，不如刺眉心、太阳出血，喝杯发散甜茶（小儿氨酚黄那敏颗粒3包、阿咖酚散1包），后服三五天中元散两解表里，谓头蒙为湿治中。也就是说头蒙不再按感冒治，不说感冒未好，只说底子未清。

185. 输液的一般规律是先糖后盐，有糖尿病者全用盐水。除肠炎脱水、失血休克等血容量不足需补充体液本身外，其他输液过程中液体均为载体，故总量要适宜。非治疗需要作为药物载体盐水可以代替糖水，糖水不一定能代替盐水，故常曰生理盐水。

186. 灰指（趾）甲变得虚厚，其他甲床分离、指甲变形、甲变色、甲横沟等则没此特征。除癣外21金维他对甲病有良好的改善作用。

187. 甲沟分前甲沟和后甲沟。前甲沟炎多发生于足趾，多源于剪甲太突；后甲沟炎多发生于手指，多源于拔倒钩刺。甲沟炎轻者，去瘀肉后用甲硝唑1片、泼尼松2片研粉包扎，名甲沟炎粉。至于不红肿、不化脓的甲沟部走路疼痛有可能属甲嵌入症（嵌甲）。严重的甲沟炎及嵌甲需要部分拔甲（劈竹竿式部分拔甲）。甲沟炎愈后不遇突甲拔刺一般不会复发，而嵌甲不预防，过一个阶段还会嵌入，预防的方式是穿鞋要宽松并口服21金维他。

188. 心脏病可以由心脏本身引起，也可以由心脏以外的因素引起，故心脏病可分为心源性心脏病和肾源性心脏病，真正由心脏本身引起者必有早搏，早搏可以是频发性的，也可以是偶发性的，肾源性的心脏病则一般不会出现间歇早搏，所以判断心脏病的根源除了临床外直从有无早搏来区分。

189. 严重贫血者血压一般都偏低，而血压低不代表贫血。生活中血压低一点比血压高一点强，素体低而头不晕也视为正常。头痛为寒治上，高血压走头顶，为肝阳上亢，可用承气茶预泻之；两侧太阳痛为寒，可用鬼门煎预散之；后头痛为寒中杂湿、供血不足，泻不利于寒、散不利于湿，不若直用上元散解痉化湿，少佐大黄碳酸氢钠片。

190. 古有以汗治失眠，今曰胃不和则卧不安。说明失眠与胃不和有密切的关系，因此除了精神思虑外，多半陈旧于肠胃型感冒、解释于自主神经功能失调。已无外感，故泻下成眠，清理头与肠胃，不若服承气茶后，再按失眠为痰治中处理。

191. 梅尼埃氏综合征属于内耳性眩晕，其发病多无预兆，但也有追述食杂胃不舒服引起，由于头晕本自吐，故人多意识不到胃，然治眩晕用甘露醇脱水，用清开灵、病毒唑降逆，衍其义还可用承气茶泻之，承气也调胃也，故仲景曰“调胃承气汤”。感冒头晕多轻微，晕之甚者多属于内症，故可泻。吐必补钾，输液另配一组门冬氨酸钾镁、维生素B_6，反复犯晕、脑CT又正常，通过输液晕平后应按“小晕治上”的原则用上元散配潘南金（门冬氨酸钾镁）服用，并建议做颈项针灸、按摩，方能得到根本性治疗。

“大晕治下”，如用下元散一周也不为错，但有下元散不合，改用鬼门煎三五天都属于灵活变通，但意欲根除，后必按“小晕治上”原则。所以治疗梅尼埃氏综合征的关键几点为：初大晕时服一杯承气茶，巩固时用上元散配潘南金，方便时配合针灸按摩。

192. 和三元医疗在调不在治，很多毛病是治不过来的，调一调反而过来了，就诊患者有特别主诉时以主症定三元，有多种一般疾病难分主次时，以“上中治上、下中治下、上中下治上”的原则进行辨治。

三元医疗并不是三元散（丹）依次使用，也不是几种并用，而是按照三元辨治综合分析后选择其中一种而一并调理，这就是三元医疗与现代临床的根本区别，现代临床往往偏于对症处理、药物堆砌、多种并用，侥幸这个不治那个治，从不问根源在哪里。过分地依赖检查，查到一个用一个药，没查到的怎么办？有病没病做一个全身检查，还有没有别的毛病，你需要再开多少种药？不如综合辨治，综合调理，治病求本，以一当十，针对三焦脏腑，恰和生理病机，由于全身症状都源于特定脏腑气机的不协调，所以调对病机后不需要过多检查，一治而他病并愈，纵然病人没讲述到，纵然检查没检查到，也不需要增加过多的药。信心源于正确的理论指导、科学简练的用药可以预测治疗过程的进展，什么时候好转，大致多长时间治愈，全在掌握之中。

193. 感冒是临床上最常见的疾病，也是最难治的毛病，没有哪个医生能完全治好感冒。感冒可以引起许多疾病，至其变化而为病也，所以以感冒为起点，就输液而言，①无明显炎症时，输用（生理盐水 250ml + 青霉素 800 万 U）+（5% GS250ml + 黄芪针 1 支），青霉素不适宜时可以用洁霉素代替。②有炎症时，指发热、咳嗽、喉痛，输用（生理盐水 250ml + 头孢唑林钠 3 支）+（5% GS250ml + 清开灵 10ml、病毒唑 4 支），头孢唑林钠也可以用阿米卡星代替。

症状严重时反向治疗，例如青霉素加甲硝唑常用于下部妇科，今反用于上之呼吸道感染更有效；阿奇霉素加阿米卡星常用于上之肺部感染，今反用于下之妇科炎症更有效。

194. 孕必停经，自然规律。停经一周以上而早孕试纸阳性者属于怀孕。然区分正常妊娠与宫外孕的良好办法就是借助现代检测方法进行围产期保健，及时发现、及时处理。正常妊娠自一而终，纵然出现先兆流产，也只是阴道见红，少有严重腹痛，先行保胎，保胎无效后及时清宫；宫外孕则不会发生先兆流产，一经发现必须手术，未行围产期保健的进行性宫外孕达到一定月份时会出现破裂，危及生命，临床上多表现为孕龄妇女有长时间停经史，而突然出现下腹部剧痛，几近休克，应怀疑宫外孕，不具备条件者应及时转诊。

195. 普通胆囊炎多胀满少疼痛，急性胆囊炎则右上腹明显疼痛，这二者尚不属于急腹症。至于上腹绞痛伴有严重呕吐，加之 B 超佐证，可诊断为胆结石、胆管阻塞、胰头坏死等，此类属于急腹症。

196. 舌苔均匀白厚在胃，舌苔均匀黄厚在胆，舌苔黄厚不露底必有胆囊炎。齿痕为妇科炎症。无论厚薄，花剥在肾；无论厚薄，裂纹在脾。

197. 绝大多数疾病都有痛苦，而少部分病例不痛不痒，缺失自觉症状，成为无痛苦性疾病，无痛苦性疾病大者有白癜风、黄褐斑、斑秃等；小者有少白头、皮肤局部毛囊角化等。越是缺乏自觉症状的毛病越是难治，所以小的无痛苦疾病原则上不做治疗，因为再小的毛病也可能需要较长时间的服药，病人只是看一看，而不会接受较长时间的中药调理。只有无痛苦性疾病大者才可能接受疗程服药，如白癜风、黄褐斑、斑秃。

198. 前云症状随月经而变化者多为妇科病。而每至月经来易感冒，也必从月经调。月经期感冒为气虚血寒，寒为宫寒，月经黑块，寒治上、养生调理从上，故治疗月经期感冒用上元散加大黄碳酸氢钠片，纵因宫寒行经不足，也宜“上下治上”，不能按“行经不足治下”再下气血。

199. 区分耳后神经痛与腮腺炎的方法是：如果是以耳垂为中心肿痛，牵及腮帮，则可能是腮腺炎，俗称痄腮。腮腺炎系病毒性感染，初时输清开灵、病毒唑，并服中元散。

200. 过敏分内在性过敏和外在性过敏。外在性过敏多由内热外出，内在性过敏多由于外寒直中。外在性过敏如荨麻疹、皮肤瘙痒以及某些瘙痒明显的皮肤病，其应泻之，用承气茶；内在性过敏如紫癜、痛风，因其多累及肾脏，故曰内在性，寒者温之，用玄府散。湿疹居于外在性过敏与内在性过敏之间，既有内在性的热，又有外在性的寒，故既有外在性过敏的痒，又有内在性过敏的寒湿，既不宜承气泻，又不宜玄府温，不若用中元散和解表里，两解寒热，湿疹的两面性决定其有湿性湿疹和干性湿疹两种，以痒为主者，可晚上加服马来酸氯苯那敏。

过敏性皮肤病与自体免疫病有区分也有联系，过敏性皮肤病以痒疹和皮疹为主要特征，自体免疫病则以皮肤苔藓硬化为主要特征。有些国名性皮肤病因长期搔抓也会变得肥厚粗硬，所以皮肤病瘙痒明显者先按过敏处理，而肥厚不痒者按自体免疫处理。

201. 双侧手指及足趾麻木一般诊断为末梢神经炎，治疗比较困难，麻为动脉血不去，木为静脉血不回，心主血脉，不若用上元散两解之。拘挛麻木治下可用于单侧，故单侧上肢麻在颈椎，颈治上；单侧下肢麻在腰椎，腰治下。

202. 如果腰胯酸痛牵及大腿而不过膝则属妇科盆腔所致，而腰痛或不痛放射至膝下小腿则属腰椎疾患。膝关节疼痛与腰椎、妇科俱无关联。

203. 气管炎或不咳，发展到压气吱响便称为哮喘，严重时张口抬肩，呈哮喘持续状态。气管炎咳嗽用上辅鬼门散，支气管哮喘按逆则治肾用下元散。

过敏性鼻炎、过敏性哮喘因没有皮肤症状又不伤及内脏，故属于不内外过敏，各从其治。

204. 由于化验误差，不能仅凭一个医院的一个单子去判定某种疾病，遇见复杂问题时要慎之又慎，最好换一个正规医院复查一下，做一下会诊式对比，有可能不是原来的情况，甚至会差别很大，以免以偏执全、以点盖面，使治疗误入歧途、陈规不变，同时增加病人及家属的思想负担。

205. 不痛不痒、咽喉不利为咽喉炎，炎症不大，类似慢性咽炎；咽喉疼痛为咽峡炎、扁桃体炎，为有炎症，需消炎止痛。

206. 降血压的药很多，有的人适应于这一种，有的人适应于那一种，总之，你需要在医师指导下找到你适合的药物。一种降压药在长期服用一段时间后，如果发现有疗效降低的情况，你需要更换或协同服用新的药物，避免产生耐药和其他不适宜的不良反应。

207. 湿疹样皮炎具备了湿疹和皮炎的共同特性，除了共同痒和丘疹血痂外，还可以找湿疹的特发部位，如耳后湿疹、脐周湿疹、阴囊湿疹等，据此可以区别于普通型的过敏性皮炎。区别为了诊断，诊断为了治疗。

208. 胃略偏左，左上腹部点压痛通常认为系十二指肠球部，下元散加西咪替丁治疗效果不好时，原因在于没有返逆，按无逆胃病改中元散加西咪替丁。如痛点在左上腹部紧挨肋下，不排除胰腺所致。

209. 中医诊脉看舌，无非判断个大概，四肢关节又不在脉也。中医述涉及到某个脏腑，与某某脏器有关，仅仅是对某种趋势的判断，或曰生理性病理，也就是说身体内存在着某种不协调现象，这时你绝对不要用现代检查结果去正误，因为这里讲的也可能是功能性的或隐匿性的，所以你不必据理苛求。

210. 就外部止痛而言，各种止痛药物配用不同，就常用止痛药而言，上痛可配用氯芬黄敏片，下痛可配用炎痛喜康，下痛严重者炎痛喜康配合安络痛使用。

211. 鬼门煎的理气和胃作用是偏于胆和胃，而下腹肠道的不顺、便黏，应用下元散加黄连素调理。下腹痛、下腹坠均为气机下行不顺而自寻下行之道，与中焦胆胃气痛不同，中焦气痛为气滞关格，如无返逆则宜用中元散疏理，所以上元之气宜散，中元之气宜疏，下元之气宜下。

212. 嘴里发热、干渴很喝水持久明显者，即使查糖不高，也当按糖尿病处理，此与长期眼干涩不同，眼干涩按脾主升津从中，口热渴则按糖尿病治上。嘴热干渴、火气不下，用上元散加大黄碳酸氢钠片。

213. 一种化验数据的高低不能决定病的轻重程度，有的血压很高，但可以没有任何症状，有的血压偏高却感到头不舒服；又比如有的身体健壮却突然发生心肌梗塞，有的冠心病多年却可以保持稳定，所以临床应以症状为准，检查正常却有症状仍然是病，如心电图正常的隐匿性心脏病；检查异常而没有任何症状可以不作为大问题，如乙肝健康携带者。记得有一个肾病患者经治疗已没有明显症状，却复查尿蛋白“+++”，病人、医生都不相信，第二天换个医院复查却是一个“+”，病人心里如释负重，所以遇见复杂的问题、遇见症状与检验不符时，不能凭一个单子去定夺，而要不同医院次日再复查一下，相互对照，调治方向才不致出现大的偏差。总之，有症状就是病，无症状不是病。

214. 包括与肠道连通的胆、胰、阑尾在内的腹部疾患（特别是胃肠道）在生病时或是术后都应忌嘴，忌嘴的程度依病情而定，一般的肠胃疾患控制饮食、忌生冷与酒，如结肠炎、浅表性胃炎；严重的肠胃疾病，除了控制饮食品种外，还要控制整个饮食的量，如糜烂性胃炎疼痛等；急腹症及腹部术后则需禁食，通气后方可稍进，所以禁食很重要，饮食不禁会造成病情反复，终致难复。

215. 结石疼痛发作时一般都古怪剧烈、难以忍受，临床上最常见的结石有肝胆结石与肾石症。其他结石如胃石症、睑板结石、包皮下结石等比较少见。

216. 人体关节既是人体活动的肢节，又是防护的一道屏障。在许多关节部位特别是大关节聚集了一定数量的淋巴结和中医所谓的“液”，淋巴和淋巴结担当了濡润关节和保护关节的双重作用，这种作用不仅保护了关节本身，而且阻隔远端感染向近段的关节感染，所以一般小腿肿痛上不过膝，手部感染上不过肘，截肢的目的也是在严重创伤感染的情况下防止坏死感染跨越关节的可能性。

217. 劳累是会生病的，一部分头晕特别是梅尼埃氏综合征多在持续劳累后犯病，所以治疗期间要注意休息。另外，内耳性眩晕治疗初期，有人感觉头蒙、胸闷，对环境缺氧变得敏感，如夏天缺乏空调的较大商场内会觉得透不过气来，这说明此症发生后不仅脑供血不足，而且会影响到心脏，所以梅尼埃氏综合征在巩固治疗时采取对心脏有改善作用的上元散是符合临床实际情况的，题曰“小晕治上”。

218. 人体正常生理机制下具备较强的调节机能，对外界环境具有较强的适应性。而病理条件下人的这种调节机能会变得低下和脆弱，比如头晕病人在劳累情况下易犯病，风湿病人在阴雨天易加重，结肠炎病人则不敢吃什么东西就拉肚子……要恢复人体的调节机制，就必须三元辨治，整体调理，五脏六腑和调，则百病不生。

219. 湿疹与皮炎的区别在于，皮炎具有泛发性、随处性，湿疹具有聚集性、特发性；二者都痒，但皮炎搔破后留血痂，湿疹抓破有渗出；二者都有反复性，欲求根治，皮炎用净府丸，湿疹用中元散。

220. 成年男性夜尿多多为前列腺炎；成年女性夜尿多多有慢性尿路感染；成人白天尿多怀疑糖尿病；成人白天不自觉便溺多为脑萎缩；成人夜里尿床为遗尿症，多为先天禀赋不足。遗尿症多发生于青少年，用乌药10克、益智仁10克、白术30克、山药30克、甘草6克加红糖煎服有效，因非成人，服药困难，故不用中元散。

221. 咽炎、鼻炎同时存在时，按照咽炎治胃、鼻炎治肺、上下治上的原则从上治疗，只不过为了照顾咽炎，需要用上辅玄府散既宣且清。鼻炎为内热外寒，鼻塞者外寒大，流涕者内热大，故鼻塞重者先发散服甜茶，流涕重者先泻下服苦茶。

222. 咳嗽顽固不愈者建议按支原体、衣原体配服阿奇霉素，特别是临床上感冒咳嗽常规输用先锋霉素、青霉素仍不愈者，改输阿奇霉素，儿童停水口服阿奇霉素。

223. 关节炎症分关节内炎症和关节外炎症。关节内炎症往往会引起整个关节肿痛，并且关节活动有响声，响声缘于关节腔肿胀引起的关节间隙增大。关节外炎症又分为胫骨内上髁炎和胫骨外上髁炎，而以胫骨内上髁炎为多，表现为膝关节内侧轻肿压痛为主。

224. 小小孩咽炎、鼻炎因服三元散不便可改鬼门煎加红糖服用，像服糖浆，一天一袋，分数次服用。小儿厌食则适量服用净府丸。

225. 检查是为了排除一些严重的问题，而不是一定查出我的病究竟是什么，要知道许多病是查不出来的，如某些心脏病，况且疾病初生时往往处在生理性病理状态，本身就不易查出，但有症状，你也不能说他没有病。

226. 感冒对血压有一定影响，会导致血压的临时性升高，但这种升高是临时性的、是有限度的，通常升高不超过10mmHg，而且在感冒好转后会立即回复。所以在不明原因血压升高时，应考虑是否有不知道的隐性感冒。

227. 高血压可引起项背强，但项背酸沉强硬，不光降压能解决，也不独发汗能解决，其要点在解肌，因发汗是全身性的，解肌则可走局部，用鬼门煎，严重时加关节肌肉痛方：吲哚美辛1片、当归片4片、安络痛2片、泼尼松2片。

228. 具有某种角化性质而不痒的皮病一般属于自体免疫病如硬皮病、毛囊角化、小棘皮炎、鱼鳞病、皮肤苔藓化、慢性湿疹、神经性皮炎等；而以瘙痒为主要性质的皮病一般都具有过敏性质如过敏性皮炎、湿疹样皮炎、荨麻疹、皮肤瘙痒症等。银屑病既有角化，又有瘙痒，其瘙痒厉害者，先按过敏处理，痒为内热，泻之则愈。不痒后再按自体免疫治疗，自体免疫病近愈时还可用下元散，所以瘙痒性银屑病治疗分三节段，先止痒、再净府丸、后后下元散。

229. 中老年人血压高可以认为是动脉硬化，而年轻人血压特别高时，排除动脉硬化后应考虑肾性高血压的可能，建议其检查肾功能。

230. 食之温凉与药之温凉不同，食之温凉指的是饮食体的温度，而药之寒热温凉指的是药性。从饮食上讲，恣食生冷冰镇总不是一个好事，进胃易收缩阳气，往往是肠胃病和妇科病的源泉；而从药性上讲，寒凉性质的药则根据需要宜服不易输，口服如牙痛上火、胃热、小肠火、肝火等，不易静滴的如双黄连、鱼腥草等，清开灵、病毒唑只用于逆和特殊病毒性疾患。

231. 手术不能轻易做，只是在万不得已的情况下才做手术。每做一次手术会伤一次元气，术后元气的恢复往往很长很长时间，所以术后宜休息和调理。

232. 虚滞为气虚血滞，多属于虚寒，如经来身痛，腹部隐空、绵绵作痛，病之轻者，勿需专治，用单方当归 15 克、黄芪 15 克七剂，一包药喝两天，早晨布包水煎去药袋打荷包蛋加红糖当早餐吃，吃不饱者还可以吃别的东西。

233. 检查只作为参考，不作为定性的标准，从已知的某个检查入手，说不定治疗会出偏差。

234. 由内分泌失调引起的疾病有脂溢性皮炎、青春痘、痤疮，这三种疾病实质上是一样的，只是发生部位 、轻重程度、治疗方法略有不同，皮疹发生于胸背或额头、下颌者称为脂溢性皮炎，痘疹主发于两颧颊者称为青春痘，而皮损长成疙瘩者又称为痤疮。青春痘、痤疮用黛维散，脂溢性皮炎用下元散。由于三者病理一致，故痘疮有时也可用下元散。

235. 封闭针是在万不得已的情况下才打的，同部位单次或疗程封闭治愈后，有的可以两三年不犯，有的三五个月就犯，二次犯病时一般不主张同部位再打封闭，以免破坏局部组织，这时多建议其采取手术方式。封闭注射多用于扳击指、网球肘、掌指关节、膝关节、下腰部，不适于肩关节、胸背部、指（趾）除掌指（趾）关节外的指（趾）小关节。

腱鞘炎症多起于重复劳累，其发病后应以休息为主，避免当初引发疾病的劳作。

236. 对于慢性复杂性疾病而言，三元散（丹）在对症使用情况下，大概 5 ~ 7 天开始好转，半个月后明显好转，大概 3 ~ 4 个月临床痊愈，特定疾病如房颤、帕金氏病、糖尿病等需延长治疗期。

237. 咽炎不利、喉炎痛，慢性咽喉干痛按咽炎用中元散不愈者，可用银翘解毒丸或羚翘解毒丸。咽炎只是不利，及至憋闷称为梅核气。所以咽炎有黏不利者从中，憋闷严重者先从下行气。

238. 突然的单个小关节疼痛不叫风湿，风湿应该是多个小关节，单个小关节肿痛可以用消炎痛研粉撒布麝香壮骨膏贴用，风湿则需服药治疗。

239. 多次的不明原因的足踝肿痛考虑有痛风倾向，多次的一上火即尿频、尿急、尿痛则为慢性尿路感染。痛风临治用关节痛方，根治用玄府散；尿路感染临治服小药，根治用下元散。

240. 高血压并发冠心病多为冠心实证，心脏不明显而单纯降压者用硝苯地平和复方四嗪利血平片，心痛症状明显同时需解闷者用硝酸异山梨酯片和复方四嗪利血平片。冠心病则需要根据情况用下元散或上元散处理。

241. 老年人身体无特别变化而需要做预防性治疗，主张预防人体的滞和逆，人体新陈代谢的总趋势是下行，滞则生疾，逆则生重疾，清开灵、病毒唑降一切逆，故设为一组，另一组则需要有一定营养作用、疏理作用的奥美拉唑。

242. 平素血压较高者，高压控制在160mmHg以下是比较安全的，高压超过180mmHg应提高警惕，预防心脑血管疾病的发生。

243. 单个小关节如指关节肿痛为局部小关节冷水浸汀，与全身无关，用消炎痛粉撒布麝香膏外贴；单个大关节如膝关节肿痛为积液潴留，已牵及全身，服净府丸；混合型多个大小关节肿痛如类风湿，为关节风寒不出，则属于全身性疾患，可配服甜茶服用，一天两次。

244. 在病人及家属眼里医生是神圣的，是至高无上的，所以你要从轻安慰，据实治疗，一般的杂症一个月是应该见效的，千万不要为了经济利益言重吓唬。

245. 一般量血压只是为了判断个大概，不在于确定一个具体的数值，因为早晨、下午不一样，运动、休息不一样，血压的波动受很多因素的影响，如果血压太高便有高血压的危险，如果血压太低便有低血压的趋势，血压高低还当与症状相合，如果没什么症状，血压高点低点都不算病，而有症状即使血压正常也算毛病。

246. 可以静注的药物都可以肌注，但肌注的药物不一定能静注，如柴胡、安比、硫酸卡那等。

247. 人可以有多种病，也可以平素服着某种药物，但不论有什么病、服有什么药，在感冒的情况下除降压药、降糖药外，需要停药2~3天，先治感冒，待感冒好后接着服平常用药。

248. 一般停经7天以上才考虑怀孕，早孕试纸也必须间隔测试两次以上才可判断是否怀孕，这也是确定打不打黄体酮、用不用药的关键。月经迟后打三次黄体酮，一般自首次黄体酮后第五天才可能来，忌寒凉而不要急躁。

249. 真正的病不调五脏六腑是治不到根本的，至于说内外各法、针灸刮瘀俱可用，但必须建立在内调之上，正所谓治病求本，整体调理。分割检查、按查用药、对症处理、堆砌用药俱不可取。

250. 现实临床静注用量一般都超过了常规用量范围，如头孢唑林钠常用量8～10支即超过药典规定的1～2支，静脉药都直接经由心脏，为了安全起见，在口服措施配合下，一般按肌注单量的3倍（即3支）进行输液配药，这样既安全又有效。特殊制剂按1～2支，如脉络宁、黄芪注射液等。冷僻药物使用半支，如门冬氨酸钾镁、碳酸氢钠等等。

251. 吸气发凉、稍咳嗽，病在气管，按“寒治上”初治有效，而后反复，可能因为寒气太大，寒不受温，必稍加凉药以为引，即为反治法，改上辅“玄府散”。反治法还有通因通用、塞因塞用、寒因寒用、热因热用，所谓反治法即是在正治大法的基础上稍加反药以便引药入位、诱打诱治。原则一：有上元散适应证而偏于呼吸道症状者用上辅玄府散；原则二：热之不热少加寒，谓反治。

252. 同一种疾病不同的医生所开列的药物不同，所以你无法评论某一个医生、某一种药物的预期疗效，只是试服以后才能知道，所以临床的实际进行过程（实践）是检验疗效（真理）的唯一标准。

253. 一个病人可以同时有多种疾病，但无论有多少疾病、疾病多重，如果有严重的胃部疾患、饮食不下（急腹症及腹部术后除外）那么在治疗时一定首先考虑胃及渐进饮食，人以胃气为本，有胃气则生，无胃气则死。

254. 真正的胃病应该（胃嘴贲门）痛而不胀，而胆囊引起的胃症则是胀而不痛，所以治疗时在胃病治胆的原则下会略有区别：正胃，大黄碳酸氢钠1片、雷尼替丁1粒、维生素B_6片2片、泼尼松2片；胆胃，大黄碳酸氢钠1片、消炎利胆片4片、维生素B_6片2片、泼尼松2片。无论胆胃只要不述胃中一疙瘩俱可先用承气茶泻之。

255. 病在哪照哪治，从不讲脏腑联系，不寻病之根源，可以算是一个好外科，但绝对算不上一个好内科。如肠病治胃、胃病治胆、心从肺治、肠从肝治、脑从肾治、乳病治下也治中等即是疾病关联、整体调治的例据。

256. 胃中紧缩一疙瘩为有寒，服上元散。饮食很少，形体消瘦，吸收不好，全消化道营养不良者，可输入奥美拉唑。胃见吐用门冬，肠见烧需输液。没有特别指征可不用抗生素，但有些问题解决不了时可酌情使用抗生素。

257. 头蒙为湿治中，指全头蒙使用三元医疗中元散；如头蒙有外感，可服甜茶一杯；头蒙供血不足，可输血塞通。蒙之甚者，此三法可联合运用。

258. 无论使用三元何药，根据病情，上焦病可酌配大黄碳酸氢钠片，中焦病配维生素B_6片，下焦病配维生素C片。

259. 青春痘及面部的脂溢性皮炎也不完全属于青春期的专利，也有其他年龄段的人，也有不因内分泌失调者，比如三四十岁的女性有两个月脸上很起疙瘩，又比如异地水土不服而导致脸上生痘。青春期男女与内分泌有直接的关系，三四十岁的女性与肝肠循环特别是便秘有一定的关系。生痘与月经无关，生斑则与月经不利有关，黛维散治痘、治便秘可导致经少，下元散治斑、治脂溢性皮炎而通经。治疗青春痘或脂溢性皮炎在使用下元散时可配合胆胃气热方（大黄碳酸氢钠3片、消炎利胆片3片、马来酸氯苯那敏1片、艾司唑仑1片），脂溢性皮炎或痤疮疙瘩严重时初期还可配合净皮霜（轻粉0.5克、冰片1克、甲硝唑10片、维生素$B_6$20片、宝贝霜25克）。一般讲，青春痘在不太严重时一个疗程（一个月）可望治愈，必要时追加一次。治愈的标准是以后不再起或很少起，即使起也是在特别上火时口鼻或额头零星起疖，不属于痘疹复发。

260. 月经是孕龄期妇女的一种排泄方式，“女子二七天癸至，任脉通，太冲脉盛，月事以时下，故有子”。女子以血为贵，又不以血为贵，以男不下血女行经为凭，为何行经血，只因太冲脉盛，血有盈余，不下则为热毒，女人长寿恐怕也与此档排泄有关，闭经太早恐与寿限不利。从某种因素讲动不动就切子宫，人为停经，也不是首选。

261. 什么情况下输液？什么情况下不输液？没有定论。但排除诊所利益的驱使，排除住院习惯事事，大致也应有章可循：①感冒输液：感冒初始的高烧以及严重的咳嗽；②急重症：如急腹症状、心脑血管疾患；③肠胃疾患：胃病见吐、肠炎发烧；④特别病症：中毒疾患，梅尼埃氏综合征，支气管肺炎，严重的呼吸道、妇科炎症，阑尾炎、白细胞血象升高，支原体、衣原体感染等。输液一般以3~7天为准，3天不治，请你考虑改变办法，一味地更换抗生素也不见得能取得理想的效果。

262. 妇科炎症以白带谓指征，白带多说明妇科有炎症，没有白带或很少，说明妇科炎症不大，不要把月经异常全部归类到妇科炎症。经带胎产，经带之症多，胎产之症少。胎产生育，须经正规医院专业妇科处置。

263. 痘疹盛发（麻疹、水痘除外）、迅情脱发，似有过激反应，为了急转其势，可先服承气茶。

264. 如果说月经是女性生理上的发泄的话，那么性便是女人精神的发泄。精神上的性对生理上的月经有至关重要的调节作用，而正常的月经则是保持女性性需求的基础。

265. 肺大泡、支气管扩张为呼吸末枝扩张变大，下元主通、使缩小，故用下元散；下肢静脉曲张为下肢静脉屈曲扩张，中元主升、主收，故用中元散。此乃上病治下、下病治上也。

266. 胃与胆囊的区别除了有胃嘴痛与胃胀不同外，还有嗳气与不嗳气的区别，由胆囊影响胃者一般都嗳气，而胃本身引起者一般嗳气较少，只是下之不顺。

267. 人体重心在病理情况下不但可上移下移，而且还可侧移，如脊柱侧弯、单侧股骨头坏死，由于生理支撑的不对称改变，使人在行走过程中不自觉地侧移重心，其结果是造成恶性循环，长期以往便扭曲了人体的形态，甚至致残。重心侧移不像骨折，骨弯可以夹板，除了适当牵引外，可以采取一些简单的办法，例如长期在健侧上衣兜中装一块重物作为持续矫正的一种最简单的办法。用现实生活作为例证，如果左手提一桶水，人的重心会向左弯移；如果在右手加一桶等重量的水，那么人的重心则会恢复平衡，向左弯移的脊柱会恢复正位。重心上移用甘露醇降之，重心下移用黄芪针升之。

268. 一般的治疗程序是能口服不用肌注，能肌注不用静滴，能静滴不用静推。不使用冷僻药物，不追逐新药贵药。能配小药不成盒开，能用西药不用中药，疑难杂症必须使用中医中药。

269. 凡寒凉制剂宜口服不宜用于感冒输液，如鱼腥草注射液、双黄连注射液、清开灵注射液等。因为偶感风寒，只需温散，即使化火生炎也为寒火，本自寒，不能输凉药犯本。清开灵、病毒唑输液只适于无外感的内逆（由肾引发的虚逆）和一些带传染性的风温之症如痄腮、肝炎、无名肿毒。

270. 舌脉奥妙，最难明了。当面指脉舌诊，必当有所说法，怎么说？一般规律是老年人多颈椎病；男子喜饮酒，多胃病；女子喜食凉，多妇科病。这样医者会有面子，患者会心悦口服。

271. 相对而言，人站立或坐都不容易感冒，而躺下则容易受凉，所以不论你睡没睡都应该用衣被搭住肚子，以免腹部受凉或导致感冒。

272. 如果西药针剂按肌注单剂量3倍（一般为3支）输液的话，那么中药针剂（双黄连、鱼腥草不宜输，丹参、清开灵可酌情输）一般以10ml为准，这是输液既安全又有效的剂量。特殊西药输液如门冬针、碳酸氢钠针建议用半支，冷僻可静注药物西地兰、硝酸甘油、氯化钾、氨茶碱、硫酸镁等滴速与剂量不易控制的风险性药物尽量不用。

273. 对于过敏或过激反应比较急剧时，在清理消炎的同时，可打抗过敏针缓之，如肌注维丁胶性钙2支、地塞米松2mg、马来酸氯苯那敏1支，一天一次，连打3天。

过敏分内源性过敏和外源性过敏两种。外源性过敏系指不涉及内脏的单纯的皮肤瘙痒性疾患，如荨麻疹、湿疹、皮肤瘙痒症以及银屑、神经皮炎等；内源性过敏包括过敏性鼻炎、过敏性哮喘、过敏性紫癜等；过激性反应通常指某些病况初发或初治时病势旺盛，压之不下，必须肌注几次抗过敏针，使之缓解，以便于治疗，这一点很重要，往往有力挽狂澜的感觉，如痘疹骤发时，可以使之很快平复不出；术后排异者，可以使之排异趋缓。

一般情况下先常规治疗，常规治疗不下者，应急使用此法。

274. 重心上移则头重脚轻，重心下移则腿拉不动，那么重心不移也有病理，若体液外聚则全身困乏虚浮，在外者汗之可也；若体液内聚则积液脏肿，在内者利之可也。

275. 外寒则洒然，内寒则痉挛。外寒当温散，内寒当解痉。外寒散漫一大片，如感冒发冷、输液反应；内寒聚敛一疙瘩，如胃痉挛、肠痉挛，病人述胃中一疙瘩、肚中一块等。既云寒，则需温，外寒用安比、小儿冲剂，内寒用黄芪、山莨菪碱。

276. 外源性过敏分为全身性过敏和局部性过敏。全身性过敏多与肠胃有关（胆胃气热），局部性过敏又分为风敏、光敏、触敏、药敏等，风敏、光敏如身体暴露部位的风疹、日光性皮炎，触敏如接触性皮炎，药敏如磺胺过敏以及某些药物引起的固定疹。

临时过敏在胃，用鬼门煎加临时过敏方；长久过敏在肠，用净府丸加胆胃气热方。

277. 有人生病喜欢熬并不好，因为大部分病是熬不好的，只有很少一部分的轻质感冒、吃着、累着通过衣着、节食、休息能够熬好，但只要方便，只要条件允许，还是主张通过治疗解决，千万不要小病不治熬大病，小钱不花花大钱，也不要拘泥于是药三分毒的固有概念而惧怕对症服药，也不要因为自己的宗教信仰而不许服药。总之生病了，无论自调还是他治，总要采取措施，千万不要熬。

278. 内之肿块，外之痘疹，鼓憋不消，俱需出气。外之痘疹脓肿，以针刀直刺；内之肿块，针刀不及，需气出以散，《神农本草经读》谓散可治积。

279. 有女人食欲旺盛而肥胖，欲控制饮食又不敢服用某些有副作用的减肥药，可用净府丸加氢氯噻嗪、螺内酯减少食欲而肥减。

280. 冻而不裂、裂而不冻。冻为冻水，裂为干燥，二者相反，水津不燥，燥则津液亏。故治冻伤当运血而化水，治燥裂也当运血而化水。治冻化水为渗利，用下元散；治裂化水为布散，用上辅玄府散。

281. 天冷是从外面冷，感冒冷是从内心冷。外冷被覆近暖则解，内冷虽加衣被也不能解。天冷之冷是常态，感冒之冷为病态。

282. 毒发头上，雷头肿胀，如大头瘟、雷头风、带状疱疹，毒发急骤，归类风温，肌注抗过敏针并服甜茶一杯，一天一次，连用3~5天；早晨空腹净府丸一丸，连服7~15天。净府走肠，此也为上病治下。

带状疱疹好发于胁肋腰部，故常称为缠腰蛇、缠腰火丹。但也有发于头面眼周、身体躯干者，初发先有神经性皮痛，两三天后出现簇状疱疹，仍以神经痛为主要症状，治不得法，往往迁延病情。生于眼周躯干而不肿者，因病不剧，可打聚肌胞、口服中元散。

带状疱疹若发生于青壮年，愈后一般不留后遗症状，而大部分老年患者愈合后往遗留神经痛，这种神经痛，可持续1~2年，时间或更长。这种遗留神经痛由于疱疹病毒对神经末梢的破坏性，又由于末梢神经恢复的缓慢性，使得这种治疗非常困难。

283. 过敏性瘙痒性疾病顽固不愈，既有胆胃气热，又与肠道有关，常规治疗不若用净府丸配合晚服一次胆胃气热方：大黄碳酸氢钠1片、消炎利胆片4片、马来酸氯苯那敏1片、艾司唑仑1片，睡前顿服。

临病临治，仍用抗过敏方：氢氯噻嗪1片、螺内酯1片、泼尼松3片、马来酸氯苯那敏1片，一天两服；顽病顽治，用净府丸加胆胃气热方。反复不愈，病势旺盛，压制不下，则可抗过敏针3次。

284. 上胃下肠、上热下寒、上酸下碱在病理上有时是对等的，只是上胃下肠概念适用于肠病治胃的口服治疗，如结肠炎用中元散加服适量西药；上酸下碱概念适用于上下腔道的外用治疗，如咽喉部的碳酸氢钠喷雾、阴道炎的维生素C冲洗；上热下寒适用于疾病的输液治疗，如上胸闷喘（上热）加输清开灵、病毒唑，腰腹凉痛（下寒）加输黄芪、山莨菪碱。

285. 肌注、针灸、静注、封闭等带针性的操作除了药物因素外，针刺本身也是一种微小的损伤，故在针眼发生痛感时或换针刺位置，或休息几天再刺，以免产生局部脓肿或静脉炎。一般针灸不会发炎，但有时针眼会发红，大概也为针刺反应。安全第一，治疗第二，凡事注意安全。

286. 痒大部分属于外在性的皮肤瘙痒，但临床上也有内在性的瘙痒，如喉咙发痒咳嗽、阴道瘙痒、某些特殊的内在性肠痒、肌痒。

287. 气管炎或哮喘夏天不要紧，天气真冷的冬季也不要紧，只是秋冬换季时易加重复发，因为冬天再冷温差变化不大，而秋冬换季天晴时可能二十多度，天阴时可能十几度，由于哮喘及关节炎病人的自身调节能力差，故换季时易复发加重。气管炎哮喘复发时，光输水消炎尚不足以取效，而需要配服气管炎方：氢氯噻嗪半片、螺内酯1片、马来酸氯苯那敏1片、泼尼松3片、复方新诺明1片、沙氨丁醇半片、大黄碳酸氢钠1片，每晚一次，饭后服。

288. 咳嗽药虽多但没有特效药，所以咳嗽最难治；感冒药虽多但感冒多变异，故感冒最常见也最不宜治；那么感冒并咳嗽就更难治。一般性感冒在没有发烧、咳嗽、喉痛三大症状的情况下不需要使用抗生素，发冷、发热可肌注氨基比林，喉痛可加地塞米松，咳嗽稍加马来酸氯苯那敏，流涕甚者加用柴胡。感冒肌注消炎一般用阿米卡星，儿童用头孢唑林钠。

输液使用抗生素也有选择，为了安全首选头孢唑林钠比较经济，咳嗽者加用阿米卡星；青霉素则适于必要时的气管闷喘，如肺大泡、哮喘、肺部感染，通常加输1支黄芪；洁霉素因其效果不好则少用，也可用作青霉素的替代品用于输液和儿童肌注；庆大霉素走胃，阿米卡星走肠，头孢曲松钠走泌尿，青霉素走生殖等参考使用。

289. 小儿支气管炎或支气管哮喘至学龄（7岁左右）会自然缓解，因为学龄前身体发育尚不完全，免疫力尚差，而7岁以后儿童身体自然达到了一定程度，易感冒犯呼噜（气管有痰）的毛病便变得稀少。

儿童或一二十岁的青少年经常发生气短、胸闷时，多半发生了心肌炎，应用下元散配合潘南金（门冬氨酸钾镁片）治疗，不要认为是冠心病，冠心病是中老年人特有的心脏疾患。所以除了症状外，年龄也是判断心肌炎的重要标准，特别是在平时基本没事，或稍有气短，而在感冒的情况下会加重心跳。

290. 只要血压不是太高或太低，就不要凭某一天某一次的一个血压草率判断是高血压症或低血压症，而要不同时间（每隔3日测一次）测三次血压，依据血压的总体趋势去判断。

291. 不一定都发热了才叫感冒，感冒还可表现为短时的身困乏力、头蒙。短时困乏在感冒，长时困乏在血脂稠、供血不足或脑梗塞。

292. 荨麻疹与老年性皮肤瘙痒症都属于过敏性皮肤病，但荨麻疹不太影响晚上休息，故不加艾司唑仑，方用双氯噻嗪1片、螺内酯1片、泼尼松3片、马来酸氯苯那敏1片，一天两服；老年性皮肤瘙痒症因影响晚上休息，故加艾司唑仑，方用胆胃气热方：大黄碳酸氢钠1片、消炎利胆片4片、马来酸氯苯那敏2片、艾司唑仑1片，晚服一次。普通瘙痒性皮肤病并服前者抗过敏方；症状剧烈和顽固者，打抗过敏针3次（维丁胶性钙2支、地塞米松5mg、马来酸氯苯那敏1支，一天一次），并服后者胆胃气热方。

玄府散主要用于内源性过敏性疾病，一般不用于外源性过敏，内源性过敏如过敏性紫癜、气管炎咳嗽等。

293. 努力界定某些事情，而不是多种选择，正像中午吃什么都行一样，无所适从，难以做饭。所以同类药物、类似办法尽可能界定一种最适合的办法，不至于模糊随意，如黄芪针的补虚作用通常界定在老虚与儿童，成年人感冒仍输利巴韦林、阿米卡星之类；睡觉药甲氧氯普胺3片、谷维素3片、艾司唑仑1片用于失眠，而带艾司唑仑的大黄碳酸氢钠1片、消炎利胆片4片、马来酸氯苯那敏1片、艾司唑仑1片则用于老年性皮肤瘙痒症。

294. 中年男子在不存在特别早泄的情况下（按使女子高潮达到十之八九计算），也无明显的其他中元疾病，为轻其身，欲延其年，可每日2克上元散、1 片大黄碳酸氢钠，所谓“养生调理从上”。不过，中间上火或有其他疾病时，治其他，此先停。养生调理用在平时，不急一时，贵在坚持，所谓有病治疗，无病养生。

295. 初春返阳，乍暖还寒；终极感冒，恶寒还汗。季节顺其寒，春捂秋冻；感冒顺其汗，柴胡、氨基比林。氨基比林直汗，用于身痛无汗；柴胡和解，连带止汗。

296. 盐酸氟桂利嗪因其镇静性容易引起第二早昏沉，对心脏的影响性不利于心病治疗，所以氟桂利嗪一般只用于动脉疾患和偏身疾患，而不太主张用于头晕。临时微晕时用盐酸地芬尼多片 1 片、维生素 B_6 片 2 片并追究是否感冒，突发大晕输液，持续小晕从上。

297. 治疗心、脑、眼疾患必须关注休息，适当使用镇静安神，保证良好休息睡眠，有利于心、脑、眼疾的恢复。镇静可借助于镇静、催眠药。

298. 腰腿疼痛多刺环跳穴，但环跳穴处基本上是臀部肌肉注射的部位，近期有肌肉注射者，环跳穴少刺，即是针灸很少发炎，也要避免因肌注的隐蔽感染性而增加风险。所以从安全角度讲，环跳少刺，因为臀部肌肉丰厚，一旦有所感染，会形成大型脓肿，后果非常棘手。

300. 清开灵、病毒唑输液只适用于逆和风湿肿毒两个方面。此逆指水逆眩晕、血逆高血压危象。

301. 如颈肩腰腿痛比较严重而需要肌注治疗，原则上上部可肌注氨基比林、地塞米松，下部可肌注当归、维生素 B_{12}。

封闭只适用于四肢特定的大、中关节，而不适于指（趾）小关节及肌肉跟骨。原因在封闭药物需要在腱鞘关节局部下缓慢释放，而肌肉层面则会很快吸收，所以药力不持久，效果自然也不好。

302. 很多有条件的人有点小毛病，喜欢以检查去证实，检查正常便云没病，是个误区，有症状就有毛病，只是各项检查正常说明没有大的毛病，这时需要从浅层面去考虑问题，如从感冒层面去发散，从大小便层面去通利，从休息层面去镇静安眠，而不要把问题复杂化、严重化，在自身不清楚的情况下给病人作牵强解释，总之诊断治疗宁可简单化不要复杂化，省钱治病是基本道理。

303. 有的疑难病种你治不了不等于别人治不了，所以请不要妄加断言，说什么终身性疾病，谁也治不好；说什么此可转化成癌，有多大概率；说什么活不过三五个月、半年。诸如此类断言，慎之又慎，最好不讲。

304. 有些你认为治不了的病别强治，有些带风险的病别强冒，医者父母心，但法律不饶你。如医疗科研需要，必须具备正规医院的术前签字、风险相约。小门诊不具备这种门栏，请你牢记治疗安全，降风险为零。

305. 临床上确实有死不治者：①上下不通者死。《素问·生气通天论》："病久则传化，上下不并，良医弗为。"②戴阳、回光返照者死。《素问·生气通天论》："阴阳离决，精气乃绝。"③神气衰败者死。《素问·汤液醪醴论》："形弊血尽，针石不能治，良医不能及。"④某重要脏器衰败者。《素问·脉要精微论》："腰者，肾之府也，转摇不能，肾将惫矣。"故肾衰者死；有胃气则生，无胃气则死，故胃败价噤食者死。《素问·平人气象论》："人的一呼吸四动以上曰死，脉绝不至曰死，乍疏乍数者死。"故心衰者死，所以心、肝、肾、肺、胃某重要脏器衰败者死，临床有心功能衰竭、肾功能衰竭、肝昏迷、肺呼吸衰竭、胃绝食等。⑤全身衰竭者死。《素问·热论》："三阴三阳，五藏六府皆受病，荣卫不行，五藏不通，则死矣。"

306. 中医风水与迷信风水不同，一般系指眼肿伴咳的一系列症状多与感冒有关，症在肺胃，《素问·平热论》："至必少气时热，时热从胸背上至头，汗出手热，口干若渴，小便黄，目下肿，腹中鸣，身重难以行，月事不来，烦而不能食，不能正偃，正偃则咳，病名曰风水。"此论症状繁多，当以眼肿伴咳为准，而对症因不明的现代所谓的神经官能症、癔病、更年期精神症状等无所适从的毛病不妨从风水概念入手。既言风水，必须以散；既云肺胃，择鬼门煎。

307. 以胃为分界，胃之上包括口、咽、食道为上消化道，胃之下大小肠、直肠、肛门为下消化道，治疗上分别以"上消主通、下消主升"进行治疗，而胃包括胆、胰、贲门、幽门、十二指肠在内的中间体则可以化为中消（这个概念与中医上相当于糖尿病的三消不同），中消在治疗上有先下后中的次第，无论有逆无逆，无论有酸无酸，先用下元散加西咪替丁予以治疗，待病人症状稳定消除回诊时，改用小剂量中元散调服巩固，也有养胃之意。

308. 中老年人某部有持续顽固性血性分泌物时，应考虑恶性病变的可能，如排除支气管扩张、肺结核空洞后的咯痰带血，排除肛裂、痔疮的直肠下血，胸腔积液系血性分泌物时等等，都要进一步检查确诊。消化道的肿瘤有时会引起反复性顽固腹泻。

309. 大病毁人，小病养身，是说经常不生病的人，一生病往往急重，原因在于壮人气实，既已生病必定邪气过盛，邪盛则病重，病重则伤人重；体质偏差的人，气虚羸弱，小邪即可伤人（虚邪贼风），邪小病也轻，病轻伤人轻。再者，不常生病的人，自恃强壮，有病不在乎、不治疗，结果病情迅入膏肓，呜呼哀哉！而经常生病的人，体弱怕死，小病也去看看，终不致出现大的波折，所以说大病毁人，小病养身。

310. 以主症定三元，是曰主诉明显。急则治其标，标为症状，先抓主症而后调理，故标也为本。治病求本，谓求脏腑根源。脏于内，象于外，谓之藏象，象于外指症状而非体表，无论何象俱在脏，故标本缓急只是先治后治，用兵侧重，并不是外用为标、局治为标，从一开始就要寻找病的根源，才真正符合藏象学说的本意，也就是说病在何处，都是五脏六腑失调，谨查病机，按律治之，治病求本，治标也求本。

311. 上热下寒起于阳常有余、阴常不足，不足在肾，有余在肝。肾水不温寒于下，肝火克胃热于上，故曰上热下寒。根据人易上热下寒的生理特点，在生活习惯上各需注意，例如依据上热的特点，饮食炙煿煎炸、生硬干食时，要与汤水同下，避免上热干涩，其实上热干涩不一定与食道癌没有关系。又比如下寒，要注意不要经常涉足冰凉，从保健角度讲腰腹宜常温暖，如贴脐摩腹、姜片煨贴长强等。

312. 从内分泌失调上讲，有面颊部的青春痘、痤疮，有上额或下颌、前胸后背的脂溢性皮炎，虽然同责肝肾，但治疗上略有不同，青春痘、痤疮从肝用黛维散，上额或下颌脂溢性皮炎从肾用下元散，胸背部脂溢性皮炎泻胸用净府丸。面部痘疹、脂溢性皮炎病人最急，老也不下者，可用胆胃气热方：大黄碳酸氢钠片 1 片、消炎利胆片 4 片、马来酸氯苯那敏 2 片、艾司唑仑 1 片。甲硝唑伤胃，一般少用；四环素不良反应大，不做治痘；激素助痘，更不能用。

313. 再强调一点，西药针剂一般以 3 支剂量输液，特殊西药针剂如门冬氨酸钾镁、氯化钾、硫酸镁、碳酸氢钠、西地兰、氨茶碱、硝酸甘油等以半支为量。中药输液针剂以 10ml 为基本量。总之，在输液剂量有范围者，应以最低量给药，特别受制剂提取、临床实局限的重要针剂，如脉络宁、川芎嗪、血塞通、葛根素、刺五加、黄芪、鱼腥草、清开灵、路路通、丹参、双黄连、参脉等不要盲目扩大剂量。

314. 根据药物大剂量能产生某种治疗作用，大剂量则会产生这方面的不良反应，比如钾制剂小剂量能够治疗心跳，但如果不适宜或超剂量使用反而可导致心跳，所以除非胃肠炎吐泻电解质丢失或有特殊心动过速，门冬氨酸钾镁、氯化钾等不宜轻用，更不能作为心肌的常规营养药。

有些药物的有效量与中毒量差别较大如青霉素；有些则差别很小，如西地兰有效量与中毒量很接近，用药时要严密观察、严格掌握治疗剂量，所以不是抢救、不是万不得已，轻易不要使用。

安全就是效益，安全就是生命。

315. 人是至尊进化的高级生命，人体自身似乎存在着模糊的自我故障诊断系统，这种系统往往是一种感觉，所以病人的感觉很重要，也就是说在诊治疾病时不要忽视病人的某些奇特感觉，如凉呀、痛呀或某种不祥的感觉都要注意，他的感觉往往能提示你的用药方向，你要综合分析，去伪存真，为医者不可霸道，不可武断，细采病情，及时调整，最终达到对症。

316. 对症使用抗生素对急性炎症有足够大的疗效，但同时也会产生不良反应，其常见的不良反应是胃肠道反应，比较刺激胃的抗生素有新诺明、红霉素、阿奇霉素、阿莫西林、甲硝唑等，使用时要特别注意，或放在特殊配方中，或加入减少刺激的对应药物如大黄碳酸氢钠、胃舒平等。

317. 为了提高舌脉的诊断水平，就齿痕而言，凡齿痕明显者均反映有妇科炎症；而舌体肿大者，多反映有阴道炎、盆腔炎，况且阴道炎的结果为白带阴痒，盆腔炎的结果为盆腔积液而非白带，因为盆腔与阴道平时不通，其分泌物积盆腔为液而不会下阴道为带，所以言妇科炎症都表现白带的说法是不准确的；有齿痕而舌体不胖大者，多为附件炎，这时没有白带也不会出现盆腔积液，附件炎显著时多有小腹侧痛，小腹正中痛伴功能性子宫出血者多有子宫实质性病变。就舌苔而言，舌苔满布黄厚为胆囊炎，舌苔满布白厚为结肠炎；舌苔中厚在胃，黄厚能食，白厚不能食。此为大概，仅作参考。

318. 正常人体随着天气、休息、心情、劳动等各方面因素的影响，会在一定范围内产生波动，会出现生理性病理，而在改善原有条件后，人体又可自我调整过来，这时往往不需治疗，而当这种生理性病理反复重复时，说明人体已达到了调节极限，稍一疏忽，可能就会发生疾病，而后便达到了治疗的地步。

所以临床上疾病通常来源于两大类，一类是来源于感冒及感冒衍生症，如风寒直中下的心肌炎、肾病综合征等；一类则是源于其生理性病理的加重与转化。感冒虽小因起初即难受则人乐于治疗，故不易出事；生理性病理虽杂，然因初症不重人不易觉察，强壮之人不予治疗，反成痼疾。故病无大小，关键在于治与不治。勿以病小而不治，勿以病大而气馁；病小不治成大病，病大对症化平平。

319. 植物以土生根，动物以脾促肾，生命皆需有水。土壤有生命，当水乃发生，所以水脏肾为根本，土脏脾为孕育，火脏心为阳光，三者协调统一维持人体的生命机能。

320. 感冒后遗症是指在感冒三五天后仍以鼻塞和咳嗽并存为指征，其中鼻症还包括流涕，咳症还包括有痰。用鬼门煎加罗红霉素主之。

321. 心性哮喘，动动喘死人，静则安然。皆从气管消炎，喘闷不下，关键在于痉挛，气管痉挛而喘，冠脉痉挛而闷，不若一般消炎，两解痉挛，消炎输用（0.9%盐水150ml＋阿奇霉素1支）＋左氧氟沙星100ml，必要时加用二羟丙茶碱解痉，并服甜茶。咳必有外感，喘则未必也，气候使也，喘平之后必用中药调也，下元主之。内不治喘、外不治癣，说明哮喘的顽固性。咳以消炎为主，喘以解痉为主，咳在肺，喘在心。门冬氨酸与肌酐不常同输，氨茶碱可予口服。

传统解痉像拉皮条，拉一拉张开，松一松弹回，不若以温解痉，如同春夏。譬如沙丁胺醇喷雾，喷一喷气透，停则气闷，不如用大剂量黄芪温以解痉，二者结合，效速稳定。企图用大剂量激素解痉的办法往往难以奏效，甚则送命。

322. 阳主动，动则生阳，以阳化阴，故白天或活动情况下是一个人体自我生产和制造的过程，蓄阴而不长；阴主静，静则生阴，以阴化阳，故夜里或静息状态下是人体孕育和成长的过程。也就是说白天不是不长，而是动植物主要的成长过程在夜里，例如白天再静你也很难听到玉米的拔节生长，而夜里则可听到咯吱作响，青少年的主要成长点也应该在夜里，故在此期间应当保证有足够的睡眠，成年人虽不再长，但应该劳逸结合，维持茁壮。

323. 痔疮复发时主要以疼和大便带血为两大症状。大便下血疼则为痔，不疼为他，痔疮之血血量不大，无需止，唯止痛消炎为要，必要时可用盐酸黄连素配服去痛片。

324. 上部多火多炎，故上部之炎多配合一些抗生素；下部多寒多瘀，故下部之炎多配合一些活血化瘀。活血之法，肠用当归、痔用维脑路通。

325. 法莫替丁注射液通常用于上消化道出血而不用于胃痛；注射用奥美拉唑通常用于胃痛及慢性胃肠道营养不良者。西咪替丁通常用于口服，法莫替丁通常用于注射。

326. 涩苦并称，肝胆并连，肝主青，青果不成熟皆酸涩，故青为酸涩，嘴酸与涩为肝症；胆汁性苦，故嘴苦为胆症。口之喜好与味变皆与五脏关联，只不过有为病，有不为病，需结合诊断。

327. 心脏病虚实不明者，按无逆无陷先从下；正三元散（丹）在无特别症状者，上配大黄碳酸氢钠片、中配维生素 B_6、下配维生素 C，以免偏用，初服不适。初及治疗、无效可以，不能添症。

328. 精神思维西学在脑，中医在心，说心记灵性，心脑一体，治脑必加心药，养心安神、安神健脑是个明证，凡治心、脑、眼诸症必须注意休息，休息可则不治好三分，不能睡眠则其症解难。故治疗初期适当使用镇静安眠药对治疗有所帮助。

329. 火多炎于上，寒多沉于下，譬如空调热风总是向上，凉气总是向下，故人易上热下寒，火灼津多干燥，寒凝聚多湿肿，所以干燥综合征如口唇翘皮、口眼干涩、鼻孔干强等皆为上燥，上燥之症升津不如布津，按中上治上用具有一定清热生津的玄府散也许比用中元散升津更为有效。

330. 短时间内休息不好为上火，长时间休息不好在肠胃为自主神经功能失调。故短时泻下成眠，长时为痰治中。

331. 医疗工作，人命关天，必须安全，小心一万次，当中预防了一次天灾人祸，便换来了你一生平安。物极必反，过善为祸，切记！

332. 急性胃炎，先泻后止；急性肠炎，先止后泻。肠胃并重，输液解决。

333. 小儿寒咳用麻杏止咳糖浆，大人寒咳用消咳喘糖浆，川贝枇杷止咳糖浆加鱼腥草针偏于化痰，故开糖浆时要简单区分一下咳与痰。

334. 虽抗过敏针（维丁胶性钙 2 支、马来酸氯苯那敏 1 支、维生素 B_{12} 针 1 支）有急压病势的作用，但是针对过敏痒而设，诸如青春痘、脂溢性皮炎内分泌旺盛性疾患，本自激素旺盛，再打地塞米松或口服泼尼松，会以激助激，反致更盛，故青春痘可用承气茶下而不可使用激素。

335. 现症为病，间症为素。其病主诉为主症，急则治其标，以主症定三元；其间为素体，就诊时可无症状，如素体阳虚、好感冒、过去的病史等，缓则治其本，上中治上、下中治下、上中下治上。

336. 就能量保脏制剂而言，如三磷酸腺苷二钠针、注射用辅酶 A、肌苷注射液，肌苷经常用于保肝，三磷酸腺苷二钠针常用于脑，注射用辅酶 A 常用于心脏。三磷酸腺苷静注治心律不齐有一定危险性，有时 1 支三磷酸腺苷针静推会立即出现勾头和短时性意识丧失。若用门冬氨酸钾镁、肌苷合输对原心脏不好的病人往往在输液过后出现心跳不适，应予避免。

337. 喘分肺喘和心喘，肺喘源于支气管哮喘，心喘属于心性哮喘，二者的区别在于肺喘有痰或咳，心喘则无痰，喘必有闷，胸闷及心。

从治疗上讲，肺喘以口服抗过敏扩张支气管药为主，输液消炎解痉效果并不好，口服方用复方磺胺甲恶唑 1 片、大黄碳酸氢钠 1 片、马来酸氯苯那敏 1 片、氢氯噻嗪 1 片、螺内酯 1 片、氨茶碱 1 片、沙胺丁醇 1 片、泼尼松 3 片，每晚一次。胸闷及心，心喘治胃；从胃治心，从心治闷，心之闷喘输液好、口服欠佳，输香丹加奥美拉唑。

心从肺治谓中药三元辨治，指感冒—支气管炎咳嗽—心肌缺血的冠心病由来方式，上元散心从肺治；从胃治心特指胸闷的治疗方式，输用奥美拉唑，胃为心下，又肺胃同司肃降，胃气降肺气降、胃气不降肺气也不降，故从胃治心肺之闷也。

心胸胁腹莫名其妙不适、形容不清者莫可名状，也可输入奥美拉唑，这样奥美拉唑的适应指征可扩充为：①虚劳患者；②慢性胃肠道营养不良者；③药物刺激性胃炎；④严重的糜烂性胃炎、胃溃疡疼痛；⑤腹部不适牵及腰胁莫可名状者；⑥肺疾患胸闷不解者。奥美拉唑只能输 1～3 次，在症状缓解后需立即改用口服。

338. 蛋白致泻，淀粉止泻，故便秘病人多食熟蛋清以及大豆、牛奶等含蛋白类食物；结肠炎病人多食熟蛋黄以及土豆、红薯等含淀粉类食物。从饮食结构上讲，便秘病人应多食细精、多食动物油；泄泻病人应多食粗粮、食用植物油。

339. 二十四脉各有描述，然则阳中有阴、阴中有阳，脉也一样，可一脉几象，滑中带涩，谓阳中有阴，孕脉滑中带涩，滑为实质有孕，涩为胎气阻遏；涩中带滑，为阴中有阳，心脉涩中带滑，涩为心肌缺血，滑为心虚略动。正所谓脉理虽清，体会不一。

340. 由于五脏六腑的制克生化、紧密联系性，许多肝胆病往往当成胃病，如肝炎恶心、胆病胃胀，呕吐乃胃之主症，便当成胃病；心下慌慌、又发刺痛，悸痛乃心之主症，便误当心病；许多心脏病有当成肺病，如心性哮喘，喘为肺之主症，便误当肺病。本无意因简就繁，而多一步思考与闪念，或许会避免一些误诊，使诊疗更准确。误诊不怕，及时纠正尚能导入正治，只怕潜伏重症一误到底，其命不保，如初期肝硬化一直当胃病治，致成晚期，治也难矣！

341. 食入能量包括食物的温度及食物本身的能量转化，例如脂肪的燃烧、糖的异化都为身体提供了能量，另外饮食的温度也很重要，通过热食人体摄取了一定的能量，为此，恣食生冷不仅不利于人体能量的摄取，而且冷食伤阳、滞塞贲门易致胃痛、泄泻，并变生其他疾病。

342. 但从治疗角度讲，可以给不同的协定处方冠以名称以利使用，如关节痛方（吲哚美辛1片、泼尼松2片、当归4片、安络痛2片）、牙痛方（阿莫西林2粒、炎痛喜康2片、大黄碳酸氢钠片3片、泼尼松2片）、胃方（大黄碳酸氢钠片1片、雷尼替丁1片、维生素B_6片2片、泼尼松2片）、胆胃气热方（大黄碳酸氢钠片1片、消炎利胆片4片、马来酸氯苯那敏2片、艾司唑仑1片）。也可以把疗效确切的输液组固定下来整体使用，如（5% GS250ml + 庆大霉素3支 + 辅酶A + 维脑路通4支 + 地塞米松5mg）常用于眼、静脉和关节；（生理盐水250ml + 奥美拉唑1支）+（5% GS250ml + 门冬氨酸钾镁半支 + 维生素B_6针3支）常用于胃痛；20%甘露醇250ml +（5% GS250ml + 清开灵10ml + 病毒唑5支）常用于梅尼埃氏综合征。

以上方法仅用于内部指导，不适于正式医疗文件的书写。

343. 由于氨基糖苷类的肾毒性以及对第8对听神经的损害，一般不主张用于儿童，从临床上看，链霉素毒性最大，其次是庆大霉素，再其次是卡那霉素。除胃以外，消炎需用庆大霉素时可用阿米卡星替代，因阿米卡星比庆大霉素疗效略好，且毒性稍低，但要严格遵守剂量，短期使用，严密观察，发现问题，及时停药。

洁霉素过量会头晕，阿米卡星过量会尿浑，头孢过量会呕吐，青霉素不良反应小但会过敏，故抗生素是不得已而用之。平时尽可能用非抗生素的办法，如奥美拉唑治胃炎、维脑路通治静脉炎、辅酶 A 心肌炎、门冬氨酸钾镁治肠炎等。总之，治病的原则是多治病、少花钱、不起不良反应。

344. 俗话说岁数不饶人。科学发现，人的大脑 40 岁以后反应开始下降，身体的其他机能也开始降低，这时的身体表面上依然强壮，其实内在已发生着微妙的变化，这时更容易遭受打击，更容易突发意外，所以 40 岁后要心平气和、戒烟控酒、加强锻炼、适当学会养生保健、有病及时治疗，安全度过人生的分水岭，临床观察，四十二三和四十七八是中年人疾病夭折的高峰期，这就是说人在无特殊疾病的情况下，正常寿命为（42～43 岁）×2 或（47～48 岁）×2（80～96 岁）之间。如果摄生不慎、有病不及时治疗，便会夭亡于中转坎上，自当注意。

345. 人体自上而下渐次于阴，自下而上渐次于阳，加之人生病时易上热下寒，故从温以解痉的治疗原则上讲，三元特性本温，上元散取小量，中元散取中量，下元散量稍大（下元散用于下引时宜小量），但一般掌握在每日 6 克左右。上元散用量若大易上火烂嘴、失眠，部分病人还会心跳，故临床虽有颈背症状而有明显气短、心跳者不若先从下治，既不上火又好取效。

346. 休息不好的人很多，一般的睡眠不好不需要治疗，长时间的睡眠实在不好时才需要调治，故不要草木皆兵。

脉象浮大有力结合症状有可能血压高，但血脂、血糖号脉是号不出来的，必须通过化验才能确定。

347. 血压分原发性高血压和继发性高血压，原发性高血压多发生于中老年人，不易根治；继发性高血压多发生于青中年人，在原发病灶解除后血压会很快回落，易于根除。无论何种高血压，治疗上先上后下，如妊娠高血压、肾性高血压等用上元散调理 1～2 个疗程使其正常。

348. 过敏的治疗程序一般以病程而论，短时间发生的过敏，按临时过敏用西药、初有反复用鬼门煎、顽固反复用玄府散加西药抗过敏；病史较长的已经多方治疗的慢性瘙痒性疾病直接用净府丸加西药抗过敏。

如果病人治住后问你开始为什么不用这个药，答曰病不至此，先简后繁，也就是能用简单的办法治愈便不会复杂，能用西药治愈便不用中药。再说开始就用中药你也不会接受，中药趋缓，疗程偏长。但病情反复不愈，不用中药不行，这时你才会不得已而服之，请按疗程治疗。治病要有自觉性，而不要让病逼着你，免得生命处于被动，酿成悲祸。

349. 人体的各种机能在神经、体液的调节下收放自如，一种是神经支配下的主动收放，如精神思维活动、劳动、活动、锻炼等；二是在体液支配下的被动收放，如行经、排便、进食等。放而不收得囊肿肌瘤，放而不收得痔疮，中元主收；收而不放得乳癖，收而不放得胃症，下元主通。治疗并不是直杀病原体，而是针对脏腑，使脏腑恢复正常协调机能，收放伸缩自如，则气可通、血可流、积可化。

350. 实火出于胃，从咽喉上耳；虚火处于肾，从胃直上头，所以实火泻阳明，虚火引少阴，无论虚实，先用承气泻其势，也谓扬汤止沸，不算犯虚虚实实之误，只不过长久虚火还需慢慢下蛰，从肾补利。

短时突然头轰耳闷，必是实火；长久耳鸣，才是虚火。故实火闷、虚火鸣。

耳根清净，清则头静，静则显声。所以头上有火（包括实火、虚火）会致头轰耳鸣，如自然闷雷轰鸣，雷为火之极，故春夏有雷、秋冬无声，治轰鸣必返春夏至秋冬，也即引龙雷之火下蛰于肾，使下不寒、上不热，故肾纳上火（虚火），轰鸣为内颅之事，也符合“脑病治下”的原则。

351. 肺之热发于血，如感冒血象高；血之热发于皮，如银屑病；胆之热发于胃，如胆汁反流性胃炎；胃之热发于食道与咽，如胃酸反流性食管炎。

皮病多难治，医多用激素治过敏，用免疫抑制剂治自体免疫病，然之后多发，无法根除。唯一之法，中西结合，借助中药，而中医也须有法，中药也需对症，方能治病。血之热毒，根于脏腑，排于毛孔与肠府。根于脏腑，则用三元调理。排之之法，非外感不需汗，宜疏；非肠实不需泻，宜通。疏通之法因有三元调理不需要另配专药，只需前期疏散，加配净府，疏散用甜茶或加注氨基比林，必须时（主要针对自体免疫病）净府丸配合三元治疗。

352. 足跟痛众说纷纭，有说跟骨高压，有说跟骨骨刺，有说脾虚湿流。治疗也是五花八门，有用升麻煎茶，有用川芎粉垫脚跟，有说跟骨钻孔减压，然有一点无人问津，那就是足跟痛也是一种炎症，临床上曾用当归、维生素B_{12}注射无效，而用头孢唑林钠1支、氨基比林2支、地塞米松5mg肌注而愈。

足跟痛与腰腿痛不同，腰腿痛为肾府病，足跟痛为髓病，上髓脑病治下，用下元散；下髓足跟痛用中元升之，也谓上病治下、下病治上。

353. 再论三元所主，上病治下、下病治上，阳病治阴、阴病治阳，正治、反治。

三元所主，上元主开、中元主升、下元主通，且上辅鬼门方开中带收，用于感冒；上元散收中带开，用于虚汗。

上病治下、下病治上系指人体两极的头脚和以胃为界的上下消化道，如脑病治下、足跟治中，上消主通、下消主升。

阳病治阴、阴病治阳，依据阴阳的互根性和转化性，一些不太明确的症状可以按症状划分阴阳，如狂躁属阳，阳症治阴，用下元散；抑郁属阴，阴症治阳，用上元散。

正治中导入反治即为反治法，而非全用反药，否则，岂不是犯了寒寒热热、虚虚实实，反治也叫引经、策反，治痢通因通用，治寒稍加寒、治热稍加热、治虚稍加利、治实稍加补。

凡事都有其两面性，要充分考虑矛盾的两个方面，促使其转化制衡，决不能以毒攻毒、以暴制暴，而是要阴阳互参、刚柔并济，上病虑其下、阳病虑其阴、正治虑其反，才不会出现身体的大起大落，疾病本应该在不知不觉当中痊愈，而不是像放疗、化疗一样生死脱一层皮。

另外，三元所主从三焦延伸，下元散治疗大部分在盆腔、脊髓一线，故盆腔中直肠、妇科从下，髓部脑病、足跟痛从下；中元散治疗大部分在腹腔消化一线，故中元主脏、积病治中、胃病治中（胃酸治下）；上元散治疗在胸腔、头部一线，故心从肺治、头病治上（脑病治下）、头痛为寒治上。

354. 清开灵、病毒唑合用通降一切逆，但延伸之，还可用于其他几个方面，如血炎、血热、血毒，血炎指感冒发热引起的血象升高，一般发热反复或一直低热者血象都偏高；血热、血毒系中医概念，多为实证，清开灵、病毒唑抗病毒，但血热不同于血炎，血炎可以是血热，而血热不一定血象就高，血热不需要用抗生素，而血炎则需加用抗生素，未经检验，则可用抗生素加清开灵、病毒唑两通之。

355. 临时痰在上呼吸道从气管消炎，如感冒之痰伴咳；长久之痰在下呼吸道从脾胃化痰，如慢支之痰伴闷。呼吸之痰伴咳喘，消化之痰无咳喘，如咽炎不利。严重咽炎与下呼吸道之痰俱可出现闷感，则从下呼吸道痰闷方。无痰不咳，干咳只是少黏难出。

356. 当归有养血止痛作用，常用于血虚腹痛，气痛式往往是隐约缠绵。所以临床上一些讲不清楚、莫可名状，只知道不舒服，而不知道哪不舒服，检查上查一局部，据此不效时，不必非要查清，也不必定个病名，除可用三元调理外，必要时输用奥美拉唑，口服当归活血。

357. 即使有电解质紊乱，老人、儿童也要慎输钾制剂，因为老年人一般心脏都不好，钾制剂容易引起输液后心悸；儿童耐受力较差，钾极易过量，易致中毒。

358. 由于变应性疾病与自体免疫病以就诊诊断为分界，有时只不过是皮肤病发生发展的不同阶段，如皮病瘙痒（过敏性）、长期搔抓苔藓化（自体免疫性），所以移行性治疗往往又适用于某些自体免疫病，即由净府丸向下元散的过渡性治疗，先用净府丸治疗，再用净府丸配下元散治疗，后用下元散巩固至痊愈。移行过程依实际情况调整。

359. 有时阑尾炎疼痛与右侧附件炎疼痛的位置容易混淆，阑尾炎疼痛在麦氏点，即髂前上棘与脐连线的外 1/3 处，往往有压痛、反跳痛等腹膜刺激征，轻度或慢性复发性阑尾炎由于症状偏轻，则可表现为右下腹间隔性痉挛性阵痛、痛时有牵掣肛门的感觉、麦氏点深压痛；而女性右侧附件炎疼痛的位置略微偏下，在髂前上棘与脐下丹田连线的中点腹股沟内上方，往往表现为持续性的隐痛，无牵掣感，有时随月经周期而有所加重。

360. 胃寒则吐酸，如胃酸烧心；胃热则泛痰，如咽炎。胃酸以中和为主，大黄碳酸氢钠 1 片配雷尼替丁 1 粒；咽炎尚需轻泻，承气茶后服中元散。

361. 感冒症虽繁杂，但配药各有主要，鼻塞外寒大，以散为主，少佐内清，扑热息痛配半片大黄碳酸氢钠；流涕内热大，清散并举，1 片大黄碳酸氢钠配 3 粒氨咖黄敏胶囊；咳嗽者，白痰用小氯芬黄敏片配头孢氨苄胶囊，黄痰用银翘片配红霉素；单纯喉咙痒用阿莫西林配马来酸氯苯那敏，单纯痰用大黄碳酸氢钠配维生素 B_6。其他所配之药随后辅临床常见疾病处置配方加减。

362. 奥美拉唑的补虚以及疏理肠胃的作用，不但可以用于药物或酒精性刺激性胃炎、十二指肠溃疡疼痛，而且还可以用于与肠胃有关的虚人感冒、难治性的感冒哮喘发作以及某些复发性的过敏性疾患。虚人感冒可以习惯称谓肠胃型感冒；难治性感冒哮喘发作可理解为肺胃同司肃降，胃不降则肺不降。如此施治是因为哮喘发作时单靠消炎、解痉甚或激素并不能很快解决问题，而且还可能越治越重，这是利用肺胃同司肃降的原理加用奥美拉唑则事半功倍；复发性过敏性疾患与肠胃不和有很大的关系，单纯的抗过敏、钙注射尚难以控制复发，故可采用钙注射配合奥美拉唑的办法进行治疗。奥美拉唑只适用于虚人或与肠胃有关的疾患，不适宜所有皮肤疾患。

咽炎治胃，故也可用下元散配奥美拉唑治疗，这样慢性咽炎、哮喘发作、反复过敏这三种难以根除的疾病都有了合适的办法。

363. 习惯性便秘前章论在肝强，用净府丸加黛维散治疗；后辅三元疗法实用表按上元主开、提壶揭盖列在上元散主治范畴内；三元杂论中又云习惯性便秘具有过敏性用玄府散治。论点作为参考，疗效各有评定，净府丸加黛维散用药有效，停药复发；上元散治便秘疗效欠佳；玄府散稍加大黄粉取开天窗、抗过敏、清肝热于一体疗效更好。然在习惯性便秘的基础上又有别症时，则可酌情选择，如习惯性便秘又有心肌缺血则可用上元散加大黄粉。习惯性便秘又有青春痘疹可用下元散加服少量乙烯雌酚。全在有无并症也。

364. 有病及时治疗，不治不对；没病不要乱查，多查无益。人食五谷杂粮，查多病必多，心理徒增压力，有时小病压成大病，所以只在医生指导下做一些必要的检查，一般的讲，是医生看病，不是机器看病，不是太严重的话，宜先治后查，不明再查。例如癌症，有时不知道是癌症却可以多活几日，无癌误认为癌症，没几日便可死人，所以精神至关重要，精神垮则饮食垮，饮食垮则人垮。

365. 癌症一发现往往到了中晚期，加之病人精神上的崩溃，出现了难以控制、很快死亡的现象。检测手段在一定时期是一定的，只是发现以后怎么急转其势，其基本原则除了手术适应证以外，应依据“上者汗之、下者下之”的方法，癌势急速扩散，必有恶化的小内环境，为了控制其成长播散，必须破坏其封闭的恶化环境。上部癌症如肺癌、贲门癌、胃癌、鼻咽癌、喉癌等必须大汗（勿虑身虚，有故无殒）。破其大囊，下部癌症如肝癌、结肠癌、直肠癌等必须大下（勿虑身虚，有故无殒）。破其势而后调之，也许会有转机。净府丸可试用于呼吸肿瘤，中元散加少许制马钱子可试用于消化肿瘤。

366. 感冒无小病，不治变诸症。临床上的大部分疾病都与当初的不经意感冒有关，原因在于气机的流转方式为：气能出方能降、气能降方能升，故腠理致密毛孔开合有度则人不病，感冒偏偏首先影响毛孔，营卫不调，营卫不调正是临床上许多杂病的起因所以感冒不要熬，要及时治疗。

367. 过敏可分为内源性过敏和外源性过敏，内源性过敏包括过敏性紫癜、过敏性哮喘、过敏性鼻炎，内源性过敏用玄府散（当然鼻炎可用上元散，哮喘可用下元散），因鼻为呼吸道的最上端，兼通上下，故另当别论。这样内源性过敏用玄府散，鼻炎仍用上元散；外源性过敏包括过敏性皮炎、荨麻疹、湿疹，外源性过敏用鬼门煎，但湿疹病兼内外，治疗仍用中元散。

368. 升津不如布津，“饮入于胃，游溢精气，上输于脾，脾气散精，上归于肺，通调水道，下输膀胱，水精四布，五经并行”。脾主升津，肺主布津，布散不开，饮食直下，饮下小肠喝下就尿，食下大肠食后就便，俗称“直肠子”，遇此大手直肠子从脾用中元散升之，小水直肠子从心用上元散布之。肺主皮毛，故皮肤干皲鳞屑如鱼鳞病等宜从肺布津，因牵及皮毛，偏于呼吸皮肤，故改用上辅玄府散。为此喝了就尿，下病治上，从心用上元散布之；喉咙很干，口眼干涩，上病治下，急下存阴，并用中元散平调阴阳；皮毛干皲，外病治内，从肺用玄府散布之。

369. 湿疹样皮炎在临床上很多往往误认为过敏性皮炎，根据其好发部位及皮损点作出判断：好发部位通常在头皮、耳后、下颌、腋窝、肚脐、小腿等，皮损特点就是过敏性皮炎搔破浸血、湿疹样皮炎挠破或挤破流水。湿疹样皮炎也具有过敏性质，一方面从过敏打针，一方面从湿疹治中。

370. 小儿一般不会发生高血压、基底动脉供血不足、心肌缺血等心脑血管疾患，所以儿童头晕时大多因为感冒，或体温测得低热，需从感冒治疗。

371. 不治有三：不需治疗、不去治疗、不许治疗。不需治疗指病小细微，即使存在也不会对身体构成任何伤害，生活调节能够自愈；不去治疗指病人生病已有明显症状，却自恃健壮，不去治疗；不许治疗指病情严重或预后不好而不允许或不接受特殊治疗意见，所谓“病不许治者，病必不治”。

372. 皮面痘疹有两类，有痒有不痒，痒者从过敏，不痒从炎症，炎性皮损又有痛与不痛，如青春痘不痛，形成痤疮则痛，为使早消，可用承气茶泻之，以解燃眉之急，后用黛维散或下元散调之。

373. 虚火自下而上头，实火自内而外发。上头如耳鸣、如头轰；外发如感冒（先上火后感冒）、如痈肿。虽曰脑病治下用下元散，但又有上病治下之净府丸，故特殊头病在下元散拿不下者，也可用或配用净府丸慢慢磨化，曾有一例用净府丸治皮病时多年耳鸣一并痊愈，所以从药物上有补泻之分，而从脏腑上无虚实之调，虚也即实，实也即虚，脏腑和调则虚不再虚，实不再实。

374. 人以脏腑为本，以气血为运，故和调脏腑为治，以冀气血流畅。病浅在表，病深在血，再深在脏。病浅在表，人不在意，即使感冒，治治也罢；常见病在血，故传统中医有血热、血虚、血瘀、血毒等，治疗也多益气养血、理气活血、活血化瘀、以毒攻毒，只在中间环节，不若根从脏腑、整体调理，各部协调、各尽其责，则消化、吸收、代谢趋于正常，气血自然流畅，则水可化、毒可消、瘀可活、邪可散。故小医治体表、中医治气血、大医治脏腑。

375. 人所生病在失调、失调则淤滞（包括气郁、血瘀、水淤），运转则化生、停聚则生病。故除风寒、虫卵以外所有病理产物包括细菌、病毒、癌细胞以及其他病原体，事实上都是人体原本就有的东西，只不过是某种病理条件下，人体的免疫能力下降（相当于脏腑功能紊乱），体内的各类细胞部分失衡，某种正常情况下也存在的细胞过度繁殖便衍化成了病理，所以临床上在发生疾病后针对性的杀和治是不完善的，只有调整脏腑，恢复菌群间的失衡，才是治疗的根本，这就是为什么中医药没有消炎而炎会消，有时没有手术则块消。

376.《素问·至真要大论》：“帝曰：何谓逆从？岐伯曰：逆者正治，从者反治，从多从少，观其事也。

“帝曰：反治何谓？岐伯曰：热因热用，寒因寒用，塞因塞用，通因通用，必伏其所主，而先其所因，其始则同，其终则异，可使破积，可使溃坚，可使气和，可使必已。”意思是说逆其病证而治的就是正治法，从其病证而治的就是反治法。反治法开始时药性与病情相同，而结果药性与病情是相逆的，所以反治最终也是正治，只不过正治当中加入少许反药。

《素问·阴阳应象大论》：“故善用针者，从阴引阳，从阳引阴，以右治左，以左治右，以我知彼，以表知里。以观过与不及之理。见微得过，用之不殆。”意思是说在诊断上，医生要按自己的正常状态和切身体会来比较和衡量病人的情况，从浅在的症状以探知内在的病变，能因此而观测到疾病的太过与不及的道理；见到疾病初起时极轻极微的异常表现，就可以知道病变的发生和可能的发展。能这样运用，就不至于因贻误诊断而使病情发展到危险的境地。

从治疗上讲，针刺治病，当病在阳时，而治其阴以引之；病在阴时，而治其阳以引之。取右边的穴位，以治左侧之病；取左边的穴位，以治右侧之病。

《素问·灵兰秘典论》："审其阴阳，以别柔刚，阳病治阴，阴病治阳，定其血气，各守其乡。"意思是说阳病可以治阴，阴病可以治阳。

377. 中国医学的脏腑学说中，是以五脏作为人体生命活动最基本的生理功能单位，并与其他内脏组织器官相联系，构成以心、肝、脾、肺、肾为中心的五个生理活动系统，一切生理、病理、辨证、治疗都将围绕脏腑进行，和三元中医以此为基础，创新发展，独立三元治疗体系，融中西医、病证、诊断、辨治、用药于一体，充分体现了整体辨治的中医特色，更简练、更科学、更有效。

378. 中医在几千年的医疗实践中，贯穿了朴素的唯物论和自发的辩证法思想，在其自然辩证法中最重要的有两点，突出在治疗上，那就是事物的联系性和矛盾的两方面。利用事物的内在联系确立整体调理的观念，强调方的整体靶向，不刻意药的单一功能；利用矛盾的对立统一，采取反向思维，根据阴阳、上下、内外、寒热、表里、水火、气血等矛盾的特点，在正治中加入反治，或直接从反方入手，从而达到相反的效果。

具体到三元医疗，"急则治其标，以主症定三元。缓则治其本，上中治上，下中治下，上中下治上"结合其他辨治原则，综合判断该从上、从下还是从中治疗，正是依据脏腑的联系性来确立整体辨治原则。而在选择切入点时则需导入反之概念，特别是一些单纯的冷僻的特殊的顽固病证则可反向治疗，如耳鸣上病治下用净府丸、足病下病治上用上元散、紫癜外病内治用玄府散。有事直接从矛盾的对立面入手，有时是在正治不效的情况下，易玄改辙，治向反位。

正治法往往是治疗常见疾病的大法而反治法又是解决某些疑难怪症的钥匙。

379. 火大感冒，为内火招致外寒，也可理解为"同性相斥、异性相吸"，这是个大自然的规律，如性别男女、磁铁两极、阴电阳电、正极负极等等，所以病理上过去的"同气相求、内湿招致外湿"是错误的，实际情况应为内湿招致外燥，如以内湿为病理基础的银屑病、神经皮炎、鱼鳞病、皮肤苔藓样变、皮肤皲裂、头皮屑等都属于内湿招致外燥。

这样病理状态下根据"同性相斥、异性相吸"的基本规律，从藏象角度上讲，外湿内必燥，佐以润；外湿内必湿，佐以利；上热下必寒，佐以温。也合乎反治正治。

380. 有上元散适应证而又有某种显著心脏症状者可先下后上，这样药不热还有利于心脏的同时恢复，否则为治他症反而影响心脏。要知道心脏不好，无论虚实，初始俱不宜补，上元散愈补愈塞、愈补愈堵，不若先用下元散便利便补，近愈时用上元散巩固。有一中年女患原有心脏不好，而在发生潮热虚汗（一般称更年期综合征）时自述服用桂附地黄丸（与下元散成分相当）潮息汗止，这说明本应上元止汗，但因有心脏症状，改用下元散更为恰当。有上元散适应证而无心脏症状者仍按三元辨治正常用药。

381. 外治法也很重要，特别对于皮疾，刺瘊有刺瘊贴膏、皮炎有皮炎酊（哈西奈德溶液1支加庆大霉素8万U、马来酸氯苯那敏各1支）、甲沟炎有甲沟炎粉（甲硝唑1片、泼尼松2片研粉）、疥疮必须外治（宝贝霜1袋、硫磺粉10克、轻粉1克、肤轻松1支，调膏外用）等。外治法主要针对皮肤局部以及四肢末端，不太适用于内在以及大范围皮肤疾患。

382. 有时食不消化、胃胀不拉，吐出更好，反而没事，可是未吐不哕，当今吐法少用，病人又不乐意接受，所以不吐则下，大实用承气，小实肥儿丸。中医汗、吐、下，吐法已少用，现代医学遇见胃针样穿孔，大腹胀满时采取下胃管抽取胃液的办法，事实上也是一种吐法，正如《内经》所说“在上者越之”。

食积饱胀呕吐，治需禁食消导；另有胃内也空的神经性呕吐，如酒后呕吐，吐光了还吐，甚至吐出黄水胆汁。有不明原因的顽固呕吐，止吐无效、输液无效，无需消导，用甜茶（小儿氨酚黄那敏颗粒3包、阿咖酚散1包）就服一片艾司唑仑。

383. 大便头带黏液，必是直肠有炎症。急性肠炎在小肠，慢性肠炎在大肠，结肠炎在乙状结肠，痢疾在直肠。

384. 紫癜初治或多方治疗无效时，玄府散要求服两个疗程，一般半个月后即可消失，但也要坚持完成二个疗程。痊愈半年后偶有复发，再治只需一个疗程，前半个月一天三服，以后一天一服，直至疗程服完，以免再犯。

紫癜一般多发于中小学生，故治疗期间要停止体育锻炼，预防感冒，饮食忌辛辣海鲜及水产品，这些也是此病的可能因素。

385. 结肠炎症状均衡时，直接用中元散，也就是说腹泻但次数不是太多，腹痛但便后即除，大便不成形但不是太稀，也无明显黏液下坠，不属于单一特别主诉的次数过多、腹痛显著、黏液下坠等下元特治范畴，仍遵循“肠病治胃”的原则，在预服肥儿丸的情况下用中元散酌配地芬诺酯处理。

大便次数过多，达四五次以上，用下元散加地芬诺酯片一天三服；腹痛显著者，用下元散配服甜茶（小儿氨酚黄那敏颗粒3包、阿咖酚散1包，相当肠用氨基比林）；黏液下坠，相当于痢疾，通因通用，用下元散配服连蒲双清。

386. 对临床上几种常见疾病的应急取效明确如下：咽为消化道最上端从食：下元散加服治胃之大黄碳酸氢钠片1片、维生素 B_6 片2片、雷尼替丁1粒、泼尼松2片；鼻炎为呼吸道最上端从气：上元散加马来酸氯苯那敏半片、大黄碳酸氢钠片1片；复发口腔溃疡从肠：净府丸并晚服维生素 B_2 片3片；头癣从肾：下元散并外抹清凉油；失眠从胃：预服承气茶后用中元散并晚服胃复安3片、谷维素3片、艾司唑仑1片；顽固皮痒从胆：净府丸并夜服胆热药大黄碳酸氢钠片1片、消炎利胆片4片、马来酸氯苯那敏2片、艾司唑仑1片；临时过敏从皮：鬼门煎加服氢氯噻嗪1片、螺内酯1片、泼尼松3片、马来酸氯苯那敏1片；习惯性便秘下病治上：玄府散加服维生素C片。

387. 正文中虽大则已定，但并不是教条，具体灵活参照三元杂论各条，也就是守中有活、活中有守，治中有调、调中有治，从整体着眼，依三元施治，故和三元中医只是中医药发展过程中创新和进步，而不代表整个中医的最终。科学无止境，医学在发展，中医决不能依循守旧、循规蹈矩，一味地专科专药，一味地把脉处汤，本应该从基础中医药理论上把中医传统理论，包括《内经》《伤寒》及临床所得，统统现代医学有机结合起来，走向规范统一，走向通俗普及，这是和三元中医的初衷，也达到了实践的应用，而且用药简单、成方使用，全体系中草药不过三四十味，有效节约资源，保护环境，所以和三元中医又为绿色环保中医。

388. 眼肿是早上重下午轻，腿肿（包括脚肿）是早上轻下午重。《素问·生气通天论》："故阳气者，一日而主外，平旦人气生，日中而阳气隆，日西而阳气已虚，气门乃闭。"说明早上阴气尚重，下午阳气已隆。阳为正，阳得阳助则病轻，眼肿为阳虚，故早上重下午轻；阴为邪，阴得阴助病更盛，脚肿为阴实，故腿脚重早上轻下午重。肾有两者，兼蛰阴阳，补治虚、利治实，故无论眼肿、脚肿俱按"外水肿胀"治下。

眼肿在肾，脚肿也在肾，脚不肿而脸肿有时也在心。

389. 咳吐为痰，咽炎为涎。肺主痰，根在脾，故痰从脾治；脾主涎，根在肾，故从肾治。咽炎治胃反在肾即是这个道理，不过实际治疗过程中也可直接使用中元散，因咽为消化道之最上端。

390. 碱起汁沫，过去肥皂洋碱，现代的洗涤用品大多偏于碱性，所以洗涤时起沫，人体生病时也一样，根据人体阴虚阳亢、上热下寒、上酸下碱的特点，下腹肠腔则容易出现偏碱汁沫的改变，正如《灵枢·大惑论》："肠外有寒汁沫与血相搏，则并合凝不得散，而积成矣。"必得温散而下引酸，三元皆属温散，盆腔维生素C冲阴道，腹腔维生素C灌肠。上酸服碱直入胃，可效；下碱服酸走全身，无效，不若从下局部用酸，好和下碱。

391. 下面追述一下"和三元中医"治疗体系的形成：

（1）1994年前的把脉处汤→1994～2000年的专病专方→2000年后和三元治疗体系。

（2）把脉处汤虽可辨证施治，但其有很大的随意性、不确定性，后专病专方虽可固定用方，但由于疾病众多，二百余方缺乏辨证，一旦不合，药即浪费。而后灵感三焦元气，试图用三方达到辨证，不适再调，也不致药物浪费。

（3）以三焦定部位，确定了解剖部位；以元气定功能，确立了生理、病理。分立三大主方，以其特性辨治。

（4）"和三元中医"，首先为中医，三元为名称，和调为方法，总称和三元中医。

392. 排除真正乳癌以外的乳房胀痛、乳腺增生在使用"乳病治下"的情况下可自服两种药物：枸橼酸他莫昔芬片、乳癖消。枸橼酸他莫昔芬片主要用于治疗女性复发转移乳腺癌和乳腺癌术后转移的辅助治疗、预防复发，其用法一般是乳房胀痛、乳腺增生每天1片；与乳癌有关者也可每次2片，每天2次。枸橼酸他莫昔芬片服用过量会引起浑身酸痛，应予注意。

393. 体内激素在一定时期是均匀、整体分泌的，治疗青春痘试图抑制内分泌（清肝抑制卵巢机能）的想法只是一个方面，还要想办法促使毛孔通畅，通畅则皮脂易出，正像痈疮切开脓肿一样，较小实质肿物未及手术，可促使吸收，但虚空腐败内容必须破出，才易痊愈，故痘疮治疗，尚需在方中加入散药。

394. 西医靠检查，查的局部；中医靠舌脉，诊的整体。查局部可定病名，诊整体可确辨证，所以中医也需要检查，不能总以模糊的辨证去搪塞患者所询问的病名。

395. 上痛在内用丹参、在外用三七；下痛在内用当归、在外用舒筋活血片。上痛开之，上肿汗之；下痛下之，下肿利之。

396. 阴平阳秘，精神乃治；正邪相争，则为疾病。病急、病重就医叫治，急则治其标，或手术、或输液，治其主症；病缓、病轻、病多就医为调，缓则调其本。

医生眼里只有病，没有人。医生的职责是通过技术帮助病人战胜疾病，也就是说平时人是有足够低抗力的，这就是有些小病不治自愈的可能，及至正不胜邪时需要借助医生用药，然而病好不全是医生的功劳，而是病人尚具正气抵抗力，稍加扶住即可步入正常，所以疾病痊愈是医生和正气的结合，及至虚败不应，良医弗为。

397. 汗属八法之一，意思是通过开鬼门（药汗），时闭塞的毛孔通畅，从而达排除体内淤积的邪气或邪毒的方法。汗分三种，一种是汗，就是通过出汗排除体内淤积的代谢废料，如水肿、黄疸等；一种是散，麻、桂之属，就是发散体内风寒；三是透，牛蒡、虫蜕之属，就是透出体内热毒。但无论如何，显性的或隐性的汗是各种汗法的载体，所以统称汗法。

398. 承气茶走胃并对头部有一定的脱水作用，净府走肠并对食积有一定的消导作用。净府丸下推不痛，肥儿丸下推腹痛。闪腰岔气疼痛特别是腰部损伤预服一杯承气茶多有快速缓解作用。

399. 阴道、宫颈、子宫内膜妇科外腔道一线炎症，月经一般会提前，原因在于炎症充血会加速子宫黏膜增殖脱落；盆腔炎（包括盆腔积液）内腔道会使月经推迟，原因在于腔寒，未及附件；及至卵巢，则会停经不来（首先排除怀孕），一两个月为不来，超过三个月为闭经，原因在于下寒至甚、静止分泌。附件炎有腹痛但不影响经期。

400. 从自然现象来看，热空气总是向冷凝气压低的方向弥散，冷空气总是向煦热气压高的地方弥散，例如空调热风向上、冷风向下；又比如冷热空气对流规律。人体也一样，阳因而上，心肾相交。根据热胀冷缩的道理，局部进食冰镇冷食会急速收缩阳气，中焦气收，下焦阳气必奔越而上以示填补，结果造成上热下寒，所以女性不忌、好食生冷，是产生下寒、下碱、下炎的主要原因，故有"妇科治中"之说。

401. 顽固咳嗽及至偏侧胸痛，必须拍片，排除肺部肿瘤；持续低热，或不热又热，必须化验，排除血上发炎。

402. 感冒会引起血压临时性升高，但波动范围不会太大，如果血压比平时有较大幅度的上升，这说明有另外问题发生的可能。临时性血压升高以疏通毛孔、适量服用降压药为主，素体血压偏高或血压波动不稳者建议其用中药调理。

403. 女子生病曰三：一曰生冷，二曰生气，三曰性生活不和谐。寒为阴，阴走下，恣食生冷以致下部妇科内腔道盆腔部炎症；气属阳，阳走上，时常生气以致上部乳房疾病；性生活不和谐，性器官充血消退不利，因肿致炎，易发生妇女外腔道炎症。

404. 感冒就诊，主症不一。咳嗽以痰分，黄痰用扑热息痛 1 片、维 C 银翘片 4 片、红霉素 2 片、大黄碳酸氢钠 1 片、甘草片 3 片；白痰用小氯芬黄敏片 3 片、大黄碳酸氢钠 1 片、沙胺丁醇半片、头孢氨苄胶囊 2 粒，儿童减量；痰闷及时长用大黄碳酸氢钠 1 片、氨茶碱 1 片、沙胺丁醇 1 片、新诺明 1 片、泼尼松 3 片、氢氯噻嗪 1 片、螺内酯 1 片、马来酸氯苯那敏 1 片。

鼻塞者外寒大，流涕者内热大。流涕打喷嚏未起炎，用氨咖黄敏胶囊 3 粒、大黄碳酸氢钠 1 片、吗啉呱 2 片、维生素 C 片 3 片；鼻塞者用 APC 片 1 片（胃不好者慎用）、大黄碳酸氢钠 1 片、马来酸氯苯那敏半片、氢氯噻嗪半片（稍长者加鼻炎片，再长者用上元散）。

咳嗽、喉咙痛、发热为起炎，需注射消炎，如咳嗽者肌注阿米卡星1支、地塞米松5mg、马来酸氯苯那敏2mg，发热、喉咙痛肌注头孢唑林钠1支、氨基比林2支、地塞米松5mg，严重者还可输液。

405. 眼里一兜水永不会疲劳，疲劳源于阴津不足、眼睛干涩，所以眼困皮涩者宜健脾升津，因脾升津，肺主布散，所以上眼升津、外皮布津。

406. 汗出局部（如手脚汗、单头汗、阴囊潮湿、肛门潮湿等）必身上毛孔不通，也必先散（用甜茶加氨基比林）后下，方可使汗归正道。上局汗在胃，用承气下之；下局汗在肠，用净府下之。

局部汗潮（除头面外）还可用足光粉（复方苦参水杨酸散）粉扑止汗，但不多用，多用侵蚀。（注：若洗局部，洗后擦干）

407. 平稳而安全的特效药有助于疾病的很快恢复：

虚冠房颤：胺碘酮片

心肌炎：潘南金（门冬氨酸钾镁）

乳房癌块肿痛：枸橼酸他莫昔芬片

胃肠：奥美拉唑

血脂高：辛伐他汀

帕金森：苯海索

408. 除固定药疹（如复方新诺明）外，有些药物过敏（如阿莫西林过敏）常表现全身泛发的密集小红点，有刺痒感；而过敏性疾病风疹也具有泛发性，但常局限于胸背颈部，其皮疹的均匀密度要比药敏稀疏，并且皮疹要比药敏的皮疹大。

409. 疱疹一般分带状疱疹、单纯疱疹和生殖器疱疹。带状疱疹通常发生于皮肤，单纯疱疹通常发生于皮肤黏膜交界处，生殖器疱疹则可发生于黏膜。

疱疹均系病毒感染，单纯疱疹轻浅，一般按上火简单处理；带状疱疹严重，一般按病毒用中元散配打聚肌胞；生殖器疱疹隐晦，虽病毒但消炎有效，输菌必治（头孢曲松钠）。

410. 嘴酸则肝胃不和，口苦则胆气犯胃。嘴又酸又苦、苦涩苦涩则一定肝胆不利，治宜疏肝利胆、兼以和胃。所以胃症不可全当胃也。

411. 人是高级生命，存在有许多奇特的生理通道，例如水路、血路、气路、胆汁路、髓路等，在这些生理通道中，生殖有一些奇妙的附属机关，如心脏瓣膜、静脉瓣、三门（贲门、幽门、阑门）括约肌、气管上口的会厌活瓣、微循环中的毛细血管前括约肌等，这些小构件有时起着至关重要的作用，其基本作用是防止倒流。气的功能除表现在脏腑肠道的舒缩蠕动以外还表现在这些小构件的防止倒流。气的推动是持续向前的，如果因为关闭不全或关闭退化迟缓则发生倒流，倒流会使气的功能打折而减退，所以从某种意义上讲具有关闭功能的这些构件是气的一部分，补气可改善这些构件的机能，肺主气，故除静脉瓣从中元而收、消化返流从肾外，其他关闭不全从心肺调。

412. 临时困乏可能有外感而不知。长时困乏有两种情况，懒困至极、不理衣袜发生于中老年人，应考虑脑萎缩趋势；而懒困不思饮食发生于青中年人，则考虑是否有肝炎。但不论何种困乏，俱需发散，阳展不痛、阳展身轻。

413. 春生、夏长、秋收、冬藏，故万物春夏生长、秋冬收藏。人顺天势而行，春夏阳气外出，故外之皮肤毛发长快，内脏代谢反弱，纳食少不服夏、外伤易愈，所谓外强中干；秋冬阳气内敛，故外之皮肤毛发长慢，内脏代谢反强，冬天能食、外伤难合，所谓外柔内刚。

414. 皮肤黏膜交界处如唇四白处、肛周、鼻翼部等，这些部位既曰交界，那就三不管处。地界三不管，易于盗乱；人体三不管（相对于脏腑机能所及而言），易出邪毒，如唇部单纯疱疹、肛周痔肿、鼻翼疖子。

415. 无论是原有胃病后有感冒，还是先有感冒后有胃不适，只要出现严重的感冒和显著的胃症并存，就可以按肠胃型感冒处理，输液加用奥美拉唑。

416. 再次强调一下上元散及其上辅鬼门煎、玄府散的涉外（与肺有关的感冒、皮病）治疗：咽（炎）为食道之上端连外仍从中，咽以下至胃方按上消主通；鼻（炎）为呼吸道之上端连外仍从上，鼻以下至肺方按过敏哮喘。另外，上元主开，开中有收，故可用于全身虚汗；鬼门煎主开，收中有开，故可用于感冒后遗症；玄府散用于脏内象外的内源性皮病，以及有上元散适应证而偏于呼吸症状的气管炎咳嗽（哮喘逆者从下），不用于感冒后遗症。所以上元散通常涉外只用于鼻炎和全身虚汗。

417. 病有生的时候，就有好的时候，因为人的生命是坚强的，排除癌症、排除先天、排除特急心脑血管疾患，40 岁 ~50 岁危险段以外的慢性病、疑难病通过适当调治一般是能够治愈的，只是治疗要有耐心，不可半途而废。

418. 感冒三五天按临时感冒处理，三五天以后按感冒后遗症处理；经行过度单为血热、多月为气虚，俱按“漏下治脾”。

419. 有念必行、有念即行。正气行则成正念，邪气盛则生邪念。与其说精神所致，不如说正邪相争。正气旺盛、脏腑和调，则人心平气和，性格不急，其人多富想象、多有预感，故预感属正气所为；邪火旺盛、脏腑气争，则人心气急，多暴躁，邪念丛生，甚至犯事，故邪念为邪气所致。

至此，人之性情非人造作，乃身体所为，激素不同、性情不一，雌激为柔，雄激为刚，脑血管痉挛合并心肌缺血为心急；阳亢为狂躁，阴盛为抑郁。不为执法调教，而为疾病治疗。

420. 就心跳而言属于过速，然不正常（运动后或受惊吓后的心跳为正常）的过速又分节律整齐的心动过速和节律紊乱的房颤，用药上也有区别，胺碘酮对房颤特效，但对普通心动过速疾患则可用下元散并晚服一片心得安。

421. 休息好则心情好，心情好则忍性高，忍性高则祸事少。休息对心、脑、眼特别重要，故治疗心、脑、眼疾患时要注意调适睡眠。

422. 甲硝唑作为抗厌氧菌药，不仅可以用于滴虫，而且可以用于深部外伤、皮内生存的疥疮，所以疥疮除了自配硫磺膏（硫磺粉 10 克、轻粉 1 克、醋酸肤轻松 1 支、宝宝霜 25 克调膏）外用，擦时揉搓，头周一天 2 次，一周后一天一次，愈后还要再抹一段时间，以预防复发，还可以口服甲硝唑 1 片、维生素 B_6 片 2 片，一天 3 次，连服 7 天，痒甚者打抗过敏针。

423. 过敏打维 D_2 果糖酸钙注射液 1 支、马来酸氯苯那敏 1 支、维生素 B_{12} 针 1 支；抗病毒（主要用于流行性病毒性结膜炎，俗称红眼病）打庆大霉素 4 万、病毒唑 1 支、维生素 B_{12} 针 1 支、地塞米松 5mg。

424. 疱疹类属病毒感染，但病毒感染不都是疱疹，所以对特型水痘病毒感染的各类疱疹可注射专门的聚肌胞或阿昔洛韦，而其他病毒性感冒、病毒疣等则需另当处理，如利巴韦林、吗啉胍等。不论什么病毒，中药最擅长。

425. 特殊概念治疗除了重心疗法、酸碱疗法、上下反治外，还有时辰治疗法：上午轻下午重为阳症，阳中求阴，用下元散；早上重下午轻为阴症，阴中求阳，用上元散；五更病为肾症如五更泻、五更汗、五更醒、五更慌，治肾从上也从中，因女补肾从心肺，男补肾从脾胃，故五更泻从中，五更汗从上，五更醒镇静，五更慌安神。

426. 疾病的混合性不同于并发症，也不同于多发病。疾病的混合性是指同一疾病的两面性或兼性如混合性风湿便既有风湿的因素又有类风湿的因素；湿疹样皮炎则既有湿疹倾向又有皮炎倾向；又比如银屑病瘙痒也具有过敏性，紫癜也具有过敏性，心肌炎具有风湿性，哮喘具有过敏性等等。并发症则是在一种疾病的基础上因果产生了另外一种病症，如糖尿病并发眼底动脉硬化、肝硬化并发上消化道大出血等。多发病则是身体在一个阶段内先后或同时发生了几种或多种互不关联或联系不大的疾病，如既有咽炎又有鼻炎；一个人同时有三高（血脂高、血压高、血糖高）；一个人同时有胃炎、胆囊炎、结肠炎、神经性耳鸣、冠心病等。

427. 疾病演变过程是随治疗而变化的，失治、误治会加重，向坏的方面发展；治疗得当则会减轻，向好的方面转化。《素问·风论》首先指出了疾病有很大的变化性："故风者，百病之长，至其变化，乃为他病也，无常方，然致有风气也。"说明风在变化后，而发为各种疾病就没有一定的了。并进一步举例说明疾病变化的复杂性，《灵枢·百病始生》："是故虚邪之中人也，始于皮肤，皮肤缓则腠理开，开则邪从毛发入，入则抵深，深则毛发立，毛发立则淅然，故皮肤痛。留而不去，则传舍于络脉，在络之时，痛于肌肉，其痛之时息，大经乃代，留而不去，传舍于经，在经之时，洒淅喜惊。留而不去，传舍于输，在输之时，六经不通四肢，则肢节痛，腰脊乃强，留而不去，传舍于伏冲之脉，在伏冲之时，体重身痛。留而不去，传舍于肠胃，在肠胃之时，贲响腹胀，多寒则肠鸣飧泻、食不化；多热则溏出糜。留而不去，传舍于肠胃之外，募原之间，留著于脉，稽留不去，息而成积。或著孙脉，或著络脉，或著经脉，或著输脉，或著于伏冲之脉，或著于膂筋，或著于肠胃之募原，上连于缓筋，邪气淫泆，不可胜论。”说明邪侵入人体后的变化是极其复杂的，不可能一一论述。如现代医学的感冒→气管炎→肺气肿→肺心病，此与并发症类似但略有区别，并发症是主病仍又在衍生他病，而病理传变虽也有因果关系，但属于前病消失而变生后病，前者是并发，后者是又起；前者是夫唱妇随，后者是前仆后继。

428. 预后好坏是针对临床上的急危重症，普通病证不存在预后。如良性肿瘤预后就好，恶性肿瘤预后就差；慢重症回光返照或残灯复明则表示预后不良。

预后主要是指医生根据病情、症状的凶恶判断疾病的善恶走向，预后极差或病情危急者医生往往会下病危通知单。

429. 肌注一般采取臀位注射，因为臀部肌肉丰厚，而且其外上象限神经略不敏感，俗称无痛区。单次肌注的最大量原则上不超过 10ml，接近 10ml 或遇见不好吸收的药物时可采取分层注射，因为皮下肌肉从解剖上讲有许多层次，分层注射有利于分别吸收。一旦出现注射硬结长久不消者可用鲜土豆片贴敷；如若注射后红、肿、热、痛要及时处理，以防止形成臀部脓肿。由于臀部肌肉丰厚，一旦形成脓肿，或延误治疗，后果不堪设想，有时会形成大型掏空性脓肿，形成医疗纠纷，给病人带来不应有的痛苦。

430. 中医称青春痘为“肺风粉刺”。《医宗金鉴・外科心法》：“此症由肺经血热而成，每发于面鼻，起碎疙瘩，形如黍屑，色赤肿痛，破出白粉汁。”由此可以看出青春痘、痤疮的基本病机应为木火刑金、肺胃热盛，然肺胃之热必从肾引下，故可用下元散加胆胃气热方（大黄碳酸氢钠 3 片、消炎利胆片 3 片、马来酸氯苯那敏 1 片、艾司唑仑 1 片）治疗。

431. 治疗过程中，“医生—疾病—用药”是最基本的格式，中间的病体是一定的，病能不能治好就看（病人）选择的医生和医生的选择（药物）是否适合，初级的医生是以药治病，即按照药品的说明主治对症下药；高深的医生则是以病用药，也就是根据病证的机理去组合药物，特别是三元整方的使用，从不刻意方中单味药物的治项。达到不治而治、无此而有的境地，那就是辨证施治，整体治疗。

432. 人在生命的高位进化中，决定了各部脏腑组织俱有其功能，用进废退，没用不长，所以不是危及生命的不可轻易切除，胆汁帮助消化、阑尾具有免疫功能，正常体质下切除胆囊、阑尾之所以没有大的影响，是由于整体功能和临近器官的代偿，一旦发生病变，就会出现失代偿的表现，如病理状态下胆囊切除的患者会表现消化不好。所以切除不是没影响，而是机体能代偿。

胸骨剑突有什么作用？它能保持胸腔脏器在固定的位置不致松弛；尾骨尖有什么作用？它能保持腹腔脏器在固定的位置不致松弛。这两个小东西就像现代武器尾部的陀螺定位一样，起到固定作用，只不过武器精确，人体模糊。

433. 体内的实际温度应该略高于外在标准体温37℃，正如地内温度高于地表一样。在消化道的消化、吸收、浓缩过程中，随着新陈代谢的逐步下行，代谢物的温度也逐步下降，至肛门时已接近外在体温。而在肠炎痢疾的情况下，由于便次多，肠内容物下泻较快，排泄物的温度没有达到很多的降温，故会出现肛门灼热发红。所以大肠的作用不仅在于浓缩水分，而且有再吸收降温的作用。这种生理作用有助于保持肛门的清宁，不致发生痔疮、肛周湿疹、肛门灼热、肛门瘙痒等，治疗上升提减慢肠容物的下行速度（例如肠炎泄泻从中）、下泻降低肠腔内的温热性（例如痢疾等）。

434. 世上万物的顺变是一个逐渐的过程，突然的改变则会发生逆变或异变，产生不正常的现象，甚或灾害。具体到人体，当外界环境渐渐变热或渐渐变冷时，人不会生病，而遇急风暴雨、大风苛毒，人不能适应则生病。生也渐、变也渐、治也渐。《伤寒论·桂枝汤》后附“温覆令一时许，遍身漐漐微似有汗者益佳，不可令如水流离，病必不除”，意思是遍身漐漐、不可过汗。

435. 心肌炎多发于青少年，冠心病多发于中老年，所以青少年长时气短闷感一般按心肌炎配潘南金，中老年房颤配胺碘酮。心肌炎心跳而整，房颤心跳而乱。

大便想解而解不出来视为下坠，配服连蒲双清片或盐酸黄连素。

436. 为什么喉咙痛肯感冒？为什么感冒喉咙痛后会咳嗽？为什么有的咳嗽会那么顽固？

同性相斥，异性相吸。喉咙痛为内火，内火易招致外寒，故喉咙痛为感冒；初始喉咙痛时为上呼吸道感染充血、水肿，通过治疗或拖延肿消炎转，所谓转是指局部炎症会播散血液或转移它部，这就是为什么感冒后有时会血象升高，产生炎症。炎肿消转气管黏膜便会由肿转燥而燥咳；顽固性的咳嗽一般为燥咳，燥咳最难治，在感冒症状不太明显、痰不太多时，可加服泻火去燥之清火栀麦片，也可适当利用激素淤上的道理，加服少量泼尼松。咳必清治干咳，舒喘灵治喘闷。

437. 饮食不节伤胃，饮食不洁伤肠。伤胃积滞可下，伤肠拉肚可收，大腹胀满者用下元行气。

438. 心脏依据生理解剖可分为三类疾患：①心肌疾患，如心肌炎、心肌缺血，病在心脏肌肉，潘南金用于心肌；②瓣膜疾患，如二尖瓣、三尖瓣、主动脉瓣、肺动脉瓣等，病在瓣膜，吲哚美辛（每次限服半片12.5mg）用于瓣膜；③传导疾患，如房颤、房扑、早搏，病在传导障碍。在正常情况下，心脏的冲动来自窦房结，依次经心房、房室结、房室束及蒲氏纤维，最后传至心室肌，冲动形成失常，或传导发生障碍，或不应期异常，就产生心律失常。胺碘酮用于传导疾患；从率和律上讲，潘南金用于快，如心动过速；胺碘酮用于乱，如早搏、房颤。

心肌多出现缺血，应予解痉（上元主开解痉）、改善供血（冠脉及供应每根心肌纤维的毛细血管供血），可用上元散（冠心实证闷痛严重者，可先用下元散配硝酸异山梨酯片治，待闷痛缓解稳定后再改用上元散）；瓣膜多出现狭窄、关闭不全，应予松解（瓣膜），用（下元散治疗）中元散巩固（中元主收关闭）；传导多扑、颤，应予抑制，用下元散治疗。

心律失常包括规整性心律失常如心动过速和不规整性心律失常如房颤，俱从下调抑，只是规整性的配潘南金，不规整的配胺碘酮。

439. 咽炎本乃胃酸上逆所致，故前章又有咽炎治胃反在肾用下元散的说法，此着眼点在“逆者治肾”，然而有时仅有早上恶心感而尚未致食逆（呕吐为逆，恶心为胃气不降而尚未食逆），故咽炎从食道最上端仍按“咽炎治胃”用中元散，咽之下上消化道如反流性食管炎、贲门炎、胃酸烧心建议按“逆则治肾”用下元散治疗。

咽炎早上恶心者，晚服晕车药：甲氧氯普胺片2片、维生素B_6片2片、艾司唑仑1片，也可推之整个咽炎治疗。

440. 较短时间的过敏反复可用鬼门煎加临时过敏方：氢氯噻嗪1片、螺内酯1片、马来酸氯苯那敏1片、泼尼松3片，一天两服。

临时腹泻用西药，长久腹泻用中药。临时腹泻厉害时先止后下，不厉害时先下后止。长久腹泻多为慢性肠炎、结肠炎用三元散调理。

441. 人体的生存环境可分为外环境和内环境，其外环境是指人与自然界息息相关的风、寒、暑、湿、燥、火，中医称六气或六淫；人的内环境是指人体本身的脏腑生理活动，又分为五个方面：①脏腑组织的机械运动，心脏舒缩、胃肠蠕动等。②机体的各种理化反应，如物理的食物咀嚼乳糜化、肠道的渗透吸收等，化学的蛋白分解、肝糖原转化等。③各种内分泌活动，由各种内分泌腺完成，其中包括血管活性物质如儿茶酚胺等。④神经传导机制，以脑脊神经为主要神经网络完成对各种自主活动的支配，虽然不包括内在脏腑本身的自律活动，实际上心脏局部也有窦房结、浦肯野氏纤维，胃肠道黏膜也有相应毛细神经支配，不然不会有心绞痛、胃肠痉挛疼痛。全身各处除指（趾）甲、毛发以外的所有组织都含有神经，只是皮神经较敏感、皮下神经不敏感、内脏神经的敏感程度居中而已，只有这样，毛、甲才可修剪，身体才有感知。⑤各种生理通道包括气路、血路、水路、食路、髓路、胆汁路等。

内环境的几个方面是协调共济、密切配合的，先有母体血液的活性（“天癸至，阴阳合，故能有子”，则成受精卵，受精卵蕴含了发生），才有后来的神经机能；发生了各种生理通道，才有了脏腑功能活动、内分泌活动。生理通道和神经通路如同电子回路一样，如果回路不通便会出现故障，人便会产生疾病。其中内分泌活动兼用神经通路和解剖生理通道，如利用生理通道的胆汁、胰液、精液、唾液等和利用神经通路的儿茶酚胺、胰岛素等，这样便完成整个生命活动的继续。

人的外环境，六气为常，六淫为变，人从肺吸进自然清气，从胃吸收饮食营养，至其变化则为淫，伤人无常。人体的内环境以水为溶媒，人体的外环境以气为驱使。外环境为内环境予以补充，如饮食、呼吸，内环境肺、胃的正常运转为外环境六气提供基础，同时内环境的失常又成为外环境六淫的伤害，所以慎独摄生、有节有度，避外和内，常养常生。

442. 冬天见凉咳嗽、又流鼻涕，近期有没有感冒病史，似有气管炎咳嗽，又似有鼻炎，虽有咳嗽与鼻涕并存，似属感冒后遗症，但按感冒后遗症服鬼门煎又有些牵强，不如用上元散两兼之。

443. 肠风下血分两种，一种是痔疮引起的出血，多有疼痛或便干，占大多数；一种是肠黏膜毛细血管出血，占极少数，一般没有腹痛。肠风下血多为鲜红，黑便者缘于胃。

444. 感冒鼻症有四，一则鼻塞不流，鼻塞者外寒大，予散，方用复方乙酰水杨酸1片、马来酸氯苯那敏半片、大黄碳酸氢钠1片；一则是流而不塞，涕多者内热大，方用氨咖黄敏胶囊3粒、维生素C片3片、大黄碳酸氢钠片1片；一种是又塞又流，方用对乙酰氨基酚片1片、氨咖黄敏胶囊2粒、乙酰螺旋霉素2片、大黄碳酸氢钠片1片；一种是不塞不流，单鼻痒打嚏，方用单喉痒咳嗽方：阿莫西林2粒、清火栀麦片4片、氢氯噻嗪半片、马来酸氯苯那敏半片，一日三次，并冲服甜茶（小儿氨酚黄那敏颗粒3包、阿咖酚散1包）。

445. 短间隔反复发作的疾患，一般具有过敏性质，如复发性口腔溃疡、习惯性便秘、外阴瘙痒、小肠火等，它们的共同特点是三五天或十天半月进行一次，有间隔性，间隔中间属于正常，当按内源性过敏用玄府散处理，既云内源性过敏，必与肠胃有关，故配服一周大黄碳酸氢钠1片、雷尼替丁1粒、泼尼松2片、维生素B_6片2片，一天两次。此类疾患原则上大便干者用玄府散，不干者用下元散。

446. 早搏用上元散，心动过速（律整）用下元散加潘南金，房颤（律不整）用下元散加胺碘酮。

447. “更年期治上”是其大原则，然更年期症状又分为上、中、下，更年期头晕、心慌、虚汗（心症）从心肺治上，更年期虚烦、焦虑、失眠等精神症状（脑症）从肾治下，更年期崩漏等月经紊乱（经症）从脾胃治中。主述蒸热脸红汗出者先服一杯承气茶后用下元散调理有效。

448. 中老年患者出现顽固性节律规整的也没有显著胸闷的心动过速，虽不在心肌炎的多发年龄段，但因其心得安的不良反应、下元丹的趋缓性，故也必须按心肌炎用下元丹配潘南金（门冬氨酸钾镁片）进行处理。

449. 癌症生出来就是癌症，并不是炎症或炎性肉芽转化来的，就像“种瓜得瓜、种豆得豆”一样，种瓜怎么可以成豆，种豆怎么可以成瓜？正常人体内原本蕴含有包括癌细胞在内的各种特定的细胞，平时各种细胞之间像自然界生物链一样处于一种动态的平衡当中，只有机体免疫功能紊乱（人体内环境）适宜某种细胞或细菌生存时则会大量繁殖或局部发病，成为癌症。所以炎症永远是炎症，癌症原本是癌症，癌症可以转移是因其毒势旺盛，达到一定程度时，具有转移群分的特性。正如蜂群一样，达到一定数量时，也会自然分出，另立炉灶，这就是癌细胞的生灵性。

450. 外源性过敏用鬼门煎加临时过敏方（氢氯噻嗪1片、螺内酯1片、泼尼松3片、马来酸氯苯那敏1片，一天两次），严重者肌注V丁胺性钙2支、地塞米松5mg；内源性过敏用玄府散加胆胃气热方（大黄碳酸氢钠1片消炎利胆片4片、马来酸氯苯那敏1片、艾司唑仑1片，每晚睡前服一次）；外源过敏如荨麻疹、湿疹、过敏性皮炎、风疹等时间较长而痒或发生皮肤苔藓样化者用净府丸处理。

451. 急性尿路感染或慢性尿路感染急性发作往往有明显的膀胱刺激征（尿频、尿急、尿痛），俗称下淋或小肠火。急性尿路感染宜通，用下元散；慢性尿路感染在平时可能没有明显症状，而可能有小便次数多、憋不住尿、说解就得解的现象，此时宜收用中元散。

糖尿病夜尿多，慢性尿路感染白天尿多；糖尿渴饮为下燥，上燥渴饮无糖尿；下燥从上治糖尿，上燥从中升津液。

452. 所谓发物，是指温热腥荤之物，如辛辣葱姜蒜、腥荤牛羊狗、海产鱼虾带等，忌发物主要针对疮疡痈肿，而不是皮肤疾患，皮肤疾患所忌在酒，因酒串皮。

疮疡发物适当忌，皮肤顽症酒严忌，过敏性瘙痒性皮病宜少食水产品或海产品。

453. 乳癌一般单侧发生，不可能双侧同时发生，乳癌根治术后，两年后乳癌易向另一侧乳房转移。

454. 支气管哮喘、肺心病因其痰多阻塞，激素是一点也不能输，但可适当口服。不动像好人，动动喘死人为心性哮喘，单输茶碱类解气管痉挛尚难大效，需口服大黄碳酸氢钠1片、新诺明1片、氨茶碱1片、沙胺丁醇1片、泼尼松3片、马来酸氯苯那敏1片、氢氯噻嗪1片、螺内酯1片，每晚一次。所以激素能口服时不要注射，例如治疗支气管炎或哮喘口服药加激素效就好，而输液越用激素越糟糕，因为人体对激素的反应是慢效快抑，也就是说慢慢给一点激素可能会产生某种效果，而静脉快速使用反而会抑制人体的机能又不利于疾病的恢复。

455. 什么是吸收？吸收就是人体在疾病得到控制后通过自身机能对少量病理组织的再吸收、疮疖消退后的结节吸收，中医治疗过程中的健脾化湿也是利用了人体的这种吸收过程。这里的吸收不同于消化吸收，消化吸收是指肠道对饮食营养的吸收，应当是大吸收的一部分。

456. 在短时间使用泼尼松时为了避免其不良反应，可同时配合氢氯噻嗪和马来酸氯苯那敏。例如3片泼尼松配服1片氢氯噻嗪、1片马来酸氯苯那敏，氢氯噻嗪可消抵泼尼松的水钠潴留性（易淤肿），马来酸氯苯那敏可消抵泼尼松的兴奋性（易失眠）。临时过敏方用氢氯噻嗪1片、螺内酯1片、泼尼松3片、马来酸氯苯那敏1片，一天两次，即是利用了这个道理。

此方法只是适用于各种具有临时过敏性症状包括喉咙发痒咳嗽，并不适合长期服用，因为长期服用仍虑其不良反应的发生，如导致电解质紊乱、引起人体免疫能力的下降或骨质疏松。

457. 儿童口服止咳糖浆，流鼻子者为气咳（感冒闭气），用麻杏止咳糖浆；不流鼻子、也透气者（感冒已过）为痰咳，用川贝枇杷止咳糖浆（每瓶内加10ml鱼腥草针剂）。二者都为上呼吸道感染，及至咳久下呼吸道感染引起支气管肺炎，服此无效，需加强抗菌治疗。

458. 婴幼儿喂药比较困难，缘于不会自服、且药味怪苦，有时单服冲剂、糖浆一类难以达到疗效，故在调研小药（一般开2~3天）时，要求药少味好，最好是淡甜少味，可直接喂服，也可加入奶饮，但必须配合灌肠。

感冒：头孢氨苄胶囊12粒（去胶壳）、乳母生6片，共研分6包，一次一包，一天三次，咳嗽厉害，加服糖浆。灌肠用清开灵1支、病毒唑1支，并放入退热栓一粒，早晚连灌两次；婴幼儿腹泻：头孢氨苄胶囊12粒、地芬诺酯6片，共研分6包，一次一包，一天三次。灌肠灌用藿香正气水0.5ml、庆大霉素1ml，并放入退热栓1粒。婴幼儿感冒或腹泻，无论发热不发热，腹泻一般都并发有感冒，而感冒有可能发热，故灌肠后俱可塞入退热栓（对乙酰氨基酚栓）。大人、儿童发热不超过38℃者，一般不打退热针，而除婴儿外体温超过38℃时原则上建议肌注退热针。能不打针就不打针，能不输水就不输水。

459. 偏侧头部症状如脖后大筋紧闷（俗称供血不足）、耳闷耳鸣，或半侧头面不适，除非明确诊断外，可能与同侧大牙某个牙根炎症有关，如龋齿、半截牙茬，牙根炎症刺激三叉神经，放射到同侧某部而引起不适，如偏头痛、偏头闷等，所以在偏头症状原因不明时可以考虑牙齿，或修补龋齿，或从牙消炎，甚至拔牙。

460. 剖腹产伤气血，故剖腹产妇奶水不足，遇此在产妇恢复一段时间后（例如4周），如果仍然乳少，可用中元散升血于上而化奶水，中元主收还有助于子宫收复、体形回原。正常顺产未伤元气，只是血不走上，故中元易调；剖腹产已伤气血，中元调难，还当生活调养，如当归生姜羊肉汤、大枣莲子羹、荤素搭配等，另外满月之内产妇要注意休息、避免寒凉，以免落下病根。

461. 心率过快，青少年多为心肌炎，用下元散加潘南金；中老年人多类甲亢，下元散不效时改用中元散，特别是心率一直不降而又顽固失眠者。

462. 输液引起静脉炎疼痛时，用肤疾宁（曲安奈德新霉素贴膏）能有效解决疼痛。

463. 脱发与秃发不同，脱发指一段时间内掉发明显或突然成缕脱发，重点在脱，治需止脱，脱发过程为过激排异反应，属阳症，阳中求阴，用下元散。秃发又分为斑秃、半秃、和全秃，斑秃可能不自觉的一夜之间一块发落，币大光洁，也为自体排异，局部封闭泼尼松龙以生发，服下元散不为生发而是为了防止再脱，而半秃（俗称血顶）、全秃重点在秃，治需生发，秃发为阴，阴中求阳，用上元散。

464. 原则上拔牙一次只能拔一颗，特别是大牙。如果单次同时拔两颗或两颗以上（包括小牙）会有一定的风险，极个别还会引起严重的后果。因为"齿为骨之余"，内有牙髓，髓与髓通（如脑脊髓），而且牙神经极为丰富，临床上有拔牙致瘫者，也有同时多颗拔牙引起血压升高而诱发脑溢血者。总之，为了安全，要间隔单颗拔牙，拔牙后注意消炎，预防感染。

465. 温则气润，热则生湿，物极必反，火生热燥，如春天温润、夏天湿热，麦收时节过热也燥；凉则气收，寒则生燥，物极必反，寒甚也有火，譬如秋天干凉、冬天寒燥，秋冬时节，天干物燥，注意防火。

燥邪本寒，治燥宜温，至其变化，又分为寒燥和热燥，寒燥正治，热燥反治，反治佐温。

466. 脂肪主要是水分，胖是胖脂肪，冻是冻水分，所以胖易冻、瘦易裂。

467. 止痛措施多种多样，止痛药物种类繁多，但基础的有效的办法可以分为外用法和内服法，外用法包括贴敷、针灸、涂抹等，内服法指口服药物止痛法，口服止痛法又分为从外治内和从内治外两种措施，从外治内如小儿氯酚黄那敏颗粒3包配合阿咖酚散1包冲服（本用于外感）而常用于内病头痛、肠痉挛、痛经等；从内治外如去痛片1片、布洛芬缓释胶囊1粒、艾司唑仑1片、上部三七3片、下部当归4片（本自走内）而常用于外之闪挫剧痛、腰腿剧痛、肩周重痛、关节剧痛等。所以从内治外法多用于外在剧痛。

急腹症或内在性的剧痛必须在明确诊断的情况下方可止痛，不然可能会因为止痛而掩盖症状、掩盖病情。

止痛法的从内治外、从外治内与上病治下、下病治上都反映了治疗的反佐性，即往往是从矛盾的另一面去入手治疗，也符合中医阴病治阳、阳病治阴、阴阳互根的根本大法。

468. 水泛为饮，寒为媒；酿湿为痰，热为介。所以《金匮要略·痰饮咳嗽病脉并治第十二》中有“病痰饮者，当以温药和之”，须加以区分，饮由于寒，自然当温，而痰炼于热，怎能全温，清中有温，谓之反治。实际临床上中医谓“火”，西医谓炎，故对痼疾支气管哮喘而言，仍当清火消炎服用适当的抗生素会增强中药的疗效，中药上按逆则治肾、无逆治上处理。

肾为滋痰之根、脾为生痰之源、肺为贮痰之器。故痰温于肺（从上温肺化痰），化于脾（从中健脾化痰）、降于肾（引火归元），不太喘时，上中下治上，咳主用上元散、痰主用玄府散。

咳在寒、痰为阴，阴寒之症，阴中求阳，用上元疗法，逆从肾、可从上、痰从上辅。

469. 感冒三天之内开点小药，三天以后加打小针，五天以后加服中药。无论期限，高热者打退热针（≥38℃）或输液。

470. 经期易感冒源于素体血虚，经血下时身体愈虚，至虚之处便是感冒之处，故易感冒。养生调理从上或服当归补血汤或服当归生姜羊肉汤。

471. 主诉痰多者（痰涎壅盛）用小氯芬黄敏片3片、大黄碳酸氢钠1片、沙氨丁醇半片、氨茶碱半片下痰，而黄痰者用扑热息痛1片、维C银翘片4片、红霉素2片、大黄碳酸氢钠1片、甘草片3片；白痰者用小氯芬黄敏片3片、大黄碳酸氢钠1片、头孢氨苄胶囊2粒、沙胺丁醇半片。

472. 风邪伤人，初始也轻，不治失治，其发生过程无非是：伤风→感冒→呼吸道感染→肺→肺心。伤风感冒既无区别，又无渊源演化，伤风偏风，感冒偏寒，故仲景《伤寒论》有太阳中风和太阳伤寒之分，然风为百病之长，风为向导，寒为伤，伤风不治，可转化成感冒，感冒则各从其治，以防进一步发展。

473. 老还小，所以小孩易发生的三大症：冻着、吃着、吓着，老年人都易发生，人老了要淡泊心情，粗茶淡饭最好，老年气缓，大鱼大肉易于壅塞。老人用药如小孩，小孩发育不全，老人功能减退，所以特殊情况下老人和小孩的平均机能水平是一致的，只是小孩的机能渐次于上，老人的机能每况愈下，一则用药不要伤胃，一则用药不伤肝肾。

474. 老气管炎一到冬天呼歇喘，俗称过敏性哮喘，由于哮喘的顽固性，提倡多种药小剂量协同作战，取效而不伤虚人。方用过敏方（氢氯噻嗪1片、螺内酯1片、泼尼松3片、马来酸氯苯那敏1片）加复方新诺明1片消炎、沙胺丁醇1片解痉、大黄碳酸氢钠1片减少药物刺激，每晚一次。此非去根治疗，故需常服。晚上休息不好者，马来酸氯苯那敏加之2片，外加艾司唑仑1片。

475. 正常情况下，人体各部的理化指标有个大致，但在内外各种病理因素影响下，这种分布会出现改变，相对正常而出现分布不均、局部聚集或缺失，聚则实、缺则虚，如上热下寒、上酸下碱，头重脚轻则水聚上、腿沉拉不动则水聚下，如感冒外聚、杂症内聚。治疗上的去其所本无、复其所固有也是为了去除外邪，调节平衡，使其恢复生理分布。

476. 天气冷是从外冷，加衣则暖；感冒冷是从心里冷，覆被不解。

477. 由于某些新的具有特定疗效的抗生素的昂贵性，不是顽固病情，应当本着廉验的原则，先使用常规消炎药，疗效不好时再行改变，儿童用药截弯取直，直接应用认为有特殊疗效的药物，但要监视其不良反应。

478. 病理情况下的饮食嗜好属于自救，如胃热烧心喜食凉东西。爱好褒义，嗜好贬义，喜好为兼词。嗜好既云不良，自救当属异常，自救虽图一时之快，然愈救愈烈、愈救愈重，形成恶性循环，譬如胃热食凉，越食越伤。此等病症，应反其嗜好而治，即反其食凉而温，顺其嗜好清佐，也谓反治。

479. 经常心里发急、腿没地方放，有脑血管痉挛的情况，也有胸中气热的因素，故此症不全是心脑血管疾患，还可伴失眠、胸胃不适等查不清理不明的症状，遇此用上元散显效不快，建议用净府丸加胆胃气热方解决，净府泻胸，胆胃气热方镇静。

《伤寒论·六经病证治·辨阳明脉证并治》热扰胸膈，心中懊憹：“发汗吐下后，虚烦不得眠，若剧者，必反复颠倒，心中懊憹，栀子汤主之。若少气者，栀子甘草豉汤主之。”颇类似脑血管痉挛合并心肌缺血之心肌缺血之心急失眠、坐卧不安、莫可名状的情形。治需泻胸，用净府丸更为简效。

更年期精神症状及狂躁性精神病具有热扰胸膈症状者可用净府丸加胆胃气热方治疗。

480. 短时饮食不好者一般胃症少，胃是次症，或源于食积，或成于感冒。食积者（如有胃症胀满）下之，感冒者汗之，俱可用鬼门煎服之；长时饮食不好者一般胃症多，胃是主症，多主诉吃不下去，胃中一疙瘩，胃中虚囊，可服净府丸治之，胃痛者配服胃痛烧心方：大黄碳酸氢钠 1 片，雷尼替丁 1 粒，维生素 B_6 片 2 片，泼尼松 2 片，一天两次；夜寐不好者加服胆胃气热方：大黄碳酸氢钠 1 片，消炎利胆片 4 片，马来酸氯苯那敏 2 片，艾司唑仑 1 片，晚服一次。

481. 胃为中央，脾主四肢。临时困乏在营卫，长期无神在脾胃。临困发散疏通毛孔以轻身，长时困乏调饮食以壮力。胃不和则卧不安，故失眠为痰，治中，和胃安神，治使吃好、睡好、精神好。老胃病人没劲，严重时影响全身，如临床有治胃输用奥美拉唑而腰不痛、胸不闷者，说明中央旁及、治病顾胃的道理。

482. 儿童好味道，调配很重要。对于难服药或不好喂药的小儿，轻症感冒可用橙汁味的小儿氨酚黄那敏颗粒 2 包、阿咖酚散半包冲服；轻症咳嗽可用薄荷味的川贝枇杷止咳糖浆 10～20ml、小儿氨酚黄那敏颗粒 2 包冲服。

及至稍重，口服药能解决者，呼吸道感冒咳嗽用头孢氨苄胶囊（去壳）、乳母生 12 片研配两天，淡而微甜；肠道拉肚子用头孢氨苄胶囊（去壳）、地芬诺酯片 6 片研配两天，淡而无味。必要时药粉可加入奶、茶中喂食。如有发热或更严重，建议住院或肌注退热，轻度发热者还可配服上述甜茶或加药物。

483. 伤风、感冒都为外感，但有症状程度上的区别。伤风轻浅未起炎，一般只表现为鼻症并眼症，如鼻塞、流涕、打喷嚏、流眼泪，而没有肺症。及至出现肺症并喉症，如咳嗽、有痰、喉痛，这时会鼻症与肺症并存。

484. 牙病有痛有不痛，排除龋齿及需要矫正和拔牙外，疼重者在止痛。方用：阿莫西林 2 粒，大黄碳酸氢钠 3 片，泼尼松 2 片，炎痛喜康 2 片，一日三次，饭后服。不疼而觉不适者，如牙饭疙瘩、牙本质过敏、牙缝出血、牙槽不适等，重在消炎，方用甲硝唑 1 片，维生素 B_6 片，大黄碳酸氢钠 1 片，泼尼松 2 片，复方新诺明 1 片，1 日 3 次，饭后服。

485. 不想睁眼为阳气不开；没有精神为阳气不展；没有气力为胃气不充；懒困至极为大脑萎缩。阳气不开开天窗，阳气不展则展阳，二者为散；胃气不充补中益气，大脑萎缩上元增促，二者为补。

486. 单症偏身在神经，如神经性头痛（偏侧阵发性跳痛）、面神经麻痹、偏头痛（多在牙）、颈椎单侧上肢麻木、腰椎单侧腰痛等；多症同偏在大脑，脑病治下，用下元散配服盐酸氟桂利嗪。

487. 山莨菪碱的干性可治渗出，如湿疹渗出、涕泪痰；黄芪的温性可治寒凉如风寒感冒、闷痛凉；异烟肼的散结可以治实性结节，如胞睑痰核、结核、各种钙化灶；螺内酯的散结可治虚性结节，如内在炎性包块、前列腺、各种囊肿等（这里的虚实不是八纲之虚实，而指结节本身质地的虚实）。

488. 对于伤折，树叶初起重在消炎，预防感染；输水后期重在恢复，降低消炎级别，加用维生素 C、维生素 B_6。

489. 胃不好易敏，意思是说胃不好的人容易过敏，不敢吃什么东西就会伤胃，不知道吃什么东西就会过敏，所以胃不好的人用药要注意、吃东西要忌嘴，特别是胃肠不强壮之人；心不好易危，意思是只要心脏不好，就具有一定的危险性，特殊药物不要使用，输液更要注意，闷痛气短严重者要及时转诊住院。

490. 咳由乎炎，从炎治；喘由乎痰，从痰治。咳从炎治，一般咳嗽输头孢唑林钠、阿米卡星，严重咳嗽输青霉素、黄芪；喘从痰治，冬令慢支痰喘输阿奇霉素、左氧氟。咳喘严重者每晚加服大黄碳酸氢钠 1 片、复方新诺明 1 片、氢氯噻嗪半片、螺内酯 1 片、泼尼松 3 片、马来酸氯苯那敏 1 片、沙氨丁醇半片、氨茶碱 1 片每晚一次。

491. 不热又热必有食热，中服肥儿丸 6 粒；持续发热必兼过敏，肌注马来酸氯苯那敏 1 支。发热为起炎，持续发热者氨基比林退之不却，必用大剂青霉素、黄芪消之。黄芪可提高人体的免疫力，并增强抗生素的效果。

汗可退热，然不可大汗，大汗淋漓，病必不除。有汗后热退，汗落又发热，除了食热外，还在气虚不充，缺乏后续支持。如同打仗，尖兵突击，还需后援，否则占一城又丢一城，此时用药需补元气，或输黄芪，或加维生素 C。

492. 甜茶、苦茶虽然使用方便，但也不可滥用。甜茶发散用于轻感，但因其含对乙酰氨基酚不用于严重胃病，因其咖啡因不用于严重心脏病；苦茶泻下用于较重胃症，但因其苦涩不用于小儿、引起走胃而少用于肠。

493. 盐趋水性，故曰寒；糖有能量，故曰温。故寒喘不用盐水（原有糖尿病除外），热毒不用糖水，其他平性疾病盐水加抗生素，糖水加辅助药，用时先糖后盐。

494. 抗过敏针一般用 2 支维丁胶性钙、1 支马来酸氯苯那敏、1 支维生素 B_{12} 针。过敏淤肿，少用激素。马来酸氯苯那敏可致瞌睡，可傍晚注射一次。一般规则，疼用激素，不疼不用。

495. 鱼在水中游，心有肾水济，游刃有余，不慌不跳，是谓生命之常；鱼搁浅滩，肾水不济，则心悸。上济之水（肾阴）养心，上泛之水（逆水）凌心，故治虚冠心跳，初利邪水，后养肾阴，下元散补与利，正是利邪水、补肾阴，故能治虚冠房颤心跳。

496. 气管炎咳嗽从寒从炎，用上元散；支气管哮喘从湿从敏，用上辅玄府散。消炎之法除抗生素外，按照“因寒致痉、因痉致肿、因肿致炎”的病理原则，温散消肿也即消炎，温散消炎、温利也消炎，上部之炎佐黄芪、莨菪之温，下部之炎佐呋塞米、螺内酯之利。寒致炎，炎象火，炎为寒致，故曰寒火，所以火不能直泻而佐温散。寒多由外入里，甚至直中；湿多由里到外，甚或水肿。故治寒多发表，寒必从毛孔出；治湿多温里，里和湿自收。所以治疗过敏性疾病，皮炎类（急性）用玄府散化湿，湿疹类（多亚急性）用中元散化湿，苔藓类（多慢性）用下元散或净府丸化湿，类同治不同。

497. 呼吸道的炎症自上而下的上下呼吸道又可分为咽喉部炎症、气管炎症、支气管肺炎，大叶性肺炎少见（因为有病都在治疗当中，非特殊情况不至于此）。抗菌治疗略加区分，咽喉部炎症青霉素见长，气管炎症（可配合二羟丙茶碱）阿米卡星见长，支气管肺炎（包括肺支原体、衣原体感染）阿奇霉素见长。

他症可不输，支气管肺炎非输水不可。

498. 上痛为火灼燥裂，燥裂而痛，除非冷、痛、困、乏需散外，上痛则以清润为主，如感冒咽喉疼痛；下痛为淤肿撑胀，紧张而痛，下痛以温利为主，如妇科小腹疼痛。

499. 经常岔气者，缘于肌腠痉紧，壅塞不利，外力稍拧则岔气，多发于胸胁，散用甜茶或氨基比林，调用上元散，用上元散逐步解利肌腠。经常磨住腰者，缘于韧带松弛，捆束不力，外力稍挫则磨腰，多发生于腰部。如腰椎间盘突出，调用中元散，配用螺内酯，用中元散逐步收紧韧带。

500. 从深处讲，除了正常便质外，排便时会反射性地引起大肠和直肠黏膜的津液渗泌，为便节通过提供滋润，这就是肠黏膜的双向调节作用。一方面在未达排便时浓缩重吸收，正向向里；一方面在已达到排便时渗泌津液，帮助排便，反向向外。这种调节过程如果正向过度则会便秘，反向过度则会泄泻，所以从某种程度上讲肠道的机能参合了内分泌的因素，为此治疗习惯性便秘、结肠炎泄泻时可据此调节。

三元散在调节肠道及其肠容时，一般地讲，上元散行下肠中之形，下元散行下肠中之气，中元散则收肠中形与气。而从内分泌方面讲，上元散能促进内分泌，促进肠黏膜渗泌机能，又因其习惯性便秘的间隔期常属性具有某种过敏性质，故延伸用上辅玄府散；而中元散则能促进肠道的重吸收而用于结肠炎泄泻，下元散行下肠中之气，对肠黏膜的正负吸泌无特别调节作用。

501. 急性肠胃炎腹痛为痉挛性疼痛，肠壁因炎症刺激而蠕动加快，肠鸣音亢进，急则痉，故阵疼，疼后又疼，此时应消炎补水止泻，以西医为主；

慢性肠胃炎包括结肠炎腹痛为气痛，原本结肠局部聚气，遇排便时气下更聚，故痛泻，泻后痛止，此情应调理气机，以中药三元散为主。总之，急痛在腹壁，慢性肠中气。

502. 临时喉痛（咽喉干痛不利）为上火，大多风寒感冒预兆；临时鼻症（鼻塞、流涕、喷嚏）为伤风；临时肺症（咳嗽、有痰）为伤寒；鼻、肺兼症为感冒，鼻症为主者为伤风感冒，肺症为主者为伤寒感冒。此伤寒为感冒意义上的伤寒，不同于现代传染病伤寒。

喉痛欲感冒而尚无他症者，用维 C 银翘片 4 片、麦白霉素 2 片、大黄碳酸氢钠 1 片、泼尼松 2 片。

503. 大便不利有两种情况，一种是水分浓缩过度（多在大肠）引起便质粗硬，排便时不能随肠形塑变，因干而不利，可称便秘；一种是营养吸收不良（多在小肠）引起，便质黏腻，排便时大便黏滞肠壁不下，因黏而不利，可不便秘，不干而不利。

便黏而不利者，用中元吸收降黏。便干不利者分临时便秘和习惯性便秘。临时便秘在胃火，泻之则愈；习惯性便秘在心肺，上辅玄府散。

504. 即日胸闷，稍有咳嗽者，为下呼吸道感染所致；没有咳嗽而闷者有心肌炎的可能。经常胸闷，有咳喘者为慢性支气管哮喘；无咳喘而提气闷者，青少年为心肌炎、中老年为冠心病。

505. 无痰不咳，无痉不喘。故咳重解痉，治痰兼胃，解痉兼心。

痛用激素，急用激素。无痛不用激素、淤渗不用激素、塞痰不用激素、不急不用激素、慢虚不用激素，用激素权利害。

506. 非常挤占，矛盾转换，人同自然。自然界夏天猛一热随后常有阴雨，冬天猛一冷随后必有回升，原因在于原来的温度空气受到外来相反空气的温凉。人也一样，在病理气机异常移动的情况下会挤压原本局部正常生理，出现聚积或淤滞。比如胸阳常为寒聚而表现为寒火、感冒冷后发热、心跳早搏后停歇、安眠药中毒反而烦躁不安等。治疗上热则热用、寒则寒用，上病治下、下病治上，上消主通、下消主升等都是利用了矛盾的两个方面。所以生在矛盾制化、病在矛盾异化、治在矛盾转化，全在矛盾双方的中线紧密与振荡，紧密则生化常变，大幅振荡则异化病变，治疗的目的就是利用药物的偏性来纠正人体的偏性，恢复矛盾双方的动态平衡。

507. 鱼在深泽则静游，鱼入浅滩则蹦跳，搁浅则死；心在血中则隐然，心肌缺血则动衣，梗塞则亡。

都云缺血在冠脉，只是组织上的改变，支架、搭桥基此过血，然则无形病理还在于非法挤占，具体就是心脏水多了（水凌心肺）血少了（心肌缺血），水对血进行非法挤占，治疗时应利水还血，利用螺内酯（治内水，氢氯噻嗪治外水），所以心慌心跳者（冠心虚证）在三元辨治基础上可配用螺内酯，严重房颤者加用胺碘酮控制传导。

冠心虚证房颤心跳病变地在心脏本身，水多血少，治在利水还血，用下元散；冠心实证胸闷心痛病变地在外围胸腔，由于阴乘阳位，改变了胸腔的负压状态，使病理压力高于正常胸压，心肺居其中，便有了闷压感；心绞痛为心肌及其包膜寒痉所致，治在引火归元、治在温散胸阳，亦上亦下。

508. 查出的只是病灶，而无法测出气、血、水三者的异常分布与挤占，也就是重查未重变、重血未重气（水）、重局无整体，虽能精确诊断，然则效不持久，不如整体溯源，调其分布，均衡阴阳。

509. 长寿老人多有饭量，有胃气则寿，无胃气则衰。高龄老人肾已衰，全靠饭量支撑，所以遇有疾病，补肾不如调胃，顾护卫气，壮其饮食，饮食一复则病退。所以青年扬肺，中年补肾（如女补从上、男补从中），老人调胃。

510. 消化分治。胆胰俱开口于十二指肠壶腹部，所以以十二指肠壶腹部为分界，胆胰、食道俱为其上源，定为上消，而胃为中消，十二指肠壶腹部之下包括大、小肠为下消。上消主通，所以食管炎、胆囊炎等上消疾患用下元散治疗；中消胃用净府丸，而中元主脏肝用中元散；下消慢性肠炎、结肠炎等按下消主升用中元散。

511. 舌疾分治。舌为心之苗，既云苗，指舌尖，故舌尖红烂为心火，从下引火归元，使心火下交于肾；口腔溃疡多发生于舌之两侧及唇内、两颊黏膜，因其复发过敏性则用玄府散；舌根及舌下系带为舌本，其症多属滤泡结节，如咽炎、舌根炎、舌系带结节、声带小结等则按疾病治中消散。此类病症千变万化，病理各有不同，大则下有灵活，灵活中会错误，以临床为据，以疗效正误，不可乱用也，也不必拘泥。舌疾当以病性及三元特性应用，不全按舌尖为心、两边肝胆、舌根肾也。

512. 咳必有感、咳必有炎、咳必有热、咳必有燥，故可用小氯芬黄敏片治感、头孢氨苄胶囊消炎、大黄碳酸氢钠去燥，并稍加沙胺丁醇；喘必有寒、喘必有痉、喘必有敏、喘必及心，故可用抗过敏方（氢氯噻嗪1片、螺内酯1片、泼尼松3片、马来酸氯苯那敏1片）加复方新诺明1片、氨茶碱1片、沙胺丁醇1片、大黄碳酸氢钠1片。

513. 凡有间隔痊愈而又阶段反复者从敏治，此类疾患初犯从炎从火。包括习惯性便秘、复发性口腔溃疡、复发性尿路感染（俗称小肠火）、复发性外阴瘙痒、癫痫发作等等。此类疾病的特点是治也能愈或不治也能自愈，就是隔一段会重犯，若初次犯用下元散，反复用玄府散；便秘初用承气，习惯用玄府；尿路感染初犯抗菌消炎，又犯用玄府散加消炎。

514. 一条腿没劲（不是疼、麻）在脑如脑梗塞（排除单侧肌萎缩），两腿没劲在肾如肾虚。脑病治下也在肾，用知柏地黄丸加21金维他治疗。三元医疗则不然，单腿没劲按脑用下元散，双腿没劲则用中元散也。所以全身没劲发汗，单腿没劲从肾，双腿没劲治中。

515. 窦性心动过速（节律规整）最难治，可用心得安一天一片临时控制，房颤心跳或频发早搏（节律不整）也难治，必须用胺碘酮应急取效。偶发性早搏不需要用药。上元散治早搏、下元散治房颤和心动过速。

516. 内源性过敏还应包括直中脏的风心、肾病、风湿热。直中自有蹊跷，难释经络缘由。心脏疾病多由呼吸系统疾患演化而来，由气及血，形成心肌缺血，这基本上是冠心病的形成机理，而风湿性心脏病形成多无此渐进过程，可谓风寒湿直中心脏，其病症特点多因瓣膜关闭不全而有Ⅱ～Ⅲ级吹风样杂音，同时颧红，感冒时加重，平时减轻；心肌炎则为心脏直中轻症，多为心跳加快，略有胸闷气短，心肌炎可不发展，少部分则可进展为风湿性心脏病，所以心肌炎不会发展成冠心病，而可发展成风湿性心脏病，因为心肌炎、风湿性心脏病病在心脏肌肉，而冠心病病在心脏血管。

常见心脏病可分为高血压心脏病、冠心病、风湿性心脏病。高血压心脏病与冠心病都与高血压有一定的关系，但二者之间又有渐进演化关系。即高血压→高血压心脏病→冠心病。冠心病可由高血压心脏病演化而来，也可在血压不太高的情况下由高血脂症、高黏血症直接形成。所以高血压心脏病与冠心病治则类同。心肌炎用下元散，风湿性心脏病则从敏用玄府散。

肾病与肾炎不同，肾炎一般由尿路逆行感染或结石摩擦损伤渐起，而肾病则属风寒直中。肾炎从下，用下元散；肾病从敏用玄府散。在有大量蛋白尿时也可用中元散暂收。

风湿热与痛风其实也为内症（内源性过敏），风湿热是一个全身性内在性疾患，而风湿、类风湿则是局部外在性毛病，风湿热从敏用玄府散，风湿、类风湿从炎用下元散。下元散除外湿，中元散化内湿，故中元散一般不用于外在性的风湿、类风湿之湿。风湿热因其会低热故名风湿热，属内症；风湿、类风湿一般不会发热，故无热字。

517. 长期低热而缺失感冒后遗症状（鼻症与肺症并存）者从敏用玄府散治疗。如血象高者为有炎症，血象不高者为有敏。属于敏者可能与气闭汗不透、有某种过敏原有关。

518. 鬼门煎与净府丸都有治胃的作用，但鬼门煎主要针对感冒后饮食不下或以饮食不下为主要特征的临时胃病（包括胆囊），临时胃病可配服胃方（老胃病症状严重或显著者也可临时配用此方：大黄碳酸氢钠1片、雷尼替丁1粒、维生素B_6片2片、泼尼松2片，一天两服）；而净府丸适用于时日较长或轻轻重重、反反复复的老胃病。一般情况下，无特别烧心胃痛者，只服净府丸即可，而有显著症状者，中间可加服胃方。

另外，由于鬼门煎有疏通毛孔、治疗感冒后遗症的作用，故多用于与感冒有叠因关系的疾患，且主要以饮食不下为特征，而净府丸所主老胃病有时饮食还是可以的，只是食下不适，或嘈杂，或疼痛，主要以胃嘴（贲门）不适为特征。

519. 口周不停起痘起疖（大部不在上额、下颌，在上额、下颌者为脂溢性皮炎）类单纯疱疹为病毒，用中元散处理。

520. 后背烧与胃有关，在阳明，多由食积引起，其治在胃；后背凉与感冒有关，在太阳，多由感冒引起，其治在肺。

手热在胃，脚热在肠，尺肤热在阳明。

全身热，体温测得发热者在感冒发热，不发热者更年期潮热。感冒发热为营卫不调，散调则愈；更年期潮热在阴亏，阴亏者为雌激素分泌衰减（与之对应的雄激素则为阳），阴虚阳亢则蒸热，遇此（指蒸热心烦）除了用下元散阳中求阴外，还需适当补充雌激素，以延缓身体特定分泌的大跌落。具体办法是每天补充半片到一片乙烯雌酚以补充体内不足，在此过程中有可能继发出现身上再来，应提前预告病人，属于正常现象，不必惊慌，绝不是俗话说的“倒开花”。“倒开花”一般是指绝经期妇女在绝经相当一段时间后复出现经血，要警惕妇科肿瘤的可能。

521. 心绞痛无论轻重都是阵发性的不时的扎扎痛或突发的闷气痛，而肺门、胸膜、胸壁肿瘤或炎症引起的痛则是持续痛，所以心性痛为阵发性，呼吸痛为持续性。据此区分，治疗不同。

一般地讲，心症多闷而不痛，及至心痛则话语无力；肺症多痛而不闷，及至肺闷则动动喘气。心肺之症输液疗效往往不好，哮喘持续者用抗过敏方加氨茶碱、沙胺丁醇、新诺明口服，晚服一次蕴含抗过敏的概念；心痛反复者小氯芬黄敏 3 片、泼尼松 2 片、头孢氨苄胶囊 3 粒、大黄碳酸氢钠 1 片口服，1 天 3 次，连服 3 天，蕴含痛用激素的概念。

急则治其标，不仅在于三元医疗的入手点（如大晕治下、小晕治上；房颤本虚治实，先下后上），而且包括急则加用西药的概念，因为西药虽稳定性差，但其速效易效的特点则可以弥补中医的缓不济急，故亚急慢重症，在症状反复或持续不解时主张选择适当的西药或西药配方加以控制，为医生争取时间，为病人增加信心，目的是为了使病人能坚持实施三元医疗，直至痊愈，各方治疗难以很好控制或取效者，可请其另外就医或住院观察治疗。

522. 为什么夜睡磨牙、打呼噜，白天却磨不响、呼噜不成？

磨牙在（肠）胃，为食气，点刺四缝穴，并服净府丸；呼噜在肺，为会厌肥大、通气障碍，下元缩减或施行手术。

夜里入睡后不吃无语，故全身肌肉包括会厌等转入松弛，障碍通气如风箱，故呼噜；牙齿持续闭合，上下齿间干燥，故涩磨而响。昼精夜眠，白天障碍物收起而不鼾，言语津润齿间而不响。

523. 水的存在方式有三种状态：固体、液体和气体。以液态水为基，遇热蒸化则变成水蒸气，遇寒凝结则变成固体冰。人身小天地，其机能运转也如同水的转化，在五脏六腑的造化下，以阳化阴则为气，以阴化阳则为津，但其气达不到自然气的程度，其津也达不到自然冰，否则则病。气化如膀胱气化、肾与小肠的泌别清浊、上焦如雾等，自然为大气，人身为小气，永不及天，若化火气大，则壅塞，则胸满胀（如肺气肿、如肝火肝气痛）；若凝聚过度，则津又化为水，水泛为患，外泛为肿、上泛为壅（如水凌心肺、外水肿胀）。

津液既不同于水，又不同于气，又不同于血，乃是水（饮食）和气的中间方式，其具体方法是血液与人体组织进行物质交换：血液通过脏腑体系在胸腹腔（包括其他小窦腔如鼻窦、关节腔等）形成气，血液通过血管体系形成津液，从而完成以血液为媒介的气、血、水的转化，故曰“人身小天地”。

524. 一个好的内科医生应当具备必要的外科知识和无菌观念，这样在内科医疗中才能更加清洁，并可适应处理涉外的表皮事物；一个好的外科医生应当具备娴熟的内科水平，这样才能有效解决术前和术后的问题。

不接触和无菌观念只有在较长时间的外科临床中才能根深蒂固地建立起来，且终身受益，所以在有条件的情况下内科医生应先在外科锻练一段时间，有利于以后内科技术常规如注射、胸穿、腹腔引流、腰穿、导尿、下胃管、洗胃、灌肠等的顺利有效实施。

525. 闷而不咳责心，咳而不闷责肺，又咳又闷及心。闷而不咳者如冠心病心肌缺血、心肌炎、心绞痛等，以黄芪、丹参治心为主，佐配头孢唑林钠治肺；咳而不闷者如扁桃体炎、上呼吸道感染等，以消炎抗病毒为主，无需治心；又咳又闷者如下呼吸道感染、肺心病等，以治肺为主，佐治心，输液不效，晚服复方新诺明1片、氨茶碱1片、沙胺丁醇1片、泼尼松3片、氢氯噻嗪1片、螺内酯1片、马来酸氯苯那敏1片一次。

所以临床上感冒是一类，各从其治；闷痛是一类，闷而不咳治心兼肺，又咳又闷治肺兼心，咳而不闷从感冒单治肺。肺者，呼吸系统也。

526. 病有难治者，病有不治者。难治者，痼疾有根，办法有效，治还需渐；不治者，谓“绝症”，多谓世界性的难题，如19世纪70年代的肺结核、现在的癌症。

难治与不治是相对的，也有治愈者，更有自然愈者。难疾不治之症，看其天福机遇，如巧碰见效医则生还，无效久治也难愈！

正规科学的治疗是安全系数更高的必须接受的治疗，但临绝之症或经济糟糕的难绝之症请早些放下生命、自行寻医。

527. 干咳无痰需润、润需布津、布津用玄府散，即除鼻炎外有上元散适应证而偏于呼吸症状者如气管炎咳嗽、风湿热、习惯性便秘等可改用玄府散。

528. 再好的医生也有治不好的病，再好的治疗也有不尽人意的时候。病人一百，啥人不缺，偶有失脚或遇到不善之人，要静、要忍，争辩无益，只要不是医疗事故，只要不涉及人命，自然能够了结。财去人安乐，人在财复来。

529. 有人生病即治即愈，有人生病易拖延，原因在于免疫不同。人食五谷杂粮，都会生病，免疫力低下者，鼓邪无力，迁延才愈，用药时需加用黄芪、维生素 C 等提高免疫力的药物，调理时宜上元散或玄府散促进和提高人体的免疫力。

530. 一套实用的医疗技术对大部分疾病的治疗应有预期。就三元医疗来讲，一般 5 ~7 天见效，半个月后有根本好转，慢性疾病在 3 ~4 个月痊愈。特殊病症房颤、帕金氏、糖尿病、慢性肾功能衰竭有可能在半年到一年以上。

结肠炎以 20 天疗程计，3 ~4 个疗程。

月经淋沥不断，共 17 天中元散，当月 10 天，下月 7 天。

房颤可一直服用下元散。

分清内源性过敏，用玄府散最有效。

长时间的瘙痒性皮肤病，晚服胆胃气热方最有效。

消化道疾病三消分治，净府丸对中消老胃病疗效较好。

531. 有些感冒后遗症百治不愈（鬼门煎不愈、输液不愈），特别持续低热者，并发他症者如胃、咳等，必从敏治发热，待发热好后再调肝胃，事实上免疫力低下与肝胃功能失调有很大的关系，有些甚至可直接查出肝功能不正常（可以是非肝炎的单纯性肝功能不正常，如酒精性、脂肪肝、药物性等），不考虑其他，先治其低热与胃、咳，用玄府散。

532. 浑身困乏而逆陷不清，年龄又超出更年期者，既不属于更年期（更年期治上），又需解困者，先用氨基比林、甜茶散之，后服玄府散。

533. 症状不显却浑身难受，或症状均等，莫可名状，或医诊不清、无法抓主，或时日较长、百治不愈者，可先用玄府散试调。一曰从敏无过，二不背上中下治上的总则。故莫可名状者，输用奥美拉唑，服用玄府散。

534. 为医要善还要廉。凡能重复使用的针灸、拔罐、体温、血压以及医生身体力行的检查都应设立免费，医保也应廉、便、验。

535. 阳为热、热为动、动为谢，故降之、内之、外之，以平为期。阳气有郁而无余，故升之为发、降之为引、内之为补、外之为散。上元主开为发治冠心，下元主通为引治脑疾，中元主升为补除外蒸热（甘温除大热），玄府抗敏为散治内敏（透热转气）。

肾为人之根基，寓阴而潜阳，而为何阳潜于肾？目的是阳潜于下，发动于肾，启动人体的代谢机能，从而保持人体的下行趋势，顺应地球引力，也印证了阳在哪动哪的阳气主动的特征。生理分布为动，当多则多；病理聚集为病，不当多则多。当多不多需引复，不当多则多需散去。

阳气者，若天与日，失其所则折寿而不彰。故治病在调阳，调阳平阴阳。

536. 更年期症状繁杂，男女都有，女性为多。常见的有更年期精神症状（心烦失眠一般属于阳性症状）、更年期蒸热虚汗（稍动出汗、夜间出汗不属于更年期）、更年期月经紊乱（多发生阶段闭经或淋沥不断）。更年期精神症状阳中求阴，用下元散或净府丸（并发便干时用净府丸）；更年期蒸热虚汗用下元散并预服承气茶；更年期月经紊乱，阶段闭经者用上元散促调，漏下淋沥不断者用中元散统摄。

三元辨治原则“更年期治上”只是从更年期衰退的角度上讲，并不涵盖所有治疗。

537. 急则治其标，以主症定三元。但病也可能不急，而痛苦明显，症状明显，或有形可征而预后发展有可能手术者皆为主症，以主症定三元，为此不独急为主症。

缓则治其本，一般是主症消退后或原本的慢性功能性疾病、慢性炎性疾患、多发均等性疾患、莫可名状的疾患，按上中治上、下中治下、上中下治上的原则处理。

538. 上元散因有人参有可能上火，故常配大黄碳酸氢钠，而且有上元散适应证而失眠者改用玄府散；中元散因收用可能逆胀，故常配维生素 B_6 片，而且有中元散适应证而腹胀者改用下元散。

539. 胸胁部疼痛有几种，一为左胸胁心前区部针刺样疼痛为心绞痛，或伴闷；二为肋肋局部固定性疼痛，三五日起疱者为带状疱疹，不起疱者为肋间神经痛；三为腹胁两侧不固定性疼痛为胃气痛，不固定性的窜痛中医谓气、西医谓神经性。

从病理部位上讲，胁分为胸胁、腹胁和肋胁三部分，胸胁系指胸肋联合乳房周围部，腹胁系指肋骨联合处，肋胁指侧肋部。

540. 咸生痰，腻生黏。咸入肾则肾生痰，甘入脾则脾生黏。所以生活上在有脾虚、肾泛、咽炎、痰多基底时，饭味咸重会痰更多，故肺痰过多需从肾降，用下元散；过于油腻则咽黏不利，故咽炎治胃，用中元散。

咽之黏不叫痰，痰必有咳；肺之痰不叫涎，涎必吐酸。痰与涎俱降于肾，然痰成于热，涎成于寒，逆则从肾，无逆痰从上（肺）主痰，无逆涎从中（脾主涎）。

541. 妇科治中亦治下。妇科治中缘指下宫子宫，妇科治下缘指上宫乳房，根于乳与宫通，血气走上不走下、走下不走上。

妇科下部炎症分盆腔部的内在性炎症，如附件炎、输卵管炎性包块、盆腔炎、盆腔积液，一般从下抗炎；和与外连通的子宫、阴道、外阴等外在性炎症。内在性妇炎以腹痛为主，为外在性妇炎以白带为主症。白带阴痒者从敏用玄府散，白带并失眠者用中元散，单纯白带多者也用中元散。

故诊治下妇科疾病，小腹痛者（排除肠道、尿路）为内炎，白带多者为外炎，单纯月经失常不是炎（痛经因痛并发炎症除外）。

542. 心慌与心跳有交叉但属于两个概念。慌则惶也，惶惶不安，有上空感，不一定心率就快；而心跳必快也，甚至律乱，心系如悬，俗感提溜。慌则为缺血，用上元散；跳则为水泛，用下元散。有跳而慌者先下后上。

胸闷与气短有轻重之分，气短为轻，闷痛为重，急则治其标、缓则治其本，故闷痛治下、气短治上，闷痛解后心从肺治复用上元散巩固治疗。

气短者为气不够用、呼多吸少，或气不透，或吸不到底，在心者无咳、无感冒史；在肺者近期感冒，或有咳喘。

心闷之极必痛，肺闷之极必喘。静坐无恙、动动喘（闷）死人，则为心肺两兼重症——肺心病。

543. 脑血管痉挛合并心肌缺血常并发于颈椎上火、更年期、紧张综合征等疾患，其发作方式一般为阶段性，发作时心急、失眠、厌恶噪闹、走坐不安等，每次发作短则持续大半天，长则十天半月，过后如常，而在间隔一段时间后由于劳累、紧张、情绪、感冒或不明原因会重新犯病，如不加调治，以后会越犯越勤，开始可能半年一次，以后逐步变成两三个月犯一次，严重时一个月两三次，治疗上通常用上元散加大黄碳酸氢钠调理。

脑血管痉挛合并心肌缺血不能定为心脏病，而是以脑血管为主体的并发症，脑血管痉挛可以即时发生，而冠心病（除急性心肌梗塞、梗死外，梗塞、梗死多有急性心脏症状或猝死）则由来已久，病后没有完全无症状的间歇期。

544. 下元散的引下作用（下元主通）包括对阴阳的阳中求阴，对虚火的引火归元，对肠道的行下肠中之气，对妇科的血下不利——量少、血块、乳房胀痛。

上元散温解（上元主开）作用包括对颈胸心脑的解痉，对妇科宫寒（下病治上）的温散作用——痛经、闭经（长时间后错或两三个月不来），对鼻炎的开天窗作用。

中元散的和解（中元主升）作用包括对自主神经功能失调失眠的调节作

用，对肝胃不和肝病的治疗作用，对肠胃结肠炎的调节作用，对水土不服的调节作用，对妇科月经紊乱淋沥漏下的调节作用。

由上可以看出三元散对妇科都有调治作用，上元散主要治不行经、中元散治行下过度、下元散治行下不利。不行经指月经不来，长时间后错或两三个月不来，统称闭经；行下过度指月经来了但来时量不多或不断提前或崩漏淋漓；行下不利指月经量少或来时血块。

正常月经为3~5天，在此期间确定量多、量少，超过7天为崩漏，一天即过为闭经，不独淋沥为崩漏、不独两三个月不来为闭经。经来（食凉、涉足凉水）击回也按闭经处理。

545. 感冒后遗症一般以鼻症（鼻塞、流涕）和肺症（咳嗽吐痰）俱备为指征。而以鼻症为主并发肺症者易治，输液或服鬼门煎；肺症为主并发鼻症者难治，因咳嗽无特效药，无论闷与不闷可输液或配服气管炎咳嗽方：大黄碳酸氢钠1片、复方新诺明1片、氨茶碱1片、沙胺丁醇1片、氢氯噻嗪1片、螺内酯1片、马来酸氯苯那敏1片、泼尼松3片。

546. 地塞米松虽可用于多种疾病的综合治疗，但因拘毒和降低人体免疫能力的弊端，故一般不用于结核、病毒、溃疡、老虚四种情形。只有特殊情况下如带状疱疹剧痛在消炎抗病毒支持下可重用地塞米松。

547. 下坠一症分见于多种疾病，痢疾小腹下坠为欲出不出，通因通用，用下元散；治肠炎后尾空坠，肠病治胃、下病治上，用上元散；睾丸下坠为睾丸炎或精索静脉曲张，坠者升之，用中元散。急性睾丸炎、睾丸结节或睾丸鞘膜积液引起的急性睾丸肿痛则按急则治其标从下治疗，应符合“男科治下多因亏、多因伤”。

548. 过敏分内源性过敏和外源性过敏，但外源性过敏也有兼内者，如老年性皮肤瘙痒症则属外源兼内，也可用玄府散治疗；而内源性过敏也有兼外者，如过敏性紫癜则属于内源兼外，必从内治。即外源兼内者可从内治，内源兼外者必从内治。

净府丸则适用于皮病苔藓燥厚者。

某些脏器移植或医疗假体植入后在服用特定抗排异药物外可以按内源性过敏加服玄府散（排除手术失败和假体质量问题）。

老年性皮肤瘙痒症与顽固性荨麻疹都属于外源性过敏，但皮肤瘙痒症兼内热，玄府兼清；顽固性荨麻疹兼外寒，上元兼温。故顽固性荨麻疹有可能用上元散处理。

西药抗过敏方或打抗过敏针多用于临时过敏，胆胃气热方或用于顽固性瘙痒的配合治疗。

大汗不等于治过敏，甜茶（小儿氨酚黄那敏颗粒3包、阿咖酚散1包）

疏散有效。以疏解为概念处理一般过敏时也可同服鬼门煎。当然鬼门煎碰巧用于本自顽固性过敏时，三五天是处理不下来的，这时又当分清内外，使用玄府散或净府。所以鬼门煎一般只用于感冒后后遗症和感冒后遗消化不好者。

凡局部皮病只要不是成年累月都按外源性过敏处理，只有少部分局限顽固静置皮病如神经性皮炎、局限银屑病、小腿湿疹，则按自体免疫处理；凡泛发皮疾初按外、久按内。初按外急用西药处置，久按内用中药处理。

549. 三元医疗既然以中医为主，那么在中西医结合时所配合的西药一般一天一次，除有镇静作用的过敏方（氢氯噻嗪1片、螺内酯1片、马来酸氯苯那敏1片、泼尼松3片）、胆胃气热方（大黄碳酸氢钠1片、消炎利胆片4片、马来酸氯苯那敏2片、艾司唑仑1片）和失眠方（胃复安3片、谷维素3片、艾司唑仑1片）晚服一次外，其他特定西药或配方一般早服一次，这样有利于观察化学药品服后的个体反应，避免夜里静眠情况下不觉察情况，如心脏早搏停跳、某些消化道反应。

常见的配合有胺碘酮（房颤）、潘南金（心肌炎）、消心痛（胸闷）、辛伐他汀（降脂）、维压静（降压）、苯海索（震颤）、甲巯咪唑（甲亢）、关节痛方（消炎痛1片、当归片4片、炎痛喜康2片、泼尼松2片）、腰腿痛方（氢氯噻嗪1片、螺内酯1片、安络痛2片、泼尼松2片）、胃痛方（大黄碳酸氢钠1片、雷尼替丁1粒、泼尼松2片、维生素B_6片2片）、肠炎方（诺氟沙星2粒、土霉素2片、大黄碳酸氢钠3片、地芬诺酯2片）、咳喘方（大黄碳酸氢钠1片、复方新诺明1片、氢氯噻嗪1片、螺内酯1片、马来酸氯苯那敏1片、泼尼松3片、氨茶碱1片、沙胺丁醇1片）等。

中西医结合不仅体现在理论上的结合、诊断上的结合，还包括治疗上的结合，只有全程的糅合与突破才称得上真正的中西医结合，才能凸显中医现代化的雏形，使治疗更上一层楼。

550. 胃症通用方是净府丸加大黄碳酸氢钠1片、雷尼替丁1粒、维生素B_6片2片、泼尼松2片治疗，但随症不同而调整。

上腹胀满：临时为食积，长久为胆囊，皆为实证，俱可用承气预下。

上腹虚囊：既为虚囊必为胃中虚气不下，下元散行下肠（胃中）中之气，故又当用下元散治疗。

胃中一疙瘩：胃体处于痉挛回缩状态，因寒致痉，寒治上，用上元散。

胃中没有饱腹感：与胃中一疙瘩相反，是胃体处于松弛状态，饱腹感受器不敏感，这时需按中元主收的原则处理，使胃体回复。胃空视同没有饱腹感，胃下垂视同松弛，二者当以胃中没有饱腹感为指征。

胃嘴痛：一般为胃本身炎症引起，如浅表性胃炎、糜烂性胃炎等。一般用西药胃痛方：大黄碳酸氢钠 3 片、雷尼替丁 1 粒、泼尼松 2 片、维生素 B_6 片 2 片，一日二服。老胃病：所谓“老胃病”是指时日长、多反复，不敢吃什么东西就犯胃病，经常感到胃部莫可名状的不适。

胃空或不时饥饿感：胃体松弛而空坠，食后没有饱腹感，从中而升；若胃空食后即饱，转而又有饿感，多为心肌缺血，也就是明知不饿而慌慌，稍食却可压下，必是心肌缺血。

551. 足症：按“下病治上”的原则、消炎的原则。足症与肠道有很大的关系，“肠用氨基比林”，又需消炎，故一般可用头孢唑林钠 1 支、氨基比林 2 支、地塞米松 5mg，每日肌注二次，连续三天。

足汗：为足部汗管开泄，亦有肠热，重在汗管，主用复方苦参水杨酸散外搓，需要时服净府丸，不可肌注上方。

足热：足部汗管闭塞、肠热鼓动不出，重在肠热，故用净府丸清肠。也可肌注上方。

足跟痛：有骨刺也好，没骨刺也好，统按慢性炎症处理，肌注上方三天，并服关节痛方很快便可痊愈。

552. 有症状、有痛苦就是病，没症状、没痛苦就不是病。所以在没有任何症状的情况下体检出的异常指标可暂时不作为病，也暂时不需治疗。

553. 临床上有许多 CT 检测出的陈旧性脑梗塞与目前症状并不关联，如面神经麻痹被检测出有脑梗塞但不是脑梗塞引起，走路不稳而被检测出脑梗塞但与脑梗塞无大关联，有无明显中风偏瘫而也检测出脑梗塞者……又比如胃中胀满在胆囊而不在原有测出的肝炎，双手麻木在末梢神经炎而不是已知的颈椎病等等，都需要划分多项检查所查出的各种异常结果是否是本次疾病的直接原因，决不可张冠李戴，普遍开药，要知道除本次疾病的主次因素外，原有的趋于稳定的或后遗的评定痊愈的或微不足道未构成疾病的检查诊断可定病名，但无需开药治疗。世有冤假错案，治有妄加用药，皆不对号。

554. 阳虚自汗、阴虚盗汗。昼为阳，白天吃饭或动动流汗为自汗，阴中求阳，用上元散；夜为阴，夜睡惊醒一身汗为盗汗，阳中求阴，用下元散。

555. 就感冒而言，咳必气闭，咳必气逆，痛必有寒，困必有湿。剧咳不停，用极量氨基比林（3 支）散之。

556. 椎间盘及其下肢静脉疾患有可能引起局部组织水肿，虽然肾主腰及下肢，然只当按肾主水、水治下治其水肿压迫，而后还需用中元散调理，椎间盘突出则后需用中元散收紧脊周韧带而使其自复；腰椎骨刺则后需阳中求阴，用下元散（三元特性主要使病理性的变化向生理转化，阴阳分辨不包括先天性的和生理上的自然变化）；下肢血栓性静脉炎肿胀则需用中元散恢复其静脉瓣功能。

557. 处汤开方阳虚者姜、辛、味，阴虚者玄、地、冬；归甘同用治心脑，芍甘同用治肠胃。

558. 虽有“逆则治肾”而非逆之大实、大胀、大满、大水、大晕、大喘、大衄不用下元散，逆降稳定则“无逆治中、无逆治上”。

559. 生活中往往把关键而容易卡壳的问题称为“瓶颈”，所以人体的颈部就显得十分重要，颈项是连接头脑与躯体的通道，且细而组织密集（颈围相对于三围胸围、腰围、臀围是最细微的，有时形容女子颈部漂亮时则称为玉颈颀长），其内包束了许多大的重要的生理通道如气管、食道、颈动静脉和极为重要的甲状腺体，因为颈部细长容易受外界温凉的影响，寒又为第一病因，故颈部的防护保暖非常重要，如果颈项疲劳受凉一方面会引起椎基底动脉痉挛、脑供血不足，另一方面还会心脑血管互相影响，引发冠状动脉痉挛、心血不足，故临床上常有“脑血管痉挛合并心肌缺血（心急）”之症。

560. 统一体系的毛病又可分为内炎和外炎，内炎系指腔内与外不联通的炎症如胸腔之胸膜炎、盆腔之盆腔炎，内炎因无生理通道与外连通，故一般少有外见分泌物痰、带；外炎系指有生理通道与外连通的通道组织的炎症如肺与气管炎症往往咳痰、子宫与阴道炎症往往有带下。

正是由于内外连通的不同，同一类疾患则有传染有不传染，如肺结核因与外连通则传染（排除钙化愈合），结核性胸膜炎因不与外连通而不会传染；盆腔炎因与外不连通故一般没白带，阴道炎因与外连通而会有白带。是炎症就会有炎性分泌物，外在的可及时排出形成痰、带、涕、泪，内在的不能及时排出，在渗出量稍大则可形成积液如胸腔积水、盆腔积液、腹水、关节积液等。

561. 外生病血不外，下元去血，故皮病多用下元散；内（多只腹腔脏器）生病血不内，中元回血，故中元主脏，腹腔疾病多用中元散；上生病多火，下元引纳，故上病治下；下生病多寒，上元温散，故下病治上。此为大则，各从上下内外。

562. 毒分内毒、外毒，外毒有虫咬毒、接触物毒，内毒有体毒、药毒。毒各不同，最难救治。

外毒重点是虫咬毒，排除特殊蛇毒外，一般的昆虫之毒，可以利水、放血，放血刺局部及手足十宣，利水则输水并服下元散加氢氯噻嗪、螺内酯。有特定解毒药物者随症使用。

内毒主要是体毒如尿毒症，尿毒症由于尿毒不下而自家中毒，也服下元散，由于肾败不可大量输液，待无尿则危矣！

中元散所抗为病毒而非体毒、虫咬毒。

563. 虚火走头出于肾而头昏失眠。实火则分肺、胃，实火之出于肺者为气闭郁火而走喉，或为咽喉痛，或为口舌疮，故喉咙痛易感冒；实火出于胃者随便、溺而下而走大、小便，或为便秘，或为小肠火。

治火正其源、顺其势，虚火则补虚而引下，肺实火则火郁者发之，胃实火则下之、利之。

虚火走头缘于肾主收纳、虚势不约；肺实走喉缘于肺主宣发、肺之扬势；胃实走下缘于胃之通势，六腑以通为用。气有余便是火，既有火，必有余气，气为正，火便成邪，何不顺其势使其外出而自体清然？正治之道也，凡逆势治火、苦寒直折之法，必压制邪火不出，纵然稍清，或一般无恙，然若不是后汗、自体调节，必再爆发，且体弱之人，按下之火久蓄体内会慢然耗津于不觉之中，久而久之毒与血结而成癖积。所以不独气生积、寒生积、食生积，火也生积，积之根源在郁火灼津血结。寒凝最终也郁气，郁气生热为寒火。

风、寒、暑、湿、燥、火按序排列，风为向导、寒为伤，寒为第一病因，火为最终结果。

564. 急性肠胃炎、慢性肠炎、结肠炎同为肠道疾患，但其症分部不同，急性肠胃炎在全肠、慢性肠炎在小肠、结肠炎在大肠。

慢性肠炎、结肠炎治法相当，一般按“肠病治胃”用中元散，但在泻、痛明显时，泻加肠炎方（大黄碳酸氢钠3片、诺氟沙星2粒、土霉素2片、地芬诺酯2片、消旋山莨菪碱片1片），痛改下元散，也可加服肠炎方。一般病情（隐痛不著或泻在3次以下）直接用中元散加连蒲双清片治疗。

565. 顺其势治疗，为顺生理之势而非病势，顺生理势为求本顺病势为反佐，如结肠炎以腹痛为主要症状时用下元散行下肠中之气顺的是六腑下行之势。麻疹、水痘透疹顺的是正气托毒之势。也就是说，治疗应大体顺生理之势，具体顺法则以正治（以药性之偏纠病性之偏，逆病势寒者热之、热者寒之、虚者补之、实者泻之）为主，少佐反治。

566. 火由喉上耳，实火耳闷、虚火耳鸣，皆蕴含炎，故净府所泻为实火耳闷，下元所引为虚火耳鸣，无论虚实，由原发病的治原发病，无原发病的加配麦白霉素片消喉耳之炎。

567. 病重治其旺势，病轻整体调整，无病注意养生。治病用药天经地义，但有时病很小，根本不需要用药；有时为先天，用药治不好；治疗需要用药时也只是治其旺势，并不是一直吃到没有任何症状为止，所以治疗分治疗期、巩固期、自然恢复期。

568. 以心脏为主体的动、静脉循环系统虽然以微循环毛细血管网为交换场所，但由于其密闭连通性，治疗也有共性，利尿不仅可以减轻心脏的前负荷，而且可以减轻动、静脉和微循环的淤滞，所以无论三元疗法怎么辨治如下元主动脉、中元主静脉，适当配合西药利尿剂均有助于疾病的恢复，如在治疗下肢静脉曲张时可用中元散配合含利尿剂、泼尼松的抗过敏方。静脉曲张严重时也会有点痒，方中马来酸氯苯那敏正可止痒。

按“静脉→心脏→动脉”的循环方式，利尿主在静脉可降低心脏的前负荷，降压主在动脉可降低心脏的后负荷，故心脏并动脉疾患以降压为主配合利尿，静脉疾患以利尿为主配合降压。

569. 天有不测风云，人有旦夕祸福。意思是说自然界瞬息万变。人的身体也是一个阶段一个阶段的，哪一个阶段身体会很好，哪一个阶段身体又不太好，或处于亚健康状态，所以身体很好的时候要注意摄生，身体不太好的时候又不要过于忧虑。病有生的时候，也有好的时候，只要不是绝症。

570. 其实化学物质的消杀与腐蚀性的高低在浓度而不在量，所以自体腐蚀病胃、十二指肠溃疡的成因便主要在于胃黏膜。病理状态下胃黏膜所分泌的胃液（稀盐酸）的浓度超高而使胃酸过多，当然胃酸、烧心给人的感觉是胃酸多了，事实上包括了量多、度高两个方面，治疗时除了顺下胃酸外，还需调适胃酸泌出的浓度，也就是说人体的机能决定了当时造出物的浓度，制造本稠，稀释为标，需调机能，具体调法，则为三元辨治、平衡阴阳、调适脏腑。

571.《素问·经脉别论》：“饮入于胃，游溢精气，上输于脾，脾气散精，上归于肺，通调水道，下属膀胱。”指出人体水液的程式为：饮→胃→脾→肺→肾→膀胱。这里分三个步骤：①“饮→胃→脾”的过程是饮食进入胃肠后原生水饮的吸收过程，是一个物理的过程；②“脾→肺”的过程是津液形成和布散过程，是一个化学的过程，脾主升津，津升于上，故上燥口干眼涩从脾治中；肺主敷布，津洒于外，故外燥皮干从上用玄府散。升津不如布津是云升提上后还需肺去分配布散，布散之法一曰宣发，二曰肃降，总曰通调，故除皮燥外，习惯性便秘也从玄府散调，所以升津不如布津，在某些干燥综合征升津效果不好时可采取进一步的布津方式；③“肾→膀胱”是津液代谢后的排泄过程，又是一个物理的过程，津液在布散利用后经过肾的过滤，把剩余水液排入膀胱，以尿的方式排出体外。所以饮到胃主要是吸收，脾到肺主要是利用，肾到膀胱主要是排泄。

572. 肥胖主要在脂肪，脂肪主要是水分，所以减肥主要是利水而不是泻下，净府丸配合氢氯噻嗪、螺内酯即有一定的减肥作用，当然可以据此道理专门配制减肥药或减肥茶。

减肥必须节食并加强锻炼。

轻度肥胖不需要治疗。减肥程度建议其半年内消减范围在10%以下，否则容易引起脂质代谢紊乱，如肥胖严重需要进一步治疗，则要在减肥半年后身体稳定后再行消减。

573. 对常见的感冒、饮食要有直觉，在其稍有感觉时可及时自行服用1～2次小药便可自愈，不能总是疏忽、认为不碍事，也不能总是等到感冒起来了才想起去治疗，那时即使医生处置也得两三天才能好，甚至会加重时日。方法：稍有鼻酸、喷嚏连连，即服3粒氨咖黄敏胶囊；稍有腹胀即服一包香砂养胃丸。

574. 胸腹腔内相关脏腑组织的运动分为三种：①胸腔五脏（心肺）的自律舒缩运动，这种运动需要一种负压的清空的环境，故胸腔平时处于负压状态，为了保持这种负压，人体在胸腔扎围了一圈肋骨不使塌瘪。这种自律运动不受任何神经、体液控制，生而不息。是一种物理的运动，只是心为血泵，肺在其中加入氧。②腹腔五脏（肝、脾、肾）的静息运动相对心肺而言，肝、脾、肾在其生理机能过程中表面上静止不运，但内在从事着一些相关制造、解毒、排泄的工作，故属于外静内动的运动，是一种化学的运动。③腹腔六腑（胆、胃、大肠、小肠、三焦、膀胱）波蠕运动，这个过程包括了胃肠的蠕动，胆汁的排空、膀胱的泌尿，这里既有消化液的化学性消化，又有这些腔道的物理性蠕动排泄，所以六腑的运动是一个物理和化学的混合过程。

575. 三腔分立，各有所主，也可作为三焦位置之参考。肺为上元之君，主大多胸腔疾病；肝为中元之君，主大多腹腔疾病；肾为下元之君，主大多盆腔疾病。

胸腔位居横膈之上，清晰上焦。盆腔则与腹腔连通无明显分界，只是以肾前之丹田、后之命门为界下分，从组织上直肠、附件、膀胱位居盆腔内，无疑从肾主下，如直肠炎、附件炎、膀胱炎用下元散治疗。也就是说，肠下一线，有在中焦，有在下焦，如结肠在腹腔，直肠却在盆腔，治疗上便可结肠治中、直肠治下。

576. 血之动力在心，心强则血活，动静脉只不过血之管道；肠之动力在胃，胃壮则肠动，肠道只不过是食下通路。

就胃动力而言，有上元散、吗丁啉、胃复安等，但三者临床应用各有特长：

上元散行胃中之有形食物（上辅玄府散行肠中之有形粪便），故上元散主要用于胃排空延迟、到顿不知道饿而食少（不是食后饱胀疼痛）与肺有一定的关系，缘于肺胃同司肃降。

吗丁啉（多潘立酮）作为胃动力药主要用于腹胀不消化，与胆有一定的关系，缘于胆胃不和。

胃复安（甲氧氯普胺片）为止吐药，又叫灭吐灵，主要用于顽固性呕吐，与神经有一定的关系，可缘于胃神经官能症。

综上所述三者的分工情况时上元所主是下行慢，吗丁啉所主是不下行，胃复安所主是上逆。如胃复安可配合治疗返流性食管炎、胆汁反流性胃炎。

577. 乳与宫通，促经者抑乳，促乳者抑经，从不能两全。所以在使用相关化学药品时应注意对哺乳（岔奶）和月经的影响，相反，欲断奶时则可采取相反措施，如考虑使用乙烯雌酚（促经）顿服，这样说不良反应比较大的他莫昔芬片因能抑经使血走上而并不适合乳房胀痛，但根据情况可用于乳癌和乳腺增生无明显乳房胀痛者，有明显乳房胀痛反可适当使用有促经作用的乙烯雌酚，但无论乙烯雌酚还是他莫昔芬均以一天一片为准。

578. 抓住了主要矛盾就抓住了事情的根本，所以诊断治疗寻找主症非常重要，主症一般是病人痛苦或有感觉的第一主诉，而不是化验检查和医生的套问，这样病人的主诉便是以主症定三元的依据，也是急则治其标的根本，而在医生的询问下病人的叙述和化验检查则作为次症或平症进行分析，在无急症或主症的情形下或主症已缓解平稳后便要缓则治其本，上中治上、下中治下、上中下治上。例如病人就诊时拿过来一大堆化验单，旧有肝炎、有胆囊炎，而无腹水，舌苔厚腻，病人主诉上腹经常胀满，依据主诉为主症则为胆囊炎而不是肝炎、肝硬化，依胆囊用下元散而不是依肝为中元主脏用中元散，这就是抓主症。

579. 有土便有藏，有水便有生，有光便有长。譬如沙漠再干也有种子、再深的土壤翻出也有生命，故脾主藏而不是肾主藏，肾主蛰，二者的区别在于脾所主静而不动，蓄势待发；肾所主动而不静，以现生机。脾土得肾水滋养则生发，肾水得心火温而化阴。所以治脾养生时要注意使心肾相交，心肾交则脾势旺，补脾亦即补肾，如男补肾药用的即是中元散。

心居上焦，重点是阳，故补心则补阳，阴中求阳，用上元散振奋心阳；肾居下焦，重点是阴，故补肾则补阴，阳中求阴，用下元散阳中求阴，调补肾阴。

不是心无阴，而是阴为血，故常曰心血而少言心阴，补心阴不在心而在胃，故养胃阴也即补心阴，如麦冬、五味子；不是肾无阳，而使阳为引，故常曰引火归元而少言壮阳，大火壮阳必空耗肾阴，一时好转，而后又竭，如世售性制品，故应分别心肾重点，阴阳互调，不可偏、不可单。

580. 感冒人群是一个阶段一个阶段的，哪一个阶段都是喉咙痛，哪一个阶段都是咳嗽，哪一个阶段又具有传染性，这种趋势与当时的自然气候有很大的关系。所以人与自然界息息相关，人除了摄生和治疗以外别无办法，注意饮食起居、有病及时治疗、树立良好的心态是与自然界和谐共存的基本原则。

581. 生命有很大的渐趋适应性，包括惰性、不良习惯、成瘾性，但一般的规律是由正性到负性易，由负性返正性难。生活中常说：“学坏容易学好难”、“从小偷针、长大偷金”、“由奢返俭难”、“生病容易好病难”、“上山容易下山难”、“病来如山倒、病好如抽丝”、“浪子回头金不换（也说明不容易）”。另外劳教、戒毒和改变长期的不良姿势和习惯都是有一定难度的，所以疾病是复杂的，治疗是不易的，从这一点讲，即使治疗对症病人也需有耐心，对于慢性疑难杂症服药时间（如三元散）至少应在一个月以上方能出现疗效。

反过来，人类的某些活动正是利用了生命的这种弱点，对动物进行了驯养和驯化，并在发出某个信息的驯化过程中及时给予其喜欢的食物，使其逐渐记忆和驯服，最终达到人性化的目的。

为此在生活学习中，当某个人特别是落后学生在做出某些成绩时也要采取鼓励，给予物质上的奖励，使其在脑海里逐步养成良好的生活和学习习惯。

批评和打骂只是一时的遏制，要想彻底改变必须多引导、多鼓励，使人性的弱点转化为上进的策略和办法。

582. 用进废退并劳逸结合解释了如何保持脏体青春的道理，也就是说有节制而不过度的活动包括劳动、锻炼、性生活等有利于维持人体组织的体积和正常机能，不致因萎缩而增生，正常行经卵巢不致萎缩，正常性生活前列腺不致萎缩，正常劳作和锻炼不致骨质萎缩，所以避免萎缩就是减少了增生，因为人体局部在遭受快速萎缩后便有可能产生代偿性增生，如骨质增生、前列腺增生、乳腺增生。

临床上常见卵巢萎弱→月经不利→乳腺增生，按乳与宫通从下治疗；缺乏正常的性生活→前列腺萎缩→前列腺增生，外肾从下治；缺乏锻炼→骨质萎缩变薄→骨质增生。适当锻炼并按颈治上、腰治下原则治。

583. 局部肿痛在牙齿（如龋齿、牙根炎）、牙龈（如牙周炎、牙龈炎、尽头牙发炎）；满口牙或牙龈不适则属于牙本质过敏症或虚火牙龈不适，不能全叫牙痛。

牙痛多为风火，又叫风火牙痛；牙龈多为虚火所致，如牙缝出血。风火牙痛不痛又痛、反复不愈者从风火清底，方用石膏 40 克、桑叶 9 克、地骨皮 12 克、细辛 3 克水煎服。

584. 三元散常规配合一天三次（上元散配大黄碳酸氢钠、中元散配合维生素 B_6 片、下元散配合维生素 C 片）；三元医疗（包括辅方配药）特殊配药一天一次（如房颤之胺碘酮、心肌炎之潘南金、降血脂之辛伐他丁、震颤之苯海索、降压之倍他乐克、止泻之地芬诺酯、利尿之氢氯噻嗪、胃病之西咪替丁、乳癌之他莫昔芬、抗过敏方、胆胃气热方、失眠方、胃方、气管炎方等），此仅限于三元医疗过程中的配合治疗，而其他临床中单独用药按说明正常使用。附：

过敏方：氢氯噻嗪1片、螺内酯1片、泼尼松3片、马来酸氯苯那敏1片。

胆胃气热方：大黄碳酸氢钠1片、消炎利胆片4片、马来酸氯苯那敏1片、艾司唑仑1片。

胃方：大黄碳酸氢钠3片、雷尼替丁1粒、维生素B_6片2片、泼尼松2片。

失眠方：胃复安3片、谷维素3片、艾司唑仑1片。

气管炎方：新诺明1片、大黄碳酸氢钠1片、氨茶碱1片、沙胺丁醇1片、氢氯噻嗪1片、螺内酯1片、泼尼松3片、马来酸氯苯那敏1片。

585. 人体内外环境的突发改变会激发人体的潜在机能，俗称应急反应，如献血后的自体造血；病理情况下称过激反应或排异反应或自体免疫病。而当内外环境渐进改变时人体会本能地走向适应，俗称适应能力如四季变化；病理情况下则因没有反应而生病如消化道和妇科的慢性出血导致贫血，甚则可形成慢性脏衰（慢性心功能衰竭、慢性呼吸性肺功能衰竭、慢性肾功能衰竭、肝功能衰竭、脾功能衰竭）、慢性腑弱（胃下垂、胃动力差、肠功能紊乱、胆囊收缩功能差、膀胱无力）。

病理情况下的慢性适应，五脏为衰竭，六腑叫动力不足。

586. 白天没精神需阴中求阳，用上元散（临时困乏为感冒或掉魂，散之则愈）；夜里睡不着需阳中求阴、中调脾胃，用中元散。

587. 肚里热不烧心，烧心在上腹，逆则治肾，用下元散；肚里热在中腹，肝郁者发之，用中元散。小儿食积肚子热亦然，肥儿丸推之。肝硬化肚大青筋也会肚子煦热，仿前泻之、发之。

588. 主诉心慌与心里不好受略有区别，心慌为上空，慌慌似有饥饿感，属于本虚缺血，从上治慌；而心里不好受属于房颤性质的轻震，属水泛标实，从下治颤。无论什么心脏病，其最终结果都可能产生心肌缺血，所以在心脏症状稳定缓解后都可以用上元散调理巩固。轻度冠心病或稳定期直接用上元散治疗。

589. 从中医上讲，血走上不走下，走下不走上，故下之不利则淤上形成乳房胀痛、乳腺增生，回复不利而淤下形成子宫肌瘤、卵巢囊肿。

这种乳与宫通、气血交叉的生理验之生活如怀孕后停经，哺乳期一般不行经，断奶后则月经续来。

从现代生理学上讲，雌激素有促经作用，孕激素有止经作用，也就是说孕激素如炔诺酮有对抗雌激素的作用，换言之，孕激素对抗雌激素，雌激素对抗雄激素，雄激素对抗孕激素。

根据上述道理，和三元中医则用有升提作用的中元散治疗子宫肌瘤、卵巢囊肿，用有引降作用的下元散治疗乳房胀痛、乳腺小叶增生。现代临床则利用孕激素对雌激素的对抗作用、利用炔诺酮的止经作用，用于治疗功能性子宫出血；利用雌激素对雄激素的对抗作用，用于治疗青春痘、脂溢性皮炎；利用雄性激素对孕激素的对抗作用用于避孕。

治疗乳癌和预防乳癌术后转移的枸橼酸他莫昔芬片不是孕激素但有类似孕激素的作用，故长期过量服用往往会停经或延迟，但由于其对乳房胀痛的特殊治疗作用，又因其副作用较大，故建议一天一片，并仅限于乳癌和乳房胀痛，而由于其止经作用不适于乳腺小叶增生，在乳房胀痛解除后也要及时停用。

590. 心肌炎分病毒性心肌炎和风湿性心肌炎，其区别在于病毒性心肌炎（包括细菌性）以闷和提气为主，心率可稍快，多在感冒后加重，感冒愈后其也好转，儿童平时只稍微有提气症状；而风湿性心肌炎则以风湿热为主，一般出现长期的低热并有心脏症状。普通心肌炎因其提气用下元散，风湿性心肌炎因其热用玄府散。所以从心肌炎心率稍快的角度看100次/分以下的心率多为心肌有某种炎症，需加以消炎；心率在100～120次/分之间的心动过速，心率在120次/分以上的可形成房颤。

冠心病和风心病的区别在冠心病的发病部位位于冠脉，胸闷气短，闷在下胸偏左；风心病的发病部位在心肌，稍闷提气，闷在上胸中部。另外冠心病因为血供不上可能会出现间歇早搏，除房颤外心率一般不快；而心肌炎则因为炎性刺激而心率加快，心率一般整齐；冠心病为阴剩阳位、胸阳不振，其症偏寒偏内（心肾），治寒从上（虚冠房颤为水凌心肺从下）；而风心则为外邪直中，风湿内侵，其症偏湿偏外，风湿从下。

风湿性心脏病既云风湿必顽固，其最大的特点就是瓣膜关闭不全，也就是说冠心在冠脉、风湿在瓣膜、心肌炎在心脏肌肉。风湿性心脏病因其瓣膜关闭不全而反流，血液反流的结果也会形成与高心一样的左心室肥大，严重时还会形成充血性心力衰竭而出现胸部饱满，这是需要如下程序解决：第一步，用净府丸半月泻胸治胸饱满，并晚服氢氯噻嗪、螺内酯各一片治充血性心力衰竭。第二步，用下元散2～3个月治瓣膜风湿，并配维生素C片。第三步，为巩固期，按先下后上的原则用上元散1～2个月养生调理。

由于净府丸的泻胸作用，凡胸部饱满者皆可预用净府丸泻之，如气胸、胸腔积液、肺气肿、充血性心力衰竭等，只是胸部饱满为征，此征可以是偏侧、也可以是双侧。

591. 白带是妇科外腔道炎症的标志，临床上下元抗炎也治妇科炎症，但主要针对妇科内在性的炎症，如盆腔炎、盆腔积液、附件炎、附件炎性包块等；妇科治中多因气，中元散也治妇科炎症，但主要针对妇科外在性炎症，如子宫内膜炎、宫颈糜烂、阴道炎等引起的带下，以白带为主诉特征；妇女外阴瘙痒是妇科的一种常见的顽固性疾患，从敏治疗，用玄府散，并外用泼尼松10片、马来酸氯苯那敏10片、氯霉素4支研调外用涂抹，可用之阴道浅内。

白带（外）、阴痒（敏）、腰腹痛（内）几症并全，有痒者先治痒用玄府，无痒者先治带，其次治腰腹，即根据并症不同按“外→敏→内”轴线治疗用药。

592. 下元散治酸、中元散养胃。具有养胃作用的中成药有逍遥丸、香砂养胃丸、养胃舒等，相比之下逍遥丸的调养作用更好。治疗以反酸烧心为主要症状的糜烂性胃炎时可用下元散加西咪替丁治疗，治疗以胃痛为主要症状的老胃病时，可用净府丸加胃痛（大黄碳酸氢钠片3片、雷尼替丁、维生素B_6片2片、泼尼松2片）治疗，治疗不敢吃什么东西就伤胃的胃排空延迟、胃下垂时可用上元散调理。

593. 血脂与血黏是两个概念，血脂包括胆固醇、甘油三酯、β-脂蛋白三项指标，而血黏度（通常说血稠、血黏、血黑）则包含了红细胞的聚集、弯曲、成串、互相黏附等。血脂可化验出，血黏则需做血流变。

血脂并不代表血黏，血脂与肾有密切的关系，也可能由于肾的排泄功能影响了脂质的代谢，类似尿毒不出，需通过下元散逐步排泄，并加以利尿。

血脂高主要容易沉积血管，形成动脉硬化，影响血管弹性，是高血压发病的基础原因之一，另一原因是肾阴虚。但血压过高或顽高初治时以解痉为主，按高血压标实治虚先上。血脂不引起血管内外水分的转移。

血黏度增高则是之前出现了血管内水质的病理性外移，水湿外移则上之头蒙、头昏，下之腿困，外之皮紧。腿困而不肿，皮紧而不胀皆为隐性肿胀，脾主隐性水肿从中，及至腿凹皮胀、外水肿胀，则为显性水肿肾主显性水肿。

总之，血脂在肾，血黏在脾，降脂从下，治黏从中。

594. 一个人机能失调以后可能派生出一种或几种不同的症状或疾病，这几种疾病有可能同在一元主治内，但不是本元内所有病证都会存在，一个人只是其中几种，特此说明。

595. 身体调理，重在大脑与性。脑萎缩容易痴呆，阳痿早泄容易早衰。从脑而言，脑病治下；从性而言，脾肾为本。中年补脾，老年补肾，此为大则。故中年用中元丹治早泄，老年用六味地黄丸加维生素E补肾水。

心有灵性、脑主思维，心脑一体。心肾相交，脑病治下，故有心病（如房颤、充血性心力衰竭）也治下。补心也即补肾、补肾也即补脑、补脑也即补心，循环相因，肾为根本，故下元散使用最多。

596. 就性别而言，男为阳、女为阴；就爱情而言，男为阳、女为阴；就交媾而言，男为阳、女为阴。

“阴阳者，天地之道也，万物之纲纪，变化之父母，生杀之本始，神明之府也，治病必求于本。”（《素问·阴阳应象大论》）说明阴阳是分析事物、处理事情、治疗疾病的根本。具体到性与爱的角度上讲，贯穿了阴阳及阴中求阳、阳中求阴的普遍规律。譬如男女搭配、干活不累的阴阳配，两情相悦的异性吸引，男欢女爱性交生活都是这种阴阳规律的具体体现。从这一点讲，同性恋就是一种畸形的不正常的改变，也可以视为生理性病理。

在这里要特别分析一下性生活的自然过程，以便退变时的针对治疗。男子性反应过程是一个阳中求阴的过程，一方面以性别为基础，阳求阴则为龙求凤；如若不然正常情况下你怎么不男追男、女追女呢？反之则为阴中求阳。这就是性爱。另一方面在性生活进行中，男子先勃起为阳，达高潮所射之精为阴（精），是一个由阳到阴的过程；而女子先阴道出现分泌物（爱液）为阴，达高潮兴奋为阳，是一个由阴到阳的过程。所以双方是一个阴阳的过程，自身也是一个阴阳的过程。

了解了性爱的过程，便可以指导欠缺的治疗。

男之病多早泄，女之病多冷淡。脾主统摄，故早泄从中；上元增促，故性冷淡从上，上元散为女补肾药。

早泄为能交不久，滑精为不交即流。早泄为阴稍偏盛而无大碍，只理肝脾、平调阴阳即可；滑精则阴盛于阳、色起即泄，此当用上元散阴中求阳，以阳配阴，以男敌女。

阳痿谓阳微，非体不壮，而是性阳式微，阴中求阳不济、治萎独取阳明不济，必须用参附大补，直起阳石，并予疏散生发，使其茂盛，后继用阴中求阳之上元散调理。阳痿不虑早泄，痿起见效。所以早泄、滑精、阳痿三症为一，只是阳不胜其阴的程度不同，早泄稍偏、滑精大偏、阳痿至偏。

女子性冷淡、女之高潮慢，缘于阴稍弱，由阴到阳慢，阴中求阳，用上元散，俗称女补肾药；及至阴道干涩而经绝，则阴血竭，必大补阴津，然有形之阴不能速生，仍需下元慢求，必要时性生活可借助人体润滑油。所以高潮难性冷淡、阴道干涩又是阴不胜其阳的不同程度，高潮难稍偏、性冷淡大偏、绝经阴道干涩为至偏。

性事所偏隐于局部，身无大碍，若无病症，不必强求，治也罢，不治也罢，全随人愿。

从养生调理上讲，正常人（主要指中年人）维持旺盛性生机能的诀窍是平时适量服用中元散以减少早泄，而在某次射精后又即时稍服上元散以滋精源。性生活是人生不可或缺的精神和身体的调节，适度的性生活不仅不会伤身，而且有助于人的信心，可以使人更年轻、更长寿。

597. 热胀冷缩和热气上升、冷气下降是自然界的普遍规律，但人体的正常生存却心交于肾、阳下阴上，表面上有违自然，而事实上是印符了“正—负—正”的异性相吸的自然原理，即自然阳上阴下（热气上升、冷气下降），人体却阴上阳下（肾水上济、心阳下降）。人以阳下接地之阴，人以阴上接天之阳，是谓正常。

病理情况下会上热下寒，实火出于肠，虚火出于肾，则与天地不交，有悖“正—负—正”自然规律，便滋生各病。

治疗宜泻之、引之，交通心肾，恢复正常生理情况下的阳下阴上的交通方式，则病可愈。

动物横向排泄、向后，人类纵向排泄、向下。把头、尾作为两极，人体作为高等生命，更接近自然界的异极结合的概念，故人身小天地、生命更高级。

由于重力的因素，下排更省力，横排则需要付出更大的代价，故动物的寿命往往不及于人类（龟寿鹤龄以及深海珊瑚特殊慢代谢生命除外，因为凡事都有特殊）。

598. 饮水为常、溺水为废、内水为媒。饮水要洁，溺水有毒，内水有变。饮入于胃，游溢精气，也就是说水分被吸收后，大部分作为内环境成为溶媒，少部分与营养成分结合成为阴津，溶媒有形、阴津雾露蒸腾、阴润布散，故《素问·经脉别论》说：“上归于肺……水精四布，五经并行。”这里所布为水津——阴津，而不是单纯的水。所以内水为动态的水、变化的水、营养的水，简单的讲就是上饮之水内经变化下排毒废。

童尿无毒，可以入药，成人之尿非环境所迫不可饮也。

水当制约于血管之内，贮存于皮肤、脂肪当中，大出血管容不足时，外之贮存内予补充；急性肠胃炎组织脱水，管中之水则外出弥补。所以说内水在血管、外水在组织，内外相济、互为补充。

然而，当心阳不振、脾肾失于温煦，脾肾阳虚，阴津生化不足，便觉作为溶剂的媒水多余，则泛滥为邪水（作为内环境的溶媒水为正水），具体泛法以水往凹虚为原则，哪里出现组织空间上微虚哪里就会出现水肿，“素盛今瘦，水走肠间，沥沥有声，谓之痰饮。饮后水流在胁下，咳唾引痛，谓之悬饮。饮水流行，归于四肢，当汗出而不汗出，身体疼重，谓之溢饮。咳逆倚息，短气不得卧，其形如肿，谓之支饮”。痰饮肠必虚，悬饮肝必虚，溢饮表必虚，支饮肺必虚，水凌心肺胸阳必虚，下肢浮肿肾必虚，面目浮肿心必虚，大头水肿脑必虚……视其虚处而治，固其本而退兵，后可利之。见肿利尿而不固其本虚之处必退之而后犯。

599. 为了节省费用，提高性价比，单纯性上火或炎症比较严重时在口服消炎的情况下，可肌注清热解毒注射液2支（4ml）；单纯性咳嗽（感冒症状不显著）者在口服药的支持下，可肌注硫酸卡那霉素1支、鱼腥草注射液1支（2ml）。没有鱼腥草时可用1支柴胡注射液代替，柴胡、洁霉素还可用于感冒鼻塞。

氨基比林注射液只用于退热和止痛，不用于鼻塞、流涕、咳嗽等一般感冒症状，试图利用其发散达到透鼻、止涕、止咳的意欲是不理想的，不若酌配甜茶或中药。

600. 一方水土养一方人，异地而居或有水土不服，但习惯成自然，过些时候会逐步适应。习惯成性便为瘾，如嗜赌成性、酒瘾、烟瘾、毒瘾、戏迷、棋迷，不适应时需要时间，戒瘾时需要意志。

水土不服时多在肠胃，或容易感冒。若有水土不服，暂用中元散调理，因中元主脾土，逍遥丸调之也效。

601. 凡有固定时间规律者，用玄府散。如每至五一左右犯头痛，每至便后腹部绵痛等。从玄府治疗缘于上元所主，心肺原本就有固定节律（自律性），而有固定时间规律的疾病一般都具有某种过敏性，故又从上辅玄府散。

602. 吃、哭、笑乃人之原始本性，色、壮、力乃人之成长本性，贪为、习气、阶级乃后天之教化。良好身体加之教化形成儒雅气质、成就你我前程。

一个人可以有目标，一个人可以有作为，但切忌无限投入。因为事业是子孙的接力棒，只要人人能成就一点波光，那就是大海，那就是太阳。

603. 用无数药治无数病不如用有数药治无数病，用未知药治未知病不如用已知药治未知病。五脏六腑一定，气机运转一定，三焦分化一定，万变不离其中，万病不出其变，三元为纲，西学为网，三元辨治，纲举目张，宏观制法，细微取效，简约之法，推而广之。

604. 临时病临时治，顽固病顽固治。临时发生就不用考虑慢性复杂性疾病。

感冒可引发许多疾病，会诱发许多疾病，会影响许多疾病。如果是全科门诊，那么基本上感冒占居了临床疾病的一半。没有哪个人能完全治好感冒。

605. 急在心、痒在肺。心主血，血不足养则发急，俗话说心急火燎，临床见脑血管痉挛合并心肌缺血心急、两腿肌肉津血失养夜里腿急，凡急皆从心治，上元主心、用上元散；肺主皮毛，气不达皮则痒，俗话说肺风发痒，肺症见风疹发痒、过敏性皮炎等，凡痒皆用于自体免疫皮病苔藓化。

606. 抖在脑，抽在肝，惰在脾，摇在肾。抖为震颤，震颤为头与四肢高频率地抖颤，其病变多在脑黑质，如帕金氏病，脑病治下；抽搐多为筋脉失养，肝主筋，故抽搐在肝，先承气泻火，后用中元散调理；懒惰懈怠、下肢困乏无力在于脾湿，湿滞肌肉则困，也用中元回湿；摇摇晃晃不抖，只是头重脚轻、重心上移、走路侧斜，摇晃由乎晕、头晕为水治下。然则大晕从下、小晕从上，颈性小晕走路不稳，按颈治上处理。

607. 下肢神经压迫则痛，如坐骨神经痛，一般单侧。下肢有水则肿，有湿则困。水治下，酸困在肝脾，肝为酸、脾为困，酸困治中。

水湿本一邪，湿多时为水，水微时为湿，故曰显性水肿为水、隐性水肿为湿，显性水肿需另加西药利尿，隐性水肿（湿）无需专利，只需三元常规用药。

608. 有人有结肠炎，有前列腺炎，又有腹股沟部疼痛，按结肠炎用中元散治疗后大便恢复而腹股沟疼不解，按前列腺炎治腹股沟疼痛也不解，这时应有灵感，无论有无股骨头坏死，在他症好转而腹股沟疼痛不解时，考虑股骨头因素用上元散都不为错，再者按上中下治上的整体调理原则，结肠炎治中，前列腺治下，股骨头治上，也应用上元散。其实此病人后用上元散而愈。

从这一点上讲，在出现多种疾病和症状时，有的为陈旧性，有的为现症，有的却按新病旧病俱处理不下来，便要思考是否另有原因，也就是说查出的不一定是现在的痛苦，已有的疾病也不一定是另外症状的根由，只有在治疗过程中区分对待，斟酌治疗。总之藏象相因，凡此治时不下，必不对症、另需辨治。

609. 由内脏（如肝肾）引起的下肢肿胀一般是对称性的，所以单侧下肢肿胀不在内脏。单侧下肢肿在血管、单侧下肢疼在神经。

与内在有关的老年性脚肿（水肿）是自下而上，而血栓性静脉炎引起的肿则在小腿而脚可不肿（自上而下）。

虽中元主静脉、下元主动脉，然下肢血栓性静脉炎肿胀明显时也按“水治下”治疗，至病情缓解或不肿稳定后，或轻度静脉炎不肿时，再用中元散巩固或治疗。

下肢丹肿（丹毒）肿一片，火肿充血、按之无坑；下肢水肿肿一圈，水肿淤塞，按之凹陷。

610. 胃酸稍多则胃热，胃酸又多则烧心，胃酸更多则泛酸。所以胃热→烧心→泛酸，只是胃酸程度的进一步，而泛酸为逆，逆则治肾。单纯烧心通降即可，烧心泛酸引火归元。

611. 常见忌嘴有，肠胃忌寒凉，因凉伤胃；皮肤忌酒，因酒串皮；疮疡忌辛辣海鲜，鲜辣助火。

抗生素能输不肌注，能肌注不口服。输液只是应急，口服大多伤胃；激素正好相反，激素是能口服不肌注，能肌注不输液，因为注射易红脸、输液易失眠，只有在长期口服的情况下才会淤肿虚胖、满月脸。

612. 外阴瘙痒多有白带刺激引起，但单纯白带（包括黄带、红带）用中元散；外阴瘙痒用下元散；而外阴瘙痒并习惯性便秘者用玄府散。

维生素 C 注射液冲洗阴道用于内在瘙痒，泼尼松 10 片，马来酸氯苯那敏 10 片，氯霉素 4 支调研外用（包括浅在阴道口部）用于外在瘙痒。但事实上既云外阴瘙痒，那么后者更常用、更有效。

613. 凡外疼严重者，可用小儿氨芬黄那敏颗粒 2 包、复方锌布颗粒 2 包冲服，一天一次，连服 2～3 天，能迅速缓解。外疼如关节剧痛。

凡内疼严重者要区分对待，急腹症诊断不明确者慎用止痛措施，以防掩盖症状，延误病情。而局部的位置与诊断明确的疼痛（胃除外）可用甜茶（小儿氨芬黄那敏颗粒 3 包、阿咖酚散 1 包冲服）并服芬必得（布洛芬缓释胶囊）、去痛片 1 片（因阿咖酚散、去痛片刺激胃，故需要用时单服小儿氨酚黄那敏颗粒 3 包，另服西咪替丁或雷尼替丁）。

非甾体类消炎止痛药如布洛芬片、吡罗昔康片、吲哚美辛片、双氯芬酸钠肠溶片、萘普生片等都有点刺激胃，所以胃比较好的年轻人可临时配服非甾体类。老年人则因胃弱或肝肾功能不好而慎用。

614. 长期拥有的诀窍是给予而不要全部给予或投入。化解痛苦的诀窍就是一旦失去时要勇敢地放弃。

615. 单纯疱疹一般源于感冒热毒，多出现于不自觉感冒或感冒愈后，好发于口周；带状疱疹多源于肝胃热毒好发于胸肋及他部。带状疱疹结痂脱落后暂留稍微刺激感不属于后遗症，是神经末梢受到某种影响，需要恢复时间。带状疱疹的后遗症多因于治疗不及时、不对症或出现严重感染而病毒破坏了末梢神经，使得自始自终存在神经痛，也就是在结痂脱落后仍长期存在皮痛。

中元散可及时治愈带状疱疹，而很难处理后遗症。

616. 心病脸肿、肝病眼肿、肾病腿肿，末梢循环不好脚肿。及至水泛，上焦胸水、中焦腹水、下焦尿毒症（事实上传统中医往往把肝肾作为下焦，故肝硬化、尿毒症后期俱出现腹水）。上水泛滥胸面帽肿，下水泛滥腿肿全肿，及至严重，上泻肿用净府丸、下利水肿用下元散。平常眼肿调肝脾用逍遥丸加服氢氯噻嗪、螺内酯，平常腿肿用下元散加氢氯噻嗪、螺内酯治疗。上下具有肿通按外水肿胀用下元散调理。

逍遥丸疏肝健脾，是解决肝脾失调轻症的有效方剂。

617. 青少年心脏不好，一般为心肌炎，少数为先天性；中老年心脏不好一般为冠心病，多数伴有高血压。

618. 青年人易感冒，因其体实每早服维生素 E 胶丸 3 粒、维生素 C 片 3 片即可，连服 20 天；老年人易感冒，因其体虚需中药上元散调理。

619. 局部不适而原因不明，桴鼓不应，可按解剖部位对应治疗，即使检查正常。如腹股沟部位的股骨颈、会阴部的前列腺。

临床上许多重症发生于上焦，如心脑血管疾患、糖尿病等；许多危症发生于中焦，如各种急腹症；许多怪杂之症多发生于下焦（包括腰以下之下腹、盆腔以及躯体与下肢的连接部腰胯、下阴），如股骨头坏死、妇科杂症、前列腺炎等。

620. 小孩一般不量血压，又不存在心脑血管疾患，故其述头晕时，应是有点受凉或感冒，也可能是胃中不适引起的头蒙，小儿误述头晕，此时应告诉家长按感冒服杯甜茶观察观察，有胃腹症状时予以消导即可。

621. 近视由乎画屏闪烁，且多发生于发育阶段的青少年，所以如果糖尿病是富贵病的话，那么近视眼就是文明病。不然过去煤油灯下近视反而不多，及至成年发育停止，便不会更加近视。所以青少年要注意保护视力，不要过度贪恋电脑、电视等，需要治疗时除了眼睛休息外，可用中元散疏理肝脾、平调阴阳，因为肝脾是自主神经的主体，也符合肝窍于目的对应关系。

622. 生病得治，平时得调，平治结合，始能久安。

623. 病有演化穿插，演化一条线，穿插为又生他病。例如感冒→气管炎→肺气肿→肺心病；高血脂症→动脉硬化→高血压→冠心病；胆囊炎→胃炎→结肠炎等，知其演化治未病，知其演化治其先。

有些疾病在发病和治疗过程中，有时由于身体失调或另受伤害而产生与原病不相关联的疾病，使雪上加霜，这叫并病，并病不是并发症，并发症是在原病基础上派生的症状（不是单独的病），如肝硬化并发上消化道大出血、糖尿病并发眼底动脉硬化等。

624. 高血脂与高血黏是两个不同的概念，高血脂是血中以胆固醇为主要指标的血脂升高，而高血黏则是血液中红细胞之间黏滞成串、弯曲变形。

高血脂由乎上心，平时脂肪贮存于皮下，既可以保暖御寒，又可以作为脂肪代谢的补充进入血液，这个过程是脂肪燃烧的过程，是一个动态的平衡。心火亢进则脂肪燃烧入血过度遂血脂高，治时宜从肾引火归元，用下元散，故曰下元降脂。

高血黏由乎下肾，正常情况下血细胞像电子一样相互之间保持一定的距离而行使各自的机能，所谓各司其责，分工合作，但在病理情况下如肾水不足，红细胞上的电荷可能发生改变而黏附成串，这时宜从心赈济肾水，用上元散，故上元降黏。

故高血脂症为上病治下，高血黏症为下病治上。血脂高易引起高血压，血黏易引起头蒙、下肢困乏。

625. 药不对症难见效，对症应在 5～7 天，慢性病可以观察半个月以上，如果半个月仍未见效（指有自觉症状者，白癜风、白发、甲癣等缺乏自觉症状者除外）应视为不对症，需调整。

药不对症的另外一项指标是不但不治病，反而起副作用，病人服后会感觉不适，所以确定是服药后不适者很可能药不对症，须立即停药，另行调治。

由于化学药品的不良反应较大，所以化学药品在治疗过程中可能会有说明范畴内的不良反应，一般不属于不对症，只是需要适当的配伍以提高疗效、减抵其不良反应。而中草药的不良反应相对较小，在使用过程中一旦出现了明显的副作用则大多源于不对症，应十分清楚。

626. 妇科炎症分三大类，各有分治，外在性炎症（子宫—宫颈—阴道）外炎治内用中元散；内在性炎症（盆腔、附件、输卵管）内炎治外用下元散；阴痒明显或并便秘者用玄府散。

妇科炎症大多与食凉下寒有关，下寒包括外之（子）宫寒和（盆）腔寒，外在性的妇科炎症如阴道炎并不影响正常受孕（因阴道炎按经、溺下行而言为外腔道之下源），而下寒之症（比如腔寒和宫寒）则会降低妇女的受孕率，为此，某些排除输卵管不通以外的不孕症也应从寒治上，而不是一味地消炎。

627. 真正的胃病应当有胃痛，凡胃不痛者为他症。从症状上讲，他症可以表现为胀满、不适、胃中难受，从根源上讲，肝胆、脾胰的影响俱可表现胃症，尤其肝胆，胆多胃胀、肝多肋撑（脾胰则表现下腹胀满、泄泻），所以临床遇有胃症分其痛与不痛，究其根源而治。

凡胁肋撑胀而大便不下者必肝肠循环不畅，易致黄疸如黄疸型肝炎、阻塞性黄疸；凡胁肋撑胀而大便溏泻者必肝强脾弱，易致水停（如肝硬化腹水）。

628. 能食不能化病在肠（脾），能化不能食病在胃，所以能食者胃的问题肯定不大。纵然查出有重度糜烂性胃炎，那么病根肯定不在胃，在胃则不能食，至于胃热消谷、甲亢能食、中消食多也不能代表病就在胃，所以痛与不痛、食与不食判断病是否在胃（指病之根源）。

胃之病依解剖分胃上口贲门、胃体和胃下口幽门三部分，其病也分为胃体炎、贲门炎、幽门炎之类。

人体有许多囊性器官如胆囊、膀胱、胃、子宫等，大多具有腑（包括部分六腑、部分奇恒之腑）的泻而不藏的特点，既泻必长有通道，这个通道十分重要，如果此处发炎比囊体内病变更为严重，因为囊体内有回旋的余地，如胆结石、膀胱结石平时可以不痛，但结石如下移到胆管、膀胱口则会非常疼。另外，腑器出口本小，如果发炎水肿则会更小，在容物通过时阻隔疼痛。如贲门炎水肿、幽门管水肿等，所以贲门炎、幽门炎比单体胃炎更值得注意。

贲门水肿不能食或食不下，幽门水肿能食或食入即吐。

629. 虽然大多数化学药品在其说明中列举了可能的不良反应及其注意事

项，但在对症规范短时间使用的情况下除过敏因素外是不需要考虑其不良反应的，只有在长期使用的情况下（如激素、影响肝肾的药物、刺激肠胃的药物），才可能产生现实的不良反应。故化学药品一般不主张按疗程长期服用，即使需要也要间隔一段时间再服，特别对一些不良反应比较大的药物如灰黄霉素、激素等。

老年人由于肠胃不好、肝肾功能退化，所以在使用三元散治疗相关疾病时如果不是特别需要尽量不配西药。

630. 感冒相关症状需要肌注时，建议咳嗽（可能有痰）用硫酸卡那霉素1支、鱼腥草1支（没有鱼腥草时用柴胡1支代替）；鼻塞用氨基比林2支、洁霉素1支；流涕用柴胡1支、硫酸卡那霉素1支。从以上可以看出痰、涕、塞俱未用激素，因激素淤上、有水钠潴留作用；感冒冷、热、疼、困者用头孢唑林钠1支、氨基比林2支、地塞米松2mg，以疼用激素也。

小儿原则上发热不超过38℃不打针，另外由于小儿机能发育尚不完全，故抗生素可适当口服而少肌注，故一般用柴胡1支、鱼腥草1支、地塞米松1支肌注，此配方容易吸收、副作用小。

631. 多发性肌炎、复发性口腔溃疡、习惯性便秘、多发性毛囊炎等这些毛病共同的特点是具有多发性、反复性、顽固性和抗拒治疗性，而且具有某种过敏性质（此类疾病重敏不重炎，用中不用西，而鼻炎、哮喘、中耳炎既有敏又有炎），故用玄府散治疗。

临床有三类难治的毛病：风湿病、自体免疫病、内源性过敏。风湿包括风湿、类风湿关节炎，局限于外在关节，也可能牵及全身，多用下元散抗风湿治疗；自体免疫病包括银屑病、红斑狼疮等，亦用下元散抑制解利；内源性过敏比较复杂而且常见，除了上述多发性肌炎、复发性口腔溃疡、习惯性便秘、多发性毛囊炎外，还包括过敏性紫癜、荨麻疹（湿疹需用中元散收湿，痒时加止痒措施）。

632. 燥本有上、下、内、外，但临床上只言上燥、下燥、外燥，何也？燥在内人不意识为燥，只云某病，如内燥之肝硬化、肺纤维化、脑萎缩、卵巢早衰等，所以内燥本分上、中、下，按各症三元辨治。

上燥多指头面五官之燥，所谓的干燥综合征多指上燥，如两眼干涩、口干舌燥、夜里渴醒。上燥在脾，宜升津，脾主升清，用中元散。

升津不如布津，外燥与下燥俱在肺，肺主宣发，布津于皮，故肺主皮毛；肺肃降行津于大肠，故肺与大肠相表里。外燥在皮，由乎肺热，故用净府丸泻肺，如银屑病、糙皮病、鱼鳞病；下燥由乎肺虚，故用玄府散调肺，如习惯性便秘、外阴干燥、阴道干涩。

复发性口腔溃疡和中年顽固性脂溢性皮炎在常规治疗不效时（包括三元

治疗）可加服免疫抑制剂甲氨蝶呤，每晚一片。甲氨蝶呤还适用于苔藓类皮病。由于甲氨碟呤的不良反应只限于病情顽固他治无效的个别皮病，决不可随意扩大、随意乱用，决不可当作效药常规使用，切记！

633. 治疗有程序，一步一步来，病不至此，治也不至此，病在一定程度治也在一定程度，所谓水来土掩、兵来将挡。例如：治感冒的程序是：小药→注射→中药，但感冒未至拖延（感冒后遗症）不会一开始就是用鬼门煎；治过敏的程序是：抗过敏方→玄府散→净府丸，银屑病开始即为笃，故又径直使用净府丸。又比如口服→肌注→输液，能口服治好的不肌注，能肌注治好的不输液，但高热急症必须输液的又当即行输液。

634. 糖尿病以吃多为发现，前列腺以尿勤为发现，甲亢以很瘦为发现，冠心病以扎扎痛为发现。各有预兆，人多不知，咨询就医，医也不必恫吓。

素体健壮，一段时间饮食不好而无难受者建议其查肝功能，一段时间精神不好而困乏无力也无涕泪者必有隐性外感，此两者隐匿而常见，作为提醒。

635. 激素是现代医学不得已而为之，除了日常疼用激素外，泼尼松的使用多用于急重病症的应急控制，如肾病大量蛋白尿，而不用于慢重症，因为激素一旦用上就撤不下来，在症状得到控制必须缓慢逐步减量方不致引起症状反跳，如果滥用或泛用激素不但于病不利，反而会掩盖致使病情潜在发展，越治越重，不敢停药。

636. 用药如用兵，治病如打仗。一些复杂的疾病必须有明确的指导思想，大路不对必不能治，治也不效，效也不好。

637. 具有过敏性质的毛病有鼻炎、哮喘、中耳炎等，这些毛病既有敏，又有炎，故肝肾功能正常时在三元医疗支持下配用：大黄碳酸氢钠 1 片、新诺明 1 片、氢氯噻嗪 1 片、螺内酯 1 片、马来酸氯苯那敏 1 片、泼尼松 3 片，晚服一次。

638. 关节痛的形成不外乎累着、凉着、外伤。外伤多发于脚脖，累着多发于腰部，凉着多发于膝盖、肩膀。

外伤都是当时不疼过后疼，当时不重过后重，故伤后应有心理准备。

639. 有些慢性炎症平时就有，只是没有症状，而在新感诱动伏宿时才会犯病，如受寒引动气管炎哮喘、上火引动中耳炎复发、再行经诱发外阴瘙痒等等，急性发病时可以使用抗生素，而经常发病者平时则需要三元调理、下元抗炎，以解决慢性炎症根源。不解决平时，而犯病永无休矣！

640. 服药尿浑必有药伤肾，特别是小儿。突发尿浑时应及时停服可疑药物，并多饮开水即可，一周后仍不恢复者，急服泼尼松解之或到医院就医。

乳糜尿者，也可仿浑口服泼尼松。

641. 春捂秋冻只是顺应时令，提高人体的逐步适应能力。但春捂不能大汗，秋冻不能受寒。

在生理可调范围内，也可挑战极限。人体都有逐步适应的能力，这种能力开始必须规范强迫，而再过一段时间后才会慢慢适应，形成习惯，所以随遇而安只能维持现状，挑战极限才能走向成功。

极限的挑战包括生理极限和持久耐心。生理极限是一时的冲刺，多出现在体育竞技和生命灾难中，是即时侥幸成功；持久耐心则是毅力的比拼，如论持久战、十年铸一剑、铁杵磨成针、十年寒窗、著书立说等。

极限挑战可以一夜成名、一夜暴富，利于己、偏于财，如拳王赛，然不持久，山外青山楼外楼，即是成名者很难永久流芳；持久耐心难出成果，但一旦成功则可流芳百世，利于世，偏于名，如哲学思想、《内经》《伤寒论》等。

642. 单纯贫血或普通贫血只是红细胞偏低，如果包括红细胞、白细胞在内的全血减少则可能为再生障碍性贫血。普通贫血在营养，建议其加强饮食调配，适当服用贫血制剂如维生素 B_{12}、叶酸、硫酸亚铁等；再生障碍性贫血则骨髓造血退化，治宜上元增促。

血液有形成分中红细胞、白细胞是两个重要的组成部分，血液病也以此而分，单纯细胞减少为贫血，全血减少为再生障碍性贫血；单纯白细胞增多为炎症，全血增多为白血病。

败血症又称脓毒败血症，多有脓毒疖肿挤压史或高热，血象单纯性非常之高，常超过 2 万 U 以上，实际上急性化脓性阑尾炎的血象异常高也是一种轻质的脓毒败血症。败血症治同消炎，只是需要另加解毒。

643. 不是号脉都需要开药，号脉只是为了了解一下身体的情况和趋势，讲一下身体的略有所偏和注意事项，如无明显症状可以不开药。不需要开药时，不动员其吃药，就是好医生。

644. 病最终加剧成为死症原因有三：一为不治之症，得之不能治，如癌症、艾滋病；一为不重视，迁延加剧，致不可逆，如肝硬化、慢肾衰；一为投医不对，治不得法，延误病情，最终加剧。所以遇有慢重不去治者死，不能治者死，治不住者死。

645. 胆之症在单侧右胁肋痛；肝之症在双侧胁肋撑胀；胃之症在上腹胃嘴疼；脾之症全腹胀满。

上胸饱满单侧为气胸，双侧为肺气肿；下胸不适，单侧（左）为心脏，双侧为胸膜。除心脏外俱需泻胸治疗。

脾胰本身不易生病，脾受肝影响如肝硬化脾肿大，脾之病不在脾而在肠。脾破可修补、脾大可切除。脾脏本身并不重要，脾的机能非常重要，所以脾胃后天之本。胰不病则已，一病则危矣！如急性胰腺坏死、胰头癌。

原则上人体脏器不可或缺，但现代手术学经常为了救急而切除或部分切除某些脏器，人是一个整体，所以，当某个脏器被切除后，虽没有了实质，但其功能仍代偿性存在，比如胆囊切除了，但胆的功能仍然存在，也可能被肝与胃代偿，治疗胃病时仍然需要考虑肝胆的影响。

646. 鬼门煎多用于三五天或十天半月的鼻症与肺症并存的感冒后遗症，而儿童干热不流鼻涕、不热又热、输液三两天不下，为食热，当清气消食，或服肥儿丸一次，或用淡竹叶 6 克、生石膏 20 克、麦芽 3 克、山楂 3 克水煎服。

647. 体质强壮的临时毛病输液三天不见效者为不对症，如果说输液 7～10 天才好，那不是你输液治好，而是自身熬好了。人体在某种不严重毛病后，会缓慢地逐步地调集自身的免疫能力（抵抗力）去与之抗争如持久战，正气日盛、邪气日减，故自愈。但无论用药是否对症，必须积极治疗。

648. 口鼻周围不均匀、不规则散在指甲盖大发红鳞屑，还稍痒，属于肺胃热盛，用净府丸加甲氨蝶呤。此症诊断为干性湿疹，干有鳞屑、湿疹则痒。下颌部也为湿疹（羊胡疮）、脂溢性皮炎（下颌部）的好发部位，但湿疹本身起疱流水而无癣皮；脂溢性皮炎均匀散在而并上额痘疹。

649. 青春痘、青春痘，顾名思义是指青春发育过程中由于内分泌雄性激素分泌过剩而引起面部陆续痘疹，影响美观的一种生理性病理，治疗多用下元抑制并配适量雌性激素以示对抗。

有至中年，已三四十岁，突发上额、口周痘疹，形似痤疮，破出白粉汁，按青春痘用下元散治疗效果不甚理想，那么应依“青年多炎、中年多毒、老年多虚”的原则用中元散抗病毒调治。所以同是痘疹白粉汁而年龄阶段差异甚大，与青春痘之青春二字不合，试治疗效不一，故最终同病异治而各取效。

650. 凡热必有感、闭气不下。此感无涕泪时人多不知，直曰食热、掉魂，除不知食热、掉魂也继于感，因无感症而常不曰感。所以无论有无感症，热必有感，治加感药，轻疏预防，决不能光治热消炎，坐等热退感显，又鼻塞咳嗽而自叹老也不好，寻思怎么会才不发热又出现感冒呢？除不知当时热时已经有感，怎么会是现在感冒？故儿童高热时用头孢唑林钠、氨基比林、地塞米松肌注消炎退热治感冒，后用药消导清解。急性高热时用氨基比林紧急退热，热不太高而迁延者用柴胡和解。

651. 麻杏止咳糖浆因有麻黄常用于小儿余热未清（略热）而咳嗽者，川贝枇杷止咳糖浆加鱼腥草注射液常用于小儿不热而咳嗽者。

652. 痔疮、脱肛都会出血，但痔疮疼、脱肛不痛。阑尾炎及痔疮反复发作者必须手术，只是阑尾术后不再复发（阑尾术后黏连除外），而痔疮术后常有复发性。所以阑尾初犯时输液一周，并处一周下元散巩固降低其二次反复性；痔疮术后必须口服一个小疗程（20天）中元散才能避免以后再长痔疮。

根据成年人体组织（包括某些病理组织）生长的缓慢性，其转移复发的期限多在2年左右，如乳癌根治术后2年多会转移至另一侧乳房；痔疮术后在不用中元散的情况下2年也会复发重长；尿路结石碎石术后在不用下元散巩固治疗的情况下1~2年有复发现象。所以特殊疾病的治疗在临床痊愈后或手术后应实行巩固治疗，以防复发。

653. 针刺（灸已少用，现针灸多指针刺）的止痛作用比较好，而消肿的作用比较差。所以脚脖扭伤后踝肿长期不消者用制川乌25克、制草乌25克、丹参30克、鸡血藤30克、柳树枝1把、艾叶10克煎水外洗，一剂药洗三天。此方也适合于膝关节肿痛、手指关节变形风湿疼痛，肩关节疼痛时用火酒洗一周，一天一次。

654. 有一份恶寒便有一分表证，有一份发热便有一份炎症。发热分高热与低热，高热常发生于感冒或特殊脓肿（如臀部脓肿、肝脓肿、肺脓疡、化脓性阑尾炎等），而低热比较复杂，有些低热属于感冒后遗症；有些低热属于血象升高；有些低热属于肠道燥结；有些长期低热在并发特殊症状或检查支持下可能与结核、肿瘤有关，故一定依临床而定。

655. 螺内酯行内水（氢氯噻嗪行外水，内水如肝硬化、腹水等，外水如水肿），治囊性结节（如前列腺肥大）、特殊心跳。螺内酯不可久服，久服反而有引起心慌的可能；氢氯噻嗪不可过量，过量则头晕。

螺内酯可大剂量但不可久服，氢氯噻嗪可久服但不可过量。

氢氯噻嗪为排钾利尿剂，螺内酯为保钾利尿剂，用于水患时二者常常同时服用，以减少导致电解质紊乱的可能性。所以需要运用时，一般晚上各服一片，试用于减肥倍量。

656. 彩色B型超声肝胆检查所报告的肝内钙化灶有两种解释：一可能是隐匿结核自愈钙化，二是肝管结石的可能，要结合临床症状具体分析。治疗按中元主脏处理。

657. 结肠炎腹痛严重者为气不下，用下元散行下肠中之气，并加服激素，痛用激素；结肠炎泄泻严重者为气急下，用中元散两收气泻，并加服地芬诺酯；一般情况单服中元散。

青壮之人为加快疗效可配合特定药物，而老年人身体复杂，治疗不图快，单服三元散。

658. 为医有风险，故有八不治：要保证者不治，顾虑大者不治，老衰者不治，易敏者不治，妊孕者不治，不见病人者不治，恶病质者不治，不善者不治。为医当拒则拒，不拒反成祸事。门诊不治，可到医院。

659. 口中血证分吐血、咯血、咳血、齿衄四种。吐血出于胃，胃中急迫，腥恶而出，多见于肝硬化上消化道大出血（肝硬化上消化道大出血因血量大而吐于上；胃十二指肠溃疡出血因血量少而便黑于下）或气急（气得大吐血）；咯血出于支气管扩张，因咯而得名，可以是纯鲜血，也可以与涎并生；咳血多与痰并存，痰带血丝，多见于肺结核或燥咳。

上消化道大吐血多有明确的肝硬化病史，不咯不咳、急迫而出；咯血因咯而名，病在支气管，声出于下之喉；咳血因咳而名，病在肺，声出于下之气道。另有咽痛吭血出于咽，多系急性咽炎、咽干燥裂、毛细出血，以咽痛有时为特征；而平时咽喉不利、吭吭吐黏者多为慢性咽炎，此不带血。

660. 利用心肾相交的理论来解释人体的生理、病理和治疗。

从生理上讲，心肾相交表现在人体顺应天地自然，心火下降于肾接地之阴，肾水上济于心接天之阳，天人合一，心肾交配，完成人体阴阳的变化。气机的升降出入便围绕这个轴心展开，肝脾随肾而升，肝木得肾阴（肾水）涵养而生气、脾土得肾阳（实为心火）温煦而升精，所以肝脾失调又是肾之阴阳失衡，阴虚阳亢则肝强水不涵木，郁而强；阴盛阳衰则脾弱，心火不温，衰而弱。肝强脾弱多，土壅木郁少。

心火下行赖肾之纳，如地之引力，使上之下谓之纳；肾水上济赖心之吸，使下之上谓之吸，如吸沙抽水。所以肾有纳下作用、心有上吸作用。一吸一纳，水火相济。

肺胃随心而降，故肺胃同司肃降，肺主肃降而通调水道，胃主肃降而通调食路。心兼肺胃，气血相因。

从病理和治疗上讲，心火不降而下寒积液，上病治下，使肾纳下；肾水不济则虚火沸腾，下病治上，使心上吸。所以，引火归元治下寒而不治上热。虚火在心需用玄府散治心兼散肺，实火在胃承气茶泻之，下元散引火归元对下寒不对上热。

虽曰心肾相交、水火相济。但肾之阴为常、肾之水（上泛水）为邪，如水凌心肺之房颤、哮喘，肾阴不济者从上吸之，肾水上泛者从下利之；心之阳为常、心之火为邪，水可上泛，但火性炎上不犯下，肾无火病皆为寒，如肾功能衰竭，从下引之。

661. 女有经症者以经症为指征用药，如月经一天即过按闭经倾向从上治疗。无虑他症，但要求用药不影响他症。

662. 临时性失眠为上火或心里有事，用西药失眠方，无需中药调理；而顽固性失眠则需中药调理，但用西药难愈。

663. 风湿性心脏病是心脏病中最严重的一种，但按下法能够治愈：第一步，用净府丸配氢氯噻嗪、螺内酯半月泻胸治憋闷；第二步，用下元散 2～3 个月配维生素 C 抗风湿，第三步用玄府散 1～3 个月巩固疗效。

反过来讲风湿性心肌炎有长期低热者从敏用玄府散治疗，单纯性风心直接用下元散治疗；胸中憋闷者无论是否为风湿性心肌炎都可用净府丸缓之。

664. 在三元医疗实践中发现三元主辅也有归经：上元散归心，上辅玄府散归肺，鬼门煎走皮；中元散归走肝脾；下元散走肾与脑。承气走胃、净府走肠。

由于脏腑组织的连属性，故疾病一方面要考虑脏腑组织的对应关系，另一方面要分析脏腑间的机能关系、相关影响，按症状、藏象分清标本缓急，寻根治疗。

665. 从烧伤及偏瘫的愈合情况看，脸比下肢好得快，下肢比上肢好得快，上肢比手好得快，所以偏瘫后遗症往往手肘勾僵。

666. 临时烧心是食积、饮食引起，承气下之，并服胃方（大黄碳酸氢钠3片、雷尼替丁1粒、泼尼松2片、维生素B_6片2片）；长时胃酸，或有反流性食管炎已演化及肾，故“逆者治肾”，用下元散。

667. 肺失通调而肿外，肾水上泛则肿下。然肺为水之上源，肾为水之下源，下源不利必及上而影响全局，故水治下。

从仲景《金匮要略·水气病脉证并治》：腰以上肿汗之，腰以下肿利之。可以看出腰以上肿汗之在肺，肺失通调则腰以上肿；腰以下利之在肾，肾主水不利则腰以下肿。

验之水利，水大加堤，再大泛滥必疏浚下游河道。下游肾也。

668. 规则性的二月一次月经可能属于正常，但一月二次是绝对不正常的。不规则的月经大范围后错或几个月不来按闭经用上元散处理。

669. 手足许多汗疱疹可用复方苦参水杨酸散浸泡，并忌凉水洗手足，严重者手服承气茶、足服净府丸。

手体皮肤刺瘊用刺瘊贴膏（斑蝥10克、乳香2克、没药2克，醋调硬膏外贴）每次一个对时（24小时），足部单发老茧或鸡眼，由于足底角质较厚，贴用刺瘊贴膏每次2个对时（48小时），需要重贴者，建议每周一次。首次自行剪割过薄者不贴，以免发炎。

手体皮薄贴后起疱，足底皮厚贴过2次后只是发白，可用刀片分离掉。

刺瘊贴膏的机理是发疱性不是腐蚀性，施治过程无痛苦，愈后不留疤，特别适合暴露部位。

足底烂脚瘀或干脚气者由于数目众多，可用复方苦参水杨酸散开水调膏如软面，每晚贴敷20分钟，直至痊愈，其过程有蜕皮现象。

670.《金匮要略·呕吐下利病脉并治第十七》：“病人欲吐者，不可下之。”说明治病应因势利导，病人欲吐是病邪在上，正气有驱邪上出之势，治当因而越之；若误用下法，不仅逆其病势，难中病所，而且还会导致内虚邪陷，引起其他变症，故曰："不可下之。"

微饮则气短，相当于冠心病轻症，上元散之。《金匮要略·痰饮咳嗽病脉症并治》："夫短气有微饮，当从小便去之，苓桂术甘汤主之。"

痰饮则胸满，相当于呼吸系统疾患，严重时净府丸泻胸。《金匮要略·痰饮咳嗽病脉证并治》："心下有痰饮，胸胁支满，苓桂术甘汤主之。"

水饮则悸眩，相当于房颤、高血压、梅尼埃氏综合征等。《金匮要略·痰饮咳嗽病脉症并治》中提到"心下有痰饮，目眩"、"心下痞，隔间有水，眩悸"，说明了悸眩房颤都是水饮所致。

微饮在心，痰饮在肺，水饮在肾，悬饮在肝，皮饮在脾。

有关皮饮，《金匮要略·水气病脉证并治》："皮水为病，四肢重，水气在皮肤中，四肢聂聂动者，防己茯苓汤主之。"即为脾病水留皮肤肿。

微饮→痰饮→水饮渐次于重，水凌心肺则悸喘，水犯清窍则晕眩。

671.《金匮要略·痰饮咳嗽病脉证并治》：

"水在心，心下坚筑，短气，恶水不欲饮"，故水在心，显在食道。

"水在肺，吐涎沫，欲饮水"，故水在肺，显在呼吸道。

"水在脾，少气身重"，故水在脾，显在肌肉。

"水在肝，胁下支满，嚏而痛"，故水在肝，显在胁肋。

"水在肾，心下悸"，故水在肾，显在心。

水在三焦，显在皮肤。

672. 虽曰引火归元只对下寒（下腔之寒，包括下腹腔、盆腔），然上之慢性炎症（虚火上炎）抗生素不效时也可用下元抗炎。

上火需散需泻，适于急火（急性炎症），抗生素常用于急性炎症而对慢性炎症缺乏更好疗效。

673. 突发眩者按梅尼埃氏综合征处理，必须输液两天，方用20%甘露醇200ml＋（5%GS250ml＋清开灵10ml＋病毒唑3支）。经常晕者按颈椎病处理，用上元散调理；临时小晕责之外感，无论有无鼻、肺之症散后服承气茶。

674. 缺血处必有水，非法挤占使血去。如脑缺血发作、心肌缺血等局部缺血，故欲血去必先利水，水去则血回，故治缺血不独活血化瘀，温利反能激活血运，急水甘露醇利之，慢水下元散利之，微饮也可用上元散温化。

675. 气、血、水常互相因。气为血之帅，气行则血行，故气→血→水为生理；水拒血，血瘀气，故水→血→气为病理。故治疗聚血症（瘀血、干血痨、脑溢血、颅外血肿、体表血肿、外伤瘀紫、跌打损伤）时需从气治，理气方能活血；而治疗缺血症（短暂性脑缺血发作、脑供血不足、心肌缺血、雷诺氏现象肢端发麻）时则需从水治疗，利水则血复回。整体缺血为贫血，局部缺血为水挤压，不在血管不在血，而在局部多余水。

676. 血在脉内、津在组织、液在关节，三者为阴皆为常，脏腑调，气化而生；痰在气管、饮在两胁、水在腔道，三者为阴皆为邪，脏腑失调，凝结而成。

“阴阳者，天地之道也，万物之纲纪，变化之父母，生杀之本始，神明之府也，治病必求于本”（《素问·阴阳应象大论》），所以阴阳不是一种具体的物质而是一个大的归纳。但为了便于理解，阴阳之于人体，我们可以把阴视为人体的内环境水，人体的一切正阴、邪阴都在此基础上进行；另把人体中的不断进行着的动态平衡与排泄过程，上有心肺之动、下有大小便之动（心与小肠相表里而动、肺与大肠相表里而动），而心肺居上，君临天下，是阳中之阳，故阳又可视为心肺的呼吸、心跳，人体中阳动都在此基础上进行，呼吸、心跳一停则生命皆休。

朱丹溪“阳常有余，阴常不足”指的是常阴不足、邪阳（气有余便是火）有余。反之应视为正阳常不足、邪阴常有余，故大补阴者为补常阴，大补阳者为补常阳；大泻阴者为利邪阴，大泻阳者为散邪阳。

火源于气有余，气有余源于玄府闭，故火郁者发之。

水源于肾虚，肾虚源于心衰，故治水补与利（肾）。

阴阳为正，水火为邪，故阴阳曰补，水火曰泻。

正永无余，余数为邪。泻有余，补不足。

677. 慌与空不同，慌在心责水，如波纹一阵一阵；空在胃责食，酸热急下，胃中不留，稍食即解，解后又空。

饮食排空的过程是连续性的，不留又留，空而不空，故胃排空时也稍留，胆排空时又不空，肾下泄时内还有，心血去后复回流……这就是人体的动态连续性。如果胃下无遗（过快）则觉空。

短气微饮，慌则稍重，颤则更甚，三者为虚（本虚标实）。《金匮要略·痰饮咳嗽病脉证并治》：凡食少饮多，水停心下。甚者则悸，微者短气；闷则轻，痛则重，此为实证。短气微饮，闷痛寒塞，机理不同，重时治标，先下后上。

678. 规律性反复者如日晡潮热、疟疾、更年期蒸热等大频率重复者用玄府散从敏治疗。玄府散不效者，用净府丸，特别是长期低热不明原因者。

全身病汗分五更汗、自汗和盗汗，自汗、盗汗与更年期蒸热的区别在于自汗为白天动动就不自觉出汗，盗汗是夜里醒来一身汗，更年期蒸热不分白天、晚上，平静状态下也会一阵一阵地轰热蒸汗出。五更汗在肾、自汗在心、盗汗也在肾，无论何汗，俱有内热鼓动，治前承气泻之。

急出一头汗者或吓出一身汗则是正常人体的应激反应，不属于疾病，平静则然。

679. 谵语狂躁不避亲疏为里实燥热、清空不宁，净府泻之；抑郁封闭、恶声喜静为虚寒水饮、清空郁闭，上元散散之，阴中求阳。前者为狂躁型精神病，后者为抑郁性精神病。

更年期精神症状归属阳性精神症状，按前类处理。

680. 肥大与肿大不同，肿大可以淤肿，有水血互结的因素一般偏于急性或亚急性，如急性外伤肿痛、脾肿大、脑水肿等；而肥大则是由慢性炎症刺激引发的增生性肥大，如前列腺肥大、鼻甲肥大、宫颈肥大、会厌肥大等。严重的急性肿大可用消炎加甘露醇脱水，不严重的局部急性肿痛如足扭伤可以口服加理疗；肥大性疾患因其慢性组织增生必须从内恒治，“肥大治下”用下元散。

组织肥大与骨质增生不同，组织肥大是组织的慢性炎性增生，而骨质增生多起于骨间磨损后的代偿性增生（如膝关节骨刺），也可以是骨质缺乏（可以是很轻微的）滋养而变薄后的代偿性增生，其机理都是小薄后的代偿，按“颈治上、腰膝治下”处理。

骨质增生与组织钙化不同，组织钙化分为结核钙化、小脓肿机化、钙化小结石等，组织钙化往往是小钙化灶，一般不影响脏腑机能（如肝内钙化灶），不需要再治疗，但有特殊症状时要视临床而定。

681. 鼻炎鼻塞与鼻炎流涕不同，临时的鼻塞、流涕按感冒处理，长时的鼻塞、流涕按鼻炎处理。流涕轻、鼻塞重，一般是先有炎性渗出（流涕）后有炎性肿胀（鼻塞），及至日久鼻黏膜肿胀不消、增生肥大而形成长时鼻子不透气，一受凉雪上加霜，肥大加新炎更有鼻塞浊涕，故治疗感冒鼻塞流涕时需稍加消炎、利尿、抗过敏因素，而慢性鼻炎需分消鼻塞与浊涕孰轻孰重，流涕浊涕为多）为主者用上元散加大黄碳酸氢钠 1 片、马来酸氯苯那敏半片治疗；鼻塞为主者按鼻甲肥大用下元散加螺内酯治疗。

682. 睡眠分深睡眠和浅睡眠。失眠在脑，多梦在心。试想不眠之夜，何来做梦？酣睡到明，又何来梦？有梦也不记。只有浅睡眠状态下才会多梦，梦而有记，天王补心丹养心安神治失眠、多梦即指浅睡眠，所以浅睡眠的主述应是多梦而不是失眠。凡失眠者必主述睡不着而不是多梦，所以主述多梦者从心调，主述失眠者从脑调。

脑有火则失眠，甚则狂；脑进水则晕，重则摇。故脑有火，轻者失眠从胃泻，承气茶后用中元散郁；重者狂躁，净府泻肠去燥结。脑进水轻则晕，输甘露醇、清开灵、病毒唑，重则摇晃，下元慢利。

脑病治下重检查，头病治上重症状。如脑梗塞、脑血栓等脑病一般 CT 可查出，而外颅病症状复杂、难以检查，故脑病以检查参考症状，头症辨证。

摇晃与震颤不同，摇晃为重心上移，症在身躯，病在脑，利之使降，用下元散；震颤为精神紊乱，症在四肢，病在心，亦养亦安，用上元散。另外摇晃表现在运动当中，为动态症状；而震颤显现在静坐姿势下，为静态症状。

683. 寒为病因，水为机理，痛为症状；三元为辨，汗下为治，调为根本。

压迫是许多疾病产生症状的具体实施过程，这种压迫包括肿块（包括水肿、骨刺等）对比邻神经、血管组织的挤压，如颈椎、腰椎压迫进出血管、神经，脑瘤压迫视神经等，这类压迫称为外压迫；另外一些狭窄部位对中间过往神经、血管、组织的压迫，如椎管狭窄、术后黏连、腔道痉挛等，这种压力称为内压迫；还有一种压迫源自脏器本身对自身的压迫，如肝脾肿大、尿潴留、肾积水、胸腔积液、腹水、脑积水等，这种压力是由于脏器胀急对被膜胀压或是积液对腔膜或腔内脏器的胀压，称为胀压。

684. 治病就像撞天婚，撞到外科，外科说得手术；撞到内科，内科说可服药，撞到机器便检查、理疗……医各有法，病人不懂，遇医有法即解、药不对症难愈，实事也。所以治病不如养生，养生不如心情。

685. 外伤只有伤及骨膜才会阴雨痛，包括关节、胫前碰伤、股骨头坏死、脊柱疾患等，这种损伤可能是外力所致，也可能是关节炎症波及，也可能是骨质增生骨刺的刺激。

686. 晕并痛者必有外感，散之则愈；晕并蒙者必兼于胃，下之则已。临时小晕有感冒，一过眩晕心缺血。

687. 酒对胆囊影响较大，故胆囊炎少饮酒；生硬对胃不好，故胃病不吃硬食；寒凉对妇科不好，故妇科忌食冰镇；怒气伤肝，故肝病忌气；休息对心脑很重要，故心脑血管疾患要注意休息；久立伤骨，故骨病忌久站；久劳伤肌，故劳损不宜过度锻炼。

688. 号脉是中医的入场券，月经是妇女的晴雨表，饮食是轻重的标杆尺。

静语胜狂言，无声胜有声。放下生命便没有了恐惧，没有了恐惧便有了生命，有病不要老想老怕，积极治疗，生死由命。

689. 妇科外炎，包括与外连通的阴道炎、宫颈糜烂、子宫内膜炎；妇科内炎，指与外不连通的内腔盆腔炎、盆腔积液、附件炎。然妇科内炎有经症时从下不从中，也符合中下治下的原则。

690. 一般成年人量血压，儿童不量血压，所以考初中、考高中不体检，而上大学则体检血压。因未成年人（16岁以下）身体还处于生长发育阶段，血压便不能作为身体的稳定指标。

691. 口苦终不下者，可配合肌注氨基比林2支、洁霉素1支，并服下元散。胃为中消，有从中、有从下、有从净府，胃之上源胆胰则直有下也。

692. 光想出汗，又出不来，想出不出，顺其势发之，如感冒以后汗出不畅，某些新感引动宿疾后想出不出，具体地讲冠心病痊愈一个阶段后因外感诱导轻度复发者，此时可不认为是心脏本身犯病，而是感冒影响，故按感冒稍加治疗便解，可肌注氨基比林2支、洁霉素1支1～2次。

693. 看内在病从小虑，不要搞得特别复杂；外在治疗先小药，不要动辄大输液。急症除外，当查则查，当输则输。

694. 热敷是一种良好的治疗手段，在处理因寒而生的疾病时如后上（颈背部）可热敷颈后大椎一线；前上寒冠心可热敷胸骨上下一线；后下寒腰痛可热敷腰骶一线；前下寒肠道盆腔疾患可热敷命门小腹一线。

热敷可用于急性或慢性反复者，而疗效好时或不用于亚急性或慢性杂症。

热敷的方法根据因寒致痉、温以解痉的原理直接用热水袋或热水瓶暖疗即可，但应注意预防烧伤。

695. 心主脉，窍于舌；肝主筋，窍于目；脾主肉，窍于口；肺主皮，窍于鼻；肾主耳，窍于目。有其主者治其主，无其主者予安抚。如鼻炎治肺上元散有效，而支气管哮喘则需用气管炎方：大黄碳酸氢钠1片、新诺明1片、氨茶碱1片、沙胺丁醇1片、氢氯噻嗪半片、螺内酯1片、马来酸氯苯那敏1片方能控制。

696. 《素问·六节藏象论》："凡十二脏（心、肺、肾、肝、脾、胃、大肠、小肠、三焦、膀胱、胆）取决于胆也"。也就是说五脏六腑的功能，还要取决于胆的正常生发之气，所以胆很重要。胆摘除手术不得已而为之，酒易伤胆少饮之。

《素问·灵兰秘典论》："凡十二官者，不得相失也。故主明则下安，以此养生则寿，殁世不殆，以为天下则大昌。主不明则十二官危，使道闭塞而不通，形乃大伤，以此养生则殃，以为天下者，其宗大名，戒之戒之。"说明心脏的重要性，以君临天下、治国安邦来形容。

《素问·上古天真论》："肾者主水，受五藏六府之精而藏之，故可藏盛乃能泻，今五藏皆衰，筋骨懈惰，天癸尽矣，故发鬓白，身体重，行步不正，而无子耳。"说明肾脏的重要性，肾与人体的少、长、壮、老、死有密切的关系。

三者孰最重要？首先是心（脑），其次是肾，其次是胆，心肾相交是枢纽，胆气斡旋是生机，胆气生发不在生而在气机的升降出入的茂盛相。

697. 大病少，日常病多。为了使日常感冒尽快痊愈，适当肌注是界于口服与输液之间的更方便有效的办法。根据临床用药习惯头孢唑林钠1支、氨基比林2支、地塞米松2mg只用于发热发冷；氨基比林2支、洁霉素1支只用于头蒙、口干苦。

698. 哪里生过毛病哪里容易再生病，如小儿扁桃体炎，一上火便扁桃体肿大发热咳嗽，原因在于局部最初病后未得到及时有效治疗，使局部落下病根，所谓病根是局部多留下局部组织的改变，如充血、水肿、糜烂、肉芽、结节、钙化、纤维化、肿块等，这些病理特别是形成实质便会或多或少地影响局部正常机能的再通行，而且病理邪毒（病原微生物包括细菌、病毒、支原体、衣原体、病原虫等）也有其致病惯性，中医也讲，至虚之处便是受邪之处，虚处不是虚而是病，病理之处便谓虚。

所以，某处有病时要及时治疗彻底，不慎落下病根时，肠胃不要犯凉、上呼吸道不要感冒、月子病不要受风、伤折处不要劳累，注意饮食起居，尽量减少复发。

反复发作者，建议从长计议，三元调理。

699. 劳累是会生病的。人体短时间内可以挑战极限，如应急力、爆发力、运动极限、生命极限。然而如果外界环境或命令驱使长期超过生理承受限度，则会因疲劳、劳损、损伤等导致身体内外组织在长期高负荷运转后而功能降低、产生症状，有的因青壮当时表现不出症状，而在若干年老弱后会表现出一些劳损疼痛。俗语“年轻不惜力，老来没熬头”虽不好听，但不主张过度透支生命，要劳逸结合，阶段劳累后要休息或改变所处环境。

劳累分劳体和劳心，体力劳动者多为劳体，脑力劳动者多劳心；工作烦恼者劳体又劳心，生活烦恼者劳心又劳体。

性情不同，豁达不同；有人心大，有人心小；有人放得下，有人好生气；有人工作狂，有人不得已；但无论如何，要善待生命，因为生命最宝贵。

700. 感冒者多流鼻子，鼻炎者多鼻塞，所以流鼻子者多有感冒，鼻塞者多有鼻炎。而清涕为正感冒，浊涕则感冒向鼻炎转化的过程，故清涕者按风寒感冒治，浊涕者按风热治，俱可用小药治疗，鼻塞并浊涕者按鼻炎用上元散，鼻塞永无涕者按鼻甲肥大用下元散治疗。

701. 人在生理状况下不要过度劳累，而在病理情况下有的需要休息，有的却需要适当锻炼，比如伤折关节炎需要休息，而脑萎缩、偏瘫则需要适当锻炼。也就是阴性引起运动障碍需要锻炼，运动引起的阳性症状需要休息。

702. 咳嗽一般属于呼吸系统的症状，但咽喉相连，喉炎及咽，故咳嗽有可能属于咽炎者，此在咽喉，可用中元散治，但前提是咳嗽不重、消炎不下，而气管炎与肺部听诊正常。

这样讲来，上元散用于咳嗽在气管、中元散用于咳嗽在咽喉。脾为生痰之源，肺为贮痰之器。脾初生时必不多、点滴丝缕，故咽炎、中元咳嗽痰在咽喉而不多；贮为储时痰已多、咳吐倾出，故气管炎、上元散咳嗽往往痰多。

脾肺相因痰多、木火刑金干咳。痰咳清化，干咳清润，痰咳为湿可化热，干咳为燥，燥本寒。木火刑金、肝胃不和，咽炎干咳，故干咳又可用中元散，中元散又可升津治上燥也。

703. 不明原因的高热而无法控制者（儿童除外），可用50%酒精0.5ml大椎穴封闭，相当于物理降温；不明原因低热遍治不效者（从敏用玄府散也不效），可用净府丸配合抗结核治疗（即使查不出结核），结合治疗宜联合用药。

704. 西药输液以肌注量3支为参考，中药输液以10ml为参考。

升津不如布津，升津表现在上之口干口苦、两眼干涩，布津表现在下之习惯性便秘。

由于中药注射液提取的复杂性，很难达到单成分的化学纯度，故尽量减少静脉使用，且要控制剂量。由于是静脉直接注射，所以沿袭熬服草药剂量伸缩性较大的旧念、随意超大剂量输用的做法有可能产生不良反应，如过敏或危及生命。

频发早搏（趋近房颤）用下元散；偶发早搏（气不接续）用上元散或不需要治疗。

实则泻之，大实勿泻；虚则补之，大虚勿补。

705. 皮病必从内收，内寒必从毛孔出。皮病内收从血收，大剂当归，当归归心；内寒外出从气出，大剂黄芪。故皮病打过敏针也不一定内收，收也暂时；内寒打氨基比林也不一定出，出而反复。所以打过敏针意为临时止痒，遇有皮病顽固者，用大剂当归煎服，后用玄府散（过敏性瘙痒性疾患如顽固性荨麻疹）或净府丸（自体免疫性苔藓性疾患如银屑病）。其用量也，皮病当归30克，内寒黄芪60克。皮病二者不可同用，同用则用于补虚，各减二分之一量，名补血汤。

严重的冠心实证（内寒）不缓解者可用大剂黄芪煎服。

706. 皮病舍肺（过敏性瘙痒性皮肤病）、肺及大肠（自体免疫性苔藓性皮病），上焦不治传中焦、中焦不治传下焦，上焦心肺也，肺风丘疹、心为红斑，多为充血性（皮损）；中焦脾胃也，脾为湿性（湿疹）、胃为干性（湿疹）。

上焦不治传中焦，由充血转渗出，干性是由渗出向苔藓鳞屑的过程；下焦肾与大肠、盆腔也，肠为苔藓，肾为鳞屑，是由渗出向鳞屑的转化。

所以上焦到中焦到下焦的过程，也就是充血到渗出到鳞屑的过程。此论只是验证三焦病理的传变过程，但不能以充血、渗出、鳞屑等定是何焦何脏。

707. 闷痛在心，动动喘死人、不动似好人在肺，所以冠心实证闷痛，并且不敢动者可用下元散（治心）配合气管炎方（治肺）晚服一次：大黄碳酸氢钠1片、新诺明1片、氨茶碱1片、沙胺丁醇1片、氯苯那民1片、氢氯噻嗪1片、螺内酯1片、泼尼松3片。

冠心病需要治肺者以肺特征为主，主要表现在闷喘或闷短；而冠心病以扎扎刺痛或持续心绞痛为主者则属以心为主，可用下元散配合硝苯地平、硝酸异山梨酯片，但有个别人对硝酸异山梨酯有不适反应，遇此停服改大剂量黄芪缓之。

708. 临时不饿为生气或吃着，饿两顿即愈或予理气消导。

长时间食少到顿不知道饿，必是胃动力差、胃排空不好、早上胃内仍有头天食物残留。

三元辨治：①上元行下肠胃中之形，故到顿不知饿、胃排空不好、食物残留用上元散；②上元增促，故胃动力差用上元散；③长时间食少不知道饿必引起虚损体质差或免疫力差易感冒，上元提高人体免疫力，可用于虚汗虚衰、易感冒，或已见咳（风寒咳嗽）。

709. 慢性支气管炎复发痰涎壅盛、胸胁饱满，急需泻胸，早服净府丸，晚服气管炎方：大黄碳酸氢钠1片、新诺明1片、氨茶碱1片、沙胺丁醇1片氢氯噻嗪1片、螺内酯1片、泼尼松3片、马来酸氯苯那敏1片。

急犯者用净府丸，稳定欲去根者服下元散。因支气管哮喘最怕冷，最难治，故俱需配服气管炎方。

710. 正常机体的气、血、津、液的分布依据部位及脏腑组织功能消耗所需的不同而不同，各受分配，各取所需。特殊情况下机体会优先保证心、脑、肾等重要脏器的血液及营养供应。人体的这种供给具有自我能动性，一方面是主动的分配，由肺分配（敷布）、由肝调节，如正常情况下的心、脑、肾、胃供养；一方面是被动的摄取，如肿瘤的额外攫取、甲亢的异常消耗等。也就是人体小天地，机体小社会，国家如天地，政府像社会，各地伸手要，国家有分配，有正规渠道来者，也有非正常攫取者，然则国有大法，必保证关系国计民生的重要部门；心为君主，必保证身体重要脏器供应，故“养生调理从上”，是调心肺也。

711. 过敏皮损往往有充血发红现象，激素易淤上，故过敏特别是面部过敏在肌注、输液时不易使用激素，面部过敏严重者可静推5% GS100ml + 葡萄糖酸钙注射液20ml + 维生素C注射液1克，每日1次。

痛用激素，下用激素。激素能口服不肌注，能肌注不输用。

712. 根据《内经·口问》阴阳相引的理论，呵欠频频，超出正常状态，则为阴盛阳虚的病理现象。从现代医学上讲也是脑血管痉挛、脑供血不足的一种表现，所以脑血管痉挛合并心肌缺血者以脑血管痉挛为主者呵欠连天，会引起大脑缺血、缺氧；以心管痉挛为主者心急不安，会引起心脑缺血、缺氧。但心脑血管一体，治疗是一致的，脑血痉挛合并心肌缺血治上。

713. 小孩时常嚷闹脐周痛，属于一时性的肠痉挛，或由于跑得急，或由于饮食急，或由于吃凉东西，一般不需要治疗，饮热茶即过，必要时给点小药。

714. 阳痿早泄常常并称，但阳痿是软而不举、举而不坚，早泄是坚而不久、稍事即泻。阳痿阳痿，必阴中求阳，用上元散；早泄早泄，必从脾收摄，用中元散。

再说阳痿必性欲减退，十天半月不想此事，遇色不起，闻鸡不舞；而早泄者常有欲望，见色心起，只是竟事太早，女未高潮。所以直从欲与不欲界定阳痿与早泄，阳痿从上辅玄府散，早泄从中。

正常者欲强，早泄者欲亦强，阳痿者欲不强，无欲者难治。

常者不早泄，早泄者阳已虚，阳痿者阳已衰，无欲者阳已竭。

阳具为特殊器官，此阳竭时不及身阳，体可照壮；身阳竭时此阳也竭，补心阳而使此复，便谓阴中求阳。

715. 忽然今天身困乏力，昨天必然偶感风寒；今天只述头昏眼涩，必是昨夜休息不好。偶感风寒者，轻如喉痒、两太阳穴紧或稍痛。

716. 滑精比早泄严重，滑精是指未入先泻或插入即泄，而早泄泛指不能使女之高潮十之五六者（十之七八者正常），而经常早泄者需要调治。

717. 身上的东西不可过用，过用则损，不用废退，所以养生有两个方面。一个是长期养生，养生调理从上，平时稍偏即纠，青年下元抗炎，中年中元抗病毒，老年上元抗虚劳；另一方面则临时摄生，用过什么补什么，比如射精后服一包上元散以促再生精，酒后服一包中元散以解肝毒，劳累以后要适当休息，外固定解除后要适当锻炼等。故摄生与养生并进，才能使生命本身少生病、寿其年。

718. 泼尼松10片、马来酸氯苯那敏10片、氯霉素8ml研调名皮肌生长液，此液不仅对表浅伤口、擦伤炎症有快速的消炎愈合作用，而且对清洁术后缝合有快速的愈合作用，建议在术后换药时涂抹皮肌生长液干包（首次术后缝合口不主张使用，避免渣滓破坏完全的无菌手术概念），涂抹换药可缩短刀口愈合时间，增加愈合牢固度，减少伤口裂开的可能。

719. 临时病临时治，要求快治速愈，不管你采取什么办法，但要安全第一；慢性病不要求速度，小剂调理，调对并不慢，告诉病人把病放下来、把思想放下来，过一段时间便会好转（危重症除外，当告知此症严重，有预后不好的可能，病人家属同意，方可接手治疗）。

720. 慢症成于隐，重症成于急，皆出于疏忽，隐者病家疏忽，急者医家疏忽。

慢症成于隐，一隐病轻邪小，身体不知；二隐病小症轻，人不在乎；三隐治不对症或治住又犯，隐内发展。重症成于急者，病急控制不住、快速发展；或维持治疗，终至加重，重者脏器衰败不应而死，如肝硬化腹水后期、急性肾功能衰竭、某些癌症等。

721. 身体处于亚健康状态时称为生理性病理，生理性病理虽不需要治疗，然要观察其发展趋势，在出现发展加重趋势而有某种症状时应予以治疗和检查。生理性病理分为先天性和后天性，先天一般为器质性如房室隔缺损、先天性多囊肾等，针药不能为，必须手术；后天性多系病理性失调，必要时可用药物调理。有不调理多年存在而不加重者如肝炎健康携带者，有加重发展成疾病如肝炎发展成肝硬化、肾炎发展成慢性肾功能衰竭。所以对生理性病理要有一个一分为二的看法。

722. 流鼻、咳嗽而发热者（一般为高热）为感冒，散之则愈；不流鼻涕、不咳嗽而干热者为气聚食热（一般为短时间的持续性中热），下元散下之，不愈用承气茶；长期低热、日晡潮热（一般为长时间的间歇性低热）为枢机不利、郁而不达，中元散和调，不愈用净府丸。

723. 饮食是疾病轻重的标竿尺。无论何病，能食则无大碍，不能食则胃渐衰矣！有胃气则生，无胃气则亡。病不能食者治时顾护胃气，以渐食而后治。

724. 临时咳嗽必有感冒；长时间单咳嗽则痰多者在气管、干咳者在咽喉，前者用玄府散，后者用中元散。感冒后遗症定位在感冒三五天后鼻症、肺症并存。

725. 烂嘴角或唇面簇疮可用哈西奈德溶液加庆大霉素、马来酸氯苯那敏涂抹，但面部过敏或充血红斑皮损禁用此液，否则越抹越红。

726. 经有过度与不足并存时从不足，如量少提前时从量少（3~5 天间的量）治下，一月二行并一天即过者按闭经治上（一天即过者按闭经）。

727. APC 常用于头痛，安乃近常用于发热。由于 APC 的高腐蚀性，故应减少口服而可研细用为祛斑面膜（主要针对黄褐斑片和面部色素沉着斑）。

728. 西药不良反应多源于其化学性，虽然其不良反应较大但往往可对症使用；中药的不良反应多源于其不对症，中药的不良反应虽然较小但往往不能对症使用。

药物以毒为事，中病即止，对症用药，其毒为治，毒也不毒；药不对症，无毒也偏。故《景岳全书·类经》：“药以治病，因毒为能。所谓毒者，以气味有所偏也。盖气味之正者，谷食之属是也，所以养人之正气。气味之所偏者药饵之属是也，所以去人之邪气。其为故也，正以人之为病，病在阴阳偏性耳；欲救其偏，则为气味之偏者能之，正者不及也。如五常正大论曰：大毒治病，十去其六；常毒治病，十去其七；小毒治病十去其八；无毒治病，十去其九。是凡可辟邪安正者，均可称为毒药，故曰毒药攻邪也。”

此毒与现代意义上的毒不同，现代毒理学为治疗概念以外的化学毒、昆虫毒。

729. 嘴酸为肝胃不和，病在肝，中元主脏，用中元散；嘴苦为胆气犯胃，病在胆，从其上源，用下元散。

嘴酸在口不是胃酸，胃酸烧心而不上口。胃酸反流可形成反流性食管炎、咽炎，但不致嘴酸。

730. 烂嘴为上火但可以不感冒，喉咙痛为上火却是感冒的前兆。

731. 圣人不治已病治未病的观点贯穿了预防为主的思想，可以分三个层次理解：一为养生，养生又分为养心和养身两个方面，淡泊以养心、摄生以养身，还可以借助现代营养学、保健学予以调养。二为未病治未病，就是现代预防学，如有针对性的特制疫苗、利用中元散的抗病毒作用在特定疫情期的预防性阶段性服用。三为已病治未病，《金匮要略·脏腑经络先后脉证并治第一》："夫治未病者，见肝之病，知肝传脾，当先实脾"。前提肝已有病，见肝之病，治未病知肝传脾，当先实脾。临床上有很多时候、很多疾病会转移传变，如三焦的传变、癌症的转移等，作为医生在第一步治疗的时候就要有后续的考虑，一方面治此防彼，一方面善后调理，使此处愈而他不传，病理愈后少复发。

732. 咳嗽论治。感冒可行西治→急性喉痛咳嗽（炎在喉部，以先喉痛为主）属感冒后遗症者可用鬼门煎→亚急性气管炎症（炎在上呼吸道感染、以痰为主）按气管炎咳嗽可用。

↗ 加重→续下下呼吸道（以闷为主），按气闷可用下元散。

玄府散

↘ 好转→复上咽喉（以干咳嗽咽喉不利为主），按咽炎可用中元散。

733. 炎症能收能放，全在身体机能，机能下则炎症上，机能上则炎症下，全在正气围迁，围迁又在理顺，理顺又在调理，调理使顺，顺而消。比如由于言语声带劳累或上火声带发生水肿，初始病理为整个声带漫肿疼痛，而在休息或消炎措施后，漫肿消退，炎症（假想是敌人）会龟缩聚集到一点形成声带小结而致长期声哑，如果不用下元散加雷米封将此结节彻底消灭，以后遇到再感冒、再上火，又会再水肿、再复发。

又比如阑尾炎初始消炎最少一周，后又必须服下元散十天以求彻底干净，一旦首治不彻底，会导致二次、三次复发，急性化脓性阑尾炎、阑尾包块和阑尾炎复发至第三次时一定要手术。

734. 如果能用已知药防未知病那比流行后再去研究新药要捷当得多，比如利用中元散的抗病毒作用去预防治疗、辅助治疗各种流行性疾患。

炎症多限于自体或有直接接触传染，而病毒则可采取各种空飞方式在人群中传播，炎症发生发展不分季节；而病毒的发病流行多有季节性，其中春秋为多。细菌喜火热，夏季更易发；病毒喜温凉，故春秋为多。

735. 人有生命，病也有生命。正常情况下体内存在的许多细菌诸如肠道中的酵母菌等对人体都是必需的、有用的，也就是说正常情况下体内原本都是有益菌，只有机体紊乱的特殊情况下某些特定的菌种过度繁殖导致菌群失调才会转变为致病菌而发生疾病，所以细菌是有益菌还是有害菌是相对的，是一分为二的。这种菌群失调属于机体内部矛盾，而不是敌我矛盾。所以体内细菌一般是原本就有的，其病按人民内部矛盾处理，人民内部矛盾的处理方法，一靠上之政策（上之心肺、君臣在上而定国策），二靠下之基层疏解（下之肾与膀胱），故炎症性疾病首先下之抗炎，其次上元巩固（政策稳定）。

病毒一般是外来的，可源于鸟类、动物，也可源于另外群体，病毒性疾患有的具有传染性，有的不具传染性，但一般具串性。所谓串性，即他体传染以外的自体串染，俗话说“印”。如黄水疮，水流到哪感染到哪，带状疱疹沿神经末梢串发，疣类的多处发生等。

病毒性疾患之所以缺乏特效药，是因为病毒具有很大的变异性、活跃性及毒性、可染性，所以抗病毒药物注定赶不上病毒的发展。

由于病毒是外来的，故病毒性疾患要按敌我矛盾处理，肝为刚脏、胆为中正之官，领兵打仗赖军中将帅，也有帝王钦点出征者，故病毒性疾患一般按中元抗病毒处理（中元肝脾，脾为战壕、肝木为枪械、兵壕为战），也有用上元巩固（钦点出征）。

取类比象牵强，无非是为了理解细菌、病毒的特殊性及其三元对治的方向，没必要相讥！

736. 面部是特殊部位，不是太严重或不是没办法的话，面部应尽量减少外用药，以免引起不适当或诱发加重。

737. 诊断如取证、辨证如量刑。证据充分才能量刑适当，诊断清楚才能准确辨治，故诊断取证很重要，三元辨治律条更重要，因三元辨治牵扯到最终治疗是否准确。

738. 胃酸反流可依次引起贲门炎、反流性食管炎、咽炎、复发性口腔溃疡，但由于越向上逆量越少，故治疗上有区别，胃酸烧心、反流性食管炎按上消主通、逆则治肾用下元散治疗，咽炎为食道最上端从中用中元散，复发性口腔溃疡从敏用玄府散治疗，只是复发性口腔溃疡顽固反复必须有所配合：配合维生素 B_2 补充核黄素；配合大黄碳酸氢钠片和降胃酸，也符合上元配合大黄碳酸氢钠的常规用药。

739. 出入升降指三焦脏腑的大腔运转，而启闭开合、弛张收放乃是脏腑外围的局部关卡。如消化系统之贲门、幽门、肛门、胆道括约肌，呼吸系统之会厌，心血管系统之心脏瓣膜、静脉瓣、微循环之间的动静脉球体等，泌尿系统之膀胱括约肌，生殖系统之行经射精、前列腺分泌等。这些机关组织的大多数是收缩排放、关闭止倒，这些组织的排放一般依赖于相连脏腑的余波推动如心脏收缩、胆囊收缩、胃蠕动，其次是局部关卡组织的物理感受器或化学调节如膀胱的压力感受器属物理的、微循环的介质调节属化学的。

局部关口组织收放弛张是本能的、可重复的代谢动作，有收就有放、有放就有收，排放天经地义，收还人却不知。例如大小便后气需复回，行经后血需收回，一放一收方为阴阳动态，治疗不可不知，治疗知下不治收则无法治妇科囊肿肌瘤，知排不治回则无法治遗尿、泄泻，上下皆行，唯中元主收。

740. 阴缩之症寒治上，萎缩、萎缩，对阴器而言萎为阳痿、缩为阴缩，缩比萎重，由肺及心。缩治上、萎也治上。治缩从心偏温、治萎从肺偏散。故阴缩、脑缩、肌缩用心之上元散；阳痿、肌无力用肺之上辅玄府散。

肺热易萎，缘于肺叶娇脏；心冷易缩，常说身缩心里冷。

治萎独取阳明，旧论也。中元主早泄不主阳痿。

一般地讲，青年人多早泄、中年人多阳痿、伤残人多阴缩。

741. 头蒙与下肢困乏并生也有分离，如有一贾氏常述头蒙、有一王氏常述两腿困乏。

高血压是后脑勺不适，脑血管痉挛是偏侧大筋紧，头蒙为湿热蕴蒸。

白天心发急为脑血管痉挛合并心肌缺血偏心，夜里腿发急为肌内微痒不觉而表现为腿急在肺，前者温以解痉用上元散，后者从敏降解用玄府散并补钙剂或肌注 V 丁胺性钙 2 支、马来酸氯苯那敏 1 支、维生素 B_{12} 针 1 支。

742. 上腹撑在胃，服 2 片吗丁啉；下腹胀在肠，用净府丸；全腹撑胀在肠胃，服承气茶缓之。

743. 黄褐斑其点散在，再密也散，远看成片，近瞧也散，根于内分泌失调；色素沉着成带成片，远看显，近看片，根于化妆过敏。黄褐斑分布于鼻之两侧形如蝴蝶，别无新意。

黄褐斑一般局限于鼻根两颧，少见于额眉，而色素沉着常发于下眶缘及眉上一线，斑线清晰，消退较难。有时黄褐斑和色素沉着斑会同时存在，治理相同，只有色素沉着者需延长疗程。

744. 高热在皮，内舍于肺，如感冒高热、肺炎高热，感冒者治感冒、肺炎者消炎，一般容易治疗，然有及胃不热又热者（肠胃型感冒），凡积泻胃用承气。

低热者下走于肠，肠黏积滞（不一定便秘不下），但也需净府泻之。低热最难治，长者成年累月，还按感冒治疗不对，从肠泻滞用净府。

高者高（38.5℃以上），高热在上焦肺与皮，消炎与散；中者中（37.5～38.5℃），中热在（脾）胃，承气泻胃；低者低（37.5℃以下），低热在肠（胃），净府走肠。

长期低热而血象不高治疗又不效者，还要考虑免疫力低下，正不胜邪，故另需适当输入营养药或能提高免疫力的药物，以助疗效。

745. 饮食自倍，肠胃乃伤，由乎饮食过度；胃动力不足，肠功能紊乱也会出现积滞。前者自知乱吃零食，多有回忆；而后者积滞人多不知，如胃肠排空延迟，肠滞低热不愈等，这时需清洗肠胃或以泻代洗，洗胃可使用极淡洗洁精水，泻肠可用净府丸。

746. 美容切口用刀不如用剪，用剪边缘整齐，得益于裁缝，特别是重睑。重睑三点定型，还需加密，不然睑板黏连有限，容易脱落，形不自然。

747. 肝脏一般不容易生病，而胆囊炎是常见的。肝区胁肋及其周围出现不明原因的皮痛，不红不肿、几天刺痛，除了考虑肝胆外，要当心带状疱疹的可能性，有些带状疱疹潜伏期较长可以两三天，甚至一周，当然有许多带状疱疹只有出疱时才被确诊，而初始治疗用药时应有所考虑。

748. 虽然人易上热下寒，然则火也可分走上下，如上火头胃与下之小肠火并存多起生活辛辣煎炸而阶段复发，上火表现头轰胃热，下火表现尿频热辣，单上清火，单下多饮水，上下并存不若输液，一曰补水，一曰消炎。三元散中无两清，下元引火归元治下寒、上元主开治上热、中元发之治内热低烧。引火归元不能两全、温下而不清上，当记！

749. 对胃部症状而言，吗丁啉主要用胃胀，胃复安主要用于嗳气，净府丸主要用于两胁撑胀，胃痛主用雷尼替丁，胃酸主用西咪替丁。所以以嗳气打饱嗝为主者可晚服一次失眠方：甲氧氯普胺片 3 片、谷维素 3 片、艾司唑仑 1 片；而以胃痛为主者可晚服一次胃痛方：雷尼替丁 1 粒、维生素 B_6 片 2 片、泼尼松 2 片、大黄碳酸氢钠 1 片；慢性糜烂性胃炎经常烧心反酸者用下元散配合晚服一次西咪替丁。

750. 肉里不能掺假有两个概念，一是压根不是自身的东西当然为假，如脏器移植（所以要配型）、异体移植（如内置假体）、肉中有刺；一种是机体对内在的包括自己和异体的无菌的东西要求是全埋入而不是半埋入，例如自己的骨骼（牙齿除外）应全部被皮肤、肌肉包裹在内，牙齿要么不长出，要么全露头，即使尽头牙半长出如果后面仍有部分龈肉包裹也易发炎，这就是俗话说的尽头牙发炎。又比如手术缝合，其皮下组织的分层缝合在皮内可以不拆线，而皮肤缝合线一半在皮内、一半在皮外，皮肤愈合后必须得拆线。

751. 无论老人、小孩精神极差、呼吸急促，说明病情凶险，应及时向大医院转诊。

在慢性身虚或免疫力低下比较明显而影响治疗时可用蛋白制剂冲击治疗而后调。

752. 病成于隐而陷于渐，成于隐者，为一时小气（生气）、小邪（轻微感冒）、小积（乱吃）而人觉不得；陷于渐者渐重也，以为病小而不治、药不对症、失治误治，迁延而渐重。故慎起居、节饮食、调情志防微杜渐；早治疗、早检查、早调理，力挽狂澜。

753. 小孩骨韧，宁弯不折；老年骨脆，碰撞易断。故小儿多青枝骨折，老年多粉碎骨折。生活中要学儿骨宁弯不折，学会适应；不要学老骨宁直不弯，避其锋芒则峰回路转，改变思路会柳暗花明。诊病也一样，要思路开阔，效不更方、不效即调。

754. 坐卧休息身体，在肌肉；睡眠休息大脑，在神经。坐卧休息能恢复体力，睡眠休息能恢复精神。体力劳动是粗放型的，精神活动是细致型的、思维型的，精神好可以相对的有气力，但不常劳动和锻炼便没有耐力。有体力而没思维和技术算是有勇没谋，属于初级劳动者，而睡眠良好、思维清晰、技术精通的各种劳动者包括身体力行的技术工人都属于有勇有谋的劳动者。所以一个合格的自然劳动者应该培育良好的身体、掌握实用技术，二者结合才能为自己和社会创造财富。

755. 挠痒，为什么挠能止痒？挠如梳疏理气血，故能止痒，常人也有不时痒者，挠过即止，无病。病之痒者为皮病，皮病越挠越痒或挠后又痒，气血乍疏不开，故称为病。

挠是一种自我方式，虽然能解一时之痒，但有因挠抓过度而继发感染者、有长期搔抓而苔藓革化者，所以皮肤的功能除了参与代谢、排泄外，有刺激生长的特性如搔抓苔藓化、刀伤瘢痕疙瘩、（鼻、胃、胆、肠）黏膜炎性增生息肉等。临床也可以利用组织的这种特性辅助治疗，如骨折复位近愈时可稍印地或握拳利用力的传导刺激骨痂加快生长，表皮伤口可用酒精棉球擦拭刺激肉芽生长。

756. 头蒙为湿，腿困为水；没神在脑，没气在心；心急在颅（脑血管痉挛）、腿急在肌（肌敏）；失眠头有火，脚凉肾有寒；睡不好头昏，昏在内脑不清晰；睡不醒还蒙，蒙在外颅如戴帽；蒸热出汗汗后热，为内在；闷热出汗汗后冷，为外感。

汗欲出时皮也热，欲出不出，皮热不烧；感冒烧时手足凉，体温反高。

757. 绝经的过程是一个先乱后断的过程，而不是戛然而止、永不再来。所以更年期初现月经紊乱时不要惊慌，在没有特殊症状时可以观察、先不治疗，在月经紊乱并有淋沥不断和身体特殊不适时给予适当的调理，治疗的目的不在于恢复永久的正常，而是为了延缓更变，使妇女稳步度过更年期。

758. 病灶是病菌的小巢穴、病理的发生地、症状的显现处，如结核病灶、溃疡病灶、炎性病灶、肿瘤体、疮疡等。病灶是由于内外因素影响局部气血的运转，从而发生局部的充血、水肿、糜烂、溃疡、增生、肿块、梗塞、浸润、钙化等。病灶不同，全在正邪调配；病灶退消，全在平衡阴阳。正盛邪却，气血疏通，病灶则会逐步吸收，这就是为什么在肿块不太大时保守治疗可以吸收，临床上依据肿瘤大小凶险，灵活选择手术与保守治疗。

759. 由于指（趾）甲、毛发没有血管（牙釉质也没有血管），所以其为病时，特别是出基的病变（指已长出的甲和发），如甲色变、甲沟嵴、白发等必须是通过治疗待根部长出新的正常甲、发，老的病变的甲、发逐渐顶掉，通过剪理使病变甲、发渐渐退掉。所以治疗的目的便是长出正常新甲、退掉病甲，而病甲只有顶退而不可能通过治疗变化过来。

760.《金匮要略·呕吐哕下利病脉证并治第十七》："食入即吐者，大黄甘草汤主之。"此为食逆，临床检验多为幽门梗阻，食入于胃不下则上，当施以攻下，用承气茶泻胃，并后服鬼门煎和之。

"水如即吐者，名曰水逆"（《伤寒论·辨太阳病脉证并治》），或伴晕眩，为仲景蓄水证，逆则治肾，用下元散。

经闭而狂者责之蓄血，或伴少腹硬满，需从太阳而解，汗之；便闭而狂者责之腑实，需从阳明而解，下之则愈，用净府丸。

朝食暮吐、暮食朝吐（大半夏汤证）则是胃虚脾伤，不能磨谷，食物留在胃的时间较长，当和胃补虚，降逆润燥。相当于胃幽门管炎、幽门水肿，也下之降逆，并引火归元。

三者俱为逆，食入即吐与朝食暮吐、幕食朝吐为食逆，水入即吐与眩晕为水逆，并为饮食逆。从食逆讲，朝食暮吐、幕食朝吐轻，食入即吐重，然病之长者，深之有根，俱需逆则治肾。

761. 咽喉痛怕上火，上火即痛；气管炎怕受凉，受凉即犯。故有扁桃体炎、咽炎者要少食辛辣、避免上火；气管不好者要少食寒凉、避免感冒。

762. 萎是软而不小，缩已小也。萎缩并举，先治缩，缩至单皮无肌难复。例如多发性肌炎发病二三年至中期双下肢肌肉萎缩乏力腿大软，虽然此病属于自体免疫病、下元抑制抗炎，但不能按"炎"（多发性肌炎虽曰炎，但与一般的慢性炎症病理不同，彼此可能使局部组织充血增大，而此炎却可使局部组织缩小），在病情严重、慢炎难以速消的情况下，应当按"缩治上"用上元散短期控制病情的发展、制止肌肉进一步缩小，而后再用下元散处理自体免疫，过程较长，可以在半年以上。

除了大量蛋白尿外，自体免疫一般不主张采取大剂激素泼尼松压制，因为激素用上便撤不下来，而且在表面得到控制掩盖下身体免疫力会由于激素的大剂量使用而进一步下降，病情则随着免疫力的下降暗中停滞或进一步发展，导致最终不用激素时病情仍然不好，所以看病严重，急于激素邀功的思想是决不可取的。

走路不怕慢，只怕站；治病不怕慢，只怕暗。不治本的快是一时的，对症的慢是稳定的。

763. 具有自体免疫性的疾病，属于皮肤疾患者如红斑狼疮、银屑病和其他苔藓类皮病在抗拒治疗时可适当使用免疫抑制剂甲氨蝶呤等；而属内在或全身性疾患者如多发性肌炎、类风湿关节炎等则需要相反辅助提高免疫力的措施如同时补充21金维他、高钙片、胎盘片、肌苷片等，也就是在皮抑、在身提。

下元散有某种免疫抑制作用，但不会降低人体的抵抗力；上元散有某种免疫增强作用，但不会增加病理免疫复合体。缘于三元在调不在治，调平不会过。

764. 痉处必有寒，痛处必有炎。痉如脑血管痉挛、小腿痉挛，痉为寒，寒治上；痛如咽喉疼痛扁桃体炎、偏头痛在牙根炎、耳后神经痛在耳道炎，颈肩腰腿痛处皆有炎。

765. 不主张一个人同时服用许多药物（多科多种药物），不主张一个人同日食用多种难消积凉食品（包括生冷瓜果、干饭干食、大块肉食等）。因为多种药物会相互抵触，不利于治疗；易伤食品应有节制，可少食、分开食、不同日食，从而既满足了食欲和营养，又不致伤胃伤身。

766. 在慢性疾病的三元调理过程中可能因为临时特定的因素如饮食、生气、感冒或又服他药而出现原本好转后突然复发或加重，这时请不要惊慌，可临时停服三元制剂，而临时处用小药控制。也就是说，这种情况不一定是原来疾病的复发加重而是原病基础上的临时因素，待临时因素解除后便又可回到之前疗效。

767. 皮炎可分为原发性皮炎、药物性皮炎、接触性皮炎。关于皮痒忌嘴的问题，原发性皮炎如季节性过敏性皮炎由于过敏原不详而需忌酒、忌辛辣、忌鸡鱼、忌海鲜等，如顽固性荨麻疹、复发性皮炎等；而药物性皮炎、接触性皮炎由于原因清楚，品种特定，故除了引起过敏的特定因素外，如阿莫西林过敏、染发过敏，其他饮食方面不需特别忌口。

768. 打针主要解决高热，低热可以不打针。

痰咳从肺，干咳从中。

低热从肠，用净府丸。超长时间的低热应经验性加服抗结核药。

769. 急性药物性剥脱性皮炎或严重的红皮症在消炎抗过敏的同时，可适当使用甘露醇脱水消肿，并净府丸加服免疫抑制剂甲氨蝶呤。大剂量激素急控而不好，随后还严重。

770. 根据人体的渐趋适应性，劳动、锻炼、训练便是为了使人渐趋适应，而这种新适应在停下一段时间后会重新返回普通。俗话说：一日练一日功，一日不练十日空就是这个道理。

771. 生命光体着衣是只能加不能减，试想光体着衣便为加。随着季节的转暖减衣时要在第二天早上起床时减好，不要中间换减（由于职业或工作因素如模特、工装除外）。

772. 新陈代谢是生命永恒的旋律，所以上之饮食与下之便溺便是判断人体正常与否的重要特征。饮食不下或纳入即吐为上半有病（包括肝、胆、脾、胰、胃），便溺不利或闭之不出为下半有病（包括肾、肠、膀胱与盆腔）。

上之饮食为新陈，下之便溺为代谢。月经是女性特有的代谢方式。

773. 避孕药的雄性作用可导致月经后推；人流的损伤作用可导致子宫短时休整而闭经或一天即过；食凉冰镇收缩阳气会导致月经延迟、量少或来而复回。分清症状，各从其治。

时间够（2～5天）但量不够为量少从下；一天即过（日期可照）或长时间后推（超过一周或更长）或两三个月不来视为闭经从上。前错后错不超过一周认为正常。

774. 如果说新陈代谢是生命存续的外在表现，那么气机的升降出入便是人体内在的运作方式。外露的新陈代谢是气机运转的结果，而气机的升降出入有赖于新陈代谢的补给。

出在毛孔，入在口鼻，升在心吸，降在肾引。

毛孔虽小却作用巨大，因为谁也不知道人身上有几根毛、多少孔。无数眼毛孔的正常开合成就了人体一个相对稳定的内存空间，并及时排除体内的余热、余毒、汗液废物。之所以说毛孔是一个呼吸附属器，并不是说毛孔参与呼吸，而是由于有了毛孔的出才有了口鼻的入，病理情况下毛孔闭之不出（如感冒、毛囊角化等）则导致肺胃不降、口鼻不入、气食不下，呕恶喘咳，从而导致气机的一系列变化；气不出则不入、气不入则不降、气不降则不升。所以正常情况下，毛孔的生理机能是单向外出而不入，若入则为病理，例如：①太阳伤寒、风寒袭表，属于虚邪贼风、外邪强入，源于它；②大汗淋沥、汗复回，出则为汗、回则为邪，如湿滞肌困、肌酸，源于己。

775. 《素问·痿论》："五藏因肺热叶焦，发为痿躄，此之谓也。"肺为华盖，敷布津液，筋肉濡润而不痿，所以治萎从肺布散，治缩从心温增。萎如阳痿、下肢软弱，缩如脑缩、阴缩、肌缩。

痿分痿躄、肢痿、筋痿、肉痿、骨痿五种，总分痿软和缩小。痿软轻、缩小重，及至皮包骨头则骨痿不治。

776. 《素问·脉要精微论》："夫五藏者，身之强也。头者，精明之府，头倾视深，精神将夺矣（如脑萎缩）；背者，胸中之府，背曲肩随，府将坏矣（如强直性脊柱炎）；腰者，肾之府，屈伸不能，行则偻附，筋将惫矣（如类风湿关节炎)；骨者，髓之府，不能久立，行则振掉，骨将惫矣（临床却有此症，走路不稳，进进退退，有某种遗传性，或是抑郁之重症)。得强者生，失强者死。”

777. 对于血压低经常晕者，可采取如下简单办法：人造补血糖浆（复方枸橼酸铁口服液）一次一小口，一天二次，直接口服；盐酸氟桂利嗪胶囊，视其休息好坏每晚1～2粒口服。原由在于血压经常低者可能有相对扩容的微循环淤滞，故用盐酸氟桂利嗪改善微循环、改善大脑供血，在人造补血糖浆的协同下反而有稳定提升血压的作用。

778. 月经淋沥或一月二行有二类三种情况，一种是更年期月经紊乱，两三个月不来，一来收不住；一种是人流或产后淋沥不断，称为恶露未尽；一种是青年或育龄妇女由于精神或理疗创伤紊乱而长时间一月二行。前两种是一类，由于体虚急转或宫弛不收需中元收之，后一种是一类，由于慢性炎症，故下元主通，符合单下集中、集中除频的规律。

单下集中、集中消频的下元疗法还包括急性膀胱炎尿频、尿急、尿痛，包括前列腺炎尿频、尿不净，所以下元散主尿溺频数，中元散主大便频数；下元散主月经频数，中元散主月经淋沥。

人流或产后恶露未尽西医输液多配合缩宫素，目的是收复子宫，与中元散一个道理。

779. 大人有大便一干即烂嘴者，小孩有食积而发热者，说明肠道积滞、府气不通会引起上火，或走惯即为复发性，轻者用玄府散、重者用净府丸，所以治疗习惯性便秘从其轻用玄府散，复发性口腔溃疡从其重用净府丸。

780. 事物的三段性和中间性决定了事物的组成和比例。如身之上、中、下三焦，诊之寸、关、尺三脉，治之上中三元；又如物之大、中、小，学之初、中、高，三才天、地、人，静脉三阴、三阳；又如上消、中消、下消，外耳、中耳、内耳。三段之中中间大，这就是事物的中间性，中间体具有很大转化性，故要争取中间体、惠及大多数。

从人体上讲，中焦肝脾附带六腑其中脏器最多，人体的消化、吸收、排泄俱在于此，人体的气机升降在此斡旋，人体的许多杂症俱源于此。源于此者或逆或陷，逆则治肾，陷者治心，无逆无陷治中。

781. 逆症凶险，前论较多；陷症多慢，医无精细。陷症如脱肛、子宫脱垂、胃下垂、心脏无力下垂、部分漏下之症需从心治。经漏（月经）从中（女附件为内肾，内肾从中)，溺漏（蛋白尿）从上（小肠为溺，心与小肠相表里)。

782. 苦寒不如辛凉，辛能解表，气出以降，故感冒上火用清热解毒口服液、维C银翘片比服三黄片、黄连上清片更有效，以散为泻也，用于轻症。

急火严重、喉痛发热，切不可急输寒凉（如双黄连注射液、鱼腥草注射液，单一凉药。清开灵的复合成分有类似清热解毒口服液的解表作用，但也不主张马上使用），否则会像大汗热时进食冰镇一样，一冷一热，冷热相击，便会生病，用药也一样，病正火时当头一棒，打之不死便后患无穷，打之死时人也“死”，打之不死病益重。所以凉性输液不可取、单一成分的凉药更不可取，需要清解抗病毒时可在热病三两天后选择具有复合成分的清开灵、病毒唑或香丹注射液配合输液可能有效（清开灵、病毒唑用于外症、香丹用于内症）。

所以凉性输液延期使用不可大量，体虚严重者不可用；温性输液（如黄芪注射液、刺五加注射液、参脉注射液、参附注射液）可全程使用，但早期小剂量、后期可加量，体虚严重者虚不受补，也不宜大剂量。

783. 上焦多血，以心为征，血病多急如心脑血管意外；中焦多食，以胃为征，食病多杂，如五谷杂病、妇科积聚；下焦多水，以肾为征，水病多重，如腹水肾病、下肢重痛。

784. 四肢关节治风湿指关节肿痛。所以下肢膝关节痛为水治下、下肢膝关节酸软为液（津液之津）用净府丸，下肢膝关节发凉为寒治上。腿打软者加服钙片。

785. 就下肢而言，酸在液、软在骨、疼在节、乏在皮、凉在心、拘在筋、抖在神。软在骨者俗话形容懒惰瘫躺之人说“你没骨头啦！”说明走路打软应治骨，治骨者用下元散加服钙片；酸在液如腰膝酸软之酸，净府丸行腰膝肢节之液，故腰酸、膝软用净府通肠行津，这就是为什么有些腰痛通腑有效的道理；疼在节谓关节空隙之间易受冷寒浸凝，因寒致痉、因痉致痛，多带有风湿性质，故四肢关节治风湿，用下元散；乏在肌者，肌肉失养或肌肉间乳酸增多，脾主肌肉用中元散，故有“头蒙、下肢困乏为湿治中”的说法；肿在皮，水在皮肤不布则肿，正常情况下阴津由肺布散，散用后通调而下，水分内外二路，外路走皮曰宣发，走毛孔汗蒸排泄，玄府不畅，淤皮而肿，宣发不畅多在上，故腰以上肿从肺汗之，用玄府散；内路走三焦腔膜而下曰通调，通调至肾由膀胱排泄。水的最终排泄包括呼吸、毛汗、便溺，而最主要的无非是尿和汗，肺除了呼吸以外主要是通过汗排泄（包括隐形汗液），所以宣发功能是主要的、肃降是次要的，肺一方面宣发、一方面通调，通调之下便由肾接管，变化为溺，正像接力棒一样，下水的功能又主要在肾，肺为上棒、肾为下棒，故腰以下肿从肾利之；凉在心者，俗话缺乏亲情，让人心凉，心为君居上府（上府胸腔、中府腹腔、下府盆腔）如太阳，人不可一日无心，身不可一日无阳，脑死亡人可活（如植物人），心无阳则死亡，故胎先生心、一点真阳，为此凡述病处发凉者，阳气不达，必从心治，用上元散；拘在筋，筋附于骨节之上，伸缩牵拉、运动肢节，筋无血管，全靠肌之余气，故发为血之余、齿为骨之余、筋乃肌之余。筋的灵活功能必须保证适度的长度和鞘管的润滑，如果由于肢节功能障碍（如偏瘫）的过曲过伸或者人为的石膏固定，时日一长使筋脉短缩固定且易黏连，另外肌腱的滑动还赖于鞘内少量鞘液的濡润，有时由于重复动作或长久的一个姿势，造成腱鞘劳损性无菌性炎症，从而黏连肌腱、滞塞运动，故拘在筋。腱鞘炎需消炎，一旦黏死不做手术很难解开，封闭只是利用了激素泼尼松龙的缓释性和止痛性维持一段时间（一般能维持数十天或更长时间）不疼；抖在神者如吓得发抖、冷得发抖，发抖是全身性的、震颤是局部性的。振摇是运动状态、震颤是静止状态。全身抖宜散宜汗宜安神。《神农本草经读》云麻荆之散可治积、古人以汗治失眠是个例证。

786. 由于抗生素的特殊性，口服易伤胃者以 2 片为参考，肌注易起结者以 1 支为参考，输液易伤肝肾或有危险者以 3 支（2ml 针剂）为参考，特殊药物或剂型中药 10ml 针剂（如黄芪、鱼腥草、大香丹、刺五加、参附、参脉、大清开灵）以 1 支为参考、西药 10ml 针剂（如氯化钾、硫酸镁、门冬、碳酸氢钠等）以半支为参考。

787. 上火需清热，需肌注时只打清热解毒针即可、抗生素口服配合（咳、烧、痛时也可注射抗生素）；下火肌注必须使用抗生素或加地塞米松针。

788. 面部发红过敏或有皮损分三种情况：一种是单纯的颧红充血或红血丝，可痒可不痒，以下元减退处理；一种是面部局部皮肤起红色小疹点，可稍痒，按过敏处理，西治为主；一种是口鼻下颌起皮点片发红，按自体免疫处理，用净府丸加甲氨蝶呤。

789. 端口疾患，径取其脏。端口指食道上口咽、呼吸上口鼻、排泄下口尿道和肛门。肺主呼吸，鼻炎径取肺；胃主消化，咽炎径取胃；肾司二便，直肠、肛门径取肾。县官不如现管，不必拐弯抹角、五行相推。一些中间的、内在的脏体组织疾患以其隐形的、内在的复杂性，又当三元辨治、整体调理。

790. 脉号大概，定性不定量，号脉后结合症状还须看其检查，相信中医更要相信科学。二者结合才能更好地诊断，诊断衷中参西，治疗却要分开，中治追求整体而不是对症处理，急重或临时毛病以西医处理为主，慢重杂症以中医调理为主。这就是常说的西医诊断、中医治疗。

791. 巅顶头，有水则晕，有寒则痛，有湿则蒙；低端腿，有水则沉、则肿、拉不动，因脑则颤、则抖、则摇，因节（膝关节）则酸、则软，因血管则肿、因神经则萎，双腿在肾、单腿在脑（如偏瘫）。高端清晰，低端复杂。

792. 大便下血有两种情况，黑血为远血，来源于胃及上消化道，因胃酸作用而黑；鲜血为近血，来源于直肠或下消化道，近出而下故红。近血又分为两种，一是痔疮出血，多疼多便干，缘于痔核息肉；一是肠风下血，可无痔核息肉，可不便干疼痛，缘于下消化道毛细血管破裂出血。前者诱发于便干，后者诱发于热毒；前者是被迫出血，后者是应激性代偿性出血。

临床上可以有多种形式的代偿性出血，如逆经鼻衄、脑溢血吐血、肠风下血等，由于血行不顺、热毒聚集、自寻其道、减压代偿，所以通常量的血压为大体血压或整体血压或基础血压，而在病理情况下还会出现局部分压的变化，如脑压、眼压、肠压、胃压以及潜在的局部血管微循环由于物理堵塞淤阻而发生的灶前压力。

793. 临时性的主症淋沥从脾收，不管什么原因；多次的反复淋沥从肾消炎使血集中而下。

无主症的行经不足（包括后推、量少、痛经、血块）与经行过度（包括提前、量多、淋沥不断）并存时从下不从中。

经症分四种：行经不足、行经过度、闭经和更年期月经紊乱。闭经从上，更年期月经紊乱从中。更年期月经紊乱包括有经已无月、来了便不断，先乱后断的前驱与育龄妇女的经期不明已明显不同，后者错时不错月，前者错月又错时。

794. 矛盾双方可平衡但不会对等，如阴阳平衡、社会平均、国与国的制衡。因为在外界因素的影响下事物不断地发展，矛盾双方也不断地变化，如木“秀于林风必吹之、虚邪贼风人必受之”，故矛盾阴阳之间的平衡永远是动态的平衡，所谓的“阴平阳秘，精神乃治”不过是阶段的呵护，中线平衡的不即不离、无太过与不及就是正常身体，阴盛阳衰或阴虚阳亢至离绝便失衡生病，所以了解矛盾的转化，阴中求阳、阳中求阴，逆其势而治、顺其势而调，补之、泻之、散之、利之、疏之、导之，以平为期。

795. 合则和，和不一定合。建立在一定时间、一定地点、一个特定情形下的合（如同盟关系、合约关系、协定、某种保护、某些互惠、亲情、爱情等）首先是紧密的，又是松散的，有了合约就得履行和睦，哪怕不情愿；反过来就是恩将仇报、反目成仇，也就是说此可导致彼，彼不一定导致此。如胆囊炎不一定有胆结石，而胆结石一定有胆囊炎；胃不好肠道不一定不好，而肠道不好胃一定不好；血压低不一定就贫血，而贫血一定血压偏低。理解这些可以纠正误区，有利于治疗，有人一量血压偏低就说是贫血便是个误区，而胆囊结石不绞痛时要适当消炎。

796. 机体紊乱与失调不同，治疗紊乱与不对症不同。失调指单位时间的阴盛阳衰或阴虚阳亢，如肝脾失调、共济失调、自主神经功能失调等，失调比例是稳定的、大致的，而机体紊乱则杂乱无章，如血压忽高忽低、房颤心律紊乱、胃肠功能紊乱、神经错乱等失调有症可征，紊乱没有一定章法。失调多在心肺肝脾，紊乱则与脑神经脱不了干系，故失调调阴阳，紊乱调神经。

797. 躺下叫眩，直起叫晕。躺下则眩谓躺倒眼前眩花，严重时天旋地转、床立陡反、如坐舟车；直起叫晕谓不敢坐起，起立则晕、头重脚轻、站立不稳、晕摇欲倒。眩晕并称，晕较眩轻。

黑眩为虚，晕转为水，肾虚水泛，水泛打旋，如水之漩涡，漩涡之下河床必有虚缺，平河床而顺流，补肾虚而制水，故“头晕为水治下”。

大晕治下、小晕治上，黑眩大晕用下元散，缺血小晕用上元散。缺血小晕有两种类型，一种是脑缺血（脑供血不足），其晕一般蒙晕持续；一种是心缺血（心肌缺血），其晕一般是一过性眩晕。

798. 病少叫治，病多要调；药多叫治，药少叫调。有一病用同类几种药者，有多种病多种药者，皆谓治病，病是治不过来的，只有调理才能整体痊愈。

西药欲调，因单纯而不能；汤药欲调，因灵活而不达。三元通辨、衷中参西，可调则调、不治而治。

799. 普通头晕即可以恶心，梅尼埃氏综合征会出现呕吐；普通头痛不会呕吐，有呕吐者必脑压升高，甘露醇脱之。

800. 临床上有少数病人病不大却非常顽固，病不多却非常复杂，顽固表现在抗拒治疗，不论怎么换医院、换医生、换药物，他的病就是不好；复杂表现在思想复杂、症状繁杂、只知道难受不知道哪难受，这种情况类似“百合狐”。

《金匮要略·百合狐惑阴阳毒病脉证并治》：“百合病者，百脉一宗，悉致其病也。意欲复不能食，常默默，欲卧不能行，饮食或有美时，或有不用闻食臭时，如热无热，口苦，小便赤，诸药不能治，得药则剧吐利，如有神灵者，身形如和，其脉微数。”《金匮要略方论本义》：“盖古有百合病之名即因百合一味而疗此疾，因而得名。”灵狐诡异，神出鬼没，故疝气上下又称狐疝（出《金匮要略·趺蹶手指臂肿转筋阴狐疝蛔虫病脉证并治第十九》），百合病象如神灵又称百合狐。

百合狐的临床表现多以精神恍惚、饮食和行动失调为特征，病在头、胃，治在心肺。肺朝百脉，如心肺阴虚成病，则百脉俱受其累，症状百出，故称“百脉一宗，悉致其病”。

百合狐症既有症状的混杂，又有心理的因素，故在治疗时要注意思想工作与心理治疗，用药要注重求阴，虽属心肺阴虚成病，然治阴者当阳中求阴，用下元散，使逆气降、水血下，则病能愈。

百合狐症多发于中年女性，与脏躁、更年期综合征同属阴虚。然百合狐为心肺阴虚，脏躁是心脾阴虚，更年期是心肾阴虚。俱不离心，心藏神，故三者病变都有精神症状。《金匮要略·妇人杂病脉证并治第二十二》:“妇人脏躁，喜悲伤欲哭，象如神灵所作，数欠伸，甘麦大枣汤主之。”所以中年女性杂有不严重的阳性精神症状时要考虑是心阴不足，需用下元散阳中求阴，使肾水足则上济。

癔症与抑郁症多偏于阴性精神症状，如果说阳性精神症状是心从肾治的话，那么阴性精神症状就属于肾阳虚，肾从心治，用上元散，心火足则下温。

801. 温散走上不走下，欲下必引经；清利走下不走上，欲上必引经。

归经是指单味药物的脏腑特性，而形成复方时便有了君、臣、佐、使。单味药各自为政，君、臣、佐、使则有协同，药如兵，医如帅，调兵遣将，排兵布阵。

引经有两方面含义：一种是大队药（类同药）不知路，需要引导、指引，如旅游团之导游、兵团之向导；一种是诱敌深入，就是说病情复杂、寒热温凉，根据病情需要加入相反药物（与药相反、与病相同）的引经药使主力导入病穴，如反治法、反间计、苦肉计、声东击西等，也就是说引经有正引和反引，引药本无心，只是医使为也。

802. 去火的四种方式：①散火。主要指上外火如口舌生疮、鼻唇疖节等，一般用维C银翘片、大黄碳酸氢钠、泼尼松、麦白霉素解决。日久用玄府散调理。②引火归元。引火归元在于引，引在肾之纳，适用于下焦水寒或虚阳上越，表现症状为腰酸、面赤红，药如金匮肾气丸、下元散等。③导赤。一般是小肠火，现代医学叫尿路感染，临床表现为小便热赤，尿频、尿急、尿痛等，药如导赤散通过利尿的方式治心火下移于小肠。④通便。火出于阳明，肝通过胃酸表现出来，胃酸多之少时谓火、多之多时烧心。药如承气茶、大黄制剂等。如果说下元散引火归元使肾水不寒的话，那么治为下之内寒，针对心、治在肾；肾从心治则为肾阳虚，肾阳虚必阴中求阳，用上辅玄府散，针对肾、治在心。下火多用通便，表现在燥结痔疮；上火多用玄府散以散，表现在鼻疖口疮。

总之，玄府散上散治上火，通便治便火，利尿治溺火，引火归元治下之内寒，上元散温化治下之外寒。心火下行亦曰去火，心火下而温下寒。

803. 慢晕从颈用上元散，顽固不愈者加入散，改玄府散；长期低热从敏用玄府散，顽固不愈者加入泻，改净府丸。

804. 有病就诊而不要药，是不信医；有医诊后而不开药，是病不需要。病人不要医勿烦，医生不开有原因。

不是医生要给你开药而是你想治病找到了医生，医生开了药你要耐心服用，吃吃停停或半途而废，不但徒劳花费，而且疗效不稳、易于再犯。

805. 儿童绕脐痛，拉肚子为肠炎，不拉肚子为肠痉挛。儿童肠痉挛腹痛一般位于脐周，痛时嚷闹，过后如常，大人常带其就诊要告诉家长没多大事情，不频繁不严重时可以不治，必要时给点小药即可。

806. 中医号脉不同于检查，相互补充而不矛盾，绝不能以为查出的就有病，没查出的就没病，要知道再查还可能有病。也不能认为有症状就有病，没症状就没病，要知道一些生理性病理本来就没有症状。所以中医说哪里有病不要完全对照检查，大部分是吻合的，有少部分偏于功能的连系，如“肠病治胃”，即使胃镜无胃炎也要治胃；“胃病治胆”，即使B超无胆囊炎也要治胆。所以诊断可以局限于检查提示，而治疗却不可固步自封。抓主症、辨整体方能得手。

807. 有病早治，无病早防，小病不治，大病难回，星星之火，可以燎原。所以趁病小时要早治，不待病大空叹息。

许多病灶以其旺势小环境蓄势乱发、蔓延滋害，针刀所及者刺之使破；内之不及者，汗下使散。总之治疗是为了破坏病灶的小环境，恢复人体的大环境。

808. 现在病人喜欢用已知的西医检查结果去考中医，号到号不到我有肝炎、号到号不到我有肾炎、号到号不到我有糖尿病……你号到了胃没号到肠、号到了心没号到头，我有许多检查结果来考你，殊不知中医号脉是为了掌握机体阴阳虚实、邪路症状的大概，准与不准、全与不全，还需要主述症状的补充，好需要四诊合参来纠偏调理，故不言而考，一处未到即不信不治不拿药，实乃错也！

西医好当，可问可查可手术；中医难为，脉难玄论不定。故号脉不能代表中医，中医应中西结合、科学发展、简要规范、应用方便。

809. 胃排空不好而又虚囊撑胀者，需先利用下元散的行下肠中之气作用顺其气，而后利用上元散的增促作用增加胃动力，促使胃的蠕动与排空。因气易行而胃难复，故先下后上。若依胃镜提示胃蠕动排空不好，一开始就用上元散补推，不仅胃难复，反而气难下，愈补愈胀、愈补愈满。

不做胃镜判断胃排空不好的指征是到顿不知道饿（因为胃中还有东西）或胀，胃下垂是食后坠感至脐（因食至垂长胃底）或胃莫名其妙不适之老胃病，常见胃炎则是或疼或酸或逆。三者的不确定关系是：常见胃炎可发展至胃排空不好，胃排空不好可发展成胃下垂。胃炎的治疗法则是逆则治肾用下元散，胃排空不好用上元散治疗，胃下垂用中元散治疗。一脏治兼上中下，足见辨证之灵活。

810. 恶病后期脏腑衰败不应、窍道闭塞不痛，如肾衰尿闭、梗阻便闭、呼吸衰竭、癌症转移等，九死一生，良医弗为。所以遇病重精神极差、神识模糊者，或重要的生命体征心跳、呼吸、血压、脉搏出现严重偏差时一定要通知家属，引起注意，有所准备。

811. 根据上热下寒、激素淤上的病理机制，在输液治疗下部妇科炎症时，单纯的消炎（如抗生素加唑一类）不如用抗生素加适量激素地塞米松，并输用黄芪温化，其效果更好。

812. 左结肠、右阑尾，所以左下腹部疼多为结肠炎。但是左附件与左结肠位置大致相近，区分便在于腹中有胀气，气在肠内，有胀则在结肠，无胀则为附件。附件永远不会引起腹部胀满。

813. 震颤、振摇、摇晃都属于身体的不自主抖动，但三者症状与治疗略有区别，震颤类似战抖，但战抖有害怕的意思、有恶寒的意思，是全身性的、是从内心发出的，是暂时的，在惊吓去除后或高热退却后战抖也随之消失，而震颤是静态情况下的不自主的肢体持续抖动，既非感冒也非惊吓，而是脑黑质病变所导致的帕金氏病变。发热战抖者以汗治之，帕金氏震颤从心治上用上元散。

震颤多发生于上肢手抖（如抖形容为浑身发抖、双手战抖，颤常说成抖）；振摇多发生于下肢（如词“振步”）；摇晃多发生于头（如成语“摇头晃脑”）。

振摇则是站立不稳、进进退退，与脑有关，多发生于下肢，故按“脑病治下”、腰腿治下用下元散处理。

摇晃是头部不自觉地摇动，可以是一过性的，也可以持续性摇。持续性摇头不易治疗，而短暂的一过性摇头则视为寒，建议肌注氨基比林并服玄府散以散。

814. 许多疾病的治疗可以分为临时、短时间、长时间三种情况治疗，如感冒、低热、皮肤过敏等，感冒分临时感冒、短时间的感冒后遗症和长时间的鼻炎、咳嗽，临时感冒用小药、感冒后遗症用鬼门煎，长时间鼻炎用上元散，长时间咳嗽用玄府散；临时发热按感冒治，短时间低热在肺用玄府散、长时间低热在肠用净府丸；皮肤临时过敏则用西药过敏方，短时过敏反复加用鬼门煎，至长时间自体免疫用净府丸加甲氨蝶呤。

815. 肠胃不好易食积，鼻炎表虚易感冒，感冒影响肠胃叫肠胃型感冒。小儿有食积，大人也会有食气，只是成人一直肠胃不好而精神状态不好，特别是女性患者，应考虑食气的可能，在三元调理之前可刺四缝出血，了解食气，而后饮食改善。

816. 睡眠充足、头脑清晰、精神良好时行进应觉耳后微风、清爽，俗话“招风耳”；头脑轰热、懵懂不清时则无此感觉。

817. 上热下寒而无明显上、下偏症，也无逆陷，用上元不宜，用下元也不宜，不若中元兼之，泻肝补脾。如妇人上有口气下有炎，舌脉支持上热下寒，使用中元散调之。

818. 慢病慢治难以速愈，医之有法而病无耐心也难治愈，吃吃停停，半途而废或道听途说，不停换医，妄扔钱财。

819. 遇病就医，凡问碍事不碍事者说碍事，凡问病厉害不厉害者说厉害，凡问有效没效者说有效，凡问治好治不好者说治好……

凡病不愿服药者不开，凡担心药物不良反应者不开，凡服后巧合不适者停后服，一个疗程不见效调后服。

820. 一月二行或其他漏症单月或临时（再一、再二）发生时下之使聚、下之消炎即可，多次或反复出现时（再三、再四）中元收之，所以漏下治脾并不是全部一开始就使用，而是视其虚实、年龄大小，比如青年女性初次漏下或淋沥不断应属实为炎，而多次反复或更年期（指45岁左右或40岁以后的年龄段）属虚宜收。

再精再细也可能由于疾病复杂、采集不全、主次不清辨治不明而致首治偏差，偏差不效时，应反向思维，颠倒用药，好在三元散俱属温以解痉，即使不效也不会坏事，只是调整取效罢了。

821. 传统发面有渣头，现在发面有干酵母粉。大部分细菌是在一定温度下（或超过38℃）的环境中易于繁殖，故高热时怕热出肺炎，胃酸内热时易起上炎，故反复高热时应控制温度，胃酸内热时应泻肝补脾、中和胃酸，所以传统蒸馍在面起后会加入少量食用碱再揉制成形、高温蒸熟。

在超高温情况下大多数细菌又会被杀死，所以正常温度下（36.2～36.8℃）机体内的细胞和有益菌处于正常代谢状态（不及不过），偏高温度下（38～40℃）人体基础代谢加快、细菌大量繁殖（太过），超高温度下（100℃）细菌、细胞又会变形杀死（这就是高温高压消毒杀菌）。所以在治疗时不使体温过高也是控制炎症发展的一种措施，降温不宜过低，过低则又会影响人的生理机能，降低人体的对抗免疫能力。

822. 在特殊病情（如肾病综合征）下长期使用强的松的过程中患者会非常能吃饭，一般根据大剂量所致的便是小剂量的治疗作用，故小剂量或微量强的松（如1片或半片）有一定的消化作用，可用于小儿或老人食欲不好、消化不好。

823. 食积胃撑在临时，疳积肚胀时日长，吃零食、每顿不好好吃饭者胃不撑肚不胀。临时食积推之（小儿用肥儿丸、大人用承气茶），长期疳积刺四缝，不撑不胀又不好好吃饭者少量激素消之。

824. 三元散方便之处不但在于对慢重疑难杂症的良好运作，而且由于服用的方便性还可像小药一样用于某些临时的毛病，如感冒好后三两天鼻塞不透可处用三天上元散，急性肠胃炎输液后可开三两天中元散等。

825. 女人好吃零食是女性生理情况下的自寻安慰，所以在治疗女性疾病时以柔性调理为主，或用中元柔肝，缘于“妇科治中多因气”；或用三元小剂量，下元阴柔（下元散阳中求阴），故妇科炎症又大多使用下元散，为此三元治疗原则中有“乳病治下也治中”的观点。

反过来讲，男人或刚强女人不吃零食或不喜欢吃零食以及怀孕后的超常饮食都是由体内的激素所决定的，所以遇见小儿偏食、挑食以及某些成人怪异嗜食（如吃土、吃煤渣、吃玻璃等）时，除了纠正其不良习惯外，还要考虑其体内的因素，是缺了什么东西，还是失去平衡。

雌激素阴柔喜吃零食，雄激素阳刚不爱吃零食，说明性格喜食俱来源于体内，什么“人上一百，形形色色”呀，固然有环境的因素，也有体内个体的差异。

826. 小儿虽稚嫩之体，发育尚不完全，但因其元阳充沛，反应迅速，故易高热。阳气的阳动性表现在“起居如惊，神气乃浮”、“阳气者，烦劳则张”、“阳气者，精则养神”（《素问·生气通天论》），充分说明了阳气的起急性。

发热在受邪的阳气起急，然而又由于儿体的不完善性不能大汗，一则大汗淋沥，病必不除；一则大汗伤阳，儿体虚冷，必后再热，所以用氨基比林1支、地塞米松2mg退热，不若用柴胡1支、鱼腥草1支、地塞米松2mg更好，加用头孢唑林钠。也就是说，急退不如趋缓，欲速则不达。

827. 白带是妇科外腔道炎症的象征，然治疗时要听其主述，主述阴痒者用上辅玄府散，主诉异味者用中元散，主诉一般白带者用下元散。

828. 上炎多热宜清解，越急越不能用激素；下炎多寒宜温化，重时大量用激素。清解如清开灵、病毒唑，温化如黄芪、维生素C上炎急时开之，肌注氨基比林2支、洁霉素1支。

上内以清解为主、下内以温化为主；上外以温散为主、下外以活血为主。上外不输凉性药，下内不输凉性药。

下肢疼为寒凝、下肢麻为血不通。上外寒小剂氨基比林散之，下外寒大剂氨基比林散之，下肢麻则肌注当归、维生素B_{12}。

上疼少量激素，上急不用激素；下疼多用激素，下急也可用激素。

829. 治喘开之比解痉有效，如肌注氨基比林比喘定有效；治疼温化比止痛有效，如肌注氨基比林、山莨菪碱比服止痛药有效；儿科疏解比发汗有效，如肌注柴胡比氨基比林有效；应急镇静比激素有效，如甜茶送服艾司唑仑。

830. 到顿不知道饿与知道饿到顿不能食相反。到顿不知道饿（没食欲）为胃动力不足、胃排空延迟，知道饿空（有食欲）但吃时又不能吃为心空胃不空，即胃病及心，饥饿感在心却胃病不能食。二者俱从心治，用上元散。

能化不能食与能食不能化相反。能化不能食病在胃，能食不能化病在肠。胃病在肝则热而食多，如甲亢、胃热消谷；胃病在胆则胀而食少，如胆囊炎、舌苔厚腻。能化不能食病在胃者重言胃不能而无他症，病多在胆囊，故“胃病治胆”用下元散；能食不能化者重言肠，食下即泻，俗话“直肠子”病多在脾，用中元散。

831. 声响在外，别人听得到自己也听得到；声响在内，自己觉得到别人听不到，如肠鸣、耳鸣。凡气流受阻、破而有响，耳鸣则属内耳微痉、气过有声，临时则用玄府散以解痉，长时则用净府丸泻之缓急，痉解气缓则不鸣不响。

832. 急则气急泻之如脑溢血、急腹症；缓则血滞温之如虚滞隐痛、寒凝冷痛。故病急多从气治、病缓多从血治。下元散行气、中元散升提，故急症多用下元散（当然需要输液时必须予以输液）。

833. 皮肤紧则长，筋脉松则缩，故整形科采取皮下埋植气囊的办法再生皮肤，骨外科石膏固定会引起肢体拘挛僵直。

静养胖脂肪，运动长肌肉，故减肥要多活动、加强锻炼；而健美运动员通过科学锻炼则可使肢腹肌肉丰隆。所以偏瘫、肌肉萎缩要多锻炼。

834. 咽喉疼痛，小孩多扁桃体炎，大人多咽峡炎；感冒咳嗽，大人多气管炎，小孩多支气管炎。

835. 无论前错后错只要不过月，也就是说延迟不超过一个月不作为闭经。这样闭经的概念就定位于月经差错一个月以上或两三个月或更长。

一天即过之所以按闭经处理，是因为一天即过近乎不来，至下个月就算超过一个月未来，故按闭经处理。

月经前后差错不超过一周，且经来3~5天，均视为正常。在3~5天间期内量的多少才是判断经量的标准，所以按少于3天为量少、多于5天为量多的说法是错误的，但可以认为低于3天属于不足，多于5天属于过度。

行经不足与行经过度是两个大概念，凡痛经、血块、暗紫、量少、后推、闭经都属于行经不足；量多、提前、淋沥、崩漏等都属于行经过度。然有量少提前，不足与过度并存者从其不足，不足治下。

836. 有拉肚子者用中元散不愈反复者改用上元散，以中元散补脾，上元散温胃，何也？胃为心下，肠病治胃，治心下也，上元散入心也入胃。临床上常用上元散治疗到顿不知道饿之胃动力不足（排空延迟）和结肠炎用中元散顽固不愈者。下元散行气治腹痛而不治拉肚子，拉肚子且腹痛显著者又可用下元散加地芬诺酯解决。所以中元散适于结肠炎初诊者、轻症和上元散治顽固腹泻、下元散治顽固腹痛后的巩固等。

837. 由于人体的整个生理趋势是顺下而行的，所以胃肠道疾病包括结肠炎的治疗，总体虽有拉肚子也应该顺其势，顺其势不是泻下而顺应脏腑机能的某些自救症状，故在治疗结肠炎以泄泻便次多为主要症状时，应用上元散温心胃而化谷（泄泻是因为人体识别到食物未消化好至程度而自体下排，消化好了便吸收不排），反而不泻。所以三元散应用于结肠炎时的区别指标为：上元散适用于以拉肚子便次多为主要症状者，次数特别多者（如达五次），可临配地芬诺酯；下元散是用于以腹痛为主要症状者，疼痛严重要加服消炎药；中元散则适用于轻度结肠炎（无明显痛泻，或大便1~2次，不成形）或严重结肠炎缓解后的稳定巩固。

人的大部分机能都是先放后收，如心脏通过主动脉射血后又通过上、下腔静脉回收再利用；呼吸、呼吸，呼后再吸；月经、大小便在排泄后而气收，膀胱不收则遗尿、肛门气不收则脱肛、子宫气不收则崩漏阴挺。排放是被动的，多由压力因素；收回是主动的，多是主动脉的吸纳收复，如心之吸、宫之复、肛之提、便之收，故泄不一定要止，通因通用；阴不一定要补、急下存阴。

中元散泻肝补脾、收形与气。治疗以药为事，应先助被动弱者而后强壮机体，故先用上下预放后（汗下）用中元以收。

838. 地苔生夏之阴潮处，舌苔生于心下胆胃湿热。人与自然和谐，病理也类自然，向阳之处不生苔，上之温心苔自消，夏气通于心。苔虽生于夏热，然必杂阴湿，有阴无阳不生苔、阴中求阳苔自消，所以苔之为物阳中有阴，淡红舌、薄白苔为阴阳和调、胆胃不湿，一旦杂湿杂热杂邪便会生苔，即病阳中有阴而阴偏重。

舌苔黄厚在胆囊，白厚在脾；能食在胆囊，不能食在胃，故苔厚而不能食者用上元散治胃，舌苔厚而能食者用下元散治胆。有明显胆囊症状上腹饱胀、右胁肋隐痛者也治胆。

反复高热及风火牙痛可用竹叶石膏汤加减：竹叶10克、石膏40克、桑叶10克、细辛3克、地骨皮12克，水煎服。

长期低热及皮毒藓疾可用净府丸治疗。

所以高热在气、低热在血，高热用竹叶石膏汤清气，低热用青蒿鳖甲汤治血。验之三元医疗治血可用净府丸替代。

超长时间的低热、心慌又查不明特别原因者可从血从结核（不一定是结核），用净府丸并联合使用抗结核药乙胺丁醇、利福平胶囊等。

839. 逆其势治为正治，顺其势治为反治，反治最终也为正治。只不过急重者逆之折其势，慢杂者顺之扬其势。病欲去根终必顺其势，其势者，谓病之症发之势，俗称症状，症状怪异，各有其势，汗为正气鼓邪外出之势，吐为食逆外出之势，泄为不熟欲下之势，所以汗吐下亦乃顺势之治，如产后恶露宜下不宜收，气管之痰宜出不宜入。急则治其标逆其势，缓则治其本顺其势，是逆是顺，视其情势，不可武断。

840. 当归、维生素 B_{12} 肌注主要用于治疗下肢麻木，但对于他部的如后头、小腹虚滞慢疼也有良好的效果。只不过用于上头时加 1 支氨基比林。此法一般不用于颈肩腰腿痛。

841. 净府丸与上元散都可用于老胃病，但由于净府丸的下泻作用一般用于体质强壮之人，不敢吃什么东西就伤胃者；上元散由于温胃作用一般用于体质较差之人，不敢吃什么东西或到顿不知道饿者。旧有拉肚子而青壮也宜上元散而不是净府丸。

842. 血毒（血毒热盛、药毒皮炎、丹毒）走皮，净府泻之；尿毒（尿毒症）走肾，下元泻之。

843. 上内心肺，一出一入，心主入、肺主出，入包括饮食；中内脾胃，一升一降，脾主升、胃主降，降包括升津；下内肝肾，一前一后，肝主后便，肾主前溺，后便如甲亢便溏。

844. 升津不如布津，故中元不如玄府；泻火不如散火，故三黄不如银翘。所以单纯性的上火烂嘴（临时口溃、烂嘴角、单纯疱疹）用维 C 银翘片散火、大黄碳酸氢钠配泼尼松治上炎、头孢氨苄配麦白霉素消炎。

845. 肾主水之“水”不是自然水的概念，而是包括了肾本身的血液（肾阴的一部分），下之输尿管的再吸收，再下之膀胱尿液，更主要的是内在的泌别和蒸腾，所以肾水包括内在的肾阴和外排的尿液，外排不利则内聚，内聚则肿。

吸收之前的饮入水为原生水，吸收之后的水为肾水，代谢后的溺汗为废水，此三者皆为常水，而“膀胱不利为癃、不约为遗尿”和水凌心肺、外水肿胀、内聚停饮则为邪水，所以正常运转中的水为常水，停滞难运之水则具有邪性或邪水。

肾所主之水不是肾阴，而是肾大阴的一部分；肾水上济之水指肾阴而单单是水；水火相济则为常，水火不济则为邪。所以肾水不等于肾阴，而肾阴则包括了正常之肾水。

846. 经少则暗、尿少则黄。闭经开其源、量少疏其道、血块温其寒。闭经不痛不足疼（不足包括量少、延迟、血块）。缘由闭经源枯不壅，不足则血道涩滞、下之不利。不利则痛，故闭经开其源，开其源者上三元；不足则疏其道，疏其道者下三元。

847. 自古中原是兵家必争之地，得中原者得天下，因为中原粮仓，取之不尽。脾胃中土，如同中原；脾胃仓廪，如同粮仓。五脏六腑十二官虽协同运作，但各有匪气，常理各取其用，故脾胃为气血生化之源；病则不思其恩，木郁克土，病则病矣！所以临床上有诸多疾病牵及胃，而误诊者多作胃病，如阑尾炎初起上腹急痛、肝硬化初期当胃病误诊、胆气犯胃胀满、胰腺炎上腹疼痛、心阳虚胃中难受、肺气不降胃气也不降等，故临证胃病时要思路开阔，治此虑彼，特别是老胃病久治不愈者要首先考虑肝胆，其次考虑心脏，方会桃源洞开、柳暗花明。

848. 中元主升升之下谓“下消主升”，下元主通通之上谓“上消主通”。推延之，中消之胃在上，遇有胃下垂、胃排空延迟、胃动力不足等垂颓之症，不从中从上之心阳，心阳温化则胃壮实能消，这种观点更适合于某些胃症久治不愈者。

849. 痉挛在于肌肉如肠痉挛、项背强急、眼轮匝肌痉挛、腓肠肌痉挛、某些特殊部位的抽筋等。

上痉源于火，承气泻之，急下存阴；下痉源于寒，寒治上，用上元散。

腿肚转筋补钙难效针刺腿肚、承山特效。

850. 辅方黛维散和非淋散在配用不及时时可用主方下元散替代治疗。下元散降脂抑泌可用于青春痘，下元散治肾走溺可用于非淋菌性尿道炎。

851. 憋闷憋闷，憋与闷有什么区别？憋为实，闷为虚，憋有自内而外的憋胀感，或外观即显饱满，如肺气肿、肺水肿、胸腔积液、气胸、肝区憋胀、胃部饱囊、腹部胀满等；而胸闷及心、缺血缺氧，缺氧是人体觉闷的主要因素，如果认同闷属毛孔不通是不完全正确的，只不过通透毛孔利用“气能出方能入”的生理机能可以有某种解闷的作用，故一方面在心之缺血缺氧，一方面肌腠毛孔不畅，治疗时应以心肌缺血为主，以疏理毛孔为辅，两解其闷。

852. 胃痛为寒，故以痛为主者用上元散；胃胀为气，故以胀为主者用下元散。痛包括不敢吃或吃什么东西都难受，胀包括胃中虚囊。胀痛并举者先从其胀、也就是说虚实夹杂者先从其实，实不去欲补欲实。

853. “咽炎治胃，鼻炎治肺”，但如果鼻炎、咽炎并存，主述鼻咽部有东西不利者（咽炎为咽喉部咽之不下、吐之不出，鼻炎为经常鼻塞或流涕）不治中不治上从下消炎。实际上鼻咽部有东西吭鼻或往嘴里流既不是鼻炎又不属咽炎，而是鼻咽连通部的慢性炎症，故不从上也不从中而从下。

854. 对于慢性疾病长期服用的某种化学药品特别是一些特殊药品在准备停用时宜逐步减量，以避免产生反跳现象。因为人体在长期服用的过程中可能产生一定程度的依赖性，如果戛然而止，人体会产生某种不适。

855. 花在狭小的室内为什么容易死亡？可能缘于空气不流通的时候带不走植物呼出养并缺少二氧化碳，正如人在封闭的空间内缺氧而带不走二氧化碳一样，人闷花易死，故光不在阳、气得流通，所以流通更易生、阴光更易长，有温不在阳、太热反不长。阴光为阴中有阳，有温水生；阳光为阳中求阴，故为阳痿。所以植物阳热耷拉、晨夜生长。

856. 男性急症多，女性急症少；女性慢性杂症多，男性慢性杂症少。所以医院男性急症多，门诊女性慢症多。女性长寿在于慢症多、有时治疗，男性寿短在于急症多、不及治疗。

857. 早搏在心如冠心，乱跳在肾如房颤，过速在肝如甲亢，过缓在脾如阻滞。偶发早搏用上元散治心、频发早搏或房颤治肾用下元散，过缓或过速治肝脾用中元散。

律与率不同，律指节律，率指速率；律论规整不规整，率在快与慢。率快律不整为房颤，率慢律不整为结代，常率律不整为早搏，少者为偶发、多者为频发。

858. 复发性口腔溃疡与习惯性便秘是两种常见而难以根除的疾病。有说大便经常干容易上火、容易烂嘴，然则有习惯性便秘从小发者，而复发性口腔溃疡也就最近几年，也有复发性口腔溃疡从来就没有习惯性便秘者，何者？

复发性口腔溃疡从胃酸反逆的角度讲当用下元散，而从复发性角度讲当用上辅玄府散，然从上不如从下，谓上病治下。

习惯性便秘从津布的角度讲当用上辅玄府散，而从“下元主通”的角度讲当用下元散，然从下不如从上，谓下病治上。

859. 食之蔬菜或有农药，食之粮食或有化肥，食之肉类或有激素。长之快受之害，也乃当今病杂之因，故提倡保护环境、生态喂养、绿色食品。

860. 低血压晕是站起来晕，也叫直立性眩晕；心肌缺血晕是几秒钟晕，又称一过性眩晕；颈椎晕是扭头晕，又叫运动病；感冒晕并两太阳疼；高血压晕并血压高。

861. 从三焦偏性来讲。上焦为阳、下焦为阴、中焦亦阴亦阳，然则上、中、下又各有阴阳，上焦之中心为阳、肺为阴，故心病宜温、肺病宜清，心病宜温如冠心、心衰，黄芪加香丹。肺病宜清如喘咳气管炎，清开灵加病毒唑；中焦胃为阳、肝为阴，故肝病宜清、胃病宜温，肝病宜清如硬化肝火甘露醇，胃病宜温治同心；下焦肾为阳、膀胱为阴，故肾病宜温、膀胱病宜清，肾病宜温如肾病蛋白尿用黄芪，膀胱宜清如小肠火。

862. 炎分上下内外，菌种各有嗜性，如革兰阴性、阳性，嗜酸性、嗜碱性，向暖性、向寒性，所以不同环境具有不同的炎。上内炎多火，主要集中在呼吸系统，故心不炎肺多炎，所以上内炎以清为主不悖心宜温；下内炎多寒，主要集中在泌尿生殖系统，所以下内炎宜温为主。外炎有自内发者，有自外伤感染者，无论内外俱属本身白细胞围歼菌毒所致，少有外菌寄体者（也有如寄生虫、某些动物特有病毒等）。

不同物种有不同的菌属，不同的病毒有不同的寄生，动物菌属与人体大部不同却有交叉，这就是自然的亲近性（同饮地上水、同呼天上气，故有共性交叉）。但是根本点在于不同物种的内环境有着根本的差别，所以总体上讲其他物种特有的菌属一般是不容易在人体生存的，而一旦生存便具有很大的变异性（趋适人体的变异）和不确定性，往往形成怪异和流行，所以只要把好“病从口入”关，不食长期存放的肉食，不食霉变馊酸食品、不食冷僻怪异肉食并保持个人卫生则可避免或减少外来物种菌属的侵蚀。

固定饮食很重要。人类在长期生活实践中发现了各种基本的饮食品种，有些是世界共有的如小麦、水稻、玉米，有些是国家特有的，由于世界各地、各国的地理环境、气候不同，分布着不同的植物、动物，便形成了不同的生活习惯和食性品种，如中式烹饪、美式快餐、韩国泡菜、日本料理等，祖祖辈辈的习惯使当地人适应了某些肉食的汲取，而异域大量的突然饮食改变则有生病的可能，所以出境旅游在接受异域饮食特别是肉食时要有所节制，决不可标新立异。也就是说人适应我不适应、人多食我不多食，否则人安我病。

人在长期的特殊习惯下慢慢建立了特有的消对机制，而你的饮食习惯正好缺乏了他们特殊饮食的消对机制，所以不可猛食、狂食。更不可鼠猫狗虫鲜食标榜，会不会花钱买病呢？水土不服是个例证，饮食不服更有可能。而在融入当地生活后需少量渐食，使身体逐步适应、逐步建立消对机制，有一些人一辈子也改变不过来、吃不习惯，饮食习惯是祖辈传下来的、是从小形成的，具有人类遗传性，如北方食面、南方吃米永恒不变。大了你会不习惯，所以人老怀旧、年龄大了便不想出去，不然怎么说月是故乡明、水是故乡甜呢！

既然由于内环境的不同物种菌属很难在异类机体存活，只要你依大众食谱不乱食就很难有异类病种侵袭人体，如SARS；再者大众禽畜本身发生变异疾病时，检疫不达或漏检，人类误食也是某些疾病发生的源泉（有些甚至流行），如禽流感、H1N1流感等。

总之，人类在良好的卫生习惯和现代科学检疫的条件下，没有必要害怕，人类是独立于其他生命的特别主体，轻易是不会被他体感染的，临床上的大部分炎症则是自体免疫力改变、菌群失调的结果。

863. 由于首诊没有固定认识，故第一次的用药正确率往往能达到60%以上，而首诊不效者，或由于病本身是慢顽之症，或由于首诊不对，故需调整，但二次调整的准确率只能达到40%，有时候会越治越不治，医也茫然。所以原则上“效不更方迟后调”。这就是为什么处汤出入化裁，头两剂有效后面调煎又不效的道理。

864. 西医确诊意味着找到了病灶所在，是用药和手术的基础，故西医重诊断而忽视症状，全身检查正常便认为没病。

中医诊断并不重要，在没有对症病名时便可以症状作为诊断，治疗则是另外的以证为基础八纲，故传统中医重症状而忽视诊断，历史上中医诊断便五花八门。三元医疗把西医诊断与中医辨证有机地结合起来，既重诊断又重证症，使诊断、辨证、治疗、用药一气呵成，称为“三元辨治”。克服了传统中医不重诊断、辨证与方药不一的弊端。

865. 手足心热在肠胃。手热在手阳明胃，表现尺肤热、手蜕皮；足热在足阳明大肠，表现脚热、脚汗。只不过上之手热、蜕皮可用承气泻下，而脚发烧则需按下病治上用上元散治疗，利用心之“吸”。其实更年期也有脚热的情况，便验证了“更年期治上”的道理。

866. 上中下三焦都可导致心脏病，所以心脏病可分三焦而治，冠心偏重、闷痛房颤从下，冠心轻症短气慌空、稳定巩固期用上元散，心动过速或过缓按自主神经失调从中。

867. 上炎肿、肿则痛；下炎肿、肿则坠。上炎痛无非外出之势，如头痛、胸痛、颈肩痛，上之因寒有火（火乃阳郁有余），阳逼寒出，治顺其势予以凉；下炎坠无非下之，治顺其势予以温利。

868. 上病治下为内上治下，如脑病治下；下病治上为内下治上，如肠病治胃。外上以散从上辅玄府散，如头病治上、中耳炎用玄府散等；外下以利从下辅净府丸。

反复性过敏从玄府散到净府丸，苔藓类免疫病从净府丸到下元散。

869. 正常情况下体内激素是为了维持人体的生存机能，内虚而不外供，这种内虚是自给自足、平衡而不余，但病理情况下也可以供给不足如糖尿病，也可以供给过剩如甲状腺机能亢进，这是需要内部调节治疗，如果实在无法自调也可以考虑适当外补（如同进口），如糖尿病打胰岛素、肾病用泼尼松等，但一般不主张外源性地使用激素，内用（口服、肌注）激素可以缓慢而严重地破坏人体的免疫系统、降低人体的免疫力，外用（涂抹）激素易为细菌吞噬，反而成为病原体的食粮，故有停用反跳现象或者越犯越重！特别是面部皮肤娇嫩，吸收更快，更易充血发红，抹激素更宜慎重。

为此，外皮肤如应急宜少量内用激素，以内支外；内杂病不得已足量使用激素后宜逐步减量，不可猛停。总之由于常泌为用、异泌助疾，激素不要轻易使用，免得伤身助疾。

870. 阳分为“阴阳”和“阳阳”，正像俗话中的“背阴、朝阳”、“山阴、山阳”，也就是说向阳的一面叫阳阳，背阴的一面叫阴阳。纵观自然苔藓多生在阴阳之处，所以舌苔也为阴阳平衡生，常则薄白苔，阴盛则苔厚，阳阳则苔薄，故遇苔厚不消、舌淡无味者，从阴阳用上元散化之，上元主心，心则阳中之阳也。

871. 量血压主要是量一个趋势而不是要一个固定的值，因为血压本身就是一个正常范围而不是一个单一的值，影响血压的因素很多，包括情绪、天气、运动、疾病等，所以一次的血压高与低不能代表就是高血压或低血压，而是要在不服降压药的情况下错日测试三次以上，看其趋势和平均值而定。

872. 病人就诊在决定治疗后，医患之间就形成了合约关系，病人有知情权，医生在百忙之中一定要对病人给予解释，使病人对诊断、治疗的方法和程序有一个简单的了解，而自己决定是否接受施治、服药或手术，是否最终交费拿药。一旦交费治疗关系最终成立，医生便有进一步的责任跟踪、回访、复诊、调整，包括心理疏导与治疗。

873. 不日梦困疲倦当是稍有外感，不如夜里顿服一次复方乙酰水杨酸 1 片、氨基比林咖啡因 1 片、复方丹参 3 片、泼尼松 2 片，随即休息，次日晨起定能神清气爽。治头不赶时辰难取疗效。

874. 在和三元中医临床演练中不断地进行总结，类同问题可能有多点论述，方法不尽一致，思路也略有不同，三元杂论逐日列出，以供参考。实际应用基本上以后者为准，读者也可自行罗列。科学无止境，临床在体验，三元医疗框架无疑是正确的，但看点不一，各有发挥。

包括和三元中医体系在内的现代中医应该是糅和了西学成分和自然科学知识而又不失整体辨治原则的理、法、方、药体系，与中西医结合不同的是，和三元中医本身就是一个整体；与传统中医不同的是，不是汤药但能灵活辨治，其使用过程中更要体现脏腑原则、治病求本、同病异治、异病同治诸多中医现象，还要能够取得更好的效果。

875. 俗话往往把尿黄作为上火的指征有其一定的道理，因为人体的火一般是由肝通过胃酸表现出来的，木郁克土，通降不利，不利则影响胆汁的排泄，极少量胆汁逆入血液便会出现尿黄，所以在肝坏死、黄疸性肝炎、阻塞性黄疸等疾病情况下最初发生的也就是尿黄，只是普通上火单纯性尿黄而不会演化成巩膜黄、皮肤黄，而黄疸类疾病则会很快续发巩膜黄、皮肤黄。这就是普通尿黄与黄疸的区别。

普通火则又分为上火、下火，上火在于肺胃，下火在于肝肾。在肺寒闭、在胃酸逆；在肝胆汁、在肾不利。下火尿黄、上火尿可不黄。

上外火用银翘，上内火用玄府，五官端口从内火。

876. 凡症多莫可名状又找不到过敏的蛛丝马迹者用玄府散。莫可名状为没有主症或主述不清，多生于更年期的男女或老者，过敏的蛛丝马迹比如皮肤痒、习惯性便秘等。

877. 治病就是一种思路，思路对了，用药可以选择。思路不对，再用好药、贵药也难治住疾病。

治疗为一时，调理才永久。有些毛病（主症突出、痛苦显著）需要先治住再调理，有些疾病（慢杂均等症状）则需要开篇即调。治之得法则痊愈，调之得法则恒久。

878. 粗茶淡饭，空肠延年；肠肥脑满，易糊肠眼。过花不能过食，乱花不能乱食，钱衣身外，食至腹中，故“金玉其外、败絮其中”虽说是形容人没有真本事，但用于饮食养生却十分恰当。

879. 有故无殒、对症不反。意思是3~7个月之间的妊娠妇女在发生疾病时可以酌情择药，而在日常治疗中只要药物对症一般不会产生不良反应，反过来如果服药后产生严重的不良反应或不适时应考虑药物不对症。

880. 根据体表→肺→心化规律，心从肺治、肺从皮治、心肺同治。心肺同治者黄芪加丹参，肺从皮治者谓呼吸炎症发散加消炎，心从肺治谓上元主开或心病有时也需要消炎，对心肺而言青霉素较为有效，单肺清解一般在于感冒后期的余热未清，清开灵、病毒唑大剂量用于逆和毒，小剂量用于清解。

881. 生活要谨慎，闷困即时汗、积胀及时下，有病能防只需防，不待病起三五天。莫可名状者医患不清，又不是炎症，无从下手，有肠胃症状从胃输用奥美拉唑。胃病的治疗程序是逆则治肾下元散→不效净府丸通降→又不效上元散暖胃。

882. 肾主黑而为白，故下元散减退色素而治黄褐斑、色素沉着斑等色素沉着性疾病；肺主白而为黑，故玄府散增加色素而治白癜风、白发病、白化病、外阴白斑等色素脱失性疾病。所以调色的过程也是阴阳互化的过程，缘于上元增促、下元减退。

883. 人体的构造、生理、病理、治疗都是在辨证的对立统一的动态的阴阳平衡当中渐次演变，处处充满了辨证，充满着联系，治疗就是建立在整体概念上的，有时候是反向思维的，包括上下、内外、阴阳、黑白、寒热、虚实等矛盾双方的互调，阴中求阳、阳中求阴，上病治下、下病治上，黑治白脏（肺）、白治黑脏（肾），寒从火（心）治、火从寒（肾）治等等都是矛盾双方疗法的体现。

884. 上元散阴中求阳而偏阳，下元散阳中求阴而偏阴，中元散主收而偏升，故三元散也有偏性，用上元散不对易上火烂嘴，用中元散不对易胃胀烧心，原因在于上元主开而偏收，故可用于虚汗，而在不对症时有违向外则易上火；中元散不对症时有违向下而壅气。由于人体的排泄总趋势向外、向下，只有玄府散、下元散不对症时不治病但不会产生副作用，因为即使在不治的情况下玄府主开而偏汗顺应了人之向外趋势、下元主通顺应了人之向下趋势，故不治也不反。

嗳气身虚不敢狠下气、下气益虚，宜用下元散平降；慢病巩固不宜过热，宜用平性玄府散；冠心病表现心下难受或稳定期需巩固者也宜玄府散。三元偏性为治，玄府平性为调。

885. 中医的消渴不等同西医的糖尿病，只是由于传统药物消渴丸的名气，人们习惯认为消渴就是糖尿病，糖尿病就是消渴。而事实上消渴分为上消、中消、下消，上消以渴饮为主，中消以多食为主，下消以尿多为主，糖尿病可具备三多一少（相当一部分糖尿病又症状或缺，只是检验糖高），而具备某多者不一定都是糖尿病，也就是说中医的消渴要比西医的糖尿病概念大，比如有人喝水很多而尿不多、查又不是糖尿病，但可以诊断为上消，上消肺热，用玄府散；甲亢多食却瘦，中医也可诊断为中消；前列腺夜尿多，中医可以诊断为下消。所以按肺为水之上源、肾为水之下源的概念，现代糖尿病应是初现渴饮后又尿多并通过化验血糖超标的情况下才可确认糖尿病，所以糖尿病只是下消的一种，上消治肺、中消治胃、下消治肾。糖尿病属下消，故可用六味地黄丸、消渴丸治疗，而三元医疗下病治上，用上元散治疗糖尿病。

三元医疗属于中医，但与传统中医的某些概念有别，特此说明！比如都认为糖尿病属下消，但传统中医从肾从下，三元医疗则从心从上，谓下病治上。所以上元散就消渴而言仅限于现代意义上的糖尿病。

886. 凡寒热错杂、湿热显著、舌苔黄厚不漏底，用上元散能消舌苔但恐药热上火，用下元通降又化不了舌苔，所以不若用既温且清之玄府散两解寒热兼化舌苔，舌苔落则胆胃清。

887. 上中治上而扬之，下中治下而泻之，无非是顺其体势，上者以汗为排，故扬之；下则经、溺、便，故泻之。上中下治上是从其上源，而非以病论。

所以按病论，在上者阴阳症并存时从其阳，如肺心病治其心，心为阳；在下者阴阳症并存时从其阴，如月经过度与不足并存时从不足治下，不足为阴。肠炎腹痛泄泻从腹痛治下，腹痛为阴（泄泻为阳）；上下阴阳症并存时或从中元升清降浊（上下错杂），或从玄府两解寒热（里外错杂）。

也就是说，外阴瘙痒大便不干者用下元散，大便干者用玄府散；口干无胃症者用中元散，有胃症者用净府丸；好感冒（本需温阳）而镜面舌（阴虚湿热需清热）用玄府散；肠胃炎（有的结肠炎实际上是更慢性的肠胃炎），可能会逆陷并存（逆如呕恶、陷如泻泄），下元降逆、中元升提，二者并存，结肠炎有逆中不宜、结肠炎不痛不胀下不宜，可以利用有一定下行作用的上元散（按三元特性讲，上元散能行下肠中之形）缓下而不助逆、降逆而不致泻。

888. 许多疾病在其治疗过程中不效时有大概的调变程序，例如：

胃疾：逆降（下元散）→不效者通降（净府丸）→又不效者温胃（上元散）。

皮疾：西药（抗过敏）→反复者中药（玄府散）→又反复者按自体免疫（净府丸加甲氨蝶呤）。苔藓类直接用净府丸加甲氨蝶呤治疗，待稳定后改下元散。

心疾：温通心阳（阴乘阳位，用上元散）→不效者降水（水凌心肺，用下元散）→又不效者加西药（硝酸异山梨酯片、维压静），为了急速取效重症病例可直接用下元散配合西药治疗，待稳定后再用上元散巩固。

水疾：先用西药利尿（短时三两次，如氢氯噻嗪、螺内酯）→后用中药巩固（内水治中、外水治下）。大水泛滥难治，如肝硬化后期腹水、肾衰高度浮肿、乳癌胸转移胸水。

风疾：先汗（氨基比林、马来酸氯苯那敏）→后下（净府丸急下存阴）→再调营卫（上元散或上辅玄府散）。风疾包括伤风、中风、抽风、羊羔风。

神疾：先泻（净府丸）→后抑（下元散）。神疾包括精神病、更年期精神症状、怕声易惊等阳性精神症状（抑郁症除外）。

血疾：先泻（净府丸）→再治（输液活血化瘀或服下元散）。血疾包括脑部、下肢部位的梗塞、梗阻、微循环障碍。

气疾：先扬（或汗或玄府散）→后理（理气之中元散或下气之下元散）。

889. 什么情况下不需要治疗？什么情况下需要治疗？不需要治疗包括先天性的无特殊痛苦者（指身体不是心理，手术矫形除外）、无症状的或微症状的生理性病理（如生气劳累后、更年期的弱微变化）以及疾病通过治疗巩固后已无大碍，后者通过休息或生活调理即可恢复，故不需要治疗或再治疗；而在突发异常或已有严重症状或生理性病理近期有加重趋势者必须就医并接受治疗。

890. 为了避免抗生素的滥用，对于儿童及慢虚病人尽可能以能量制剂为主，必要时适当配用抗生素。抗生素的滥用、过用不仅导致病原体耐药使疾病的后续治疗或再病治疗变得困难和罔效，而且抗生素能降低人体免疫力，也使恢复变得迟缓，所以抗生素经常出现开始有效尔后罔效的情况，与其说攻病，不如说是扶正，特别对于儿童及慢虚之人，能量制剂包括心肺的香丹、黄芪，胃肠道的奥美拉唑。青壮之人在炎症必须时才可酌情使用抗生素，例如感冒以能量制剂提高免疫力，只是在发热、咽喉痛、咳嗽这三种情况下视为上呼吸道感染，可适当使用抗生素。

891. 整个自然和人体的运转方式是总体上的代偿平衡，也就是有一阴随后便有一阳、有一过便有一不足，这样有利于理解某些症状的出现和分布，例如早搏产生的机理便是期前停跳一下，先停后必早；一月二行在治疗后下次月经必然后错，也是先有提前后必延迟；前列腺尿频者量必少、量少者次数必多，痢疾也一样；大剂量安定则先抑制后兴奋。验之自然，天猛一热而后必阴雨变冷，所以渐次阳时渐次阴，渐次阴时渐次阳，是谓正常；突变阳时突变阴，突变阴时突变阳，是谓疾病，而临床上的大部分是突变阳时突变阴，这就是“阳常有余、阴常不足”的突变，遇此先泻其阳、后补其阴。

异变为量变，多为慢杂；突变为质变，常致急重。

892. 为了减少药品的不良反应（ADR），在正常药物、剂量下，同人同次输液药物不超过3~5种（不包括溶剂水在内），而且尽可能抗生素及中药制剂单独使用。

汤药有主、辅、佐、使配伍，古人不乏几十种组方者，但输用中药提取剂时不可有协同作战的思想，因为萃取后已经失去了原生药的寒热温凉、四气五味、脏腑归经，而更多地具备了某种化学特性，所以输用中药注射剂时一要慎用，二要尽可能单独使用。

893. 生理有别，男女分治。

从现代医学上讲，失眠属于脑神经衰弱或自主神经功能失调，总体在脑。按照“脑病治下”的原则，换言之就是失眠需从肾治。所谓补“肾”，对青中年来讲，男之补肾在脾胃，故中元散（丹）为“男补肾药”，所以男之“失眠为痰治中”也即“脑病治肾”。推而言之，由于“女补肾药”在心肺，故青中年女性包括部分老年女性治疗失眠应从上治。然脑既失眠必头上有火，故又宜上辅玄府散，故男女分治，男之“失眠为痰治中”，女之“失眠从玄府”。严重或顽固性失眠需加服西药失眠方：甲氧氯普胺3片、谷维素3片、艾司唑仑1片，睡前一次。

894. 三元散（丹）的耐药性较化学药品少见，因为人体耐药性与药品的化学纯度有关，纯度越高越易产生耐药性、成分越单一越容易产生耐药。人在和疾病作斗争，病菌也在和药物作反斗争，化学药品的单纯性使得病菌容易识别变异，目的也是菌体本身的躲避生存，而草药或中药复方或一部分复方西药制剂便是可降低病菌的耐药概率，特别是中草药组方的复杂性，病菌难以识别变异，正像人类在弄不清病菌基因序列之前很难研究出对应药物一样，所以治疗要尽可能采取复方用药，以干扰细菌的识别性和反人类性，更有效地保护人类健康。所以长时间服用某种降压药后换一下品种也是为了降低人体的耐药性。

895. 阳光、阳光，但有光不等于有阳，所谓有阳是指能看到太阳，晨昏有光已无阳（天亮尚未日出、余辉太阳西下）、阴雨天有光也无阳（遮天蔽日）。本来临床上许多疾病与阴雨、日出日落、季节温差有密切的关系，如风湿在变天阴雨加重、干燥银屑夏季减轻、哮喘冬天易犯、咳嗽在早起和夜里严重等。总之是阴症遇阳减轻、阳症遇阳加重，杂湿之症偏于阴，多在阴阳交接时（如黎明天、日落后、冬春季节转换时）易于复发和加重。

896. 走路长了、走路急了或上两层楼气短心里不得劲必有心肌缺血；不敢吃什么东西或吃了饭后心里不得劲必是胃中有病。胃为心下，心胃相因，心病久了或久治不愈加治胃，上元散（可兼治胃动力不足或胃排空延迟）配合硝酸异山梨酯片（专治心），胃病久了或久治不愈加治心，上元散（兼治心肌缺血）配合奥美拉唑（专治胃）。所配西药以晚服一次为准，目的在于化学小剂量辅调。

897. 喝了就尿为小肠“直肠子”，心与小肠相表里，治从心脏，用上元散；吃了就便为大肠“直肠子”，肺与大肠相表里，治从肺脏，也用上元散。俱为下病治上。

呼吸系统在上，泌尿系统在下，唯消化系统（包括肠道以及与肠道连通的胆胰）贯穿于上中下，故消化系统又分为上消、中消、下消，治疗既有“上消主通、下消主升”，又有中消分治的情况，所以言大便“直肠子”从肺从上也不足为怪，结肠炎最复杂，以痛为主治下，以拉肚子为主治中，主述“直肠子”者治上。

气出以降，开则下，针对上逆，如水逆晕、食逆吐、血逆头、气逆喘。气宜出不宜泄，泄则漏下；腠宜固不宜闭，闭则逆上，故可利用毛孔的开合“气出以降、固表止漏”。

898. 季节性过敏是指每逢春夏季节特别是草芽发时或五六月份湿热盛时出现的皮肤瘙痒或红斑，一般与湿热有关，多出现于异地水土不服者、胃肠功能紊乱者、恣食生冷海鲜后，少有外在因素。治疗以临时抗过敏为主，顽固者方考虑内调。

899. 再论麻、木、疼，麻为新血（动脉血）不去，下元使去；木为旧血（静脉血）不回，中元使回。然心脏就如潜水泵，既泵压出水（如动脉血），又抽吸井底（如上下腔静脉）。所以心脏具有双重作用，既有泵压动脉血的作用又有抽吸静脉血的作用，只不过这种作用只表现在与心脏直接相连的近端大、中、小动静脉，难及远端的微循环系统，也就是说大、中动脉在很大程度上依赖于心脏的功能，而微循环则有部分自主独立的功能，其基本功能就像野外的通讯信号放大器（心脏则像主机信号台），微循环既受心主的影响，又有自身完善的功能，所以大、中、小动脉疾患包括大动脉炎、血栓闭塞性脉管炎等在内，可用下元散；大、中、小静脉疾患包括下肢静脉曲张、痔疮等在内，可用中元散。而由微循环引起的麻木以改善微循环为目标，这种改善法还应从心脏的泵吸功能延伸，故肢端麻木用上元散。

压迫血管则麻指压迫动脉如侧卧压住胳膊也会引起短暂肢麻，而解除压迫、稍事活动后即可解除，与微循环障碍的持续麻木不同。前者尚不属于疾病，而后者则具备了病理改变，一则微循环血管居远腔细（相对于心脏及大血管）、药效难达（皮肤病顽固难治也源于这个道理），故麻木最难治；二则虽曰麻为血不去在微循环前动脉、木为血不回在微循环后静脉，但毕竟微循环动静脉一体，故常“麻木”并语、同治于上元散。肢体麻者源于上之压迫，手足麻木者（肢端）在于微循环。

疼为炎症刺激神经支干引起，并不能解释为压迫症状，如五官炎症刺激颅神经引起的头痛、颈椎炎症刺激臂丛神经引起的上肢疼痛、腰椎炎症刺激脊神经引起的下肢疼、肋间神经痛、带状疱疹痛、足跟痛等，还出现严重或顽固疼痛时要考虑是否给予消炎措施，如足跟痛肌注头孢唑林钠 1 支、氨基比林 2 支、地塞米松 1 支，效果良好。

900. 即使有局部胃肠道症状而旁及上外者（不拉肚子）比如盲肠部翻气旁及胸部刺胀、胃部不适旁及头肩酸痛，根据“脾主四肢、中土旁及”的道理，用胃方（大黄碳酸氢钠 3 片、雷尼替丁 1 粒、泼尼松 2 片、维生素 B_6 片 2 片，一天两次）反而对肩背、胸部有效。

交通有枢纽，人体有枢机，枢机在肝脾，肝脾在肠胃，故百病不效调肠胃。

病之影响有脏腑克，有经络传，有血液传，有淋巴传，有浸润传，有散漫传。散漫无规律，如水之散漫、气之涣散，如水之波散、风马牛不相及（如肠与肩）也受其影响，此事全在治疗中权衡。

901. 心率受很多因素影响，除了疾病、惊吓、运动、体温外，心脏的后负荷血压是一个重要的方面，血压越高心脏的每搏输出量越少，根据“总量恒定”的原则，心率次数会相应增加，持续性的血压过高甚至会引起充血性心力衰竭。

902. 条件反射非常常见，有人见水想尿者，有人量血压紧张者，有人害怕性生活者，包括望梅止渴、见色性起等都属于条件反射。条件反射是本能的，只有意志坚定有良好心理素质的人才可以控制，平时所说的“富贵不能淫”、“视钱财如粪土”和人的道德、气节、理想、意志等都是对条件反射的自我克制，所以人的一生不仅是奋斗的一生，也是与自我斗争、战胜自我的一生。

903. 诊断正确便能自圆其说，病人再述仍然在此范畴，万变不离其宗；辨治不对一则释解牵强，再有他症便附和不上。总之，缤纷出自三原（色），百病源于三（焦）元。一人多症寻其根，其根便在“和三元”，或在上三元，或在中三元，或在下三元。

904. 结对治疗。除表里关系以外近邻结对，这种结对只是我们为了便于治疗而假设的对联，并不是经脉的络属，例如心胃同在横膈上下，习惯上还经常把胃说成“心下”，此二者在病理上相互影响，而且症有交叉，虽说“逆则治（下）肾、无逆治中（胃）、无逆治上（心）”，但在无逆的情况下，心胃二脏（中上）互有叠加难以析分，故有胃病抗拒治疗者改服上元散治心，心病抗拒治疗者改输奥美拉唑治胃。

奥美拉唑有某种抗生素的作用，故在同输奥美拉唑时抗生素要减量使用或改为普通抗生素，特别对于老虚和儿童。

905. 庖丁解牛而无牛而后牛解，刀于死体，在于娴熟；医家看病而无病而后病愈，治于活体，在于精通。三焦—脏腑—元气—辨治，乃精通之道也。

906. 肺为水之上源，肾为水之下源，脾为水之制，胃、脾、肺、三焦、肾、膀胱共同完成水液的吸收、升津、布津、排泄。水液为病通常称为“泛滥”（直到现在还有黄泛区），水性散漫、无制则泛，水制在脾，如管道、如沟槽，顺而不堵。

任何事物都有其两面性，再完美的人体也有其不足，无论是人性还是生理，所以“人无完人”同样适用于人的生理和疾病的解释，不然人怎么会有受如持虚和致命打击呢?

电之回路在正负合，由开关控制；人之回路在心肾交，开关在毛孔。人之趋势顺而下，毛孔开则气出以降，毛孔闭则下不利（此下不利指水溺而少指有形之漏症：有形之漏包括精、血、蛋白、粪便、乳糜，有形之漏由中元收，故上元心肺主气主血、下元肾主水、中元肝脾主收形）。

水之泛法，有上泛如水凌心肺，有外泛如外水肿胀，有内泛如胸水、腹水。上泛缘于肾虚，外泛缘于脾虚，内泛缘于三焦虚（三焦脏谓腔膜）。水无下泛，下肢肿也为外泛。外肿不及内，内泛甚时外也肿，如腹水脚肿、胸水全身肿。

就肠胃黏膜来讲（其实消化道黏膜是三焦腔膜的集中体现，而三焦腔膜则是消化道黏膜的延伸，二者遍及三焦上下，共同完成饮食营养的吸收、转运，不过肠道主要完成的是吸收，三焦主要完成的是转运，排泄则有肾与大肠完成），正常情况下，肠道完成的是由肠道到三焦的正向吸收，这种吸收是利用了心之温和脾之化，脾之化又赖心之温，故生理上有心主吸（肺主呼，呼多吸少则心衰）、脾主收，共同完成饮食营养的吸收。据此，在出现生冷不洁、完谷不化时，急性肠炎补液并服上元散温心也即暖胃，慢性肠炎、结肠炎则可从脾慢收，慢收不上时也可用上元散温调，这也是胃病抗拒治疗时改用上元散的道理。

在病理情况下肠道的吸收会停滞或转入反向，停滞或选择性吸收降低主要指蛋白质、脂肪、糖类三大物质以及维生素、微量元素等有形成分的吸收，而反向渗出之肠炎泄泻则是水液的异常，不仅有炎症本身的渗出，而且有不慎明晰的反向冲洗，可能是由肠内发生生冷不洁后人体自身的洗肠行动，故有急性肠胃炎泻泄现象。

907. 人只要不拿头就能站稳，人只要不拿心脏就能坐住，人只要不拿神经就能躺住。所以头晕者站立不稳，心急者走坐不安，失眠者翻来覆去。故拿头站立不稳者在肾用下元散，拿心走坐不安者在心用上元散，拿神翻来覆去者在胃用奥美拉唑或中元散。

908. 耳鸣在肾，头响在心；心慌在肾，心急在心。心脑血管俱在神，故凡头与心脏有疾俱需镇静安神，必要时晚服失眠方。在肾用下元散，在心用上元散。

909. 生病了吃什么好？病后恢复期吃什么好？一曰规律饮食，照顿吃，定时吃，少食多餐。二曰保证休息，早睡早起，适当锻炼，必要时借助药物调适休息。好时能吃能睡，病时注意吃、注意睡，病愈后节饮食、慎起居。

所以生命在于运动，运动不能过累；心情在于平静，平静仍需学习；饮食在于规律，规律还需调剂；起居在于谨慎，适衣还需节欲。无太过与不及。

910. 自然生存，安全第一。但人在生活、劳动中特别是现代工业、交通、手术下难免出现伤损，这种伤损按对人体的影响方式和程度可分为三类：一类具有震荡作用的撞击伤如车祸、挤压伤、摔伤等，由于损伤的震荡作用当时可能不要紧，随后会加剧或长时间存在，特别是老人的腰腿部。一类是无震荡作用的损伤如闪腰岔气、急性足扭伤、体表划伤擦伤等，这类损伤由于没有对内在的震荡作用，往往在短时间的恢复，或不留严重后遗症；一类是手术伤，特别是伸入胸腹腔的普外手术，人体的元气（上元之气、中元之气、下元之气）在于胸腹腔中，开口必然跑气，动肠必然紊乱，所以胸腹腔术后往往需要很长时间甚至二年的恢复期，特别是切除移植术后，现代医学也深知这一点，所以逐步创立了许多小切口、腹腔镜、介入术等微创手术，微创不仅是对人体组织的微创，而且损伤元气也少，所以临床手术是万不得已才做的，不能只看眼下一刀，还要考虑术后身体可能发生的状况（如手术意外、术后黏连、术后体虚、术后转移、术后复发、手术损伤等），只有这样，手术才更趋完美。

轻抖类按摩，重震散筋骨，如抖蛇则蛇瘫，抖人气涣散，故传导伤、对冲伤、蹲伤、声震伤、脑震荡、脾破裂有时候也是很厉害的。

911. 一种生命只有具备了相应单体的动态平衡才能显示出生命的灵动性，如“月亮—地球—太阳”构成一个星际关系，五脏六腑、四肢百骸构成人体一个生命关系；木、火、土、金、水构成一种自然关系；信息网络、电子元件组成一部电器；道德规范、百姓亲疏构成一种社会关系。故所有生命与关系都不可能是单一的，而往往是各方面的复合体，这些复合体是由一定组织关系建立的，故在了解人体、分析疾病时要有整体观念，要用联系的眼光看，治疗既是一定组织关系的辨治原则，又是联系观点下的动态，这就是真正意义上的整体观念和辨证施治。

人与自然界息息相关，人既是大自然中的一个单体，本身又是一个小天地，所以整个大自然是生命套生命，大体套小体，复合套单体，只是相关联部分一级一级地组成更高一级的生命体。一旦生命方式确定，各方面就要顺之不逆，低一级的失败不会改变高一级，而高一级的失衡则会影响到下一级生命体系，所以人类要更好保护环境、保护大自然，一个人的死亡不会影响自然，而自然环境的污染与破坏必然会殃及整个人类。为此生态环境可以理解为维持生命存在所必需的和谐动态环境平衡，包括空气、水、动植物及人本身。

912. 实火走外，虚火上头；五官连通，喉痛及耳。故头面疖肿、大头瘟丹毒俱为实火；由胃上喉上项后者为虚气，如心胃同病、冠心虚证、房颤犯病常有此现象。

病来也痒，敌进我退；病去也痒，敌退我进。初痒皮损生为病来，治后皮损退为病去，此言多指皮疾。

病来也困，邪盛正却；病去也困，大病初复。战斗之后要休整，元气伤后要修复，故也困。

913. 风水轮流转，阴阳交替现，万物之规律永恒之不变。有阴便有阳、有生便有死，有昼便有夜，有男便有女。有兴奋就有抑制，如癫痫犯后会静息不动；有快便有慢，如心衰（实际上慢速的或不规则的跳动）过后会骤停！

所以在临时出现特别现象时一定要考虑过后的反向症状，治疗的目的便是“实则泻之、虚则补之、寒则热之、热则寒之”，不使大起大落。大起大落易生病，如更年期内分泌紊乱；突然变化有危险，如急性心脑血管意外。

总之，生理交替不快不慢，徐缓不显，故无病没症状；至其代谢不利，交替不规，便有症状而生病，治疗的目的就是调抑恢复那种生理的自然规则。

914. 奥美拉唑与胃方（大黄碳酸氢钠 3 片、泼尼松 2 片、维生素 B_6 片 2 片、雷尼替丁 1 粒）都可以用于胃病，但奥美拉唑主要用于输液，口服仅限于药物刺激性胃炎；胃方主要用于口服。另外，胃方用于胃病症状比较清晰者，如胃痛、胃酸、胃胀；而奥美拉唑则用于胃病慢杂、莫可名状者。胃方可兼皮肤，奥美拉唑可兼心脏。胃药奥美拉唑、维 C 银翘片和氨咖黄敏胶囊都可用于感冒，但氨咖黄敏主要用于伤风鼻症，而维 C 银翘片主要用于感冒喉症，所以感冒无喉症时只用氨咖黄敏，并有喉部症状时可二者配合使用。而先上火在外者（如鼻唇疖肿）用大黄碳酸氢钠 1 片、维 C 银翘片 4 片、泼尼松 2 片、新诺明 1 片治疗；先上火在内者（喉痛），用喉咙痛方：氯芬黄敏片 2 片、阿莫西林 2 粒、泼尼松 2 片、清火栀麦片 4 片。

玄府散与净府丸都有通便的作用，可用于习惯性便秘，但玄府走肺，以布津为机理；净府走肠，以泻下为切入。另一方面净府的泻胸作用可用于上之莫可名状者如心急烦闷；玄府的肃降作用可用于下之莫可名状者（结肠炎泄泻除外）如腿急、小腹不适。

915. 人不出汗不行。感冒发冷不出汗，头痛为寒不出汗，胃气不充不出汗，头蒙身困不出汗。不出汗者单纯肌注氨基比林，地米气收，需汗不用。

916. 临时过敏首诊未治者用临时过敏方（氢氯噻嗪1片、螺内酯1片、泼尼松3片、马来酸氯苯那敏1片），治后反复者方按“肠胃型过敏”用胃方（大黄碳酸氢钠1片、雷尼替丁1粒、泼尼松2片、维生素B_6片2片），二者都适于短时间的过敏，顽固反复或长久苔藓化者为有血毒，加服净府丸。

917. 感冒、吃凉东西、生气是疾病的三大源泉，感冒为外因，吃凉东西为内因，生气为不内外因。百病先有气乱，感冒易致气闭不下，不下则逆；食凉易致气收不升，不升则陷；生气易致气乱，乱则涣散。

918. 水痘、麻疹初期有类似感冒的症状，但与感冒的区别在于感冒发热后不出皮疹，而痘疹发热后会陆续出现皮损，故在冬春易于温病的时节特别是儿童有痘疹时一定要注意！

919. 常见的衰竭有心力衰竭、呼吸衰竭、肾功能衰竭和全身衰竭几种，所有的衰竭都可分为急性和慢性，急性衰竭一般由于创伤或中毒，虽有危险但若抢救及时也可化险为夷；慢性衰竭在不严重的时候要积极治疗，其大部分在有效治疗后会康复痊愈，失治、误治待转入晚期衰竭特别是导致全身衰竭时救之难矣！

920. 上急在心，下急在腿；胸闷及心，腹满及胃；不开则闷，不下则满。急不下者，泻之，用净府丸临时解之，府气通则不急，府气通则能眠。

头有寒则痛，有水则晕，有湿则蒙，有热则轰。湿热首如裹，散之、利之，刺风池。

上病治下，下病治上；前病治后，后病治前；阳病治阴，阴病治阳。前病治后者如咽喉憋闷刺风池、大椎有效；后病治前者如右上背疼治胆、后上背疼痛治胃。

上之有火先泻后下，下用承气；下之有火先利后升，升在中元。

921. 说话哭诉也是一种发泄的方式，常说“有事你说出来，别闷在心里”、“哭吧，哭哭就好受了”，有人好说，有人不好说，有人外向，有人内向，有人好说三道四，东家长西家短，这些行为既是一种身体因素，又是一种调节方式，所以说“本性难移”也是有一定的身体因素，所以改善、改造一个人既要有思想改造还要有药物调节。

922. 三元辨治原则“拘挛麻木治下”，三元杂论“麻木属于微循环障碍治上”。后者适用于对称性的双侧肢端麻木或单上麻木，前者适用于偏侧肢体麻木或单下麻木。怕凉或冷痛性毛病亦按此原则进行，对称性的、上肢的、后背的怕凉按“寒治上”治疗，单下或偏身凉用下元散。大致原则是心主上、肾主下，心主全、肾主偏。

923. 根据“内病治外、外病治内”的原则，妇科有带治带、无带治经。带为外炎，外炎治内，用中元散；妇科内炎（如附件炎、盆腔炎、盆腔积液），内炎治外，用下元散。

盆腔积液与关节积液无论如何相对于胸水、腹水都称不上大水，“大水穿刺、小水吸收”，吸收之法，利水为主、消炎为辅，下元散抗炎利尿，正对其候。“内水治中、外水治下”侧重于外水，水去症平，还可用中元散收功。

924. 房颤、心跳、心里不是味为冠心虚证，本虚治实，先下后上；闷气、紧缩、刺痛、绞痛为冠心实证，实证治虚，用上元散。冠心轻症系指气短稳定、巩固治疗阶段。走路、上楼、干活不能者从冠心轻症用上元散。

925. 初始疗效好者在病重药对症，豁然减轻认为好；后期病已不重，再治不能大减，只有渐然而愈；巩固期已无症状，设想能轻到哪里？故初起因为病著，稍治即轻，后期症减病轻、不再大刀。正像运动成绩达到一定极限时再有提高，哪怕只有一点点都是非常困难的。

926. 结肠炎一般用中元散，只有腹痛严重时用下元散（行下肠中之气）、腹泻过多时用上元散（温胃）；冠心病一般用上元散，只有闷痛严重时用下元散配服硝酸异山梨酯，严重房颤时配服胺碘酮。

927. 冠心病的基本病理是心肌缺血，而引起心肌缺血有寒和水两个方面，寒以致痉（冠脉痉挛）、过血不足；水挤血去（水凌心肺）、占居血位。前者为实证，以胸闷心痛为主，标实治虚，用玄府散，重者西药汗；后者为虚证，以房颤心跳为主，本虚治实，用下元散，重者西药利。

轻症从上，重症从下。轻症气短、走路不远；重症痛、颤，怕有危险。轻症冠心病用上元散。

心症有三：心急、胸闷、心慌。心急在脑血管，治在心，用上元散；胸闷在肺循环，治在肺，用玄府散；心慌在心血管，治在肾，用下元散。

928. 外用药适用于局部，大面积的或全身性的皮损还是以内治为准。

净皮霜因其滋润常用于干燥鳞屑性皮损或青春痘。

氯霉素 4 支、泼尼松 10 片、马来酸氯苯那敏 10 片调涂因其消炎常用于红斑充血等炎症性皮损，如过敏性皮炎。味道极苦不宜于口腔。

硫磺粉 20 克、肤轻松 1 支、轻粉 1 克、宝贝霜 25 克调抹因其解毒常用于癣、疥。

哈西奈德溶液 1 支、庆大霉素 1 支、马来酸氯苯那敏 1 支混合因其收湿常用于渗出性皮损如湿疹或是湿疹样皮炎。因激素易充血脸红而不用于面部。

929. 垂直重叠者气管在前，食道在后；膀胱在前，子宫在后。相对有病，气管、食道以饮食为区分，胃逆饮食异常者在食道，否则在气管；膀胱、子宫以尿溺为区分，小便异常者在膀胱、尿溺正常者在子宫。

930. 治疗安全除了合理用药和对症处理外，对于特殊人群（指老年人、儿童和身体极弱等弱势人群）避免使用抗生素以及中药注射剂也是保证安全的重要方面。

931. 癌多在端口及组织分界处，如肺癌多发生于肺门部、胃癌多发生于贲门部、另鼻咽癌（鼻咽交界）、食道癌（上端口）、直肠癌（下端口）、皮肤癌（身体与自然交界）、腔膜转移癌（脏腑与组织交界）。这种特点有助于预测是否恶性病变。正在某脏体部者恶性的可能性相对较小，如肝内血管瘤、卵巢囊肿、子宫肌瘤、肾内多发小囊肿、胆息肉、胃黏膜增生等基本上都属于良性。此就临床而言，尚无科学依据。

932. 有些精神、代谢类毛病正调（三元辨治）始终不愈者或愈而反复者按“惊则气乱”处理，这时不一定是惊吓引起，只是气乱，如更年期紊乱、胃肠功能紊乱、自主神经功能失调（失眠）、精神错乱、月经紊乱等应从心理，“斩不断，理还乱”，故应先用承气泻之，继用上元散调理。但总的前提是先按三元正治，始终不能调者方虑心。如更年期月经淋沥或一月二行为内分泌紊乱，青年女性月经淋沥或一月二行为气乱，收之不效改调心。

933. 胃病难治有几种，以反酸为主者用下元散配胃方（大黄碳酸氢钠片3片、雷尼替丁1粒、泼尼松2片、维生素B_6片2片，晚服一次），以胃痛为主者用净府丸配胃方，以胃难受（动不动就难受，不是疼不是酸）为主者用上元散稍加大黄粉并配奥美拉唑。

以胆囊为主者用下元散；以肠道为主者用中元散（便秘除外）；以便秘为主者用净府丸（玄府散多用于内源性过敏）；内源性过敏多用中药，外源性过敏多用西药，顽固反复者服承气茶，呈苔藓化者用净府丸；单纯痒疹者用马来酸氯苯那敏片（过敏方：氢氯噻嗪1片、螺内酯1片、马来酸氯苯那敏1片、泼尼松3片），有自体免疫倾向者加服甲氨蝶呤。

自体过敏只表现于皮肤，药物性皮炎除了皮肤外甚至会波及胃肠道黏膜，故药物性过敏更严重。自体过敏具有反复性易治却有反复，药物过敏持续难治但会逐步减轻，药物性皮炎一般要经过一周左右甚至更长。严重的药物过敏在抗过敏情况下还要考虑胃肠道的因素，比如使用下方：（生理盐水250ml＋奥美拉唑1支）＋（5% GS250ml＋葡萄糖酸钙注射液10ml＋维生素C注射液10ml＋葡醛酸钠2支），只有皮、胃同治才能更好地消除药物过敏带来的毒敏性，更早地消除皮肤症状。

934. 带状疱疹俗称“缠腰蛇”，毛病不大、毒气很大。其症状以簇疱、神经痛为主要表现，为了使其尽快痊愈，请参考如下程序：①先用消毒针头逐一穿疱放水，干棉签滚压后涂龙胆紫水；②肌注聚肌胞 1 支、维生素 B_{12} 注射液 1 支，1 天 1 次，打 7 天；③口服关节痛方 5 天以解决神经痛：消炎痛 1 片、泼尼松 2 片、安络痛 2 片、当归片 4 片，1 天 3 次，饭后服；④冲服中元散 10 天抗病毒并预防发生后遗症。

935. 冬病夏治最早当源于《素问·阴阳应象大论》：“冬伤于寒，春必病温；春伤于风，夏生飧泻；夏伤于暑，秋必痎疟；秋伤于湿，冬生咳嗽”的换季病变的指导原则，能冬不能夏者夏病冬治，能夏不能冬者冬病夏治。

冬病夏治包括内喘外癣，因“内不治喘、外不治癣”的顽固性，故医在轻时施法，有逃避窘迫之嫌，当时有效没效，谁也不知，及至冬季，其病照犯。不若入秋转凉，病显施治，无效再调，对症有效，如若冬季能消，才显英雄本色，所以冬病夏治乍听有理，是否有效，难作评论。所以与其说冬病夏治，不若说是冬病秋治（秋病夏治、夏病春治、春病冬治）更符合《内经》的思想：上治一季，防微杜渐。

936. 主脏为常，不足从其生，太过从其克，如心主血、肺主气；胃主纳、脾主化；肝解毒、肾泌尿，皆为常；心肌缺血、胃动力不足、经行不足、低血压、溃疡、萎缩、衰竭、白癜风、早衰等皆为不足；肠鸣音亢进、失眠、高血压、增生、瘙痒、鳞屑、水肿、肿瘤、黄褐斑、青春痘、脱发等皆为太过。不足从其生，生者为其母：木生火、火生土、土生金、金生水、水生木；太过从其克，克者木克土、土克水、水克火、火克金、金克木。

例如月经，正常行经为卵巢（肾主水、经水也为水）所主，经行过度，过度从其克，土克水，从中焦脾胃，用中元散；经行不足，不足从其生，金生水，从上焦心肺，用玄府散。

又如尿液过滤为肾小球（肾）所主，尿蛋白、尿血为太过，太过从其克，脾土克肾水，脾主统收，用中元散，尿毒（尿素氮、肌酐等非蛋白氮）不下为不足，不足从其生，金生水，用玄府散，所以尿毒症用下元散不如用玄府散，以开为下也（前列腺尿下不利为慢炎，不像急性尿路感染，故不从下利消而用玄府以开为下也，这种治法正像针灸取穴近取、远取一样，紧病近取、慢病远取）。

所以临床上治病的规律也可以是哪病不治哪，不足从其生，太过从其克。根据上元散偏固（固腠理）、玄府散偏开（开天窗）、中元散主收的特点，大量蛋白尿时用中元散、微量蛋白尿时用玄府散。

937. 阴症、阳症。下午、晚上重者为阴症，阴得阴助，故早轻暮重；早上、上午重者为阳症，阳得阳助，故早重暮轻。

阴物、阳物。在阳位者为阳物，如天上飞的（鸟类）、地上跑的（动物）；在阴位者为阴物，如地下钻的（生物）、水里游的（鱼类）。阴物治阳症，阳物治阴症。

症有阴阳症、物有阴阳物、人有阴阳人，皆为变异；肾藏真阴而寓元阳，谷物药平而无阴阳，皆为常。大阴阳中又有小阴阳，上半在天、下半在地（植物）为小阴阳，小阴阳或偏于阴或偏于阳，便是草药。

938.《素问·痿论》：“下经曰：肉痿者，得之湿地也。骨痿者，生于大热也”。痿分痿躄（皮痿）、脉痿、筋痿、肉痿、骨痿，但主要是肉痿和骨痿，肉痿如肌肉萎缩，骨痿像萎弱不稳。肌缩从上增液、肉痿从中化湿、骨痿从下泻热。

939.“中焦如沤”指饮食水谷的腐化形式，在机械消化和化学消化的双重作用下完成“沤”的过程，使之形成食糜下行。特别是化学消化，在适度胃酸、胆汁、胰液的参与下，化谷而不自蚀，但是在积滞食淤反逆的情况下又自蚀而不能正常化谷，自蚀既有湿热沤烂的概念，又有反逆酸蚀的现象，完全是由于识别差异，正像斑秃一样，产生了局部的溃疡，如复发性口腔溃疡、胃十二指肠溃疡等，利水才能化湿、降逆才能制酸，故适宜下元散。中焦如沤为常，沤不足者（如胃动力不足）从上，沤太过者（如反酸烧心、复发性口腔溃疡）从下。

复发性口腔溃疡与习惯性便秘都具有多发性，但前者主要酸逆，故从下；后者主要在布津，故从上辅玄府散。其他阶段性反复或莫可名状者按上净府下玄府处理（莫可名状者上病治下、下病治上反向治疗）。习惯性便秘在下也可从净府。

940. 胃症有三：反酸、胃痛和难受（不管吃什么东西胃中都难受）。反酸从下、胃痛净府、难受从上。较轻胃症调理从中。

心症有三：慌空（走得远了、走得急了心里就难受）、闷痛和房颤。慌空从上、房颤从下、闷痛先下后上。较轻心症调理从上。心胃临膈上下，胃症不愈从心开（上元主开），用上元散；心症不愈从胃下（下元主通），用下元散。

941. 从临床上观察，临时过敏在局部多属于接触性皮炎，外病外治；临时性过敏遍及全身多与胃食有关，如鱼虾海鲜，承气泻之；长久的过敏或苔藓样变已下入肠，净府磨化。以上三者因不涉及内脏改变，故划归于外源性过敏。玄府散主内源性过敏。

942. 妇科外炎以白带为指征，外炎治内，用中元散；内炎以小腹痛为指征，内炎治外，用下元散。外阴白斑治心，用上元散；外阴瘙痒治肺，用玄府散。

943. 心惊肉跳、筋惕肉瞤心病治下，如虚冠房颤、心跳、易惊怕声、眼皮跳等，犹鱼入浅滩而惊跳，利之使龙雷（心）随潮回潜龙宅（肾），所以“水凌心肺”只是心阳原本应下潜于肾，而病理条件下心火不能下潜比犹鱼搁浅滩，从下引降、从下利。

944. 三元配服，上元散配大黄碳酸氢钠，中元散配服维生素 B_6 片，下元散配服维生素 C 片。

静滴配输，上焦配香丹，中焦配西咪替丁，下焦配黄芪。主症随症使用，有炎者消炎、有虚者补虚，对症处理，原则灵活。

闷胀理气，上气开胸顺气（丸），开胸之谓；中气疏肝健胃（丸），健胃之谓；下气木香顺气（丸），利之之谓。

实火之药，黄连上清片清头面之火，穿心莲清心火，清火栀麦片主凉血，牛黄解毒片主解毒，三黄片泻肠胃之火。

痛不止者为有炎，肿不消者为有寒。所以疼痛者止痛还需治痛、通络还需消炎；大水穿刺、小水吸收，内水治中、外水治下，皆需温化。水气寒、冷凝冰，水滞血、血不通。

945. 由于三元杂论是在整书完稿数年后才加入的，所以不作为当时病案引录中病例的指导原则，但应该是后来三元医疗在实际临床运用中的进一步运用，是对前论的补充。如果说三元辨治是大则法律的话，那么三元杂论便是大则下的变通，律条下的灵活，前论偏重基础，杂论更重临床。所以杂论中有些论述可能与三元辨治略有差异甚或小有矛盾，正说明了科学无止境，参阅时也可自行总结变通。

946. 接诊要首先抓主症并考虑矛盾的对立面是什么，只有这样才能取得更好的疗效。主症易采集，矛盾的对立面则需要仔细地思考，例如在上病治下、下病治上的原则下，以黑治白（肺白在上、肾黑在下）之白发（上）、白癜风（不定位）等从肾用下元散，而外阴白斑在下从上辅玄府散又谓下病治上；以白治黑之黑变病（不定位）、哮喘青紫（全身）等从肺用上辅玄府散，而黄褐斑在上从下用下元散。特殊治法大致有上下治法、重心治法、酸碱治法、阴阳治法、内外治法、黑白治法。然遇症纷杂必先分上下而后分阴阳，缘于三元医疗基本点就在上、中、下三焦，焦之上下由元气功能相连才为整体、功能运转才有动的阴阳，故病位清时上病治下、下病治上，病位不清时从阴阳或其他。看病不易，治病也很累。

947. 凡事有阴阳，阴阳中更有阴阳，阴中有阳，阳中有阴，细分无极限。人有阴阳，病有阴阳，症也有阴阳。人有阴阳者谓素体阳虚、素体阴虚；病有阴阳者谓邪之阴阳、阴阳偏性；症有阴阳者谓阴症、阳症，凡急、躁、狂、汗、不眠、漏、泄、逆、喘等皆为阳性症状，阳中求阴，参考下元散；凡静、郁、抑、嗜睡、困、乏、无神、不欲饮食、萎缩等皆为阴性症状，阴中求阳，参考上元散；不内外因、紊乱失调如内分泌紊乱、自主神经功能失调、胃肠功能紊乱、菌群失调症等又可参考中元散。

948. 实火头轰、虚火耳鸣。实火出于胃，虚火出于肾。实火以散，用西药大黄碳酸氢钠1片、维C银翘片3片、麦白霉素2片、泼尼松2片；虚火以引，需用中药下元散。

949. 长期低热，各种检查原因不明者，标在肺、根在肠（肺与大肠相表里），先用甜茶散之，后用净府丸配氯芬黄敏片口服。净府药峻，早服3克（便秘加倍）。

更年期蒸热脸红、头汗出标在胃，根在肾，先用承气泻之，后用下元散配维生素C口服。

950. 肺主皮，故临时性皮病抗拒治疗时，可从肺治皮，如体表湿烂癣蚕，像癣不像癣、中心不退变，湿疹不湿疹、渗出不显著，疱疹不疱疹、有疱疱不大，大片像地图，一片又一片，痒疼都可有，暗红充血斑，中元治不下，抹药又枉然。此病为湿疹样皮炎，严重病例多发生于6月长夏湿热季节。方予清解：大黄碳酸氢钠1片、维C银翘片3片、麦白霉素2片、泼尼松2片，1日3次，口服。

951. 气能出不能入，入在口鼻；气能固不能陷，固在毛孔。意思是说毛孔的机能是随着机体内外环境的变化适时启闭，毛孔不仅能以汗的方式调节体温、排泄废物，而且对气机的下行、便溺的排泄、精华的固秘有着重要的意义。

毛孔以皮为界如有膜（实无膜，毛孔是一种肌性组织）固秘启闭如常（中线）则气机如常、排泄如常，开而不闭（为太过，大汗、大泄）则呼少吸多、易便溺漏下，闭而不开（为不及，无汗恶寒）则呼多吸少、毒溺不下。

利用人体的这一机理可用于调节呼吸疾病和下与不下，例如开鬼门而洁净府，开天窗而利便溺，固腠理而治漏泄。固不是闭，闭不是陷。食凉易致气陷、激素易致气陷。汗不宜过，敛不宜寒。正是利用了“固秘止漏”的原则，在他治无效时利用上元散的固秘作用治疗顽固性尿蛋白、顽固性月经淋沥，利用玄府散的开性治疗习惯性便秘。

952. 积热需下而有表证、皮疾内热者用甜茶送服6粒肥儿丸；无外症者服承气茶下之；净府丸则用于日久入肠者，反可有热（低热）。

953. 心脏如鱼，包液（心包液）如水，鱼在水中而静游，心在包中而不惊，此为常。鱼入浅滩则小跳，鱼入干滩则大跳，大跳后必死，此为变；推之心，包液少则心慢跳——呼扇呼扇之心跳，包液干（言极少）则心大跳、乱跳——扑腾扑腾之房颤，此为虚冠，虚者，包液少也。乳为上宫（子宫为下官，乳与宫通），包为上肾（心包为上肾，双肾为下肾，包与肾通），包液求肾、阴中求阳。这从另一个侧面印证了虚冠从下的原则。相反实证冠心病的绞痛闷气则由于心包液的增多，多之少者气短，多之多者闷气，绞痛者因为寒也。包液少由乎热，包液多由乎寒，寒则痉，痉则痛，心绞痛也。下元主利，亦去包液，故冠心实证闷痛严重者（包液多之多）也用下元散，而略闷短气者或冠心病稳定期单从上元温化即可，“病痰饮者，当以温药和之”（《金匮要略》）。

三元主治曰下元散用于冠心病闷痛房颤，既可以用于实性冠心病心绞痛明显者（包液增多），又可用于虚性冠心病心跳房颤者（包液减少），那为什么下元散用于心包液增多又可用于心包液减少呢？原因在于心包液本是正常津液，多则成邪水、少则正不足。下元散是补利结合，所利为邪水、所补为正津，所以下元散既可以用于实证心绞痛又可以用于虚证房颤。

从另一个方面讲可以得出两点：第一点是正常不足、邪常有余，也就是说正气（其正包括各脏腑组织以及各生理通道内的气血津液）只有不足而永远没有多余的，因为多了就为邪了，如各类增生肥大、痰饮水液俱为邪。第二点是下元散治冠心病在于心包，通过调节包液而达到治疗冠心病的作用；上元散则是着重解决冠状动脉痉挛。而实际临床上冠心病严重时不单单是冠脉痉挛而大多出现了心包液的变化，只有先解决了心脏外围的包液才能有效缓解绞痛房颤，这样虚冠房颤包液少时要一直用下元散阳中求阴补其正直至痊愈，实冠绞痛则先用下元散缓解病情至稳定而后用上元散解痉，因为补正不会过、利邪当有度，例如过汗伤阳、久利伤阴，此补为调不是热、不是腻。

954. 三元辨治“高血压标实治虚，先上后下”说明上元散可用于高血压。三元特性云上元增促，故上元散又可用于低血压，这说明中医复方调理具有双重性，使高者低，低者高，匡扶正位，这就是中医中药的两面性，据此体位性低血压又可用上元散调整。

955. 阴虚则内热，内热则外燥，燥如银屑病、皮肤瘙痒症，求阴用下元散，故老年性皮肤瘙痒症应用下元散治疗。

阳虚则外寒，外寒则内湿，寒如荨麻疹，上元主温，故荨麻疹用上元散，治同鼻炎。

湿疹乃中焦疾患。湿疹分湿性湿疹和干性湿疹，湿性湿疹典型而易于诊断，好发于耳后、下颌（黄水疮）、阴囊等隐蔽皱褶处，多伴有渗出；干性湿疹往往不典型而容易混淆，好发于小腿、头皮（神经性皮炎则好发于颈项、双肘、小腿；银屑病则泛发不定，多在头皮、下肢）。湿性湿疹不严重时外用哈西奈德溶液加庆大霉素、马来酸氯苯那敏，严重时输液消炎抗过敏治疗；干性湿疹多顽固反复、苔藓增厚，特别是误认为牛皮癣的头皮湿疹，必须借助胆胃气热方（也即上之皮肤病理吸收方）：大黄碳酸氢钠片3片、消炎利胆片3片、马来酸氯苯那敏1片、艾司唑仑1片，并按净府丸→下元散的治疗程序治疗。苔藓化明显者可加用甲氨蝶呤。

956. 青少年阳气正盛，故不分男女病多为炎。及至中年则分阴阳，男为阳，女为阴，故男之阳气渐弱，女之阴津趋少，故抗衰养颜，女之中年上元散（如更年期治上、中年性冷淡），老年中元散，小剂服用；男之中年中元散（如中年早泄），老年上元散（老年前列腺），应在坚持。男之保气、女之保水，乃养生之道也。

957. 头后痛按脑神经、按火用承气茶，偏后紧不适按脑血管痉挛用上元散。二者皆要注意休息。

偏上为颈椎，偏下为腰椎；偏手从心，双手从胃；偏足从肾，双足从脾；偏身从脑，脑病治下；全手足从末梢治心从上。

麻木最难治，虽麻为血不去在动脉，木为血不回在静脉，然无论动、静脉皆须按症所及，以脏论处，如末梢神经炎手足麻木即发生在肢端动、静脉吻合之微循环部分，决不能以麻在动脉从下，木在静脉从中，而是按末梢微循环从上焦心肺用上元散。

958. 有痰了欲通过咳嗽排出，于是便有了咳嗽；吃着了欲通过呕吐排出，于是便有了呕吐。即使干咳也只不过是痰之极少罢了，所以治咳当化痰，痰化咳自停；止吐当消食，食消吐自止。化痰当从胃，消食当从肠；从胃以温化，从肠以泻下。

959. 无色无味往往无毒，例如水无色无味无毒，空气无色无味无毒，这是生命赖以生存的基础。生命崇尚淡泊、无味。粗茶淡饭胜甘味，平平淡淡才是真。

有色有味往往微毒。如有色金属大多属于重金属，多具有毒性、放射性；调味品有滋有味，然过食原味也会生病，《素问·宣明五气篇》："辛走气，气病无多食辛；咸走血，血病五多食咸；苦走骨，骨病无多食苦；甘走肉，肉病无多食甘；酸走筋，筋病无多食酸；是谓五禁，无令多食"。《素问·生气通天论》"高梁之变，足生大疔。"

黄色有毒，所以社会把淫秽色情称为"黄色"，喻其能危害社会、毒害青少年。人之食欲喜欢有滋有味，故需排毒，排毒的主要途径在大便，故大便常泛黄，待小便黄时人也曰上火热毒，故人应清心寡欲、淡泊心情、粗茶淡饭，黄色的食物也应少吃，如老南瓜、柿子、苦瓜、香辛料等；黄色的药物（如大黄、黄连、黄芩、黄柏、黄芪等）则往往属于清热解毒或以毒攻毒，所以双黄连注射液、黄芪注射液是具有一定不良反应的，使用时要注意，尽量避免双黄连的过敏性、黄芪的心脏毒性。

黄色有毒，一分为二。其毒为害（淫秽黄色）、其毒也为治（药物以毒为能），只是内涵不同，本色无罪，若七色彩虹。

960. 脱发有几种情况，成缕脱由于药物，如化疗、免疫抑制剂、一些特殊的药物；均匀脱由于心情，如紧张、悲伤、恐惧、精神刺激等；斑秃由于排异，与局部免疫过度有关；头顶脱由于脂溢，如脂溢性脱发。

头癣局限而伴断发，头皮湿疹泛发多误诊银屑病，头皮银屑病多伴体损，所以单纯性的头皮鳞屑大多属于头皮湿疹，用净府丸或中元散处理，可配合一定的外用药。

困由乎外感，没气由乎心虚；气提不上来在于脾，喘不下来在于肾。所以困当从寒解，心虚用上元散，提气用中元散，治喘用下元散。

黄褐斑斑点分散易治，面部色素沉着弥漫难消。黄褐斑用下元散加维生素C片，色素沉着用下元散配合上之皮肤病理吸收方（即胆胃气热方）：大黄碳酸氢钠3片、消炎利胆片3片、马来酸氯苯那敏1片、艾司唑仑1片。

头顶蒙（厥阴）血上冲，承气茶泻之；后头蒙（太阳）血不足，上元散主之；前额蒙（阳明）火不下，用净府丸。凡蒙及胃，可稍加胃药。

后头痛为寒，上元散主之；前头痛治鼻，也用上元散。

961. 精神与神经略有区别，神经失调是包括神经调节、内分泌调节在内的病理变化，而精神错乱则是神智、言语、动作的异常，神经偏于病理，精神偏于症状，神经失调是某些精神症状的基础，精神失常可以是神经失调的表现。临床上常把精神症状称作精神病，“神经病”一词则常用于对他人行为的贬低。精神病通常分为狂躁型和抑郁型，狂躁型用净府丸或下元散，抑郁型用上元散，中间型的紊乱则作为神经失调。

神经失调可以是广泛的，一些紊乱的、左右摆动的、前后不定的、神出鬼没的都可能与神经失调有关，如“喜悲伤欲哭，象如神灵所作”、神经衰弱、胃神经官能症等。凡具有神经性质的病证可酌用中元散加失眠方解决。

神经性与莫可名状两个概念的区别点在于，神经性的疾患多无形质、部位可征，如神经衰弱失眠只是一个抽象的症状，喜悲伤欲哭则象如神灵，浑身难受但不知道哪难受，总之神经性的可以用中元散调理；而痛风游走性疼痛则是有位置的，神经性耳鸣、神经性头痛也是有位置的，心里不好受虽不知道怎么不好受但毕竟有心脏之形质，故都归于莫可名状，上之莫可名状者上病治下用净府丸，下之莫可名状者下病治上用玄府散。

962. 中医的积病是肿块、肿瘤的统称，多指良性也包括恶性。积病治中一般指腹部肿瘤、肿块，他部的肿瘤则按脑病治下（下元散）、胸用净府（净府丸）的上病治下、下病治上的矛盾原则进行用药。外部肿瘤易于手术，术后预防转移以提高免疫力和清热解毒为原则，用玄府散，玄府走肺，肺走皮。

净府丸含化可治疗食道癌。

963. 炎症反复，终至肥大。前列腺炎日久导致前列腺肥大，扁桃体炎反复导致扁桃体肿大，鼻黏膜充血导致鼻甲肥大。下元抗炎、使缩小，故炎大从下，唯过敏性鼻炎端口从上。

肥大与炎症的区别在于炎症是一种刺激症状如鼻炎流涕、前列腺炎尿频；肥大是一种堵塞症状如鼻甲肥大之鼻塞、前列腺肥大之滴沥等，一般地讲有炎消炎、肥大治下，然而终致肥大的慢性炎症对抗生素极不敏感，以前列腺为例，根据人易上热下寒的特点，前列腺炎可用上元散，前列腺肥大可用下元散。在未做检查、肥大指征不明的情况下按炎治。

964. 人体的总趋势是向下、向外，所以用药顺其趋势者可用稍大量，如下元向下、玄府向外，故下元散、玄府散可用稍大量；逆其势者则用稍小量，如上元固密、中元主升，故上元散、中元散用稍小量。

965. 药物的不良反应主要源于不对症，其次是超剂量、多品种使用。对症一般是没有不良反应，不对症不但不起治疗作用，而且还会产生各种各样的不良反应。所以主张规范使用常用药，而且不可以十种二十种的使用（中药复方也应在12~16种为宜，膏药及特殊古方除外）。

966. 五体投地，五体指双手、双脚外加头，这五体俱为人体外周末梢，延伸之，末梢还包括体表突出枝出部分如乳房乳头、阴囊阴茎这些部位的循环属于外周循环，曲可芦丁有良好的改善外周循环的作用，故头晕、下肢静脉曲张与血栓性静脉炎、脑梗塞以及一些乳头、阴茎疾患必要时可考虑使用曲可芦丁。

967. 人体是一个矛盾的统一体，祖国医学用阴阳归纳解释人体各种生理病理的矛盾关系，总的原则是阴中有阳、阳中有阴，阴中求阳、阳中求阴，“阴平阳秘，精神乃治；阴阳离决，精神乃绝”。具体表现在虚实、表里、寒热、气血、上下、左右、酸碱、水火等各个方面：阳病治阴、阴病治阳（《素问·阴阳应象大论》，上元散阴中求阳、下元散阳中有阴）；实病治虚、虚病治实（如高血压标实治虚，先上后下；房颤本虚治实，先下后上）；表病治里、里病治表（如妇科外炎治内、内炎治外，外炎指与外连通的子宫到阴道一线的子宫内膜炎、宫颈糜烂、阴道炎等，内炎指与外不连通的下腹腔内的盆腔炎、盆腔积液、附件炎等。还有内在病理向外、外在病理向内的比如外在性病理苔藓如湿疹、银屑从内吸收用氢氯噻嗪1片、螺内酯1片、曲克芦丁3片、舒筋活血片4片；内在性病理堆积如积聚、水液、淤浊等从外出清用头痛方：复方乙酰水杨酸片1片、氨基比林咖啡因1片、丹参3片、泼尼松2片）；治寒以热、以热治寒（《素问·至真要大论》，但也有热之不热者取之于阳、寒之不寒者取之于阴）；气为血帅、血为气母，有形之血不能速生、无形之血所当急固；上病治下、下病治上（以顺生为序，上下顺序为：手—头—胸—腹—脚，三焦分为上、中、下）；以左治右、以右治左（《素问·阴阳应象大论》："故善用针者，从阴引阳，从阳引阴，以右治左，以左治右，以我知彼，以表知里。"如左脑指挥右半身、右脑指挥左半身）；酸从碱治、碱从酸治、酸碱中和（人在病理情况下极易上酸下碱，故胃酸可口服碱性的大黄碳酸氢钠、阴道炎可用酸性的维生素C溶液冲洗）；水火主要指心肾，心主火、肾主水，心从肾治指肾水寒时用上元散、心火炎时用下元散）。这就是矛盾疗法的基本原则。

常规情况按三元辨治二十六条实施并遵循以下原则：

（1）有逆治逆，无逆治陷，无逆无陷各从三元。

（2）有水治水，无水治气，而后调血。

（3）急则治其标，以主症定三元。缓则治其本，上中治上，下中治下，上中下治上。

特殊情况按矛盾治疗法并遵循以下原则：

（1）外感病好两天又反复者肌注氨基比林并加服小吃胡颗粒。

（2）内伤病在常规辨治下时轻时重、顽固缠绵延者换矛盾治疗法。

（3）效不更方迟后调，顽固反复从其反。

举例说明：有一大便不成形并有前列腺炎、胆囊炎、左下腹隐痛者，常规辨治有肠病治胃、前列腺胆囊从下、中下治下，理应用下元散，但无论用中元散还是用下元散在很长一段时间内都不能使其稳定或消失，这时便需要反向思维，也就是说结肠炎腹痛、前列腺不适病都在下，按照下病治上的矛盾原则改用上元散逐步调理而愈。

一般地讲有病先行常规辨治，在3～4个月仍未稳定者从其反。莫可名状者直接反治，上之莫可名状者在肺，反治从下之净府丸；下之莫可名状者在肠，反治从上之玄府散。

另外三元各方均以调理为基本点，为了更好地理解上病治下、下病治上等矛盾治疗法的概念，不妨从脏腑的角度归纳一下：上元散为心方，玄府散为肺方，中元散为肝脾方，下元散为肾方，承气茶为胃方，净府丸为肠方。这样心肝脾肺肾五脏，以肠胃为主要代表的六腑便各有主方，此属大概，用药不能对位，还需辨证施治。

968. 就胃病而言，不疼、不酸、不胀而以食少为主症者用净府丸（如小儿食气、大人不吃），疼者用胃方（胃方：大黄碳酸氢钠、雷尼替丁、维生素B_6、泼尼松，严重者配净府丸、轻痛者配中元散），酸胀用下元散，不管吃什么东西胃里都难受者用上元散，所以三元散都治胃，只是随症不同。

969. 过敏性皮病是临床上常见的疾病，怎么根据病程长短、治之难易对症下药倒是一件棘手的事，因为皮病最易反复，要知道过敏性皮病多与肠胃有密切的关系，俗称肠胃性过敏。一般地讲，临时性过敏临时治疗多用西药过敏方（氢氯噻嗪半片、螺内酯1片、马来酸氯苯那敏1片、泼尼松3片），但往往停药反复或根本不下，这时便需要分清情况各自处理，例如用净府丸加过敏方。凡皮病忌酒、鱼虾及其他海产品。

970. 人有许多生理体质，俗称素体，如素体阴虚或阳虚、素体脾虚或胃寒、一上火就走到扁桃体或发生小肠火，有人好上火，有人好感冒，有人虚不受补，有人清火不下，临床上有人是过敏体质，有人是瘢痕体质等等，所以用药应分体质。如治发热，壮人打复方氨基比林注射液2支、地塞米松2mg；虚人及儿童打柴胡注射液1支、鱼腥草注射液1支、地塞米松2mg；婴幼儿高热必要时肌注柴胡注射液1支、地塞米松2mg，这样安全有效。

971. 血症与血液病是两个不同的概念，血症一词首出唐荣川，它是一个中医的概念，包括所有的出血之症，如尿血、便血、鼻衄、肌衄等，而血液病是现代临床上的名词，它主要包括骨髓象、血象高度异常的再生障碍性贫血、白血病和一些特殊的血液异常。某些血液病如紫癜也会出现肌衄（皮下出血或充血），这时也可认为是血症的一种，但血症绝对不能等同血液病。

白血病由于白细胞异常升高而常有发热，再生障碍性贫血由于红细胞异常降低而不会发热。所以在骨髓象不太明确的情况下可以从有无经常发热来区分，当然需要排除临时性感冒。血液病最好不要配用特殊西药，再生障碍性贫血用上元散，白血病用下元散。

其他血症症状单一，唯便血较杂，原则上便头带血是痔疮，便后手纸带血是肛裂，肛门滴血为肠风下血。肛裂便干，痔疮疼痛，肠风下血不干不痛。血止是止不住的（指药物止血），只有分清病因，分别处理才能有效解决。

972. 下之不下者取之于肺，提壶揭盖用玄府散；上之不上者取之于心，心性吸之用上元散。心肺在上，所治在下。下之不下者有便溺不利、习惯便秘、尿毒症，尿毒下元不下、便秘净府不愈改用玄府散试之；上之不上者有崩漏、肾病蛋白尿、血精遗尿，漏下不止者改用上元散试之，如偶一例月经淋漓终用上元散收功、顽固蛋白尿用中元散不收者可试用上元散。先行常规辨治，常规治疗不效时方为上之不上、下之不下。

973. 皮病繁多，原因不明，治疗困难，容易反复。皮病必假心肺。

人前为阴在肺、后背为阳在心；胫前为阳、胫后为阴。故以后背、胫前为主者属阳性皮病如局部银屑病，下部阳性皮疾阳中求阴用下元散，上部阳性皮疾心从肺治用玄府散。以胸腹、四肢近端为主者属阴性皮病如荨麻疹，阴病治阳、肺从心治用上元散。

湿疹随处发生亦阴亦阳，不分心肺，用中元散。司法疑罪从无，皮肤疑病（特指苔藓类皮病在弄不清楚时）从中。

自下而上足病治肠、肠病治胃、胃病治心、心病治肺，自上而下手病治胃、头病治心、脑病治肾、胆病治肾。皮病泛发者如荨麻疹、皮肤瘙痒症、皮肤划痕症、银屑病红皮症往往不分上下前后、部位阴阳，而直从病理阴阳（相对部位阴阳）区分：荨麻疹从外寒用上元散，皮肤划痕症从内热用净府丸，皮肤瘙痒症从阴虚用下元散，银屑病红皮症从阳用上辅玄府散（银屑时阴虚可用下元散，红皮时阴损及阳用玄府散）。

上元散治下寒，下元散治上热，中元散升津治口眼上燥，玄府散布津治皮肤外燥。口眼上燥未到消渴喝水多的程度只是口眼干涩（喝水多者上热上消，急下存阴用承气茶；尿多者下寒下消，下寒用上元散。中消食多当与甲亢区别，下消尿多当与前列腺区别），皮肤外燥未到苔藓鳞屑的程度只是皮干不汗（银屑病、慢性湿疹、神经皮炎属于燥之甚也，需加用皮肤病理吸收方：氢氯噻嗪1片、螺内酯1片、曲克芦丁3片、舒筋活血片4片）。所以说中元散治不了消渴，玄府散治不了银屑。

言玄府散治不了银屑是言银屑病之类顽固难治，银屑病有一个明显的特点是冬重夏轻（经常害冷责之心，用上元散；火气不下责之肾，用下元散；夏轻冬重责之肺，用玄府散），所以银屑病根据皮损的不同，偏于下部者用下元散、偏于头部或偏于全身者用玄府散，鳞屑过厚者加用净府丸、瘙痒明显者加胆胃气热方。治不了不等于不治，治了不等于治好，只有切中病机，用药到位，方可痊愈。

玄府散一般用于内源性过敏而少用于外源性过敏，并可代替鬼门煎用于感冒后遗症；鬼门煎可用于感冒后遗症，也少用于外源性过敏；外源性过敏（包括荨麻疹、普通过敏性皮炎、湿疹样皮炎以及其他非苔藓化瘙痒性皮病）经久不愈或顽固反复者也当内治，可试用净府丸并加服过敏方：氢氯噻嗪1片、螺内酯1片、泼尼松3片、马来酸氯苯那敏1片。

程度不同，用药不同，调兵遣将，量才录用。

974. 感冒不热又热必有食热，感冒好后又犯用小柴胡；慢病好好呆呆用玄府散，慢病一直低热用净府丸。

975. 病轻单刀直入，病重必有协同。对于顽固性疾病要协同作战，或内外结合，或衷中参西，或表里结合，例如银屑病需要内服外用相结合，一边用净府丸，一边用净皮霜；冠心房颤需要中药西药相结合，一边用下元散，一边用胺碘酮；习惯性便秘需要肺胃表里相结合，一边用肺药玄府散，一边用肠药净府丸。

976. 好病的过程是一个波浪式进展过程，并不是见好就一直不会再犯，只是在这个波浪式进展过程中犯病会越来越少、越来越轻，总体趋势上是向好的方面转化，直至最后稳定痊愈。所以病人一定不要着急，特别是大病、重病、慢性疾病，一定要有个过程，思想放松，忘掉疾病，不知不觉来好病。

977. 有些疑难病症特别是皮肤病给予适当的辅助措施也是必要的，如根据苔藓鳞屑属于内酸外碱的原则用醋制剂外涂（凉），痤疮用芒硝水热敷（热），炎症类皮肤病用温盐水外敷（温）等都有一定的效果。又比如治失眠前预服一杯苦茶（承气茶）以清巅顶之热，治过敏前预服一杯甜茶（小儿氨酚黄那敏颗粒3包、阿咖酚散1包）以散皮肤之寒。

978. 小孩子一般不存在脑血管疾患，而经常嚷闹头痛一般是鼻窦、额窦引起；小孩子很少有胃病而经常嚷闹肚痛一般是食滞（肠）痉挛引起。

979. 皮病最难治，特别是苔藓类皮肤病，前论有不得已使用甲氨蝶呤者，然也有使用甲氨蝶呤引起头发成缕掉脱者，有使用甲氨蝶呤引起皱褶皮肤溃烂者，故对于甲氨蝶呤要谨慎使用。情况允许时可用：氢氯噻嗪1片、螺内酯1片、曲克芦丁3片、舒筋活血片4片，晚服1次，其疗效虽不及甲氨蝶呤，但不含激素，更安全，并且对其他一些皮肤病也有很好的辅助疗效，如顽固性荨麻疹、皮肤瘙痒症、各种过敏痒、青春痘等，总的原则是安全而后才是有效。

经常有皮病瘙痒而不下者，排出典型疥疮外（疥疮虽散在有类皮炎，但疥虫像条龙，先从手上行，腰中盘三圈，裤裆扎了营，而且具有群体传染性），介于皮炎和湿疹之间的湿疹样皮炎也可散在，但比普通皮炎点片大，也有鳞屑但比银屑病、神经性皮炎鳞屑薄、苔藓轻。湿疹样皮炎既具有过敏性皮炎痒的特征，又具有苔藓类皮病的顽固性。因其苔藓轻不用净府丸而用玄府散，因其痒甚加用胆胃气热方。苔藓类皮病严重者以胆胃气热方加配甲氨蝶呤，若有脱发、溃烂，及时停用甲氨蝶呤，单服胆胃气热方，所以苔藓类皮病在没有甲氨蝶呤时也可配服胆胃气热方，而湿疹样皮炎或过敏性皮炎没必要使用甲氨蝶呤。

苔藓类皮病治疗前还要权衡其范围大小，局部的小片皮损以外用为主或作局部封闭，泛发的或大范围的苔藓鳞屑则需要口服治疗，首选下元散。过敏性痒皮病在局部也以外治为主，而大范围瘙痒则需内调，首选玄府散。局限性皮病在上者用玄府散，在下者用下元散。这样可以看出玄府散既可以用于过敏痒又可以用于苔藓鳞屑，只是使用的主次不同罢了！

正常毛孔随内外环境而开合有度，而感冒正是营卫不调、毛孔不通，闭而发烧者氨基比林、甜茶开之，但二者只开不合。感冒后遗症正是毛孔半闭半合或开而不畅，鬼门煎则调和营卫、开而有合。

鬼门煎开而有合偏于外之无形，玄府散开中有固偏于外之有形（皮损）。但大体上讲鬼门煎多用于外在感冒，玄府散多用于内源过敏。玄府散用于外在性皮病要视具体情况而定。

980. 无论哪一种心脏病最后都可能引起心肌缺血，无论哪一种血液病最后都可能出现贫血，所以心脏病根据需要可适量配服硝酸异山梨酯片促进冠脉供血，血液病根据需要可适量配服叶酸片改善造血机能。

三叉神经痛疼无正性（上之莫可名状）用净府丸配上痛方（小氯芬黄敏片3片、大黄碳酸氢钠片1片、泼尼松2片、氢氯噻嗪半片），面神经麻痹头病治上用上元散加针灸，二者为局偏，上局偏不从下。脑梗塞等引起的偏瘫则属于全身偏按脑病治下，下局偏也从下（如偏侧腰腿痛、偏侧脚麻木）。

上元散治下寒，下元散治上火皆为内证，然下寒无外，上火却分内外，上内火以引，上外火以散。下寒无外，却有下火（如小肠火），下火以利。

981. 脏于内，象于外，肺主皮毛，皮病必假于肺。然具体治法，内证上病治下，下病治上，外证上病治上，下病治下，故以下肢为主的皮病从肾用下元散，以上肢为主的皮病从肺用玄府散。

上之莫可名状者治下用净府丸，下之莫可名状者治上用玄府散，中之莫可名状者用奥美拉唑。日久不愈又说不清者便为莫可名状，这时可将常规治疗改为矛盾治疗法，即从相反方面予以用药。

982. 痛经不一定乳胀，痛经不一定量少，缘因宫寒，当从上治。然痛经并乳房胀痛者从下，痛经并月经量少者从下。量之界定以三天为界，不足三天者为少，第二天当多不多者亦为少。一般的痛经不需要治疗，而在每月厉痛严重影响正常生活、工作、学习者则建议其治疗。平时就痛、经来更剧的子宫内膜异位症用下元散治疗。经前期头痛、流鼻血为逆经用玄府散治疗。经期感冒按普通感冒处理。治病顺其势，顺生理之势、顺症状之势，所谓症状之势只不过是人体自我治疗、自我保护、自寻其道而已。知其势而治不难矣！

983. 人体的所有疾病大致可以分为太过、不足与不通三大类，阳虚则不足，上元增促，从心阳而治，如冠心病心阳不振、胃阳虚到顿不饿。阳虚甚时便为陷，陷下治脾用中元散如脱垂之症、漏下之症；阴虚则太过，下元抑制，从肾阴而治，如虚冠房颤、虚烦耳鸣、阴虚盗汗。阴虚甚时则为逆，逆则治肾用下元散如水逆晕、食逆吐、胆汁反流性胃炎、胃酸反流性食管炎等。不通则是指人体的五官窍道以及内在的生理通路（其中包括气路、血路、水路、胆汁路、髓路）的不通畅，如鼻炎与鼻中隔弯曲之鼻塞、耳盯及中耳炎之耳闷、脑梗塞、食道肿瘤、椎管狭窄、幽门水肿、肠梗阻等都是生理通道受到了阻遏，上窍不通升清使之上用玄府散，下窍不通降浊使之下用净府丸。凡窍路不畅日久者皆可用净府丸慢化，如耳鸣、如食道、如血路、如髓路。

984. 一般咽炎治胃用中元散，然咽炎憋闷或重时咽炎治胃反在肾用下元散，正合酸逆之机理；常规鼻炎治肺用上元散，鼻炎重时用玄府散，正合过敏之机理。玄府散用于鼻炎时，上元散还可用于胃；下元散用于咽炎时，中元散还可用于妇科外炎。故互有延伸，不争范围。

985. 阳虚自汗，阴虚盗汗。所以白天动动就出汗为自汗，用上元散从阳而调；夜里醒来一身汗为盗汗，用下元散从阴而调；平静状态下不自觉轰热汗出者为更年期蒸热汗出，预服承气茶，后服下元散。

临时困在邪，散之则已，愈补愈困；长久困在虚，调补渐愈，越散越虚。然久困初治也需小汗，甜茶一杯。

不热又热必有食热，长期低热也在肠道。低热也有炎症，然不必输水，可肌注头孢唑林钠、柴胡、鱼腥草、地塞米松，并口服净府丸。

内外旁及，上下俱火，可利用肺之敷布全身的作用（脾主升津、肺主布津）用玄府散治疗，以冀散者散、下者下。据此可治疗燥皮症、过敏性皮炎，用于某些全身性的或上半部皮病。上外火以散用银翘加大黄碳酸氢钠，上内火以引用下元散，全身火以布用玄府散。

986. 慢晕慢喘在心，用上元散配大黄碳酸氢钠片3片、复方毛冬青氯贝酸铝片3片、盐酸地芬尼多片1片、维生素B_6片2片；大晕急喘在肾，用下元散配大黄碳酸氢钠片1片、新诺明1片、氢氯噻嗪1片、螺内酯1片、马来酸氯苯那敏1片、泼尼松3片、沙氨丁醇1片、氨茶碱1片。

987. 上元散丰乳而效微，下元散减肥而不著。丰乳者少，减肥者多。减肥者减脂，减脂者减水。肥胖除了遗传因素外，恐怕与内分泌失衡也有一定的关系，怎么达到减肥不怎么节食、减肥而无需大泻，可适当借助甲亢的症状和病理加减调配，甲亢能食而瘦缘于血中甲状腺素偏多，为此适当地用甲状腺素片补充甲状腺素配合别的利尿措施、补肾措施都有助于成功减肥。当然减肥是渐进的，补充是少量的，超过了生理限度和身体耐受能力药物的减肥可导致脂质代谢紊乱以及其他生理危害，甚至危及生命，故要慎之又慎！

988. 前列腺炎、痛经有用下元散不愈者，结肠炎、蛋白尿有用中元散不愈者，故下病日久常规辨治不愈时下病治上用上元散；头痛有用上元散不愈者，鼻炎有用玄府散不愈者，故上病日久常规辨治不愈时用下元散。原因在于下病日久不愈时当弃炎从寒（上元散治下寒），而上病日久不愈时当弃寒（感冒之寒）从炎（下元散抗炎治慢性炎症）。常规辨治是必须的，反向治疗是无奈的，也就是说病浅正治，冥顽反治，辨证用药，思维灵活。

989. 人老脚先老，脚老脑萎缩。脑萎思维差，脚老不灵活。上下两极相对应，病理症状交叉现。所以治疗上脑病治脚如足浴，腿病治脑如脑梗（此与头痛治头、脚痛治脚的治标之法正好相反）。

预防重于治疗，药疗不如食疗，食疗不如养生。从养生角度上讲，便要保护好大脑，脑从肾治，也从肾保。青壮不虚，中年补肾男在脾、女在心，老年六味地黄丸。中年是养生的黄金季节，这个阶段如果能打下坚实的身体基础，老年便会少生疾病。其实大脑从中年时期便不同程度的开始缩水，大脑的变化反应了整个身体的改变，要想维持大脑的青春，就必须顾护五脏，控制烟酒保护肝肺，口服卵磷脂保护脑组织，配合补肾以生阴津，调畅情志谨护心脏，正常饮食保护脾胃，心、肝、脾、肺、肾五脏不衰，则脑永恒，寿之长矣！老年人只要没有明显的脑萎缩，长寿的根本就在于饭量了，没有了饭量也就不会有更长的寿命。

990. 病生层次由外到里有三：依次是皮、肌、脏，皮指皮病如皮炎类、苔藓类、湿疹类等等；肌指肌病如疮疡类、痘疹类、扭伤类等等；脏指脏腑之疾如脏腑不和、内伤杂病、血痰怪病等等。象于外，治于内。一般皮病或临时性皮病可采取外用的办法或适当口服抗组织胺药；难治性或反复性皮病则必须采取内治的办法，具体办法分过敏性和苔藓类两大类，并且有痒抓流水者为湿疹样皮炎，痒抓流血者为过敏性皮炎，治疗各有不同。

病生层次由上到下也有三：上焦心肺，中焦肝脾，下焦肠肾，三焦的传遍顺序是上焦不治传中焦，中焦不治传下焦。例如发热，感冒发热一般在上焦肺（皮毛营卫），食积发热一般在中焦胃（肌腠），长期低热一般在下焦肠（脏腑）。在皮者汗之，在肌者消之，在肠者净府丸。

层次内外与上下并没有严格的界限，例如低热往往是这样形成的，先由体表不治如肺系，上焦不治入中下，长期低热在肠道有类食热，临床上有通过检查证实脐周淋巴结发生肿大的现象，即说明小肠部位长期低热的情况下很可能产生了慢性炎症。

991. 上元散与净府丸都可以治疗胃痛，但上元散多用于虚证，净府丸多用于实证，并且净府丸用于胃痛不拉肚子者，上元散是用于胃痛拉肚子者；玄府散和下元散都可用于外阴瘙痒，但玄府散常用于外阴瘙痒而大便干者，下元散常用于外阴瘙痒而大便不干者；上元散、下元散多可用于痛经，而上元散用于痛经、月经不少者，下元散用于痛经而月经量少者。一天即过或延后30天以上不来者按闭经处理。

另外许多难治性疾病在辨治基本正确的情况下仍难取效，则需要加服净府丸，净府丸在单独治疗时可一天一丸，用于配合治疗时只需要早上空腹半丸，取其慢慢磨化，如脑梗塞头痛用上元散配合净府丸；手足麻木用上元散配合净府丸；肝功三阳用中元散配合净府丸；习惯性便秘用玄府散配合净府丸；睾丸结节用下元散配合净府丸；腰椎间盘突出及椎管狭窄用下元散配合净府丸。总之，净府丸有其自身的治疗范围，又有其独特的配合治疗作用，不可滥用，只在对症治疗不下者酌情配合使用！

992. 心脏是人体最重要的器官，心脑血管又是紧密相连的，无脑可活如植物人，心停则死。椎基底动脉应该是心脏主动脉弓上的第一个分支，说明大脑是仅次于心脏的组织，这也是心脑血管紧密连称的原因。心脏好则人体少生疾病，心脏不好则人体容易生病，有的人身上可能存在好多种毛病却不知道毛病是怎么生的？这时治疗时即使心脏查不到什么问题，也应该考虑心脏的功能是否低下或者与其他脏腑有不协调的地方，必要时从心而调也符合“上中下治上”的原则。所以心脏是许多疾病最终容易累及的地方，也是许多疾病最终不愈时最值得考虑的地方。

993. 在治疗过程中病情反复有三种情况：一种是病情好转过程中的破浪式反复，这种反复的总趋势是逐渐减轻的；一种是药物不对症的时轻时重，这种反复是逐渐加重的；还有一种是有效治疗情况下病情已经明显好转并趋于稳定而突然有所复发却不知所因，这时应考虑是否存在隐性或显性感冒的情况，要知道感冒往往是很多疾病反复的重要因素。病人对自己的病情反复往往比较敏感，你必须给他作出解释，不然既会影响病人的治疗信心，也会使医生治疗不知所措。

994. 从三元特性上讲，中元主升、下元主通、养生调理从上，所以遇见疾病时有逆治逆、无逆治陷、无逆无陷从上。

感冒单用氨基比林、痛用激素、咳加扑尔敏。也就是说感冒或发热单单肌注复方氨林巴比妥注射液 2 ~ 3 支，一般不加激素，因为激素有某种淤积收敛作用，不利于感冒邪气的发散；而在感冒出现喉痛或临床上其他疼痛性疾病时才可使用少量激素，大剂量使用激素只在特殊重症时应急使用；咳嗽一般带有过敏性，肌注时可用复方氨林巴比妥注射液 2 支、马来酸氯苯那敏注射液 1 支、头孢唑林钠 1 支比较有效。

中元散升津使津向上，故可用于上燥之口干咽燥；玄府散布津使津向外，故可用于外燥之银屑皮燥；净府丸降津使向下，故可用于下燥之习惯性便秘。

995. 临床上有许多巧合，排除不对症、排除药物的不良反应，有些病人在刚服药的头两天碰巧遇见影响本病的因素，如服上元散治疗高血压碰巧有所感冒或停服降压药，服下元散治疗撑胀碰巧遇见伤食。感冒对许多疾病都有影响，特别是不知觉的隐性感冒，所以要具体情况具体分析，耐心解释，必要处理。另外，巧合之时，遇有不愿再服者，不要勉强，及时停服，以免抱怨或产生纠纷！

996. 再好的医生也有治不好的病，再好的办法也达不到百分百。所以效不更方是一种治疗，不效更方也是一种措施，特别是在认为辨治正确而不效时，应该认识到疾病的特殊性，反向思维不失为一种绕行取效的途径。例如中风偏瘫用下元散久不效时可改用净府丸，漏下之症用中元散久不效时可改用上元散，周期性复发性病毒疾患如生殖器疱疹用中元散久不效时可改用玄府散。当然，有些恶性病变、时疫流行疾病、某些先天畸缺、重症衰败之身因其不应则百药难回，或手术，或特治，或等时。生得伟大，死得其所；愈在医，不愈也在医，死亡率与医学技术成反比，医学越发达死亡率就越低，人类的生存质量就越好，平均寿命就越长。医生的素质越高，误诊误治的概率就越低，延误病情致成死亡的情况就越少，所以医学是无止境的，治疗也永远可能有误区，提高现行医技的水平，多进行复合式的会诊治疗，采取更妥当有效的办法，则是生命崇高的愿望。

997. 病于内，象于外，凡病都有指征，而有些指征是特征性诊断，有些指征是参考性指标。例如：从检查上讲心电图、风湿因子、血常规、多普勒等多是一个参考性诊断，脑 CT、胃镜、磁共振、胸片等一般属于特征性诊断；从症状上讲妇科分妇科内炎和妇科外炎，妇科内炎（与外不连通的小腹盆腔内的附件炎、盆腔炎、盆腔积液等）以腹痛为指征，妇科外炎（与外连通的子宫内膜炎、宫颈糜烂、阴道炎等）以白带为指征。皮病分三大类，即皮炎类、苔藓类、病毒类，皮炎类又分为过敏性皮炎和湿疹样皮炎，皮炎类以瘙痒为指征，过敏性皮炎又以搔抓后流血为指征，湿疹样皮炎以搔抓后流水为指征。泛发型皮炎首先以具有某种抗过敏作用的玄府散进行治疗，而湿疹样皮炎在消退后需用中元散巩固。

998. 从养生角度讲，青年多炎从下，中年多病毒从中，老年多虚从上（然老年男之求阳，女子老年求阴，故又有男中年从中、老年从上，女中年从上、老年从中的说法）。凡年轻出现老年性疾病时可从上调理，如青年女子卵巢早衰、少白头、脑萎缩、高血压、虚汗虚衰、含胸驼背（如强直性脊柱炎）等这些毛病都可酌情用上元散处理。

四时相宜则春风夏热秋燥冬寒，当冷则冷、当热则热、当风则风、当雪则雪则为常，若四季乖戾、阴阳不和、风雨紊乱则成灾害，人易生病。老生少病倒开花，少生老病如早衰，生长壮老病顺其自然，方可寿终正寝。

999. 呼噜喘（此呼噜指支气管痰而非指打鼾）根于寒，治于寒，临床上有两种情况：一种是临时的感冒引起的支气管炎呼噜，一般小儿多见；一种是慢性支气管哮喘，多见于中老年人。这些毛病可临时用安乃近 1 片、小氯芬黄敏片 3 片以求发散，特别是发热而不愿打针者服此方可有效退热。而慢性支气管哮喘必须配西药时加用具有治疗感冒作用的小氯芬黄敏片，也是出于感（感冒）和寒（风寒）的原因。

治发热有一个简单的办法那就是冲服 2 包小儿氨酚黄那敏颗粒、1 包复方锌布颗粒，治痰也有一个简单的办法那就是在川贝枇杷糖浆中加入 10ml 鱼腥草注射液。

1000. 医生为他人治病更多地在考虑药物的疗效而少考虑药物的不良反应，故常有大剂量或联合治疗方案；医不自治是因为自己过多地顾及了药物的不良反应而不敢用药，要么病重药轻，要么用药单纯。为此医生可以自己养生，而难以自己治病。临床上用药时既不要为了治病而视他人身体于不顾去下狠药，又不要瞻前顾后蜻蜓点水。

1001. 治有反治，走有倒走，立有倒立，皆反向行为。正常人的生理趋势是向外、向下的，正常人的劳动活动是向前的。俗话说“高枕无忧”，那是指青壮气血旺盛者，如若中老年生理下滑则不宜高枕（肺喘之人除外），因为中老年脏器退化，心力交瘁，一天坐立活动后，晚上再高枕反不利于脑部供血，故枕要适当。另外，人在生活、劳动、工作、学习一天后，晚上卧床休息时头部宜稍低以利供血，而早上锻炼身体时有一种方法是倒走，倒走有利于一直向前的各活动关节绞索现象的解除，正像自行车链子欲脱一样，倒一倒可能就上去了。所以，养生还包括头卧稍低、锻炼倒走等生活措施。

把拳头收回来是为了打出去更有力，所以反向思维有助于问题的解决，反向治疗有助于疾病的痊愈，反向活动有助于机能的调整。办事、养生、治病直取过失时可以退回来反向取效。但反向举事也是为了正向前进，故反向不宜过度、反向不宜持久，一旦反向导入正道便为正向，故反向是暂时的，正向是永恒的。

1002. 感冒最多，小药常见。发热不流鼻子者从食（热）而治，稍用净府丸；流涕而发热者从感（冒）而治，加以发散。

清涕白痰而咳用小氯芬黄敏片 3 片、大黄碳酸氢钠 1 片、沙氨丁醇半片、氨茶碱半片；浊痰黄痰而咳用对饮乙酰胺基酚片 1 片、维 C 银翘片 4 片、红霉素 2 片、大黄碳酸氢钠 1 片、甘草片 3 片。

单喉痛用大氯芬黄敏片 2 片、阿莫西林 2 粒、清火栀麦片 4 片、泼尼松 2 片；单涕喷嚏用氨咖黄敏胶囊 3 粒、大黄碳酸氢钠 1 片、盐酸吗啉胍片 2 片、维生素 C 片 3 片。

喉咙与鼻子都不舒服又不严重者用对乙酰氨基酚片 1 片、维 C 银翘片 2 片、氨咖黄敏胶囊 2 粒、大黄碳酸氢钠半片，有明显发烧者用安乃近 1 片、大黄碳酸氢钠 1 片、土霉素 2 片、小氯芬黄敏片 2 片。

高烧或肺症严重者输液，长时间的鼻症与肺症并存为感冒后遗症也可用中药鬼门煎或玄府散处理。

治病和处理事情一样，例如感冒发热，除了不热又热必有食热的情形外，热、冷、困、疼表症肌注氨基比林难解者可改用柴胡、鱼腥草、地塞米松肌注，也就是说强汗不成改为和解。一味求汗、欲速则不达。汗、吐、下、和各有指征、还有过度移行。

治发热酌以温里，治外寒酌清内热，所以一直害冷者当清内热，发热输液时稍用温药。所谓反治也，只是反佐有度。

1003. 胆胃气热方作为皮方（指其主要用于青春痘）也可用于内证如胃热、失眠、口溃等；净府丸作为内方（指其主要用于内在的府气不通）也可用于皮病苔藓，如银屑病、苔藓性皮炎等。但各方治症以其主为主，以其辅为辅，使用方不致驳杂。此条警示用药不效稍作变通，切忌推翻重来、离则大调！

1004. 脑血管意外包括出血性的和梗塞性的，其严重状态都可以导致偏瘫，在病情稳定出院后有些仍存在肢体功能障碍，由于半年内肢体功能都有可能有较大恢复，所以半年内可作为治疗期，可以用下元散治疗；而半年后的肢体功能障碍可作为后遗症对待，又可用或配合净府丸慢慢磨化。前指中风后遗症肢体功能障碍情况，脑外伤、煤气中毒或脑血管意外留下的记忆力减退用上元散处理。

1005. 上空在心，或伴慌，用上元散；中空在胃，或伴拉，用中元散；下空在肠，或伴逆，用下元散。原因在于上空属于水挤血去、心血不足，轻时水少，单用上元散固血（相对于上辅玄府散而言，上元散开中有固而偏收，玄府散固中有开而偏散），严重时水多用下元散；中空属于中气下陷，中元主升，使中不空；下空属于下气上逆，下元主通，使下不空。

1006. 皮藓顽痒日久常规治疗不下者可用疥药处理，例如外用硫磺粉100克、醋酸肤轻松5支、轻粉2.5克、宝贝霜5袋拌匀外抹。这也是某些皮病最终寻求转机、柳暗花明的诀窍。从这一点讲有些确信无疑的诊断最终也未必正确，即使正确治疗也未必奏效。

上法参考主要适用于顽固不效的小范围的糙痒，如湿疹样皮炎。大范围的或厚重鳞屑又可用上好白醋涂抹，如银屑病，意在皮屑内酸外碱的发病机理，但中和外碱不如制衡内酸，故使用胃方也是治疗银屑病的重要方面。

1007. 荨麻疹与鼻炎都属于内热外寒，只不过荨麻疹的内热与外寒是在肺系的皮肤层面交汇而发生，如自然之云（指荨麻疹的瘙痒风团），鼻炎的内热与外寒是在肺系的鼻腔层面交汇而发生，如自然之雨（指鼻炎之流涕）。外寒都是一样的，如自然之风凉，而内热却有区别，鼻炎内热出于胃，可预服承气茶，后服玄府散；荨麻疹内热出于肠，可配服净府丸，当然必要的西治抗过敏措施也是需要的，如早服一粒净府丸，晚服一包西药抗过敏方（抗过敏方氢氯噻嗪1片、螺内酯1片、泼尼松3片、马来酸氯苯那敏1片通常用于丘疹或无明显皮疹的皮肤瘙痒，胆胃气热方大黄碳酸氢钠3片、消炎利胆片3片、马来酸氯苯那敏1片、艾司唑仑1片通常用于痘疹或苔藓类皮肤疾患）。

1008. 肚子两侧为肠气（属于下气范畴），下气不顺用下元散。下气不顺与下元不通不同，下气不顺谓肠中之气不下，用下元散，下元不通谓肠中之形不下，用玄府散；两肋为肝气（属于中气范畴），中气不顺用开胸顺气丸。中气不顺与中元不升不同，中气不顺谓肝气不利用开胸顺气丸，中元不升谓脾气不升用中元散；两胸为胸气（胸气属于上气范畴），上气不顺用净府丸。上气不顺与上元不开不同，上气不顺谓胸气不下用净府丸，上元不开谓心不交肾用上元散。

心肾相交指生理，心肾不交为病理，引火归元属治疗。所以生理无碍，所指为正；不交者用上元散治下寒（特指下之腰腹）、下元散治上热（特指上之头胸），所治谓邪；引火归元特指虚阳浮游、下元虚冷，指征在阴部和下肢，所以上元散治下寒在小腹盆腔，下元散治下寒在阴囊下肢。这样下元散既可以用于上部之内上火，又可用于下端之腿寒（俗称老寒腿）。

下元散所治用于下之无形，上之有形如乳腺增生，中元散所治用于上之无形，下之有形如卵巢囊肿。上元散治下寒在血管系统如血栓闭塞性脉管炎，下元散治下寒在神经系统如下肢凉疼，而下肢肌肉之疾不妨用中元散处理。

麻木在肌，“拘挛麻木治下”可扩延为单上麻木治上，单下麻木治下，四肢手足麻木治上，而大腿外侧掌大麻木者用中元散。

真正的颈椎病、腰椎病应该是椎体或椎体附属的椎间盘发生了变性，并且会向单侧肢体放射，脾主肌肉，上背或下腰两侧肌肉酸痛未及向肢体放射可能属于劳损一类，如颈背肌肉疲劳症、腰肌劳损、腱鞘炎一类用中元散，腱鞘炎必要时还可封闭治疗。“颈治上、腰治下”适用于真正意义上的椎体本位病变且有可能单肢放射者，上之颈背肌肉疲劳症不按“颈治上”，下之腰肌劳损不按“腰治下”。

1009. 查无他症（指胃镜无非是有点胃炎）却顽固呕吐或食入即吐或食后必吐或一直恶心头又不晕者，可按胃神经官能症处理，具体处理办法是肌注爱茂尔 2 支、预服 2 片吗丁啉，严重时输清开灵、病毒唑，后用中元散并夜服失眠方（甲氧氯普安片 3 片、谷维素 3 片、艾司唑仑 1 片 1 片）调节自主神经功能。

初始光想吐又吐不出者，可利用苦茶怪味（仲景调胃承气汤方泡茶）催吐，即使未出也可使下，所以能吐则吐，不吐则下。此为食逆而非水逆，此为呕恶而非酸逆（烧心泛酸），故可用中元散调而未按晕吐治下。此症老年患者虽体差而黄，治时不宜上元，若需进一步调理，则可养生调理从上。

肾主水，逆则治下，定格下元散所治为水逆，可以是头之晕水，也可以是胃之酸水，也可以是胆汁之苦水，水非食，故食逆未用下元散也可以理解。

1010. 能吃而胃痛者为实胃用净府丸，不能吃而胃痛者为虚胃用上元散。

脸黑在肾故黄褐斑用下元散，脸黄在脾用中元散。脸黄多与肠胃有关，用中元散可促进肠胃吸收。一般的贫血使用中元散即有效，恶性贫血如再生障碍性贫血则需要用上元散慢调。肝硬化黧黑伴有严重的肚大青筋不是一般的脸色改变，当救本证。

上下治上指内杂如肠胃并有者上下治上用上元散，有糖尿病、有前列腺上下治上；上下治下指外杂如脸肿脚肿并有者上下治下用下元散，颈腰并痛者上下治下用下元散。内杂反向，外杂同位，也就是内症有时下病治上用上元散，外痛却是下病治下用下元散。

气管炎吸气凉者着眼于寒，寒治上用上元散；气管炎咳嗽着眼于敏，敏用玄府散；支气管哮喘着眼于逆则治肾用下元散（下元散用四种作用：一为补肾治在脑，二为利水治在肿，三为下气治在肠，四为治逆在晕胀）。临时感冒后咳嗽属于感冒后遗症者用鬼门煎，当然感冒后遗症最好是鼻症与肺症并存。鼻症包括鼻塞、流涕，肺症包括喉痒、痰嗽。

1011. 心脏扎扎痛输液者可输用葛根素，头痛输液者可输用川芎嗪（可确定的脑溢血除外），血压突然升高输液者可输用甘露醇，一般的心脑血管疾患预防性输液和常规活血化瘀可输用丹参，其他的灯盏花素、路路通、脉络宁、血塞通、舒血宁等高端药物更适合在医院观察使用。在输用心脑血管药物时一定要注意安全，因为有些心脑血管药物如钾剂氯化钾、剧烈的血管扩张剂硝酸甘油，甚至所谓的心脏营养剂三磷酸腺苷针都不可随意使用，即使使用也要权衡利弊，做到极其缓慢！

输液使用地塞米松时首先要注意素体血压是否过高，过高者要避免使用地塞米松，因为激素水钠潴留；老年人输用地塞米松时要注意是否会影响休息，因为激素兴奋。

高血压的根本原因在于全身毛细血管痉挛，和其次的动脉粥样硬化包括血稠，所以治疗原发性高血压首先是解痉，如用上元散、输液，其次是稀释血液如小阿司匹林肠溶片、辛伐汀汀、心血康等。虽然感冒、运动、激动、失眠都会引起血压波动，但这些因素决不是引起高血压始因，特别是低压过高者。

1012. 人与机器的最大区别在于机器部件是顺序影响，人体疾病可以是致远影响。也就是说，修理机器可以哪坏换哪，治病却要考虑根源，近病在远处、远取治近病，如果不是实质性的病变，局部处理永远解决不了疾病的复发，所以除了骨伤、肿瘤外，其他慢杂之症还是主张中药调理、治病求本。例如，痛经检查有宫颈糜烂者，医院主张微创宫颈切除，试问以后痛经就不会犯了吗？第一次宫颈糜烂的原因在哪里？既然会发生第一次，那怎么不会发生第二次？只不过再复发换个位置罢了！要知道所有的疾病都是内在五脏六腑失调引起的，不找根源怎么能永恒呢？

1013. 中药、西药都可以抗病毒，但清涕白痰输用病毒唑，浊涕黄痰输用双黄连。消炎乃模糊一般，因为通常情况下很少通过检验和培养去准确区分是革兰阳性菌还是革兰阴性菌。

咳在气闭，闭在毛孔，闭则散，肌注汗；喘在气逆，逆则不纳，逆则纳，用下元散；热在中枢，中枢大椎，臣功再欣。有一份恶寒便有一份表证（孔闭），故只要怕冷就可以预散毛孔；有一份发热便有一份炎症（淤积），故只要发热就可以抑热中枢。高热或临时性发热一汗一抑（比如成人冲服小儿氨酚黄那敏颗粒2包、复方锌布颗粒2包）即可退却，低热则需复从肠而调。

不固定的疼痛有三种情况：一种是痛风（风痛）的三脖交替，痛风用玄府散；一种是闪挫岔气（气痛）的游走换位，用中元散；一种是神经（神经痛）压迫向远转移，用下元散。

1014. 咳不闷者为气管炎咳嗽，闷而咳者为支气管炎咳嗽，闷而喘者为支气管哮喘，闷而不咳不喘者为心闷。所以心闷（心肌缺血）与肺闷（下呼吸道感染：不日有感冒史而出现呼噜闷喘者）的区别就在于咳与不咳，心喘（心性哮喘）与肺喘（支气管哮喘）的区别就在于喘与不喘。

不动像好人，动动喘死人，此为心性哮喘，急则治标用净府丸泻胸，并口服气管炎哮喘方；平时痰咳闷喘者为肺性哮喘，逆则治肾用下元散，并口服气管炎哮喘方。二者可移行，能活动干活者前方改后方。

1015. 疝气明显者很容易诊断，如若腹股沟韧带先天性薄弱在刚刚出现微小裂隙时，肠道不一定会马上脱出，但可能会因为裂隙的存在，腹腔内的气压会鼓憋到耻骨联合部而有所不适，由于此部除了精索没有特殊组织，所以此处不适、治疗又不效时应考虑隐性疝孔的可能。既然是疝气药物治疗当然难以取效，以后也可能随着时间的推移或剧烈运动逐步显现发生疝包。

高热在外在腠理，低热在内在肠胃。发冷无炎症，发热已有炎。高热可汗（用氨基比林），低热可泻（用净府丸），发冷则和（用柴胡）。

咽炎治胃用中元散，鼻炎治肺用上元散，鼻炎、咽炎并有用玄府散。

胀痛为气，泄泻为水，肠鸣为气过水声。胀痛下气用下元散，治泄收水用中元散，肠鸣温化用上元散（《素问至真要大论》“诸病水液，澄澈清冷，皆属于寒”）。

打呼噜、打鼾缘于会厌肥大，根据下元散使缩小的特点，当用下元散治疗，但有时难效者，可加用痰核结节方：红霉素肠溶片2片、清火栀麦片4片、异烟肼片1片、泼尼松2片。此方多用于小的结节如淋巴结节、睑板腺肿、钙化结节、睾丸结节等，大的囊性病理组织可配用螺内酯片。至于上外、下外皮肤病理吸收方仅限于常规皮肤病的治疗，下内病理吸收方仅限于腔内病理。

1016. 神经性的毛病与心理性的毛病有交叉也有区别，神经性的毛病主要与脑脊和出入脑脊的神经有关，如脑神经类的神经衰弱、精神分裂症、抑郁症等，压迫类的颈椎病、坐骨神经痛、脑瘤压迫症状等，前者偏于功能，后者偏于实质。心理性的毛病则与更年期紊乱和曾经的心理创伤有关，如暴力、生气、意外，甚至是儿童小小的烧灼、电击都会在心里留下深深的烙印，由于内分泌紊乱以及精神记忆会产生一些莫名其妙的症状，如更年期精神症状、肠道易激综合征、特定恐惧症（例如性恐惧、儿童受过特定伤害后，很长一段时间他会害怕重复接触）。神经性的毛病分阳性精神病和阴性精神病而治，心理性的毛病则有可能用中元散。无论神经性的毛病还是心理性的毛病都需要逐步解除精神上的障碍并做到对症处理。

神经的异常感觉特别是后背热辣、三叉神经痛、带状疱疹、神经衰弱、胃神经官能症、神经衰弱、胃神经官能症、肠道易激综合征，在特定情况下需要输液或要求输液时可适当输用法莫替丁、维生素 B_6 针，另需消炎者消炎，活血者活血。神经的感觉不一定都疼，酸、麻、沉、胀、热也是神经的表现，知觉异常者用胃方（大黄碳酸氢钠1片、雷尼替丁1粒、维生素 B_6 片2片、泼尼松2片），神经痛者用肺方（小氯芬黄敏片3片、大黄碳酸氢钠片1片、沙氨丁醇半片、氨茶碱半片），关节肌肉痛者用关节肌肉痛方（吲哚美辛片1片、当归片4片、安络痛2片、泼尼松2片）。消化道有持续出血者也可使用法莫替丁，重者输液，轻者口服。

神经的异样感觉指除痛以外的其他知觉异常，如三叉神经痛、带状疱疹、食管炎反射后背、小腿外侧的神经热辣（有人形容像撒辣椒面一样）；面神经麻痹、四肢麻木、肌痹的神经木；面肌痉挛、眼皮跳、筋惕肉瞤之神经跳；头凉、下肢凉、脚凉、小腹凉之神经凉；这些神经的异样感觉与肠胃有很大关系；大脑神经的病变一般引起运动异常如帕金森氏症手足震颤、走路共济失调、头晕站立不稳、脑血管意外肢体偏瘫等疾病往往缺失神经异样症状；外在性疼痛则是由于神经受到压迫或神经受到炎症刺激而产生的症状，最常见的有腰腿疼、风湿关节痛为之神经痛；另外由于神经营养不良导致局部组织萎缩如脑萎缩、肌肉萎缩为神经不良。所以神经的病变分别是神经痛、神经木、神经异样感、神经营养不良、肢体功能障碍。神经痛“腰治下”，神经木“颈治上”，神经异样感觉治胃加胃方（胃热发），神经营养不良加治肠（肠吸收）；脑血管意外“脑治下”。

头痛多与五官有关，例如偏头太阳穴痛、三叉神经痛多与牙有关，因为三叉神经一支在上牙，一支在下牙，一支走太阳，即所谓的额支、上颌支、下颌支三支，有时候牙的外观并没有多大问题却出现三叉神经的放射痛，应当考虑牙根是否有炎症，所以治疗三叉神经痛可用净府丸配合牙痛方（大黄碳酸氢钠片3片、阿莫西林胶囊2粒、吡罗昔康2片、泼尼松2片），否则单凭“头病治上”用上元散很难奏效。

莫可名状指中药三元主辅方的使用如上之莫可名状者治下用净府丸，下之莫可名状者治上有玄府散；神经知觉异常的用药则偏重于西药治胃。当然也有用净府丸配合治疗阳性狂躁精神病的情况。

1017. 天快明时为五更天，五更为肾所主，如五更泻、五更醒等，凡具有五更特征的毛病可以从肾，用下元散治疗；太阳快落山时为日晡，日晡为肺（肺与大肠相表里）所主，如日晡潮热、下午低热、结核低热等，凡具有日晡特征的毛病，可以用玄府散治疗（长期低热加服净府丸），有时候还可以酌加抗结核药。例如，有一例病人一到下午五六点胃部就不舒服，用净府丸加胃方而愈。至于早上眼肿明显、下午腿肿明显，只是地球引力、水液坠积使然，要么在心，要么在肾，是个过程而不属于时辰。但根据晨肾昏肺的时辰特点，一般上午没事（不是上午轻）而下午重者从肺用玄府散治疗。例如，有一例病人上午没事，一到下午便肚子撑胀，用玄府散加螺内酯治愈。很多疾病有上午轻（不是没事）下午重的特点，而很少有下午没事上午重者，例如感冒，一般下午重一些、发热夜里爱发热、癌症疼痛越到夜里越严重。如有个别下午没事而上午重者可参考晨肾的特点用下元散治疗。

邪为病、病在邪，凡夜病者为阴病，阴得阴助故加重，阴病治阳求之上；凡昼重者为阳病，阳得阳助故加重，阳病治阴求之下。既云邪，当去之，夜重者寒在表，发表散寒，预服甜茶一杯（小儿氨酚黄那敏颗粒3包、阿咖酚散1包）；昼重者火在上，清热泻火，预服承气茶一料（大黄15克、芒硝15克、甘草6克）。

至于早重暮轻的五更泄和早轻暮重的日晡热则属于正气所为，病在正，日久阴阳有所偏差，阴虚阳亢者五更重，阳中求阴用下元散（便次过多者先用中元散，一天不解五更急便者用下元散）；阳不胜阴者日晡热，阴中求阳用上元散（长期低热病在上之肺，治在下之肠，故可用净府丸）。既云正，无需泻邪。

1018. 辛温不如辛凉，消炎不如清降，升津不如布津，止痛不如治胃。

辛温不如辛凉：辛温解表用于风寒如麻桂之属，但辛散走上，上易起火，所以辛温可以理解为汗，辛凉可以理解为去火。有发热恶寒者宜汗，无发热者辛凉，辛凉如银翘、羚翘之类。因为不及时而致热故宜辛凉，当然初起风寒辛温解表也属正治。

消炎不如清降：炎症是现代医学的基本病理，消炎便是治疗的一大措施，紧要时对症使用抗生素往往能力挽狂澜，但也有使用抗生素炎症始终不下者，特别是老年患者、虚劳患者，这时可以改变使用具有清降作用的双黄连、清开灵等并配合病毒唑、维生素 C 之类也许有效，胃病不适者加用胃药也会有一定的抗菌作用。所论偏重于感冒诸症，其他复杂性毛病则按临床用药。

升津不如布津：脾主升津、肺主敷布。也就是说饮入于胃，游溢精气，上输于脾，脾气散精，上归于肺，通调水道，水津四布，五经并行。临床上凡上燥之口眼干燥者可用中元散治疗，而外在性的皮肤干燥、下燥、苔藓类皮病、银屑病等的轻症或在治疗后期不太严重时可以采取布津的办法修复皮肤。根据上病治下、下病治上的原则，下元散能调好面部气色、玄府散能改善脚部干裂。

止痛不如治胃：胃居中土、四下旁及。有时胃及食道的症状可以波及后背及其腰腿，道理虽然解释不清，但确实有后背热辣、腰腿疼痛止痛不下、封闭不下而输用胃药法莫替丁、维生素 B_6 取效者。只是一种思路，而不是一定的措施，有效未必就是规律。

1019. 大颗粒漏下者如蛋白尿、乳糜尿等按"漏下治脾"用中元散治疗，大量蛋白尿用中元散收之，微量蛋白尿则可用上元散尽之；小颗粒物质漏下者如尿血、便血等则用盐酸黄连素 3 片、甲硝唑 1 片、维生素 B_6 片 2 片、肾上腺色腙 2 片，1 日 3 次口服，甲硝唑、维生素 B_6 同服多用于下部炎症，还包括功能性子宫出血月经淋沥不断者。

另外，胆胃气热方（大黄碳酸氢钠 3 片、消炎利胆片 3 片、马来酸氯苯那敏 1 片、艾司唑仑 1 片）可作为上之皮肤病理吸收方，如严重的青春痘、黄褐斑、色素沉着斑以及其他需要配合的皮肤病理；氢氯噻嗪 1 片、螺内酯 1 片、曲克芦丁 3 片、舒筋活血片 4 片可用于作下之皮肤病理吸收方，如顽固性的下部（包括阴部）苔藓病理及阴部皮肤病变。大黄碳酸氢钠 1 片、泼尼松 2 片配服常用于上部炎症，甲硝唑 1 片、维生素 B_6 片配服常用于下部炎症。皮病可以是炎症，但炎症不一定是皮病；炎症一般无形，皮病多有形态。发病有所不同，用方应有区分。这些办法可以单独使用，也可以作为配合辅助三元散（丹）的治疗。

下元虚冷指下焦肠道、下焦肾、下焦盆腔、下焦子宫。肝居中焦右胁不属于下焦（古云有下焦肝肾之说），下肢位居体外不属于下元，所以下元虚冷多指的是肠寒泄泻小腹冷、肾阳虚寒腰膝酸、盆腔清冷内外炎。虚阳浮越下元冷，引火归元下元散。然上元散治下寒（下元散治上热），故上元散所治应是内下（脏腑之下焦），下元散所治应是外下（腔体之下肢），故滑肠泄泻结肠炎、肾虚腰痛腰膝软、盆腔清冷子宫寒都可以使用上元散，外在的腰椎间盘突出、坐骨神经痛、下肢风湿关节痛都可以使用下元散。所以下元虚冷者用上元散、下肢凉沉者用下元散，其实也符合内症下病治上、外症下病治下的大体原则。

三焦指脏腑，三元是功能。三焦分上焦心肺、中焦肝脾、下焦肠肾；上元主开、中元主升、下元主通。三元以三焦为载体、三焦以三元为发挥，死体有三焦、活体有三元，三焦有血、活体有气，三焦元气铸成人体，人以此运化，药以此为用，三元散（丹）便应运而生。

1020. 三元辨治、整体调理是“和三元中医”的两大特点，基本具备了祖国医学整体观念、辨证施治的中医特色。

和三元中医从理论到体系虽然糅和了部分现代医学的名称、概念，但主体上根源于三焦元气以及五脏六腑，只是简化了辨治程序、白话了病名用方，无需过多斟酌，无需海选中药，无需细抓慢熬，使中医更规范、更简练、更快捷。

上元散调气血而偏于补使气血旺，故多用于虚人养生调理、调气血而偏于下之妇科；下元散调气血而偏于泻使气血行，故多用于壮人气血下行不利而偏于上之面部。所以面部气色不好者常用下元散调理而不是上元散，即是说下元散不但可用于青春痘、黄褐斑，而且还用于面黑、面色晦暗等面部气色不好者。

1021. 发冷与发热既连贯又分别，因为包括感冒、输液反应等在高热之前往往发冷寒战，这时需要急速发散镇静如肌注氨基比林、口服复方锌布颗粒。但是有时候病人在感冒后一直害冷而不发热，究其原因，高热者为正气尚足、正邪相争，当汗之；长期低热者正气已虚、正邪拉锯，当和之肌注柴胡、口服净府丸；一直害冷者正不胜邪、无力抗争，当鼓之，输维生素C、口服鬼门煎。在鼻症与肺症长期并存的感冒后遗症无论有无害冷也可用鬼门煎处理。

1022. 过去内不治喘、外不治癣是说哮喘、牛皮癣很难根治，但哮喘治疗有个方案：犯病时先用下元散配哮喘方（大黄碳酸氢钠1片、新诺明1片、马来酸氯苯那敏1片、沙氨丁醇1片、氨茶碱1片、氢氯噻嗪1片、螺内酯1片、泼尼松3片，晚服一次），也就是说冬治2~3个疗程至春暖停药，因为哮喘这个毛病天一暖和便不要紧，所以无论根治与否便可停药，再治难以观察疗效。冬治求取稳定为其治疗，等到来年快入冬时再用一个疗程的上元散来提高免疫力以减少感冒，不感冒也就不会复发，为其预防。上元散如法服用两年，加上头年冬治，共需治疗三年。

牛皮癣治疗也有个方案：泛发者用下元散（基本原则是皮病上治上、下治下，上中下治下，正好与内症的上病治下、下病治上，上中下治上相反）配合下外皮肤病理吸收方（氢氯噻嗪1片、螺内酯1片、曲克芦丁3片、舒筋活血片4片，1日2次）。

冻疮是冬季常见的现象，冻一年年年冻，除了预防保暖外，对已经冻烂的疮面可用10片泼尼松、10片马来酸氯苯那敏研细并加入8ml氯霉素注射液涂抹有良好的效果。

时常牙痛反复可用生石膏 40 克、细辛 6 克、地骨皮 12 克、牛膝 10 克，水煎服以求稳定。

心脏病严重时不能向病侧卧（左侧卧），因为压迫病侧心脏会影响心脏跳动；肺病严重时不能向健侧卧，因为挤压健侧肺脏会加重病肺负担。

1023. 感冒后遗症有各种症状，感冒后遗症两太阳痛者为寒（前头痛为寒）用上元散治疗，感冒后遗症后脑勺痛者为火（后头痛为火）用承气茶，感冒后遗症鼻肺同症者用鬼门煎。承气茶治胃也治头，净府丸治肠不治头。氨基比林治热（高热）出汗治头痛，柴胡治热（低热）止汗治害冷。害冷甚时也可用净府丸适当清取内热。

疼者闭也，因于寒也，寒者汗之，药用辛温；困者捆也，因于湿也，湿者化之，药用辛燥。辛能解表，风能胜湿，故寒湿困痛之症皆需辛散，散之法西药比中药快，但中药比西药稳，久不愈者中西医结合处理。

疼痛之症可分上下，上痛用小氯芬黄敏片 3 片、氢氯噻嗪半片、大黄碳酸氢钠片 1 片、泼尼松 2 片；下痛用氢氯噻嗪 1 片、螺内酯 1 片、安络痛 2 片、吡罗昔康 2 片。此二方多用于近体大肢节，如上之肩周、下之腰胯，远体小关节则多按风湿、类风湿用关节肌肉方：吲哚美辛 1 片、安络痛 2 片、当归片 4 片、泼尼松 2 片。

1024. “甲亢治肝”为肝亢水不涵木在肾虚，中元散泻肝补脾偏于补脾，故常用于泄泻；下元散阳中求阴而偏于肾阴。古云下焦肝肾，今言中焦肝脾，肝两者是说肝肾水木相生，水不涵木则阳亢。肝阳之疾多在内分泌亢进如甲亢，治之涵木下元散，这样区分出下元散可用于甲亢，中元散可用于甲低，也就是说中元散反有提升 T3、T4 的作用，所以“甲亢治肝”用下元散更适合。

肝炎在于土壅，甲亢在于木郁；肝炎在于脾湿，甲亢在于阳亢；肝炎在于脾弱，甲亢在于肝强。所以根据中元散偏于补脾的特点，肝炎肝功能不正常用中元散有效，而甲亢 T3、T4 则用中元散不效。

糖尿病由于胰岛功能不足而导致血糖升高，糖尿病虽也是内分泌疾病，但病不在肝脾而在于心，可用上元散调理；青春痘也属于内分泌失调，但其在肾，可用下元散调理。所以甲亢、糖尿病、青春痘这三种疾病分别与脾、心、肾有关。其他内分泌疾病不高则低，单向变化；更年期则属于内分泌紊乱，既云紊乱也就高低不定、方向不明，所以更年症状复杂、治疗不一。例如，更年期蒸热汗出在肠用净府丸，更年期精神症状多抑郁又在心用上元散，更年期月经淋沥不断又在脾用中元散（中老年妇女漏下脾虚治脾用中元散，青年妇女漏下宫寒治心用上元散）。由此看出，同为内分泌疾病治疗却有单向调节和紊乱不同。

1025. 不论哪一种头晕都与心脏有间接或直接的关系，因为头部供血是由心脏主动脉弓上直接分出血管上颈供脑，只不过治疗上依据症状不同而有区别，例如“大晕治下从肾，小晕治上从心”、“颈（性眩晕）治上”，而临时晕加用心脉宁（复方毛冬青片2片、大黄碳酸氢钠3片、盐酸地芬尼多片1片、维生素B_6片2片）。

高热用氨基比林（氨基比林2片、地塞米松2mg），害冷用柴胡（柴胡1支、鱼腥草1支、地塞米松2mg），不热又热臣功再辛（复方辛布颗粒），一直低热用净府丸（净府丸虽治低热但在肠，而不治害冷之内热，清其内热双黄连。若治外热之温里又当少佐生脉注射液），鼻肺同症鬼门煎。所以就诊有主诉发热者、有主诉发冷者，凡不热害冷或发冷低热者用和法比汗法好。发热打氨基比林见效，害冷打氨基比林无效，非打柴胡不可，久冷不过者煎服鬼门煎。恶寒乃发热之先兆，恶寒可以演变为发热，也可演变为怕冷，害冷者可以不热，究其原由为：感受风寒后如果阳气旺盛则寒从热化，阳性转变为发热；如果此时阳气偏虚则寒从寒化，阴性转变为害冷。低热者肠热不下，故用净府丸；发冷者皮寒不去，故用鬼门煎。

感冒后遗症鼻肺同症者用鬼门煎，感冒后遗单鼻症者用上元散，感冒后遗单肺症者用玄府散。老感冒（经常好感冒）服上元散提高免疫力，感冒老不好用玄府散（感冒后已无特殊症状而一直没好）。

更年期蒸热脸红（或头汗）用下元散配净府丸；更年期蒸热汗出（身汗），先承气茶后下元散。更年期蒸热汗出也可以是大白天的身上汗，但与自汗的区别在于：自汗是动动就出汗、吃饭大流汗，而更年期蒸热汗出则是不定时的阵发性的轰热汗出。区别是为了治疗，自汗用上元散，更年期蒸热汗出用下元散。

高血压虽是血脉痉挛加动脉硬化引起，然胃中湿热淤积也可作为高血压脸红头蒙的解释，所以遇见高血压经常脸红的患者服承气茶有效，乃是利用承气茶的调胃脱水并降低阳气的温动性。

无论任何部位疾病都可分为形态性（实质性）和功能性两大类型。就面部而言，形态性包括青春痘、黄褐斑、面部色素沉着斑等，功能性的则包括脸红、脸痒、面神经麻痹等。就脸红而言，更年期蒸热脸红一般为某几年的阵发性，并烦；过敏性脸红在脸蛋多为阶段性，并痒；激素性脸红为短时性，并有激素史。更年期蒸热脸红为虚热，过敏脸红为充血，激素脸红为淤积。过敏脸红为实症，宜用净府丸加过敏方，激素脸红则依病情停用激素（特殊病情如肾病、结缔组织性疾病或其他严重的已经使用了大量激素的患者不能猛停）。

从上面可以看出，“更年期治心”主要是指与心肌缺血有关的心慌气短以及普通自汗，而不包括更年期蒸热汗出、更年期精神症状。更年期精神症状有五心烦热、脾气暴躁、猜忌多疑、神情恍惚等，这些症状多源于下焦肠肾，故用净府丸和下元散。

而“肠病治胃”虽道出了肠道疾病治疗的大原则，但又不能依据“肠病治胃”原则单纯地使用中元散去治疗所用肠道疾病，例如胃可以理解为中焦脾胃，如果两分之，大便泄泻（包括结肠炎）即在脾、炎在下之肠道，治疗用中元散加肠炎方（土霉素2片、诺氟沙星2粒、大黄碳酸氢钠3片、地芬诺酯2片）；大便不利（包括便秘）即在胃、炎在上之胃，治疗用净府丸（虽有承气茶走胃、净府丸走肠之分，但承气茶多临时服用，用于急性胃病，如急性胃炎、急性胆囊炎、急性胰腺炎，胃之炎热所致的慢性便秘不利还需用同功之净府丸代替，故净府丸也治实胃痛）配胃炎方（大黄碳酸氢钠3片、雷尼替丁1粒、泼尼松2粒、维生素B_6片2片）。这样，玄府散行肠中之形的概念于便秘缓而不及，倒可用于外阴瘙痒并便秘者。也就是说，肠炎消肠炎顺理成章，便秘不消胃炎也是不行的。需消导而病不急者直接用净府丸，临时性的食积、脸红、手心热可即服承气茶。急病承气茶后还可用净府丸，慢病净府丸过程中无特殊情况一般不需加服承气茶。

1026. 临床上有许多疾病为了快速达到疗效并为三元治疗争取时间，有时需要适当配合某种药物或配方，例如单药类的有治疗心肌炎的潘南金、冠心闷痛的硝酸异山梨酯片、房颤的胺碘酮等，配方类的有治疗胆胃气热方、失眠的失眠方、皮肤病的皮肤病理吸收方等均可用于三元散（丹）的配合治疗。

从临床来看，无论是内科还是妇科、皮肤科，最常见的炎症和杂症多在下部和外部，例如，内科下消化道的结肠、妇科的宫颈附件、男科的睾丸前列腺、皮肤科的苔藓鳞屑以及各部位的渗出、结节等等，在治疗时都需要一定的现代配方以确保治疗的顺利进展。发挥中医特色，但决不能搞纯中医；中医要发展，是理论而不是制剂。

上外皮肤病理吸收方（即胆胃气热方）：大黄碳酸氢钠3片、消炎利胆片3片、马来酸氯苯那敏1片、艾司唑仑1片，晚服一次。此方常用于青春痘及脂溢性皮炎。

下外皮肤病理吸收方：氢氯噻嗪1片、螺内酯1片、曲克芦丁（原维脑路通：常用于静脉疾患）片3片、舒筋活血片4片，1日2次。此方常用于臁疮腿、小腿神经性皮炎。

内症上中下治上、上下治上；外症上中下治下、上下治下。所以泛发型顽皮之症多可配合下外皮肤病理吸收方。净府丸主要用于泻胸和食气而少用于苔藓鳞屑，苔藓鳞屑从下（下元散）；玄府散主要用于内源性过敏而少用于过敏性皮炎，过敏性皮炎从西（西药）。

皮病慢散不可汗、汗易爆发；皮病不可激、激素难愈。例如《伤寒论·麻黄汤禁例》：“疮家，虽身疼痛，不可发汗，发汗则痉。”牛皮癣越用激素越严重。

上内病理吸收方（又叫上痛方）：小氯芬黄敏片3片，大黄碳酸氢钠片1片，泼尼松2片，氢氯噻嗪半片。此方可用于上内有形积水、鼻甲肥大、会厌肥大等，也可治疗上部肩胛、肩周疼痛和胸胁串气疼痛。

下内病理吸收方：盐酸黄连素3片、甲硝唑1片、维生素 B_6 片2片、肾上腺色素腙2片，1天3次。此方常用于下部结节小肿块的治疗或辅助治疗，例如男科睾丸结节、妇科小肿瘤、前列腺肥大等。上内炎多临急输液如各种呼吸道感染，下内炎慢杂吸收如三元散配合前吸收方。肠风下血量大不易止时副肾素灌肠并输水消炎。

1027. 异烟肼片常用于小结节（不包括皮肤肿块）治疗，实性小结节有胞睑痰核、睾丸结节、淋巴结节、各种钙化结节，如肺部结核钙化灶、肝部不明原因钙化灶、脑部陈旧性梗塞灶等；螺内酯常用于囊性小肿块（大的肿块可谓肿瘤），囊性小块有鼻甲肥大、前列腺肥大、息肉痔核、各种囊肿如甲状腺囊肿、卵巢囊肿、肝囊肿等。

1028. 胀为气聚、痛为寒闭、肿为水泛、蒙为湿裹、晕为水逆。人体的生理通道通常有气路、血路、水路、胆汁路、髓路，在这五路中血、水、胆汁都具有某种液体水的性质，这也是下元散的主治所在。

三元所调有升有降，下元散行肠中之气，主降上部具有液体性质的血、水、胆汁，如病理上的脑溢血（血逆）、眩晕（水逆）、胆汁反流性胃炎（胆汁逆），玄府散行肠中之形（指粪便）可用于习惯性便秘、大便少、大便黏滞不利，二者为降。上者越之无需降，中之（指上腹部之中消化道）不降下元散，下之（指下腹部之下消化道）不降玄府散；上元散收肠中之形，可用于肠炎泄泻、结肠炎，并有外收的功能可用于自汗；中元散收肠中之气可用于中气下陷的脱垂之症，如胃下垂、脱肛、阴挺等，并有上收的作用，可用于痔疮、下肢静脉曲张，二者为升，下者泻之无需升，中之不升（中消化道）用上元散，上之不升（上消化道）用中元散。出入在胸、升降在腹，故言三元升降在腹也。腹中又云消化三段分别是上消化道、中消化道和下消化道，此言消化上、中、下也，至于肠中形、气孰升孰降，对消化道不对三焦。越之指食积吐法，可以承气茶苦越；泻之指燥结泻法，可以净府丸导泻。汗、吐、下三法，汗治表症。上下升降之事，上开下也通，提壶揭盖；下通上也降，功于疏导。心肾为主、肺与大肠为轴、消化系统为用去升降也。

上元散主上偏，下元散主下偏；中元散主双上，玄府散主双下；上元散主全肢，下元散主全偏。所主之症为肢体酸、麻、沉、胀、瘫在外，莫可名状指胸腹内杂之症，其中上之莫可名状者上病治下，用净府丸，下之莫可名状者下病治上，用玄府散。

1029. 本来中医将痰分为有形之痰和无形之痰，有形之痰咳吐可见，无形之痰以症判断。古云怪症多痰即是无形之痰。现代医学所谓的痰乃是由于呼吸道炎症引起的呼吸道分泌黏液，咳嗽便是人体为了排出这些痰液而产生的，干咳不是无痰，而是由于干性炎症致使痰量很少或附着不出，因痒致咳也是干咳的其中原因。总之痰乃咳之因、痰乃咳之源。

1030. 头蒙是临床上最常见也是主诉最模糊的症状，有说是血脂稠引起的，有说是血压高引起的，有说是感冒引起的，但无论哪种情况，改善头部供血是没有错的，春夏秋冬，气温回暖，血管相对舒张，故感冒以外的头蒙是比较少的，而秋冬换季，血管冷缩闭藏，故易供血不足，所以就预防性输液而言秋冬更为重要，可适当输用脉络宁、丹参等舒缓血管之剂。

冷为热之兆，蒙为晕之兆，困为痛之兆。既蒙且困如头蒙、下肢困乏按蒙治（因头能影响下肢），既晕且痛如头晕痛（原有药物晕痛定）。故头蒙、下肢困乏者也可输用脉络宁、丹参等。

困为脑血管痉挛，没气为心肌缺血，晕为肾水上泛。抽筋在下腿（如腿肚抽筋，在外下病治下用下元散）；伸筋在上脑（如白天伸懒腰、夜卧伸四肢，阴中求阳用上元散）。抽筋为寒，热敷小腿；伸筋是火，预服承气茶。困者多有蒙，中医谓湿，现代处理仍可从脑血管痉挛合并心肌缺血，适当输用脉络宁、丹参。

1031. 从疾病的类型来看大体上可以分为水液病、机能病、实质病、先天病四大类。水液病包括含水成分的血液病、水肿、积液、高血压、尿液改变等，眼压及脑压增高是水液病的特殊情况；机能病又称功能病或气机病，其中包括漏症（乳糜尿、蛋白尿、宫血、便血等，漏下治脾）、逆症（气逆之喘、食逆之吐、胆汁反流、血逆之厥、水逆之晕，逆则治肾）；实质病包括身体内外的各种肿瘤结块、移位脱出、狭窄梗阻等；先天病又称遗传病、基因病，具体视情况而定，或可手术，或无法解决。

青光眼是临床上常有的疾病，其主要病变是眼压异常增高引起头痛和视力改变，应急使用甘露醇是必要的，但怎么稳定眼压使其恢复正常便成为一个重要的课题，根据三元辨治原则“小水吸收”、“内水治中”的基本原则，应该用中元散进行治疗，并每周沏服一杯承气茶以脱眼压。目在肝、脑在肾，颅压高时又可用下元散，亦服承气茶。

1032. 症状鼻塞都认为是鼻炎，但所谓的“鼻炎”往往有三种情况：一种真正意义上的鼻炎，这种情形多发于儿童，其病理表现为鼻黏膜充血水肿，发红一片，鼻炎治肺用上元散；一种是鼻甲肥大，鼻甲肥大大一块，这种情形多发于成人，缩治下用下元散；三是鼻息肉，必须手术。这样上元散、下元散都可治鼻炎。

外病发热，不热又热，必有食热，消其食气，小孩肥儿丸、大人承气茶；内病心脏，经常不稳，必有失眠，调其神经，故虚冠先下后中、实冠先下后上。这样上元散、中元散、下元散都可治冠心病。

由此可以看出异病同治、同病异治是中医的又一特点。

1033. 治病求本，另辟蹊径，“反在”不是反治。

鼻炎治肺反在心，指玄府散不效改用上元散。

咽炎治胃反在肾，指咽炎出现颈前憋闷感。

甲亢治肝反在肾，指用中元散后T3、T4不降反高者改用下元散。

漏下治脾反在心，指大量漏下时用中元散急收如大量蛋白尿、中老年崩漏、乳糜尿等，微量慢渗或中元散收到一定程度再难取效时如青年月经淋沥、微量蛋白尿、便血等改用上元散。

1034. 感冒小膏药：主要成分有冰片、固体酒精等。贴大椎穴也可治疗颈椎。

风湿大膏药：主要成分有土豆泥、吲哚美辛等。贴患处也可治疗增生。

1035. 净府丸由刘河间舟车丸化裁而成，原方峻利，净府趋缓。净府丸常可用于以下几个方面：①胸腹大疾、难顽之症，如胸水、肝硬化腹水，又比如复发性口腔溃疡，多发性毛囊炎、奇怪皮疾等；②上之莫可名状者如胃之胸胁难受或心里不好受，上半身难受又讲不清楚；③头蒙不清难消者：人总是头蒙不清谓头上有湿有热，也可口服净府丸加胃方治之；④消化积滞、食道肿瘤如小儿食气、食道癌和某些消化肿瘤的辅治；⑤瘟疫染疾：人或某些禽畜染疾，初发不动时急用净府丸灌之。净府丸秉舟车丸之性而去舟车之峻，有舟车之能事，无舟车之险脱，削疾而安全，老少皆相宜。

1036. 为了有效治疗某些疾病，合理的中西药配置是非常必要的。例如，青春痘的胆胃气热方，无形过敏的过敏方，有形过敏的皮肤病理吸收方，失眠的失眠方，腰腿痛的下痛方，胃病的胃方，支气管哮喘的气管炎方等。

为了应对常见疾病，另罗列一些疾病治疗措施：

就结肠炎来讲，以病程论，急性肠炎输液或口服肠炎方（土霉素2片、诺氟沙星2粒、大黄碳酸氢钠3片、地芬诺酯2片）；十天半月者为慢性肠炎，按“肠用氨基比林”的概念而论先服甜茶一杯，而后肠病治胃用中元散（次数过多）或下元散（腹痛为主）；而长年累月、久病缠身者又当从心而温、从心而收。从症状上讲，次数过多者用中元散收之或配服西药肠炎方，次数不太多时用中元散配合连蒲双清片，腹痛严重者用下元散配合地芬诺酯片，疗程过长仍未能收功者可以用上元散善后。

就痘科美容来讲，单脸痘疹用下元散加胆胃气热方，单脸过敏用净府丸加过敏方；黄褐斑用下元散配维生素 C 片，色素沉着斑用下元散加上之皮肤病理吸收方。

皮病风痒（荨麻疹风团划痕、老年性皮肤瘙痒症、不时皮痒）用下元散加过敏方，皮病丘疹痒用净府丸加过敏方（有明显苔藓鳞屑者如牛皮癣改为皮肤病理吸收方加二甲酸呱、甲氨蝶呤各一片）。食糖易胃酸、内酸易外碱、外碱风化屑，所以皮病忌糖、忌酒、忌海鲜。

中风有偏瘫症状者用下元散脑病治下，若无肢体症状如查出的脑梗塞用净府丸吸收，两年以上的中风后遗症也用净府丸慢化。

单腿放射痛者用下元散加下痛方，收缩至腰或单腰痛者用上元散。

中耳炎用净府丸加胃方，耳后神经痛用西药喉咙痛方，耳鸣用下元散。

肠炎（包括结肠炎）先服一杯甜茶，失眠先服一杯承气茶。

经常白天见凉流鼻子者为鼻炎用上元散，经常夜里鼻塞不透者为鼻甲肥大用下元散，短时内不分白天夜里都鼻塞流涕者为感冒按感冒治。

1037. 心、肝、脑、肾、眼方：补养活血用（5% GS250ml + 脉络宁 1 支、丹参 10ml）+（5% GS150ml + 肌酐针 4 支）。多用糖水（有糖尿病者改盐水）。

肺、皮、咳、喘、哮、方：清热消炎用（生理盐水 250ml + 头孢唑林钠 4 支、病毒唑 4 支）+（生理盐水 150ml + 双黄连 20ml）。多用盐水（虚汗多者改糖水）。

1038. 胸闷及心，心可闷、肺可闷、胃也可闷，心闷者冠心缺血，闷甚从下，气短从上；肺闷者在下呼吸道甚或哮喘，清热消炎；胃闷者胃脘不透，消导之。无论何闷预服硝酸异山梨酯片，无论何闷加治胃，治胃者承气泻之，输液者用 5% GS + 法莫替丁 1 支 + 维生素 B_6 针 4 支。这样才能提高输液或治疗的质量。

1039. 左手号脑，右手号心。男人多腰胃、女人多盆肾、老人多颈脑，各段皆有心，如少有心肌炎、中有冠心病、老有心律失常。脉沉细在肾、细数在心、弦数在脑、细涩供血不足。医知病所，病方收治；不成系统，却如算命。最终为治，心理使然。

1040. 血象及某些骨髓象指标顽固不降者可先从下调再从其主脏，例如肝为“中元主脏”，肝功能不正常时本应治中，然当肝功某些指标（包括转氨酶）异常升高时可先用下元散降之，当指标大部下降或基本正常后再用中元散巩固；又比如“甲亢治肝”，但当 T3、T4 不降反升时先改用下元散，后用中元散巩固；还有“糖尿病治上”当血糖过高时先用下元散降之，稳定后长期用上元散巩固；而白血病骨髓象过高时直接用下元散调抑。

1041. 气、血、水常互相因，从生理上讲气生血、血生水、水生气；从病理上讲气壅者利水、水壅者活血、血壅者行气；从现代生理学上解释气生血即是红细胞的呼吸氧合，血生水即是血液与组织的津液生成，水生气即是体内津液的升腾过程、气化过程。大气也一样，大气生云雨、云雨生地水、水又化蒸汽。循环往复，生生不息。

1042. 荨麻疹、湿疹、银屑病是临床上常见的又比较难治的三种疾病，荨麻疹在寒（肺）、湿疹在湿（脾）、银屑病在热（肾），但是荨麻疹之寒偏外寒，银屑病之热偏内热，湿疹之湿多湿热。根据《内经》开鬼门、洁净府、去郁陈莝的原则所确立的鬼门煎、玄府散、净府丸当有区分。鬼门煎、玄府散都散，但鬼门煎多主外，主外者用于感冒后遗症、外源性过敏如荨麻疹；玄府散多主内，主内者用于气管炎咳嗽、内源性过敏如紫癜。玄府散、净府丸都下，但玄府散走肺，走肺者用于气管炎咳嗽；净府丸走肠，走肠者用于习惯性便秘。肺与大肠相表里，玄府散提壶揭盖，净府丸缓下通便（不若承气茶之峻泻）。

1043. 从男性性不足来讲，无非是萎而不举、举而不坚、坚而不久，而治疗上要达到招之即来、来之能战、战之能胜的效果。萎而不举在肺叫阳痿用玄府散，举而不坚在心叫打软用上元散，坚而不久在脾叫早泄用中元散。阳痿难治，早泄易调。

1044. 月经不来而有乳胀或周期性乳胀者为血不下而从下元散，闭经而无周期性乳胀者为源竭从上元散。所以闭经治疗也有区分，有从上、有从下，全看乳之胀与不胀。上有余血则下，无余血则补也。延迟易治，闭经难调。

妇女更年期症状繁杂，如更年期精神症状在心用上元散治疗，更年期蒸热在肠用净府丸，更年期脸红在肾用下元散，更年期头汗出在胃用承气茶。

1045. 高血压可以分为普通性高血压和特殊性高血压，所谓普通性高血压是指血压偏高或不稳定，偏高程度高压通常在 150mmHg 以下、低压在 100mmHg 以下，一般发生于中老年人，俗称动脉硬化；而特殊性高血压往往在短时间内突然升高以致过高，而且顽固难降，高压程度常常在 170～180mmHg，甚或更高，多发生于青壮年，俗称肾性高血压。普通性高血压一般不需要特殊治疗，只是对症服用一些市售降压药即可，使血压稳定在一定的范围之内，不图每天都正常，所以三元辨治有“三元判定勿虑血压”之说；而特殊性高血压是由于血压过高容易导致严重的并发症，故必须采取适当的办法予以调治，肾性高血压一般比较顽固，最终可以导致慢性肾功能不全以致尿毒症，而在肾功能完全正常时主要是解痉（缓解肾小球血管和周围血管的痉挛）用上元散，这也符合上元散治下寒的病理机制；而当肾功能出现异常时，特别是出现身体浮肿或腹水时说明病情已比较严重，重点是要排出毒素，如尿素氮、非蛋白氮，用下元散。所以肾性高血压依据肾功能情况分别用上元散和下元散。

1046. 心肌缺血根据临床可以分为心性缺血、脑性缺血和肾性缺血，也就是说心脏病不一定都是由心脏引起的，三者的区别在于：心性缺血是由心脏本身引起的，多有早搏现象（多属于偶发性早搏）；脑性缺血多并发于脑血管痉挛，多有心急现象；肾性缺血是由水凌心肺引起的，多有房颤现象。心绞痛虽是冠心病的主要症状之一，但由于寒痉牵扯而缺血，扩张冠脉不仅有利于供血而且可以解痉，故可止痛，如硝酸异山梨酯片、速效救心丸等。推而言之，具有某种缺血性质的血栓闭塞性脉管炎疼痛、脑梗塞头疼都可以解痉止痛。

心慌气短属于冠心病的轻微症状，一般用上元散处理即可；闷痛房颤属于冠心病的严重症状，应当先用下元散处理；在冠心病的稳定期或巩固期应该用上元散处理。

偶有房颤长期服用胺碘酮而致肾功能不全者立即停用胺碘酮，单用下元散常规配用维生素 C 进行治疗并定期复查。

1047. 支气管哮喘与长期低热的复发与形成其实都与外感有关，支气管哮喘复发时消炎不行、激素不行、解痉不行，在有条件吸氧的情况下，一曰寒，口服藿香正气水，二曰感，肌注柴胡，三曰虚，输液支持疗法如清开灵、病毒唑、维生素 C、维生素 B_6。长期低热然原因不明，疗效不好，惹人烦恼，治疗除疗肠道因素外，还要考虑免疫力的问题，所以在口服净府丸加白痰方情况下，可嘱其口服黄芪精口服液，并告知此类低热并无大碍，过一段时间会好的。

1048. 三元辨治条中的“上中下治上、养生调理从上”与三元疗法诊治程序中的“有逆治逆、无逆治陷、无逆无陷治下”，表面上看似矛盾，实际上各有适应，“养生调理从上”是指在没有明显疾病情况下的养生调理，具有某种保健的色彩；而“上中下治上”则是症状均等的初治，“无逆无陷治下”则是逆陷消平的后治。也就是说在遇到疾病时，看有没有反逆和下陷，有逆陷时，有逆治逆用下元散、无逆治陷用中元散，逆陷症状基本消失后仍用下元散调气善后。无逆无陷有主症时“急则治其表，以主症定三元”，症状均等时按上中下治上综合调理。简而言之，上元散用于无病养生、无逆陷先治和上元主症的辨治，下元散用于逆则治肾、逆陷后治和下元主症的辨治，中元散用于陷则治中和中元主症的辨治。

1049. 感冒输液最难适从，咳者加丁胺，蒙者加丹参，困者加维生素 C，流涕加病毒唑，鼻塞加双黄连，喉痛加激素，发热打小针。壮实加抗生素，老、弱、幼避之。激素尽量不用，抗生素要控制剂量。

1050. 一直寻找一种不用激素、不用免疫抑制剂的办法来治疗银屑病，因为二者不良反应都比较大且不能解决根本问题，临床证明上热下寒是内科杂病、内酸外碱是皮肤杂病的重要机理，所以“降糖→制内酸→消外碱”而退屑的概念便有效地解决了银屑病的老大难，具体办法是用下元散配合下皮方加二甲酸呱。另外，减肥也有一个另类概念就是既然甲亢甲状腺素增高能够导致快速消瘦，那么就可以在利尿消脂（因为肥胖主要是脂肪，脂肪主要是水分）的情况下，适当补充甲状腺素便可以有效地解决肥胖，当然多素少肉的控制饮食和适当地加强体育锻炼才是减少反弹的重要方面。

1051. 整个三元医疗有三个主方和六个辅方，主方有上元散、中元散、下元散，辅方有：①开鬼门、洁净府、去郁陈莝方；②承气茶；③非淋散；④黛维散；⑤净皮霜；⑥生肌散。其中开鬼门、洁净府、去郁陈莝方又分立鬼门煎、玄府散和净府丸，为了均衡用药，玄府散可用于气管炎咳嗽、紫癜、阳痿、习惯性便秘、鼻咽炎并存、下之莫可名状、久困精则养神、双下组织痛（玄府散用于双下，中元散用于双上；上元散用于下寒，下元散用于上热；另有上痛下痛方、上炎下炎方、上皮下皮方），净府丸可用于鳞屑配合、银屑病、小儿食气、长期低热、实证胃痛、习惯便秘、脑中风后遗症、玫瑰糠疹、上之莫可名状等。一般地讲，本着以肾为本、人体下行的基本规律，下元散用量最多（肾），其次是净府丸（肠），其次是上元散（心），其次是玄府散（肺），其次是中元散（脾）。也就是说从下焦用药者最多（肠肾），其次是上焦（心肺），其次是中焦（肝脾）。

《素问·至真要大论》：“诸寒之而热者取之阴，热之而寒者取之阳，所谓求其属也。”也就是说热之不热者取之于阳，寒之不寒者取之于阴。热之不热者为阳虚，若怕冷易感冒则用上元散，若久困没精神则用玄府散；寒之不寒者为阴亏，若经常上火则用下元散，若经常便干则用净府丸。

1052. 寒为第一病因，火为继发病理。寒闭阳、火灼阴，阳病及阴则病深。寒有三种途径，外寒由毛孔来，伤在肺；上寒由口来，伤在胃；下寒由脚来，伤在肠。火生也有三：外火由乎感冒，上火由乎胃酸，下火由乎便干。凡火都上炎，寒在病处凝。所以火症一般表现在上部或皮肤，例如，银屑病血热治从胃酸而降糖，下元散加二甲酸呱；便秘肠热治从肺府而清泻，玄府散加净府丸。

1053. 病因有内因、外因、不内外因。内因有劳倦、情志、饮食，外因有风寒暑湿燥火；身体分体内、体外、躯体，体内包括颅脑、胸腹腔、盆腔，又叫内环境，体外指皮肤以及体肤之外，又叫外环境，躯体包括颅壳、腔体、骨骼组织；病有内病、外病、不内外病，内病大致就是内科病，外病大致就是皮肤病，不内外病可以是关节组织疼痛麻木。内病上病治下、下病治上，外病上病治上、下病治下（外病主要指苔藓鳞屑类、湿疹硬化类、痘疹类。痘疹配上皮方：大黄碳酸氢钠3片、消炎利胆片3片、马来酸氯苯那敏1片、艾司唑仑1片；苔藓配下皮方：氢氯噻嗪1片、螺内酯1片、曲克芦丁片3片、舒筋活血片4片，外加二甲酸呱1片；痒配白痰方：安乃近半片、小氯芬黄敏片3片、大黄碳酸氢钠1片、土霉素2片），不内外病则皆需利水并利用重心疗法上之、降之。例如头重脚轻者重心上移下元降之，下肢沉困重心下移中元升之，上痛方（小氯芬黄敏片3片、大黄碳酸氢钠片1片、泼尼松2片、氢氯噻嗪半片）、下痛方（氢氯噻嗪1片、螺内酯1片、安络痛2片、炎痛喜康2片、舒筋活血片4片）都有一定的利尿成分。

上痛、下痛原本指外在的上部疼痛和下部疼痛，但依据临床使用上痛方：①止痛用于上外除颈肩手指关节以外的三叉神经痛、带状疱疹痛、乳房胀痛；②还可作为上炎方用于上内部的小肿块结节的促消散如鼻甲肥大、会厌肥大、咽炎滤泡增大；③必要时用于除心胃以外的肝肠腹痛、癌肿疼痛（因上痛方中氯芬黄敏片可刺激胃，而心绞痛又可用血压方解之）。

1054. 生病后小儿的耐受性比大人强，女人的耐受性比男人强。所以小孩高烧还在玩，女人生病不耽误干活，男人却不一样，一旦感冒或生病了会非常难受，什么也不想干。所以对小孩的照看要细心，女人病后不要熬，男人生病了不要过怕。只有恶性的才是要命的，只有复杂的才是难治的，只有精神萎靡、神智恍惚才是危险的。病后要积极治疗，还要有置生死于度外的心态，树立信心，加上对症有效的治疗办法，相信还是可以治好的，所以时间+疗效=治愈。

1055. 内炎与外炎并存从下，如外之阴道炎与内之盆腔积液并存按“外炎治中”用中元散；上痛与下痛并存从下，如上部颈肩痛与下之腰腿痛并存从下用下元散；过度与不足并存从不足，如月经提前与量少并存按“经行不足治下”用下元散，此位从其阴也。虚实夹杂从其实，表里并存从其表，寒热交错从其热，此症从其阳也。阴阳者，分类也。阴阳不是具体的物质，只是传统分类也。

1056. 闷痛肌注氨基比林，闷痛包括胸闷、心绞痛、痛经、肠炎痛等；战抖肌注柴胡、鱼腥草、地塞米松，战抖包括帕金森、房颤、心里打颤等。肌注方便有效，缓解病情迅速，有利于后续输液、有利于三元调理。

如果把心脏病分类的话可以分为如过速、阻滞等的传导类，缺血、梗塞等的缺血类，慌空、房颤等的水逆类三种。阻滞为传导不足（心脏主动射血不足），过速为传导过度（心脏主动射血过度），早搏为不足之不足，房颤为过度之过度。不足从上，过度从下，此节律之治；气短、绞痛乃寒痉从上（气短轻，绞痛重。轻度扎扎刺痛可用上元散，频繁或严重心绞痛用下元散），属于缺血类；心慌、房颤乃心内余血少从上（心脏射血过度。心慌轻，房颤重。房颤时先从下），属于水逆类；胸闷、憋胀乃心内余血多从下（一般外周血压多高，心脏被动射血不足），属于血压心脏类，此症之治。胸闷、心绞痛发生时心率不一定快，从其症；慌空、不好受可能快从其律。有早搏者在心，无早搏者在肾。

根据一般冠心实证血压偏高、虚证房颤血压不高的特点，实证绞痛不解时加服血压方：大黄碳酸氢钠片3片、谷维素3片、复方四嗪利血平片2片、艾司唑仑1片；虚证房颤持续者加服胺碘酮。绞痛虽为寒痉，但寒痉心小腔血相对多，外痉内胀便绞痛，中药温以解痉、西方降压解围，绞痛便消。

通常说的心里不好受不是慌，也不是痛，也不是闷，实质上是涉及到胃的冠心虚证，用下元散并加治胃，用奥美拉唑。

无论虚实，痛颤严重时都可用下元散缓之。实证绞痛可配硝酸异山梨酯片，效果不好或有不良反应时，根据高心的原则改服血压方（见上）；房颤可配胺碘酮，效果不好或有不良反应时，根据心从肺治的原则改服气管炎方：大黄碳酸氢钠1片、新诺明1片、沙氨丁醇1片、氨茶碱1片、泼尼松3片、马来酸氯苯那敏1片，重在泼尼松。

也就是说，心内血多则闷、心内血少则慌、心外寒痉则痛、水泛心肿则颤。闷常有、慌常有，痛有时、颤有时。闷则下元下之、慌则上元固之、痛则上元温之、颤则下元利之、痛则降周围压、颤则服胺碘酮。

闭则痛、开则颤。心闭则心绞痛、肠梗则肠绞痛、血闭则随处痛，不通则痛；毛孔开泄则寒战、心窍开泄则房颤、身体虚损则不稳，虚风摇动。

1057. 头痛、头晕、失眠、高血压的临时治疗或配合用方当以调节神经为主线，并以大黄碳酸氢钠3片、谷维素3片为主药各配其方：头痛配对乙酰氨基酚1片、氨基比林咖啡因1片成方，头晕配盐酸地芬尼多1片、维生素B_6片2片成方，失眠配甲氧氯普胺2片、艾司唑仑1片成方，高血压配复方四嗪利血平2片、艾司唑仑1片成方。

1058. 鼻炎时短治感冒（安乃近半片、土霉素2片、小氯芬黄敏片3片、大黄碳酸氢钠1片），鼻炎时长治鼻炎，用上元散；荨麻疹本内热外寒，但荨麻疹初发用甜茶（小儿氨酚黄那敏颗粒3包、阿咖酚散1包）散外寒，久犯用承气茶（大黄10克、芒硝10克、甘草6克）清内热；皮病苔藓加激素软化（如过敏方：氢氯噻嗪1片、螺内酯1片、泼尼松3片、马来酸氯苯那敏1片），鳞屑加降糖去屑（如二甲酸呱），剧痒打小针（维D_2果糖酸钙2支、维生素B_{12}针1支、马来酸氯苯那敏1支、地塞米松1支）。

1059. 整个三元医疗体系虽然繁杂，但治疗用药可按：有主症抓主症“急则治其标，以主症定三元”→无主症分逆陷“逆则治肾、陷则治脾”→无逆无陷均等治疗“上中治上、下中治下、上中下治上”→无病“养生调理从上”、逆陷过后“无逆无陷治下”。

1060. 区分为了海选快捷、集中大体，但整体变通，仍需斟酌，冰山一角，仅供参考！

头晕区分：凡晕与心脏都有或多或少的关系，但遇晕先量血压；血压不高者问感冒，感冒晕得有感冒症状；不感冒者在心脏，心脏晕是一过性眩晕。持续性晕小晕在颈椎供血不足，大晕在肾水梅尼埃氏；素无颈椎病、血压也不高，感冒过后头小蒙晕者乃感冒后遗脑供血不足，可用鬼门煎清理。

反治区分：反治的基本原则是：没来久病反治，来治不效反治。凡病皆是脏腑失调，根据三元辨治原则对脏处理谓正治，异脏治疗谓反治。各脏均有正治方：上元散治心、玄府散治肺、承气茶治胃、净府丸治肠、中元散治脾治肝、下元散治肾，所以心、肝、脾、肺、肾、肠、胃需反治时更有方向，如冠心病从肾治、前列腺从心治、头病从肠治、便秘从肺治。上病治下、下病治上；阴病治阳、阳病治阴；内炎治外、外炎治内都属于反治原则。

皮病区分：皮病复杂、假于心肺。牛皮癣治下、青春痘治下、黄褐斑治下；过敏性皮炎治肠、湿疹样皮炎。玄府散可替代鬼门煎用于感冒后遗症，鬼门煎却代替不了玄府散治疗过敏。

杂病区分：几个难症需有治法：糖尿病从上、肝功从中（中元主脏）、甲亢从下（肝从肾治）、前列腺从上（肾从心治）、银屑病从下。鼻炎用上元散、咽炎用中元散、复发性口腔溃疡用下元散。净府丸打食气、玄府散治便秘、下元散治阴痒。

妇科区分：内炎治外用下元散，以腹痛为主；外炎治内用中元散，以白带为主。中元散治白带，痒用下元散（外阴搔痒而便干者又当用玄府散）。积病治中查出肿块后还要看其症，例如小的卵巢囊肿、子宫肌瘤可能没有任何症状，也不需要特别治疗。有症状或要求治疗者不能仅凭积治中，如外炎部宫颈囊肿、内炎部附件肿块凡以腹痛为主要症状者可先从下治，决不能盯着检查去"积病治中"。

感冒区分：鬼门煎用于鼻肺同症之感冒后遗症，上元散用于涕而不咳之鼻炎倾向，玄府散用于咳而不涕之气管炎咳嗽（主诉痰凉者也可酌用上元散），下元散用于口腔炎症（如牙龈炎、舌根炎、扁桃体炎）及复发性口腔溃疡。

胃病区分：胃酸用下元散、胃痛用净府丸、胃难受用上元散，肚胀用下元散、肚痛用下元散、拉肚用中元散，久泄用上元散。

三元区分：上元散偏固而止外如自汗，玄府散偏开而使下，上之不下者用下元散如哮喘（上病治下），下之不下者用玄府散如便秘。玄府散行肠中之形如粪，下元散行肠中之气如胀满，中元散收肠中之气如脱垂，上元散收肠中之形如肠炎。高血压是全身性疾患，但血压过高时会头部不适，当承气茶泻之、玄府散出气。玄府散所治当是内症，鬼门煎所治当是外症。

附录一

三元疗法的诊治程序

外感 —舌脉— 逆则治下 —急则治其标— 以主症定三元 —缓则治其本— 综合调治（上中治上、下中治下、上中下治上） —耐心— 疾病好转或痊愈。

说明：

1. 大凡治病，感冒了，先治感冒。即使在三元治疗当中，也应暂停三元，待感冒好转后，继续服用三元散（丹）。感冒了，病人会直接告诉你，不会逼你把脉。

2. 欲舌脉诊病者，求之中医，多半为临床杂症。杂症之中，以肠胃居多，其次是妇科，又其次是失眠心急……以其脉弦，直言其胃，舌白厚在胃，黄厚在胆，脉弦涩齿痕明显，脾虚在肠；妇科治中多因气，脉弦齿痕腰酸，可推测妇科盆腔炎症；脉弦细、细涩或寸关上小紧数常为心脑供血不足。把脉言中，可提高医生的威望和病人的自信心，当然，把脉不是三元疗法的必需，脉法不熟练者，可不号脉，问清即可。

3. 三元所主，大非外感之症，在辨治之前首先要问清有无返逆之症状，这很重要，决定你是否治反，初服药后是否平稳，“逆则治下，无逆治中，无逆治上”。逆包括食路之逆：呕逆返酸饱胀；气路之逆：喘促提气；血路之逆：脑溢血、高血压危象、上消化道出血、支气管扩张咯血、鼻衄；水路之逆：巅眩、青光眼。如遇返逆，必先治逆，承气一料下之，后用下元散。

4. 病有缓急，急则治其标，缓则治其本。如急腹症类，急用承气下之；高烧炎症，急行输液治疗。在病情稳定后方行三元治疗。中西医结合是处理急症的有效措施，包括手术。

5. 对于急症或亚急症从及痛苦明显的主诉均属以主症定三元的范畴，这种判定同样是建立在三元辨治基础上的，只不过是为了快速或短时间内缓解病人认为最痛苦的问题，为以后整体辨治打下许可治疗的基础。也就是说，病人初治有效，才允许你进一步调治，直至痊愈。如果首程治疗不分主次，忽略主要矛盾，病人在短时间内无法体验显著疗效，对治疗会产生怀疑，自动放弃，结果再好的办法也无法继续实施。

6. 有些急症通过汗、下、输液等法随即可愈，但像胆、胰、阑尾等与胃肠相通的管道炎症，在承气急下、输液消炎后，如不用“下元主通”“胆胃治肾”的治本之法，其病情以后容易复发，特别是阑尾炎，缓则治其本后可避免反复发作后的手术治疗。

7. 在主症缓解后，需综合调治。有些病人虽同时有多种病证，但根本没有主症，也需要整体调理。要知道这些不同的病或检查结果只是同一个身体失调所表现出来的不同的症状，根源是一致，这就给三元疗法整体调理提供了一个坚实的基础——上中治上，下中治下，上中下治上，所以三元疗法在调不在治，调则顺，不消炎炎自消，不止痛痛自除。

8. 医生要有耐心、善心，不要动辄夸大病情，多么厉害，怎么转化，什么终身疾病；不要动辄手术，植换脏器（癌肿、骨折、大结石、缺损畸形、严重的脏器衰竭等必须手术的除外）。要耐心了解，技术沟通，要学会安慰，力争治愈。一脉而就，立即处方，自恃尊严，难免差错。要耐心询问治疗所需，耐心倾听病人叙述，只有全面掌握患者的病与症，才能依据三元治疗程序、三元辨治律条、三元散（丹）特性制定出正确的三元治疗方案。即使这样，也会有漏报、漏诊、不全面的地方，还需要在以后的复诊中加以调整。

患者要有耐心，耐心治疗，切勿急躁。三元散（丹）一般在 5 ~ 7 天起效，半个月后明显好转。只要有效，你就要坚持治疗，病要治住，你还要巩固疗效。病有生的时候，也有好的时候，来病如山倒，去病如抽丝，病是在不知不觉中痊愈的，所以你的信心与坚持，加之有效的治疗是通向健康的唯一途径。要允许医生调整，由于病情反映不全面，首程治疗不完善，中间进行适当的调整是必要的，一切为了治疗、痊愈。

患为诊，医为治。医贵仔细，治贵准确。

9. 为了简化三元疗法的诊治程序，明确如下：

有逆从逆，无逆从陷，无逆无陷，各从三元。

有水从水，无水从气，而后调血。

或逆或水，俱可用清开灵、病毒唑平稳降之。

为避免下元散的泛用，冠心病只有房颤和严重心绞痛用下元散治疗，一般性的胸闷气短配服硝苯地平、复方四嗪利血平片。

总之，掌握了三元疗法的诊治程序，便可分清轻重缓急而施治用药。为了应急治疗，不排除输液和使用一些有特别疗效的药物和方法。人身小天地，生理状态下整个脏腑功能的总趋势是顺而下行的，不可返逆，不可堵塞，故人体所生疾病以逆证和塞证最值得关注，也是考验医生的治疗所在，如：

- 逆证
  - 逆则水晕，重如梅尼埃氏综合征
  - 气逆则喘，重如哮喘
  - 食逆则吐，重如脑炎、高血压危象、尿毒症、急腹症等
  - → 5%GS+清开灵 5 支，病毒唑 5 支
    - 脱水：甘露醇
    - 降压：甘露醇
    - 解痉：喘定、地米
    - 止吐：门冬、维生素B_6

- 塞证
  - 脑梗足不稳，重则偏瘫。急梗输奥扎格雷（脑出血忌用），慢梗输血塞通
  - 心梗突发喘，重则要命。可输用门冬、维生素B_6、西地兰
  - 肠梗急腹症，甚得手术。通之则愈，消炎、肥皂水灌肠，口服承气茶
  - 动脉梗跛行痛，重如脉管炎。活血使去，可输丹参，口服氟桂嗪
  - 静脉梗麻木生，麻木最难治。利尿使回，可曲克芦丁，口服氢氯噻嗪、螺内酯

其他病症多无生命危险，按序三元辨治，急症解后也需三元调治，中西医结合是最有效的治疗办法。

附录二

补肾歌

四十之前青壮年，
日出蓬勃肾不亏。
四到六十多劳累，
男调脾胃女调心。
六十以后真阴损，
想要补肾用六味。

生命的过程是一个燃烧的过程，如果排除日后疾病的影响，自从受精卵开始便决定了其自然寿命。所以这种燃烧过程使得出生后，每成长一岁，就自然减去一年寿命。只不过这种过程是在缓慢的岁月中进行的，而且受着饮食起居、六淫七情等各种因素的影响。生命的过程就像元素的半衰期一样，四十岁之前为青壮年，肾气实，天癸行，生命尚未进入半衰期，此期无病，补肾无益，反助阴火。四十岁以后人生进入中年期，此期人生多劳累，上有老，下有小，家庭工作压力大，造成生理上的下滑。肾虽无大碍，但生命已进入半衰期，特别在夫妻生活上，男之病病早泄，女之病病性冷淡，统一补肾而不效，殊不知早泄在脾、冷淡在心。脾主统收，中元散泄肝补脾，故男之补肾补脾胃，用中原散加少许制马前子制单服用；女人多由于卵巢衰退，使其性欲低下。又有部分女子更年期症状明显，烦躁失眠、心神不宁，都影响其性生活的正常，故女之补肾调心肺，用上元散。六十岁以后人生进入老年期，此期肾气衰、天癸竭，出现真正意义上的肾亏，临床上可导致腰酸腿疼、糖尿病等，欲补真阴，用六味地黄丸。

上元散主糖尿病，与六味地黄丸并不矛盾，六味地黄丸纯阴直降，上元散阴药大半、阴中求阳，属于调降。

既然生命是一个燃烧的过程，长期吸取纯氧便会缩短寿命，要知道人呼吸的是混合空气（其含氧量大约在70%），正像一块煤球，自然燃烧可以更长，但鼓风加速虽一时火旺，毕竟缩短了燃烧时间，所以除了临床上呼吸困难、严重缺血缺氧而抢救吸氧外（此时考虑生命而不考虑寿命），健康人追求时尚，长期吸取纯氧，会加速人体的燃烧，一时也感觉舒服、精力旺盛，但毕竟会导致生命尽快燃尽，所以不是临床必需，不要长期吸取纯氧。

养生调理从上主要是对小病多多，无从主症，莫可明状的治疗以及疾病的善后调理，重点在治。而男补肾从中，女补肾从上，旨在提高性机能，重点在性。

欲女补女，欲男补男，戒烟戒酒，两月为限，一旦受孕，转胎妄然。

食性达命，谓之性命。性能养生，亦能伤生。亏多在男，寿短于女。随机调理，不使伤身。四六之间长期性欲缺乏者，用上元散调之；阶段房事频繁，用六味地黄丸、维生素 E 补之；经常早泄不能竟事，用中元散收之。

附录三

三元疗法实用表

<table>
<tr><th>治疗原则</th><th>三元散</th><th>三元特性</th><th>主治病症</th></tr>
<tr><td rowspan="3">1. 咽炎治胃，鼻炎治肺。
2. 头病治上，脑病治下。
3. 上消主通，下消主升。
4. 大便治胃，小便治肾。
5. 皮病治上，肿病治下。
6. 漏下治脾，奔衄治肾。
7. 积病治中。
8. 震颤治上，拘挛麻木治下。
9. 结核治上。
10. 乳病治下也治中。
11. 心从肺治，肠从肝治，脑从肾治。
12. 头痛为寒治上，失眠为痰治中，头晕为水治下。
13. 肠病治胃，胃病治胆，逆者治肾。
14. 妇科治中多因气，男科治下多因亏。
15. 更年期治心，甲亢治肝，糖尿病治上。
16. 颈治上，腰治下，四肢关节治风湿。
17. 经行过度治中，经行不足治下。
18. 风治表，寒治上，湿治中，水治下。
19. 萎治中，缩治上，肥大治下。
20. 脑血管痉挛合并心肌缺血（心急）治上，头蒙下肢困乏为湿（头蒙）治中。
21. 高血压标实治虚，先上后下；房颤本虚治实，先下后上。
22. 中元主脏，上下分阴阳；上病治下，下病治上。
23. 三元判定勿虑血压。阴虚血黏则压高从阴治下；阳虚血稀则压低，从阳治上。
24. 急则治其标，以主症定三元，缓则治其本，上中治上，下中治下，上中下治上，养生调理从上。
25. 气出以降，阳展不痛，精则养神，泻下成眠。
26. 大水穿刺，小水吸收，内水治中，外水治下，大晕治下，小晕治上。</td><td>上元散（丹）</td><td>上元主开
抗结核
使增强
使增大
使升高
阴中求阳</td><td>心：冠心病稳定期（包括短气、一过性眩晕）。颈：颈椎病、脑血管痉挛、脑萎缩、帕金森氏病。肺：鼻炎、荨麻疹、肺纤维化、气管炎咳嗽、习惯便秘。寒：头痛、冷痛、闭经，面神经麻痹。泌↑：更年期、卵巢早衰、不排卵、丰乳、性冷淡；精少死精活力不足；糖尿病。虚：虚汗虚衰、养生调理、再障贫血。损：股骨头坏死。TB：肺结核、骨结核、淋巴结核。色↑：白癜风、外阴白斑。高血压：先上后下。女补肾药。</td></tr>
<tr><td>中元散（丹）</td><td>中元主升
抗病毒
泻肝补脾
平调阴阳</td><td>下消：结肠炎、直肠炎。肝胃：肝功能失常，无逆胃病。颈：甲亢、甲状腺瘤合并囊性变。妇科：月经淋沥或一月二行、先兆流产、缺乳、子宫肌瘤、卵巢囊肿。病毒性皮肤病：扁平疣、带状疱疹、尖锐石疣、生殖器疱疹。眼：眼疾、粟丘疹。漏下：阳痿早泄、血精便血、蛋白尿、乳糜尿、阴挺脱肛、胃下垂、老年疝气。静脉：痔疮、下肢静脉曲张、紫癜。痰湿：顽固性失眠、头蒙、湿疹。癌：消化肿瘤、药敏食毒。男补肾药。</td></tr>
<tr><td>下元散（丹）</td><td>下元主通
抗炎
使减退
使缩小
使降低
阳中求阴</td><td>脑：脑血栓、脑梗塞、脑溢血后遗症。心：冠心病闷痛房颤，先下后上。腰腿关节：椎间盘突出、坐骨神经痛、风湿类风湿关节炎。肾：肾炎、尿毒症、前列腺炎、睾丸炎、睾丸鞘膜积液、外水肿胀、耳鸣、头晕、结石淋症、小肠火尿频。返逆：复发性口腔溃疡、咽炎、声带小节、反流性食管炎、胃胀不食、胆汁返流性胃炎、胃十二指肠溃疡、喘促奔衄、呕逆反酸。妇科：经少延后、痛经、盆腔炎、盆腔积液、附件炎、子宫内膜炎、阴道炎、白带阴痒、乳癖胀痛。炎症包块：胸膜炎、心肌炎、扁桃体肿大、输卵管炎性包块、阑尾术后黏连。降脂：血脂高肥胖、脂肪肝、脂溢性皮炎、多发性毛囊炎。抑制：白血病、银屑病、斑秃。缩小：肺大泡、支气管炎扩张咯血。色↓：黄褐斑、黑色素瘤。动脉：大动脉炎、血栓闭塞性脉管炎。胆胰阑尾：胆囊炎、胰腺炎、阑尾炎。</td></tr>
</table>

附录四

临床常见疾病对症处置参考表

口服配方		肌注配方		静注配方	
头痛	APC^{1} 脑清片^{1} 丹参片^{3} 泼尼松^{2}	感冒	氨基比林^{2} 地米^{1}	胃痛	5% Gs＋法莫替丁^{1}＋ VB_6 针^{4}
头晕	大黄片^{3} 眩晕停^{1} 维生 B_6 片^{2} 维压静^{2}	小儿	柴胡^{1} 鱼腥草^{1} 地半 1/2	尿路感染	生理盐水＋头孢曲松^{3}＋地米^{4}
呕吐	胃复安^{2} VB_6 片^{2} 安定^{1}	呕吐	爱茂尔^{2}	头晕	20%甘露醇＋5% GS＋清开灵^{5}＋病毒唑^{5}
流涕内热大	速效^{3} VC^{3} 大黄片^{3} 病毒灵^{1}	痔疮	庆大^{1} 地米^{1}	眼疾	5% GS＋庆大^{3}＋维脑路通^{4}＋地米^{1}＋co－A^{1}
鼻塞外寒大	APC^{1} 扑尔敏半 大黄片^{1} 鼻炎片^{3}	胆囊	K1^{2} 庆大^{1}	妇科	（NS＋PN^{2}）＋甲哨唑
喉痛	双汇感冒通^{2} 阿莫^{2} 清火栀麦^{4} 泼尼松^{2}	喉痛	头孢^{1} 清热^{2} 安比^{1} 地米^{1}	感冒	（5% Gs＋ VC^{4}＋VB_6^{4}）＋（NS＋丁胺^{3}＋地米^{2}）
牙痛	阿莫^{2} 炎痛喜康^{2} 泼尼松^{2} 大黄^{3}	过敏	V丁^{2} 地米^{1} VB_{12}针^{1}	腰痛	（生理＋PN800）＋（5% GS＋丹参^{8}）
神经耳痛	大黄^{3} 麦白^{3} 安络痛^{2} 炎痛喜康^{2}	肠痉挛	654－2 针^{1}	肠炎	（NS＋丁胺^{3}＋地米^{2}）＋（5%＋门冬^{1}＋ VB_6 针^{2}）＋左氧氟^{2}
腰腿痛	双氢^{1} 安体舒通^{1} 安络痛^{2} 炎痛喜康^{2}	月经痛	氨基比林^{2}	过敏	5% GS100ml＋葡萄酸钙 2 支＋地米^{1}
关节痛	消炎痛^{1} 安络痛^{2} 当归片^{4} 泼尼松^{2}	小儿灌肠	感冒：清开灵^{1}＋病毒唑^{1}	前列腺灌肠：庆大^{1} 地米^{1}	
感冒咳嗽	扑热息痛^{1} VC 银翘^{4} 红霉素^{2} 大黄片^{1} 甘草^{3}		拉肚：藿香水 1ml＋庆大 1ml	直肠炎肛用：双唑泰栓	
喉痒	阿莫^{2} 栀麦片^{4} 双氢^{半} 扑尔敏^{半}	**外　用**			
胃痛酸	雷尼替丁^{1} 苏打^{2} VB_6 片^{2} 泼尼松^{2}	肛门瘙痒：氯霉素 4 支、强的松 10 片、扑尔敏 10 片研调外用，也用于表浅伤			
肠炎	氟哌酸^{2} 土霉素^{2} 地芬诺酯^{2} 大黄片^{3}	干脚气：华佗膏 1 支、尿素膏 1 支、肤轻松 2 支，也用于手足皲裂症			
痢疾	黄连素^{3} VB_2 片^{3} 泼尼松^{3} 痢特灵^{1}	湿脚气：乐肤液 1 支、庆大 1 支、扑尔敏 1 支，也用于湿疹			
心脏	心脉宁^{3} 丹参^{3} 谷维素^{2} VB_1 片^{2}	皮炎：净皮霜、甲哨唑 10 片、$VB_6$10 片、冰片 1g、轻粉 0.5g、肤轻松 1 支，也用于痤疮			
小肠火	氟派酸^{3} 呋喃妥因^{2} 双氢^{半} 泼尼松^{2}	手部汗包疹：乌洛托品开水浸泡；足光粉开水调涂，也用于足部癣菌疹			
痔疮	甲哨唑^{1} VB_6 片^{2}	甲沟炎粉：甲哨唑 1、泼尼松 2 研粉外用； 生肌散：云南白药 1 瓶、链霉素 1 支、冰片 1g、轻粉 0.5g			
过敏	双氢^{1} 安体舒通^{1} 泼尼松^{3} 扑尔敏^{1}	刺瘊膏：斑蝥 10 克、乳香 2 克、没药 2 克研粉醋调外用； 瘢痕膏：甘遂甘草各等份醋调外用			

注：不特别注明者，口服为片，注射为支。

附录五

各方配用参考表

白痰方用于与感冒有关的感冒白痰、鼻炎、低热、气管炎咳嗽、发热配合、荨麻疹。(白痰方：安乃近半片、小氯芬黄敏片3片、土霉素2片、大黄碳酸氢钠1片)。

关节方用于与风湿有关的中远关节痛如膝关节炎、指趾风湿痛。(关节方：吲哚美辛片1片、安络痛2片、当归片4片、泼尼松2片)。

上痛方用于身体上半部上躯痛、肩关节痛、强直性脊柱炎、上炎方。(上痛方：小氯芬黄敏片3片、大黄碳酸氢钠片1片、泼尼松2片、氢氯噻嗪半片)。

下痛方用于身体下半部下躯痛、胯关节痛。(下痛方：氢氯噻嗪1片、螺内酯1片、安络痛2片、吡罗西康2片、舒筋活血片4片)。

上皮方用于上部皮肤青春痘、严重黄褐斑及色素沉着斑。(上皮方：大黄碳酸氢钠片3片、消炎利胆片3片、马来酸氯苯那敏1片、艾司唑仑1片)。

下皮方用于下部皮肤下部及全身皮肤、银屑病、慢性湿疹。(氢氯噻嗪1片、螺内酯1片、曲克芦丁3片、舒筋活血片4片)。

上炎方用于上内病理鼻甲肥大、会厌肥大。(上炎方：方同上痛方)。

下炎方用于下内病理囊肿肌瘤、前列腺肥大、下血症。(下炎方：甲硝唑1片、维生素B_6片2片、盐酸黄连素3片、安络血2片)。

病案引录

图书在版编目（CIP）数据

和三元中医演练／任保平著．－北京：中医古籍出版社，2010.9
ISBN 978－7－80174－905－5

Ⅰ．①和…　Ⅱ．①任…　Ⅲ．①中医治疗学　Ⅳ．①R242

中国版本图书馆 CIP 数据核字（2010）第 183910 号

和三元中医演练

任保平　著

策划编辑：邓永标　杨　罡
责任编辑：孙志波
装帧设计：凤凰树
出版发行：中医古籍出版社
社　　址：北京市东直门内南小街 16 号　（100700）
经　　销：全国各地新华书店
印　　刷：北京市后沙峪印刷厂
开　　本：787mm×1092mm　1/16
印　　张：28.875
字　　数：525 千字
版　　次：2010 年 10 月第 1 版第 1 次印刷
书　　号：ISBN 978－7－80174－905－5
定　　价：58.00 元